TRAITÉ

DE LA

PARALYSIE GÉNÉRALE

DES ALIÉNÉS

PAR LE DOCTEUR

AUGUSTE VOISIN

MÉDECIN DE L'HOSPICE DE LA SALPÊTRIÈRE

Membre du Conseil d'hygiène et de salubrité du département de la Seine, de la Société
de médecine de Paris, de la Société médico-psychologique, etc.
Lauréat de l'Académie de médecine.

Avec **XV** planches dessinées d'après nature, lithographiées et coloriées.
Graphiques, fac-simile.

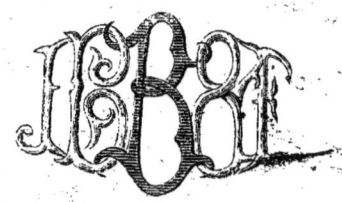

PARIS

LIBRAIRIE J.-B. BAILLIÈRE et FILS

Rue Hautefeuille, 19, près le boulevard Saint-Germain

——

1879

TRAITÉ

DE LA

PARALYSIE GÉNÉRALE

DES ALIÉNÉS

TRAVAUX DE M. LE Dr AUGUSTE VOISIN.

De l'anesthésie cutanée hystérique. Paris, 1858. In-8° de 40 pages (*Gazette hebdomadaire*, 1858).

Des signes propres à faire distinguer les hémorrhagies cérébelleuses des hémorrhagies cérébrales. Considérations de physiologie pathologique éclairant l'étude de la paralysie générale des aliénés. Leçons de M. le professeur Bouillaud. Paris, 1859. Grand in-8° (*Union médicale*, juin 1869).

De l'hématocèle rétro-utérine et des épanchements sanguins non enkystés de la cavité péritonéale du petit bassin, considérés comme accidents de la menstruation. Paris, 1860. In-8° de 368 pages, avec une planche lithographiée.

Note sur le diagnostic des néomembranes de l'arachnoïde. Paris, 1862. In-8° de 8 pages (*Bulletins de la Société anatomique*, 2° série, t. VI).

De la mélancolie. Mémoire couronné par l'Académie de médecine. 1863.

Des phénomènes oculo-pupillaires dans l'atrophie musculaire progressive (*Gazette hebdomadaire*, juillet 1863).

De l'état mental dans l'alcoolisme aigu et chronique et dans l'absinthisme (*Annales médico-psychologiques*, janvier et juillet 1864).

Études sur les mariages consanguins dans la commune de Batz, près Le Croisic (Loire-Inférieure) (*Bulletin de l'Académie de médecine*, 17 janvier 1865, t. XXX; *Annales d'hygiène publique*, 1865, 2° série, t. XXIII, p. 260; *Mémoires de la Société d'anthropologie*, t. II, p. 433).

Articles Amnésie, Aphasie, Curare, Épilepsie, Hérédité du *Nouveau Dictionnaire de médecine et de chirurgie pratiques*, publié sous la direction du docteur Jaccoud. Paris, t. I, III, X, XIII, XVII.

De la méningo-myélite occasionnée par le froid. Mémoire lu à la Société de médecine de Paris (*Gazette des hôpitaux*, 1865, et tirage à part. Paris, 1865. In-8°, 31 pages).

Études sur le Curare, en collaboration avec M. Liouville. Prix Montyon à l'Institut, 1867 (*Gazette hebd.*, 1866; *Ann. d'hygiène et de méd. légale*, 1866, 2° série, t. XXVI, p. 155).

De l'influence du bromure de potassium sur la force excito-motrice de la moelle chez les épileptiques, et du moyen de reconnaître l'état de cette force. Paris, 1867. In-8°, 12 pages (*Annales médico-psychologiques*, 4° série, t. X, juillet 1867).

De l'épilepsie simulée et de son diagnostic par des caractères sphygmographique du pouls (*Annales d'hygiène publique et de médecine légale*, t. XXIX, 1868).

Contribution à l'anatomie pathologique du cervelet, du bulbe dans l'épilepsie, en collaboration avec Luys (*Archives générales de médecine*, décembre 1869).

Contribution à la thérapeutique de l'épilepsie par les préparations de cuivre et de zinc. Maintien des guérisons depuis dix ans et plus. Paris, 1870. In-8°, 15 pages (*Bulletin de thérapeutique*, 15 mars 1870).

Du traitement curatif de la folie par le chlorhydrate de morphine. Paris, 1874. In-8°, 54 pages (*Bulletin de thérapeutique*, 30 janvier, 14 et 28 février, 15 mars, 15 avril 1874).

Le service des secours publics à Paris et à l'étranger (*Annales d'hygiène publique et de médecine légale*. Paris, t. XL, 1873).

Leçons sur les maladies mentales, et en particulier sur les lésions observées dans la folie simple. Cours professé à la Salpêtrière (*Union médicale*, 1867-1874).

De l'emploi du bromure de potassium dans les maladies nerveuses. Mémoire couronné par l'Académie de médecine. Prix Civrieux, 1871 (*Mémoires de l'Académie de médecine*, et tirage à part. Paris, 1875. In-4°.)

De la mélancolie dans ses rapports avec la paralysie générale. Mémoire en collaboration avec Burlureaux, couronné par l'Académie de médecine. Prix Lefèvre, 1875 (*Bulletins de l'Académie de médecine*, 1877, 2° série, t. VI, p. 64).

Nouvelles observations sur le traitement curatif de la folie par les injections sous-cutanées de chlorhydrate de morphine (*Bulletin de thérapeutique*, janvier et février 1876).

Leçons cliniques sur les maladies mentales, professées à la Salpêtrière. Paris, 1876. In-8°, 96 pages avec photographies, planches lithographiées et figures intercalées dans le texte.

Étude de la température dans les maladies mentales (*Congrès médico-psychologique*, 1878).

Leçons professées à la Salpêtrière, recueillies par Burlureaux (*Union médicale*, 1877, et *France médicale*, 1878).

TRAITÉ

DE LA

PARALYSIE GÉNÉRALE

DES ALIÉNÉS

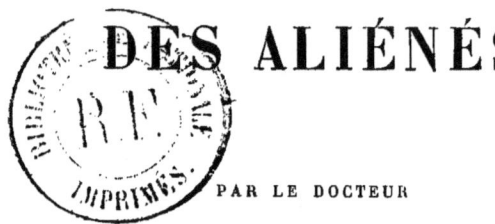

PAR LE DOCTEUR

AUGUSTE VOISIN

MÉDECIN DE L'HOSPICE DE LA SALPÊTRIÈRE

Membre du Conseil d'hygiène et de salubrité du département de la Seine, de la Société
de médecine de Paris, de la Société médico-psychologique, etc.
Lauréat de l'Académie de médecine.

Avec **XV** planches dessinées d'après nature, lithographiées et coloriées.
Graphiques, fac-simile.

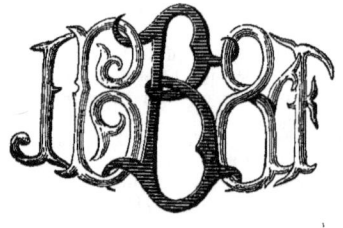

PARIS

LIBRAIRIE J.-B. BAILLIÈRE et FILS

Rue Hautefeuille, 19, près le boulevard Saint-Germain

—

1879

PRÉFACE

Depuis vingt ans j'ai vu passer sous mes yeux, dans les services de Bicêtre et de la Salpêtrière, un grand nombre d'aliénés et de paralysés généraux. Tous ont fait l'objet d'observations que j'ai dictées personnellement à mes élèves. Toutes les autopsies ont été dirigées par moi ainsi que les recherches histologiques dont elles fournissaient le sujet. Le livre que je publie aujourd'hui est donc le résultat d'observations nombreuses et faites avec soin. Je suis heureux d'ajouter une pierre à l'édifice construit par mes devanciers, et dont Calmeil et Baillarger ont si bien jeté les bases. L'étiologie, les symptômes, le diagnostic, l'anatomie pathologique, la marche de cette maladie ont occupé l'attention des médecins, non-seulement dans des œuvres personnelles, mais encore dans les sociétés savantes.

L'intérêt qui s'attache à l'étude de la paralysie générale s'explique, lorsqu'on assiste à l'extension de cette affection redoutable ; sans l'appeler la maladie du siècle, il faut reconnaître l'influence des bouleversements sociaux et des révolutions sur le développement de cet état morbide, la participation plus spéciale des causes morales dépressives à cet accroissement.

Les désordres que cette affection détermine dans le système nerveux ont eu le privilége de provoquer des opinions contradictoires sur sa nature intime, opinions qui reposent sur une interprétation différente des données anatomiques que fournit l'examen du cerveau à l'état normal.

Un point est acquis, malgré quelques dissidences : c'est que la paralysie générale est une maladie inflammatoire.

Vingt ans d'études, loin d'ébranler l'édifice de Calmeil, l'ont au contraire consolidé. Les formes de trouble mental et de délire ont été
étudiées d'une façon plus complète; l'on sait maintenant que le délire
ne présente pas toujours le caractère gai, satisfait, heureux, que la
pensée du malade ne porte pas toujours sur les richesses, sur les
grandeurs, mais que souvent ces aliénés sont mélancoliques et hypocondriaques.

Les progrès de l'anatomie pathologique et l'attention de plus en
plus grande apportée aux nécropsies ont éclairé cette partie de la
symptomatologie, qui avait échappé aux médecins de la premièr emoitié
de ce siècle : aussi la lypémanie vésanique est-elle moins fréquente et
la statistique donne-t-elle une notable augmentation de la lypémanie
inflammatoire.

Les traits d'union entre la folie vésanique et la paralysie générale
ne sont pas si éloignés qu'on peut le croire. Des observations certaines,
et j'en ai de personnelles, démontrent comme possible la transformation de la folie vésanique en folie paralytique ou paralysie générale.
Un certain nombre de faits m'ont appris qu'il est un moment de l'évolution de ces deux classes de maladies, que j'ai appelé *période intermédiaire*, où il est difficile de dire si un aliéné est atteint de vésanie
ou s'il devient paralysé général : c'est affaire de sexe, d'âge, de tempérament, de diathèse.

J'ai dû chercher à m'assurer si la doctrine nouvelle des localisations
cérébrales était conforme aux autopsies et aux observations que j'ai
faites. Une ou deux autopsies seulement la corroborent, mais tout au
moins peut-on dire qu'elle ne se trouve pas atteinte par l'examen des
faits, les lésions occupant presque toujours les circonvolutions pariétales en même temps que les autres circonvolutions ordinairement
atteintes.

La cachexie que l'on observe chez un grand nombre de paralysés
généraux m'a engagé à rechercher l'état du sang : j'y ai constaté des
lésions inconnues jusqu'alors qui me paraissent expliquer suffisamment la pathogénie de cette complication.

Portant toute mon attention sur l'importance des caractères histologiques des lésions observées dans la paralysie générale, je me suis

livré à des dissections poursuivies avec le concours d'élèves distingués. Je suis heureux de rappeler les noms de MM. Coyne, Couyba, Hanot, Liouville, etc., et la part qu'ils ont prise à mes travaux.

Je dois une mention spéciale à MM. Burlureaux et Juste Benoist. Le premier m'a secondé dans les recherches qu'a nécessitées ce livre et a recueilli les notes de mes cours de la Salpêtrière. Le second a dessiné, avec une parfaite exactitude, les pièces pathologiques les plus intéressantes ; le plus grand nombre a été reproduit par lui dans les planches qui accompagnent ce livre. Ces planches, composées d'après des matériaux recueillis dans mon service et d'après des préparations histologiques que j'ai faites moi-même, représentent toutes les variétés de lésions qu'on rencontre dans les différentes parties de l'axe cérébro-rachidien.

L'histologie y est mise autant que possible à contribution, et j'ai eu soin le plus souvent de placer l'état normal en regard de la disposition pathologique.

Après ces questions et d'autres si intéressantes déjà, il en est une qui les domine toutes : j'ai parlé de la nature des lésions ; je crois, en effet, et j'espère faire partager cette opinion, qu'au lieu de rester simple spectateur de l'évolution de cette navrante maladie, le médecin peut lutter contre ce mal, qui n'est pas absolument incurable.

La lésion intime initiale est-elle une prolifération de la névroglie considérée comme étant du tissu conjonctif : on a affaire à une sclérose d'emblée, et par conséquent la rétrocession de ces lésions est impossible.

L'altération intime est-elle au contraire caractérisée par des épanchements de sérosité, des exsudations de blastème, de sang avec organisation de ce blastème et productions de lésions secondaires, d'origine hématique : la rétrocession de ces lésions est possible.

Cette dernière opinion me paraît la vraie ; l'étude histologique ne m'a laissé aucun doute à ce sujet, et d'ailleurs l'observation apprend que des malades ont guéri, que leur guérison se maintient. Les auteurs en ont cité des exemples et j'en ai vu des cas indubitables.

Aussi, en présence des temps d'arrêt, des rémissions et même de guérisons, on ne comprendrait pas la nature scléreuse primitive de la lésion, mais on explique la disparition, la rétrocession possibles de lésions consistant en épanchements séreux hématiques dans les premiers temps de la maladie; il est certain que les altérations scléreuses secondaires ne peuvent guérir, mais elles ne surviennent pas dans les premiers temps, et, par conséquent, on peut espérer arrêter leur développement; c'est avec cette conviction qu'il faut traiter les paralysés généraux.

La thérapeutique doit ici se servir de ses moyens les plus énergiques; de la puissance des agents thérapeutiques et de la continuité de leur emploi peut dépendre le succès. Il n'y a donc lieu ni de s'abandonner au scepticisme, ni de négliger les ressources que l'on doit à la thérapeutique.

La paralysie générale n'est pas encore assez connue pour qu'on puisse affirmer son incurabilité; une notion plus précise des symptômes de début permettra d'opposer à la maladie un traitement qui, à cette période, serait efficace.

C'est donc à vulgariser la connaissance de cette affection redoutable, dans les premiers temps de son évolution, que nous devons nous attacher, afin que les médecins puissent prévenir ses ravages ultérieurs.

Je suis convaincu que le traitement fondé sur les révulsifs appliqués à temps et avec persévérance, et poursuivi avec continuité, que l'emploi des bains froids et une hygiène morale et intellectuelle appropriée, conduiront aux résultats les plus heureux pour soulager l'humanité.

Aug. Voisin.

Décembre 1878.

TABLE DES MATIÈRES

Préface . . . . VII à X

CHAPITRE PREMIER. Considérations générales. Unité morbide
de la paralysie générale   1

CHAP. II. Paralysie générale à l'état simple   4

Art. I. Période prodromique   4

1° Troubles physiques   6
2° Troubles psychiques 8

Art. II. Période intermédiaire 20

Sa durée 20
Ses manifestations 22
Observations I et II 29
Observation III 32
Résumé 36

CHAP. III. Symptomatologie. Des symptômes de la paralysie
générale confirmée à la première période 38

Art. I. Troubles somatiques 38

Symptômes constants 39
Symptômes accessoires 49
Résumé 64

Art. II. Troubles psychiques 65

1° Cas où existe le délire 65
Caractères généraux, 65. — Variétés, 67. — A. Délire expansif, 67. —
Observations IV, V, VI, VII, 70. — B. Délire dépressif, 76. — 1° Délire lypémaniaque, 76. — Observations VIII et IX, 84. — 2° Délire
hypocondriaque, 91. — Observations X et XI, 93.
2° Cas où se rencontre seulement une certaine oblitération intellectuelle 103
Résumé 107

CHAP. IV. Symptômes de la deuxième période 108

ART. I. Troubles somatiques. 109

1° Troubles de la sensibilité générale et spéciale. 110
2° Troubles de la motilité ataxiques et spasmodiques. 115
3° Troubles de la motilité paralytiques. 116

ART. II. Troubles psychiques. 137

1° Délire dépressif ou expansif. 137
Observations XII, XIII, XIV. 137
2° Démence. 141
Résumé. 143

CHAP. IVbis**. Symptômes de la troisième période** 143

ART. I. Troubles somatiques. 143

Observation XV. 146

ART. II. Troubles psychiques 150

ART. III. Troubles de la nutrition : Altérations du sang 151

Cachexie. 151
Eschares. 154
Observation XVI. 159
Hématomes. 162
Hémorrhagies. 164
Observation XVII. 164
Résumé. 166

CHAP. V. Marche et formes. Durée. Terminaisons. 167

ART. I. Marche. 167

Causes de son irrégularité. 167

ART. II. Formes. 173

1° Paralysie générale aiguë. 176
Observation XVIII. 177
2° Paralysie commune avec délire expansif et ambitieux 181
3° Démence paralytique. 182
4° Paralysie générale sénile. 185
5° Paralysie spinale. 188

ART. III. Durée. 190

ART. IV. Terminaisons. 192

1° Par la guérison. 192
Observations XIX à XXIX. 194
2° Par la mort. 201
Résumé 202

CHAP. X (VI). Complications (1). 303

ART. I. Quels sont les phénomènes morbides qui doivent être
rangés parmi les complications. 203

ART. II. Étude des diverses complications de la paralysie générale
au point de vue clinique 205
1. Attaques apoplectiformes. 206
2. Attaques épileptiformes. 215
Observations. 219
3. Attaques hystériformes 221
Observations XXIX *a* et *b*. 222
4. Attaques tétaniformes. 223
Observations XXIX *c, d, e, f*. 223

ART. III. Étude des diverses complications de la paralysie générale
au point de vue anatomo-pathologique. 225
De la congestion cérébrale. 225
a. Congestion cérébrale générale 225
b. Congestion cérébrale partielle. 228
Observation XXX. 231
Hémorrhagies méningées. 233

CHAP. XI (VII). Lésions spinales dans la paralysie générale. . 242

ART. I. Les lésions spinales dans la paralysie générale peuvent se
présenter sous trois formes. 242
1° Les troubles médullaires et les troubles cérébraux sont observés
simultanément. 243
2° Les troubles médullaires sont antérieurs aux troubles cérébraux. 246
3° Les troubles médullaires sont postérieurs aux troubles cérébraux. 247

ART. II. Étude de ces trois groupes. 247

1er groupe 247
2e groupe. 250
3e groupe. 253
Résumé. 260

CHAP. XII (VIII). Diagnostic 261

Cas où la paralysie générale est chronique 261

Premier groupe. Les troubles intellectuels revêtent la forme d'un
véritable délire. 263
Diagnostic différentiel entre la folie paralytique, accompagnée
de délire et :
1° La folie simple avec excitation ou manie. 266
2° La folie simple dépressive, ou mélancolie. 267
3° La folie congestive. 268

(1) C'est par suite d'une erreur de l'imprimerie que les chapitres VI, VII, VIII portent
dans le cours de l'ouvrage les nᵒˢ X, XI, XII. Nous rétablissons entre parenthèses dans
cette table l'ordre régulier des chapitres.

Deuxième groupe. Les troubles intellectuels consistent dans l'affaiblissement de l'intelligence sans délire proprement dit. 270

Diagnostic différentiel entre la paralysie générale sans délire proprement dit et :

1° La démence aiguë. 271
2° L'hypocondrie intellectuelle. 271
3° La démence symptomatique. 271
4° La démence simple. 275
5° La démence sénile. 276

Troisième groupe. Les troubles somatiques dominent sans paraître être accompagnés de troubles intellectuels ni de démence . . . 279

Diagnostic différentiel entre la paralysie générale et :

1° Les paralysies nerveuses. 281
2° L'encéphalopathie syphilitique secondaire et tertiaire. 283
Observation XXXI. 289
3° L'encéphalopathie saturnine. 297
4° L'atropinisme. 297
5° L'intoxication par l'opium. 297
6° Le bromisme 298
Observation XXXII. 298
7° L'alcoolisme chronique. 299

Cas où la paralysie générale est aigue. 301

CHAP. IX. Étiologie. Pathogénie. La paralysie générale est liée à un état congestif ou inflammatoire de l'axe cérébro-spinal. . 303

ART. I. Causes de l'hyperhémie en général. 304

Influence des nerfs vaso-moteurs. 306

ART. II. Causes de l'hyperhémie encéphalique. 307

Premier groupe. Influence directe : Hérédité, 308. — Mauvaise hygiène morale, 309. — Causes morales, 310. — Influences de l'âge, du sexe, des diathèses et du tempérament, 314. — Influence du travail intellectuel exagéré ou mal dirigé, 315. — Abus de régime, 319. — Influence des abus de tabac, 321. — Influence du milieu social, 322. — Influence du milieu cosmique, 326. — Coups et chutes sur la tête (obs. XXXIII), 326. — Insolation (obs. XXXIV), 328. — Influence de la pellagre, 329. — Influence du diabète, 330. — Influence de l'épilepsie (obs. XXXV), 331.

Deuxième groupe. Influence réflexe : Maladies aiguës, 333. — Érysipèle et pneumonie, 335. — Fièvre typhoïde et rhumatisme articulaire, 337. — Folie des nouvelles accouchées (obs. XXXVI), 339. — Suppression de la sueur des pieds, 340. — Suppression de la menstruation et de l'allaitement, 340. — Abus de coït, 341. — Névralgies généralisées, 342.

Troisième groupe. Transformation de la folie simple en folie paralytique, 350 : Point de contact entre ces deux états morbides,
350. — Évolution insidieuse de la folie paralytique, 354. —
Intervention de l'élément durée dans le diagnostic de la folie
simple et de la folie paralytique, 357.

Observations XXXVII à XLV. . . . . 361 à 376

Quatrième groupe. De la folie congestive considérée comme cause
de la folie paralytique, 376.

Observation XLVI. 379
Résumé. 384

CHAP. X. **Physiologie pathologique. Existe-t-il un rapport entre
une lésion donnée et un symptôme donné ?** 385

ART. I. Symptômes d'ordre somatique. 385

ART. II. Symptômes d'ordre psychique. 385
1° Caractères communs au délire ambitieux, au délire mélancolique et au délire hypocondriaque. 386
2° Caractères propres à chacun de ces délires. 388
1° Physiologie pathologique du délire ambitieux. 388
2° Physiologie pathologique du délire mélancolique 391
3° Physiologie pathologique du délire hypocondriaque . . . 394
Résumé. 404

CHAP. XI. **Anatomie pathologique.**

ART. I. Description de la forme et des lésions visibles à l'œil nu. 405
1° La maladie a présenté la forme aiguë 405
Altérations cérébrales. 406
Lésions viscérales. 408
2° La maladie a présenté la forme chronique. 408
Altérations du crâne. 408
Altérations des méninges cérébrales et spinales. 408
Pachyméningite de la dure-mère. — Opacités de l'arachnoïde. —
Épaississement de la pie-mère. 409
Inégalité de poids des hémisphères. 413
Adhérences cérébro-méningées (obs. XLVII). 416

ART. II. Examen microscopique. 418
Lésions vasculaires et périvasculaires. — Épanchements globu-
laires. 418
Dégénérescences colloïde et cystoïde 421
Lésions des éléments nerveux. 422
Lésions de la névroglie. 424
Aréoles. 433
Lésions des myélocytes 437
Altérations de la substance blanche. 437
Couronne de Reil. — Insula. — Couche optique. — Corps striés.
— Pédoncules cérébraux. — Corps calleux. — Corps genouillés. 440

Observation XLVIII.   440
Ventricules.   444
Lésions du cervelet.   447
Nerfs crâniens   448
Observation XLIX.   452
Moelle.   453
Altérations du nerf sciatique.   456
Lésions du grand sympathique.   456
Lésions viscérales.   456
Lésions des reins.   457
Résumé.   459

CHAP. XII. Considérations médico-légales   460

Responsabilité des aliénés paralytiques.   460
Capacité des aliénés paralytiques.   468
Validité des actes des aliénés paralytiques   470

CHAP. XIII. Traitement de la paralysie générale.   472

Erreurs et dangers du scepticisme en thérapeutique.   472
La paralysie générale n'est pas incurable   477
Traitement rationnel de la paralysie générale.   478
Hygiène morale et intellectuelle.   479
Médications diverses.   485
    a. Médicaments nuisibles   485
    b. Médicaments utiles.   488
Moyens antiphlogistiques, 491. — Saignée générale, 496. —
    Saignée de la jugulaire, 497. — Emploi des sangsues (obs. L),
    498. — Purgatifs, 500. — Sinapismes, 501. — Bains de pieds,
    503. — Application de la glace, 503. — Vésicatoires, 505. —
    Cautères (obs. LI), 505. — Séton à la nuque, 507. — Bains
    froids, 521 — Obs. LII à LVII. . . . . 521 à 535
Résumé.   536
Fac-simile   540
Planches.   541

FIN DE LA TABLE

ERRATA

Page 64, ligne 9 : *au lieu de* consécutive, *lisez* congestive.
Page 64, ligne 15 : *au lieu de* Morsan, *lisez* Mersan.
Page 64, ligne 39 : *au lieu de* Morsan, *lisez* Mersan.
Page 284, au bas de la page : *au lieu de* Hirnerkrankunz, *lisez* Hirnerkrankung.
Page 288, ligne 29 : *au lieu de* Tompson, *lisez* Thompson.
Page 344, au bas de la page : *au lieu de* 1872 et 1874, *lisez* 1874 et 1876.
Page 402, au bas de la page : *ajouter* 1875 à *Annales médico-psychologiques*.

TRAITÉ

DE LA PARALYSIE GÉNÉRALE

DES ALIÉNÉS

CHAPITRE PREMIER

Considérations générales. Unité morbide de la paralysie générale.

La paralysie générale des aliénés, folie inflammatoire ou folie paralytique, est une affection inflammatoire de l'appareil cérébro-spinal caractérisée anatomiquement par de la méningite, des adhérences cérébro-méningées, du ramollissement de la substance grise, des lésions des vaisseaux et de la substance nerveuse et symptomatiquement par des troubles des facultés intellectuelles, de la parole, par l'ataxie des mouvements, un délire ambitieux, mélancolique ou hypochondriaque, des attaques apoplectiformes et épileptiformes, un affaiblissement général et de la démence.

Les lésions que nous étudierons, portant sur un appareil aussi délicat et à fonctions aussi multiples, entraînent des troubles variés.

L'étude de la paralysie générale est tellement complexe que certains auteurs la croient infructueuse.

La paralysie générale, pensent-ils, doit disparaître du cadre nosologique ; c'est un groupe morbide qui doit, pour être bien connu et bien étudié, être dissocié et dont les divers éléments doivent être étudiés séparément.

« Il est, disait un des plus savants à un de ses cours, il est aussi peu scientifique d'admettre une maladie méritant le nom d'*encé-phalite généralisée*, qu'il serait absurde d'admettre une maladie qui atteindrait à la fois tous les organes contenus dans la cavité thoracique : les diverses parties de l'encéphale ont en effet des fonctions aussi différentes que les divers organes contenus dans la cavité thoracique. »

Pour ces auteurs, l'encéphalite est destinée à être exclue du cadre nosologique, lorsqu'on connaîtra mieux la physiologie de l'encéphale ; il est réservé à l'encéphalite le sort de cette prétendue unité pathologique qu'on appelait la *myélite :* au fur et à mesure qu'on a mieux étudié ce qui s'appelait autrefois la myélite, on a reconnu qu'il y avait lieu d'étudier séparément l'inflammation des cordons postérieurs, celle des cordons antérolatéraux, celle des cellules antérieures de la substance grise ; bref, on a de plus en plus restreint le cadre de la myélite, et, à force d'élaguer, on a fini par ne plus avoir qu'un tronc informe destiné sans doute lui-même à subir encore des morcellements.

En est-il bien de même relativement à l'encéphalite ? Nous ne le croyons pas, et voici pourquoi. Les lésions inflammatoires de la moelle ont une tendance spéciale à se localiser et à prendre domicile dans tel ou tel segment de l'organe en laissant les autres intacts, tandis que ce processus s'observe d'une façon beaucoup moins nette dans les cas de lésions inflammatoires de l'encéphale ; dans l'encéphale en effet le processus est plus diffus, quelquefois toutes les parties de la masse encéphalique sont, et de prime abord, le siége d'une violente congestion ; il se fait dans tous les vaisseaux un raptus sanguin, qui est même quelquefois assez violent pour amener une mort prompte ; c'est ce que Calmeil désigne sous le nom de *congestions encéphaliques intenses à durée temporaire.* Le plus souvent, il est vrai, la lésion initiale n'est pas aussi diffuse, et nous démontrerons qu'au début la fluxion peut être localisée, mais elle ne reste pas longtemps à la même place : elle a la mobilité qui caractérise tous les phénomènes fluxionnaires, elle quitte un département du cerveau pour en atteindre un autre et ensuite revenir à son point de départ, si bien que tous les segments de la masse encéphalique peuvent être le siége de cette fluxion initiale. Et quand la lésion prend définitivement domicile, il est bien rare qu'elle n'ait pas atteint ou effleuré les diverses parties de l'encéphale : de là, la variété et la variabilité des symptômes. Il est impossible de rapporter à tel ou tel siége anatomique les troubles fugitifs qu'on observe dans le cours de la paralysie générale ; il est impossible de dissocier ce qui est uni par la nature même de la lésion encéphalique, qui est essentiellement diffuse et mobile.

Ces deux caractères de la lésion encéphalique nous semblent expliquer un fait sur lequel Falret a appelé l'attention, à savoir que, quelle que soit la forme de la maladie à laquelle on a affaire, il finit toujours par survenir des manifestations pathognomoniques ; c'est ainsi que le délire des grandeurs, par exemple, qui est presque caractéristique, peut manquer au début de la maladie ; mais il est bien rare qu'il ne se manifeste pas à un moment donné, et de même pour tous les autres signes importants.

Qu'on suppose pour un instant qu'il existe une région spéciale du cerveau dont l'inflammation amène le délire des grandeurs ; cette région pourra être préservée pendant deux mois, six mois, mais elle finira le plus souvent par être atteinte à son tour d'une façon plus ou moins profonde et plus ou moins durable.

Ainsi de cette mobilité des lésions et de cette tendance à la diffusion, du peu de tendance aux localisations précises, résultent des manifestations variées et mobiles, et l'impossibilité de décomposer en ses éléments la méningo-encéphalite diffuse ; il faut donc accepter la paralysie générale en tant qu'unité morbide. Cet ensemble symptomatique dont nous allons étudier les détails n'est pas seulement constitué par des troubles relevant d'une lésion de l'encéphale, il faut encore compter avec les lésions médullaires et celles des nerfs sensoriaux qui viennent compliquer les lésions encéphaliques ; il faut encore compter avec les accidents, avec les phénomènes insolites, avec les attaques épileptiformes, apoplectiformes, tétaniformes, etc., qui viennent traverser le cours de la maladie.

Vu cette complexité de manifestations, qui se rencontrent sans ordre au lit des malades, nous ne pouvons introduire un peu de clarté dans cette étude qu'en usant de procédés artificiels et de divisions factices.

Après avoir exposé les caractères de la période prodromique, nous étudierons la paralysie générale à l'état simple, telle qu'elle évoluerait chez un individu qui n'aurait ni lésions de la moelle, ni lésions des viscères, ni accidents épileptiformes ou apoplectiformes ou urémiques, etc.

Ce cas type est assez difficile à trouver ; il se rencontre cependant : c'est ce que nous appellerons la *paralysie générale sans complication;* chez ces malades, il peut y avoir lieu de décrire une période intermédiaire, et trois périodes pour la maladie confirmée. Quand nous connaîtrons bien la paralysie générale à l'état simple, sa durée ordinaire, son mode habituel d'évolution, nous envisagerons les cas particuliers dans lesquels un symptôme a tellement prédominé qu'il mérite une mention spéciale ; puis les cas où l'évolution de la maladie a été anormale, soit par le fait d'une rapidité foudroyante (paralysies générales aiguës), soit par le fait d'une évolution très-lente.

Il nous restera alors à voir les diverses complications qui peuvent se présenter; nous étudierons séparément chacune d'elles, en donnant autant que possible en même temps que les symptômes, l'explication basée sur l'anatomie pathologique; nous en signalerons la fréquence, l'époque d'apparition et, en d'autres termes, nous ferons de chacune de ces complications une étude détaillée.

CHAPITRE II

Paralysie générale à l'état simple.

ARTICLE I

PÉRIODE PRODROMIQUE

Les prodromes des maladies sont « les phénomènes qui se présentent depuis l'instant où les fonctions ne s'exercent plus comme dans l'état de santé jusqu'à celui où la maladie commence ».

Telle est la définition de Chomel. Si nous voulons l'appliquer à ce qui concerne la paralysie générale, il nous faudra résoudre deux questions.

1° Quelle durée peut avoir la période prodromique?

2° A quel moment peut-on dire que les fonctions ne s'exercent plus comme dans l'état de santé : en d'autres termes, quel est le début de la période prodromique et quels sont les phénomènes propres à cette période?

La solution de ces deux questions présente des difficultés considérables, mais leur importance est plus considérable encore ; en effet reconnaître la période prodromique de la paralysie générale serait se mettre dans les meilleures conditions pour empêcher la maladie. A l'heure qu'il est, on peut, par un traitement bien dirigé, améliorer singulièrement l'état des paralysés généraux sinon les guérir, lorsqu'on a l'occasion de les soigner au début de la maladie *confirmée*. Que serait-ce s'il était donné de prévoir la maladie trois mois, six mois même, avant son apparition ! La chose pour le moment est à peu près impossible, mais il ne faut pas désespérer de l'avenir ; il faut accumuler des matériaux et serrer de près les observations, et tout d'abord tracer un cadre pour nettement déterminer ce qui appartient à la période prodromique et ce qui n'est pas de son domaine.

Or, résoudre les deux questions que nous avons posées au début de cet article, c'est précisément tracer ce cadre ; commençons par le plus facile de ces problèmes.

Première question. — Quelle durée est-il raisonnable d'accorder à la période prodromique lorsqu'elle existe dans la paralysie générale ? Il est impossible de donner une solution à cette question : il est des individus qui côtoient la folie pendant un grand nombre d'années ; Morel a pu dire avec raison que parfois l'incubation durait toute la vie.

Nous avons eu récemment une malade qui toute sa vie avait été originale, excentrique ; sa conduite était irrégulière, elle avait fait la honte et le malheur de sa famille, et elle arriva jusqu'à soixante-dix ans sans pouvoir être qualifiée d'aliénée ; à soixante-dix ans elle eut un accès maniaque qui se termina rapidement par la mort, et qui était en rapport avec des raptus méningés et avec une hémorrhagie ventriculaire.

Cette longue incubation appartient plutôt à la folie simple qu'à la folie paralytique, mais elle se rencontre aussi dans certains cas de folie paralytique : c'est surtout chez les aliénés paralytiques qui ont des antécédents héréditaires qu'on l'observe aussi longue ; on peut dire qu'en général elle est de quelques mois ; nous trouvons très-souvent dans nos notes le terme de trois mois.

Seconde question. — *Caractères de la période prodro-mique.* — Quels sont les phénomènes qui s'observent à partir du moment où l'individu n'est plus en état de santé jusqu'au jour où il devient véritablement aliéné paralytique? C'est là l'étude des phénomènes prodromiques ou de l'incuba-tion, étude difficile et délicate. L'une des plus grandes diffi-cultés, c'est de bien limiter la période prodromique, et de ne pas faire rentrer dans les prodromes ce qui appartient à la maladie confirmée ou à cette période que nous appellerons intermédiaire; une autre difficulté, c'est de se procurer des renseignements; ce n'est en effet qu'en voyant un grand nombre de malades, et en recueillant de leurs familles des détails circonstanciés sur les phénomènes qui ont été observés pendant la période d'incubation qu'on peut faire un travail sérieux sur ce sujet. — Nous n'avons fait ce travail que d'après nos notes, et nous nous sommes gardé de tomber dans l'erreur de quelques médecins aliénistes, consistant à prendre pour des phénomènes prodromiques des formes de délire. Or, l'énuméra-tion des phénomènes d'incubation montrera que la folie n'est pas seulement annoncée par des modifications du moral et de l'in-telligence, mais encore par des troubles physiques.

1° Troubles physiques.

Les troubles physiques que nous trouvons le plus souvent men-tionnés dans nos notes sont les suivants :

a. Du côté du *système nerveux*, il existe des troubles de la sensibilité dans ses divers modes.

Douleurs. — La fréquence des névralgies généralisées depuis longtemps a souvent attiré notre attention, et dans notre travail couronné par l'Académie en 1877 (prix Lefèvre) nous avons relaté huit observations de folie paralytique précédée long-temps à l'avance par des névralgies généralisées; l'une de ces malades souffrait de cruelles douleurs névralgiques depuis plus de quinze ans; nous insistons plus loin sur l'importance qu'il y a à calmer des douleurs qui appartiennent souvent à la période d'incubation de la folie, mais qui, à notre avis, peuvent aussi être considérées comme cause du trouble mental ultérieur; il arrive

souvent que ces névralgies prodromiques disparaissent lorsque
le délire éclate et surtout lorsque des troubles somatiques spéciaux viennent annoncer d'une façon irrévocable l'invasion de la
periencéphalite diffuse.

Les névralgies généralisées ont été très-bien étudiées par
Valleix. Ce qui les caractérise le mieux, c'est leur mobilité, elles
quittent un endroit du corps pour se porter ailleurs; on peut
cependant dire que, chez un même individu, la névralgie a de la
tendance à n'attaquer que trois ou quatre régions : elle se portera
du sommet de la tête à la hanche, puis de la hanche à la fesse,
au membre inférieur, pour revenir ensuite au sommet de la
tête, en respectant les autres parties du corps.

Le plus souvent la névralgie est beaucoup plus localisée, et
elle atteint spécialement tel ou tel rameau nerveux. Les névralgies prodromiques les plus fréquentes sont : les névralgies crânienne, sincipitale, temporo-frontale et occipitale; notons
encore la cardialgie et l'épigastralgie, et la rachialgie.

Les sensations douloureuses revêtent divers caractères, et rien
n'égale la richesse du vocabulaire de ces individus quand ils
signalent leurs diverses sensations; l'un se plaint de sentir ses
chairs labourées, l'autre d'avoir sur la tête une calotte de plomb
ou de glace, d'avoir la tête serrée comme dans un étau; un
de nos malades, devenu plus tard aliéné paralytique, nous disait
avoir les pieds comme dans l'eau bouillante, alors qu'au toucher
ses pieds paraissaient toujours froids.

Les fourmillements et les picotements de la peau sont aussi
souvent mentionnés.

b. Du côté du *sens électrique,* il y a lieu de noter les sensations
de courants électriques dans la tête, de décharges électriques
provoquant parfois des sauts dans le lit ; une femme se plaignait
de recevoir des secousses électriques accompagnées de coups de
massue dans la tête.

c. Des modifications du *sens musculaire* sont également fréquentes. Certains individus se sentent légers comme des oiseaux
et éprouvent le besoin de marcher beaucoup ; ils ne peuvent pas
rester assis ; d'autres, au contraire, sont lourds, fatigués, courba-
turés, sans que le repos, même prolongé, au lit, sans que les
bains puissent faire disparaître cette sensation.

d. Du côté des *sens* on observe souvent de l'injection des yeux, une vivacité anormale dans le regard, des bourdonnements d'oreilles, des sifflements, des bruits de cloche, des vertiges, des étourdissements.

e. Les principaux troubles de la *circulation* sont des palpitations, des bouffées de chaleur à la tête, des rougeurs subites de la face.

f. Les fonctions de l'*estomac* sont souvent troublées; on observe de l'inappétence, de l'anorexie, des éructations, de la constipation fréquemment.

g. Les troubles de la *menstruation* sont également fréquents; la dysménorrhée et surtout l'aménorrhée sont souvent signalées.

Bref, on trouve dans les prodromes de la paralysie générale tous les phénomènes que Krieshaber rapporte à ce qu'il appelle la *névropathie cérébro-cardiaque*, et, pour notre part, nous ne sommes pas aussi rassuré sur le pronostic que l'est Krieshaber, lorsque nous voyons survenir ce cortége de phénomènes nerveux chez un individu prédisposé héréditairement à la folie. Nous aurons à insister plus loin sur ce sujet.

2° Troubles psychiques.

L'*étude des troubles psychiques* mérite de nous arrêter plus longtemps. Les troubles psychiques ne sont en aucune façon assez saillants pour mériter le nom de *délire;* du moment, en effet, qu'il y a délire, il s'agit soit de paralysie générale confirmée, soit de cette période intermédiaire que nous nous réservons d'étudier tout à l'heure.

a. Signalons en premier lieu l'absence ou la diminution très-fréquente du *sommeil* pendant la nuit : quand le sommeil a lieu, il est agité par des rêves et des cauchemars, il est peu réparateur; en même temps que cette insomnie, on peut souvent remarquer la tendance à dormir après le repas.

b. Toujours on observe un changement de *caractère* et d'*habitudes :* c'est là le trait commun à tous les cas; mais il y a lieu de considérer trois variétés suivant que l'individu devient sombre, triste, chagrin, c'est la variété *dépressive;* ou, au contraire, gai, expansif, entreprenant, ambitieux, c'est la variété *expansive;* ou enfin suivant que le trouble des facultés se traduit par un abaissement lentement progressif du niveau intellectuel, par un commencement de démence, c'est la variété *débile*.

Disons de suite que chacun de ces trois types se rencontre rarement isolé pendant toute la période prodromique.

Disons encore, pour en finir avec les généralités, que le caractère antérieur du sujet n'a le plus souvent aucun rapport avec le caractère nouveau que provoque l'incubation : tel individu qui était ordinairement triste et peu communicatif deviendra grand parleur et grand rieur ; c'est précisément ce changement qui est curieux à observer et qui peut mettre sur la voie du diagnostic ; d'autres fois, cependant, le caractère nouveau n'est que l'exagération des tendances antérieures du sujet.

L'étude du changement de caractère prodromique de la paralysie générale a été faite par Brierre de Boismont ; elle a été de sa part l'objet d'une importante communication à l'Académie des sciences (1).

M. le professeur Lasègue (2) a aussi très-bien étudié cette question.

Bayle, qui se refuse à admettre la mélancolie parmi les symptômes de la paralysie générale confirmée, admet (3) que la dépression morale est fréquemment un phénomène précurseur de la paralysie générale : « Certains malades, dit-il, perdent la gaieté, deviennent moroses, sombres, tristes, rêveurs, taciturnes, incapables de tout travail ; ils ont des craintes sans cesse renaissantes sur leur santé, ils se plaignent d'éprouver toutes sortes de douleurs, ils consultent d'abord une foule de médecins, et ensuite des charlatans et des commères. »

J. Falret dit (4) que ce stade mélancolique est assez fréquent mais qu'il passe le plus souvent inaperçu, et que d'ailleurs il est peu connu.

Doutrebente (5) dit que dans la période prodromique de la paralysie générale, la tendance à la dépression et aux idées mélancoliques paraît être constante.

(1) Brierre de Boismont, *Compt. rend. de l'Acad. des sciences*, séance du 24 sept. 1860.
(2) Lasègue, thèse d'agrégation de 1853.
(3) A.-L.-J. Bayle, *Traité des maladies du cerveau et de ses membranes*. Paris, 1826.
(4) J. Falret, *Recherches sur la folie paralytique et les diverses paralysies générales*. Thèse, Paris, 1853, p. 28.
(5) Doutrebente, *Recherches sur la paralysie générale progressive*, thèse de doctorat, Paris, 1870, n° 25.

Voici ce qu'écrit à ce sujet M. Lasègue : « La première modification morale est le plus souvent bien loin de ce qu'on se plaît à
imaginer ; c'est la tristesse qui ouvre la marche : le paralytique a
perdu de sa gaieté, il est plus sombre, il s'attache à des idées in-
quiétantes ou il s'affaisse sur lui-même sans pouvoir rendre compte
de sa préoccupation. » La tristesse peut ainsi rester vague et presque
insensible, les individus prennent alors un caractère inquiet ; mé-
contents d'eux et des autres, le moindre obstacle les irrite, la
moindre contradiction les fâche ; ils s'exagèrent la gravité des événements les plus minimes ; ils deviennent dans ces conditions tout
à fait insupportables pour les personnes avec lesquelles ils sont
en contact journalier ; quelquefois des idées hypochondriaques
viennent s'ajouter : alors le sujet ne parle que de lui, il a de
sombres pressentiments, des idées de mort, entretient le premier
venu de ses craintes et de ses misères, et il se fâche si l'on vient
à lui dire que toutes ses conceptions sont chimériques. (Il est
à noter que, lorsque ces hypochondriaques deviennent aliénés
paralytiques, ils présentent quelquefois un délire qui n'est que
l'exagération de ces conceptions : ainsi ils croient *qu'ils sont
morts, que leur corps est un cadavre.*)

c. Au point de vue de la *sensibilité affective*, il se produit aussi
des changements considérables dans la période d'incubation ;
telle personne qui leur était chère leur devient brusquement ou
peu à peu odieuse ; tel individu qui trouvait préalablement dans
sa famille la joie et le bonheur n'est plus assidu au foyer domestique, parce que sa femme et ses enfants lui deviennent étrangers ; tel autre qui était auparavant homme du monde, qui allait
tous les jours en soirée, tombe dans l'excès contraire et fuit la
société.

En un mot, les changements de caractère les plus variés peuvent se rencontrer ; la tournure des idées, l'appréciation des événements deviennent défectueuses. Il est une remarque que nous
avons faite et que nous soumettons à l'interprétation des philoso-
phes : c'est que jamais les individus menacés de paralysie générale
ne deviendront méchants ou cruels par le fait de leur maladie ; ils
deviennent détestables, méticuleux, exigeants, injustes, colères,
mais rarement vindicatifs et jamais cruels. Ils n'ont pas ces
instincts féroces qu'on remarque dans certaines folies lucides,

chez certains épileptiques : c'est en partie, croyons-nous, parce qu'ils n'ont pas assez de volonté pour devenir méchants et vindicatifs.

Dans une autre forme, que nous avons appelée la forme *expansive*, on observe la contre-partie de ces troubles variés que nous venons de signaler ; mais il y a cependant certains traits communs : ainsi la fréquence des colères sans motifs suffisants. Les individus qui deviendront sous peu paralytiques se mettent en colère pour les sujets les plus insignifiants. Ces colères sont violentes, instantanées, mais elles disparaissent aussi vite qu'elles naissent. Un individu devenu plus tard paralysé général se mettait souvent en fureur contre son enfant, parce qu'à table il redemandait deux fois des pommes de terre. L'existence de ces troubles est un des signes précieux au point de vue du diagnostic.

Dans certains cas, le caractère se modifie de la façon suivante : l'individu qui était primitivement sombre, concentré, peu communicatif, se déride, il met tout le monde au courant de ses projets, de ses idées, de sa manière d'être, il est content de tout, tout est pour le mieux : il devient bienveillant, philanthrope, met en avant des idées généreuses sans les exécuter, fait des promesses, assure son concours et sa protection, fait des dépenses exagérées, donne des dîners, entre facilement en relation avec des étrangers, devient loquace, fait des jeux de mots, son esprit paraît même, dans certains cas, acquérir plus de vivacité. M. Moreau prétend qu'à la période prodromique l'intelligence jette parfois un éclat que rien n'aurait pu faire soupçonner auparavant (1). Nous pensons que cette période d'éclat, quand elle existe, n'est jamais de longue durée.

d. D'autres individus conçoivent des *projets ambitieux*, font de grandes entreprises, dont le succès ne serait pas impossible, mais qui, étant mal dirigées, échouent misérablement ; ils se livrent à des spéculations hasardeuses, et les pertes de fortune qui en résultent sont souvent regardées par le public comme les causes d'un dérangement intellectuel qui préexistait depuis longtemps. D'autres font des voyages, visitent les grands personnages pour le seul plaisir de les voir ; ils écrivent des lettres à

(1) Moreau (de Tours), *Psychologie morbide*, p. 423. Paris, 1856.

une foule de personnes qu'ils avaient négligées jusqu'alors, écrivent même des mémoires en cachette, bref, déploient une activité exagérée et sans but déterminé.

e. Ces individus, sans aucune affaire, sont toujours *affairés*, ils sont en mouvement perpétuel, font de longues courses à travers les rues ou à travers la campagne, marchent avec rapidité et sans but. Nous en avons connu un qui se levait à deux heures du matin pour aller se promener dans les champs, qui rentrait, puis ressortait jusqu'à ce que le soir arrivât ; il n'était sans doute pas sensible à la fatigue et au manque de sommeil, car il a mené cette existence pendant plus de trois mois, jusqu'au jour où une attaque de congestion cérébrale vint mettre un terme à cette stérile activité et annonça le début de la paralysie générale confirmée.

f. Quelque chose de fort curieux à observer, c'est le *changement dans les occupations* ordinaires de la vie ; tel individu qui aimait beaucoup la littérature laisse de côté les livres et s'amuse à jardiner, ou bien il deviendra tourneur ; tel autre se mettra à l'âge de quarante ans à apprendre le violon. Ils peuvent continuer néanmoins à accomplir régulièrement les devoirs de leur profession, et dans le monde on met sur le compte d'une simple originalité de caractère ce qui est une marque de début du trouble de l'intelligence.

Nous venons de voir que la plus grande diversité peut s'observer dans les changements d'humeur, de caractère, d'occupations et d'habitudes. Étudions maintenant les modifications qui peuvent survenir dans les instincts.

g. Un fait qui s'observe fréquemment à la période prodromique de la paralysie générale, c'est l'exagération dans les *besoins de boire et de manger :* les individus mangent comme quatre ; c'est une expression qu'ils emploient souvent ; et leur appétit pour les boissons excitantes est en rapport, il atteint même les proportions d'une véritable *dipsomanie ;* ils peuvent même devenir alcoolisés. Mais ils étaient menacés de paralysie générale avant d'être dipsomanes, c'est ce qu'il ne faut pas perdre de vue ; il ne faut pas dire que c'est l'abus des boissons alcooliques qui amène alors la paralysie générale ; cet abus est certainement fâcheux pour le développement de la maladie ; la dipsomanie, après avoir été un effet, devient à son tour une cause, et d'autant plus efficace, que ces sujets paraissent mal supporter les excitants alcooliques. Ainsi, un homme que nous avons connu arrivait à être surexcité, dans la première période de l'ivresse, après avoir pris un simple verre de vin.

Un autre instinct qui acquiert souvent des proportions extraordinaires pendant la période prodromique, c'est celui de l'*activité génésique*.

Les individus deviennent insatiables, au grand étonnement de leurs épouses qui finissent bientôt par s'inquiéter de ces manifestations insolites : elles font alors aux médecins des confidences incroyables. Nous connaissons un homme qui poursuivait partout sa femme de ses sentiments hyperaffectueux ; en voiture, derrière les portes, il voulait la forcer à des rapports conjugaux.

D'autres ne trouvant pas chez eux une satisfaction suffisante deviennent coureurs et débauchés; ainsi, tel père de famille, qui jusqu'alors avait été un modèle de fidélité conjugale, sort souvent de chez lui pour aller dans des maisons de prostitution.

D'autres commettent des actes que la moralité la plus élémentaire réprouve : ils ressemblent à ces vieillards libertins et atteints d'un certain degré de démence, dont M. le professeur Tardieu a analysé les actes (1).

D'autres tiennent des propos orduriers en désaccord avec leurs habitudes antérieures. Chez les femmes les mêmes modifications s'observent.

Ici encore nous appelons l'attention des lecteurs sur un point très-important : c'est qu'il ne faut pas considérer ces dévergondages comme une des causes essentielles de la paralysie générale ; c'est bien plutôt un effet, qui peut à son tour devenir, dans une certaine limite, une cause d'aggravation.

M. Moreau [de Tours (2)], prétend que dans certains cas le sentiment amoureux, dans ce qu'il a de plus élevé et de plus pur, atteint un développement inaccoutumé.

« Le sentiment amoureux, dit-il, et par là je n'entends pas ce que l'on nomme plus particulièrement amour charnel, appétit des sens, j'entends l'amour idéal, l'amour platonique, est très-souvent une des premières manifestations psychiques de la para-

---

(1) Amb. Tardieu, *Étude médico-légale sur les attentats aux mœurs*, 7ᵉ édition, 1878.
(2) Moreau (de Tours), *Psychologie morbide*, p. 267.

lysie générale des aliénés ; l'excitation génitale ne vient qu'après. Voilà du moins ce que nous apprennent les confessions les plus précises des nombreux malades que nous avons eu occasion d'interroger, et en particulier de jeunes hommes qui n'avaient pas encore abusé de la vie, dont l'esprit et le cœur n'avaient pas encore été souillés par des jouissances physiques prématurées. »

Dans certains cas plus rares on observe une frigidité prématurée (1).

h. Il arrive souvent que l'individu devient d'un *égoïsme* révoltant ; il ne parle que de lui, ne pense qu'à lui, le mot *je* se trouve à chaque instant dans sa bouche, tout ce qui n'a pas rapport à sa personne lui devient absolument étranger et indifférent. Dans une conversation, semblable au personnage de La Bruyère, il rit, il crie, il éclate ; il ne s'apaise et il ne revient de ce grand fracas que pour bredouiller des vanités et des sottises ; il blesse, à son insu, par des paroles inopportunes et désobligeantes, tous les membres de la société qu'il fréquente, la parole n'est que pour lui, il écoute d'un air distrait tout ce qu'on lui raconte ; aussi devient-il insupportable, l'esprit de conversation en société consistant bien moins à en montrer beaucoup qu'à en faire trouver aux autres.

Dans ses manières, il n'a aucun égard pour les personnes avec qui il se trouve ; les bienséances sont pour lui lettre morte ; comment, en effet, la véritable politesse, cette fine fleur de la sensibilité, pourrait-elle s'associer avec cet égoisme? Cette perversion des instincts de sociabilité se traduit de bien d'autres manières ; mais nous avons insisté à dessein sur ces changements d'habitudes et de façons dans les rapports sociaux, parce qu'ils frappent de prime abord les personnes qui connaissaient auparavant ces individus sous un jour tout différent.

Brierre de Boismont a cru pouvoir caractériser tous ces désordres en disant qu'ils dépendaient de l'exaltation du moi.

i. Nous avons eu soin de dire que, quelle que soit la forme du trouble mental à la période prodromique, on peut, dans un certain nombre de cas, avec beaucoup d'habitude, saisir certains caractères de *débilité intellectuelle* ; cette débilité se traduit par des inconséquences dans les actes et dans les paroles : ainsi un

_____

(1) Lallemand, *Des pertes séminales involontaires.*

individu payera d'une façon excessive un commissionnaire qui lui aura rendu service, et refusera de payer à son domestique habituel les dettes les plus légitimes; tel autre, pour acheter ce dont il n'a pas besoin, vendra ce qui lui est nécessaire; tel autre sera d'une avarice sordide dans certaines circonstances, et ira en même temps de magasin en magasin pour acheter des objets d'une utilité secondaire : nous appelons l'attention sur ces achats inconsidérés; on les observe presque dans tous les cas où la maladie a eu une période prodromique.

j. On apprend que les fous paralytiques ont commis des *vols* à la période prodromique, vols dont les caractères spéciaux devraient éclairer la justice. Nous étudierons ces caractères des vols à propos des considérations médico-légales.

Les individus ne se rendent, la plupart du temps, pas compte de leur état; dans la variété dépressive, il arrive qu'ils s'inquiètent de ces changements d'humeur et qu'ils viennent confier leurs chagrins et leurs appréhensions à des médecins : « J'ai peur, disent-ils, de devenir fou, je sens bien que ma tête se trouble, que mes idées s'égarent, que je perds la mémoire, etc.; » mais dans la variété expansive, le sujet ne se croit pas menacé d'être malade. Bien loin de là, il prétend ne s'être jamais si bien porté, et les personnes les plus autorisées ne pourraient pas le convaincre de sa maladie prochaine; ses actes d'indélicatesse, les inconséquences, les excentricités qu'il commet, il les explique comme il peut, mais toujours d'une façon insuffisante, le plus souvent d'ailleurs il n'y attache aucune importance et il les oublie.

Les familles, par contre, s'aperçoivent bien vite de toutes ces manifestations nouvelles; après avoir usé en vain de la persuasion et des remontrances, elles finissent le plus souvent par subir avec résignation un long martyre, en tâchant de pallier tous les désordres commis, d'étouffer les plaintes des personnes lésées, d'arrêter les poursuites de la justice, mais rarement elles se décident à mettre sur le compte d'un commencement de folie cette conduite incompréhensible, et bien plus rarement encore elles consultent les médecins.

Le public, de son côté, parle de toutes ces singularités; la conduite de M. X*** devient le sujet des conversations, on en rit, on s'en amuse, et personne ne voit la gravité du mal et les indications pressantes qu'il y aurait à remplir.

k. Étudions maintenant la forme *débile* proprement dite, c'est-à-dire cette forme dans laquelle on n'observe pas ces traits saillants, ces excentricités et ces changements de caractères brusques et si facilement appréciables que nous venons de signaler. Dans la forme débile, il n'y a d'habitude que les personnes qui sont en rapport journalier avec ces individus qui s'aperçoivent au début du changement qui s'opère; elles remarquent que l'intelligence baisse peu à peu : c'est là l'expression employée.

Pour étudier les diverses modifications qu'entraîne cette débilité prodromique, il nous semble bon de prendre une à une les diverses facultés psychiques en commençant par celles qui sont le plus vite et le plus profondément lésées.

Celle de toutes qui est ordinairement la première atteinte, c'est la mémoire. La mémoire des choses récentes disparaît tout d'abord; le souvenir des faits anciens, au contraire, peut se conserver avec une certaine vivacité et une fidélité suffisante. L'individu oublie ce qu'il a fait la veille, ce qu'il a fait une heure avant, quand ce sont des choses de peu d'importance; il se souvient mieux, au contraire, de ce qu'il a fait autrefois.

Cette diminution de mémoire se traduit dans le langage articulé par divers caractères; ainsi, le sujet cherche ses mots; de là la lenteur de la parole, la difficulté à trouver le mot propre. Il dit quelquefois un mot pour un autre, ce qui donne à son discours un certain caractère décousu; ou bien, ne trouvant pas le mot propre, il le remplace par le mot *chose*, *machine*. Quelquefois des mots essentiels au sens de la phrase sont omis; quelquefois, enfin, l'idée à émettre est oubliée, et l'individu ou bien avoue qu'il ne sait plus ce qu'il veut dire, ou bien termine brusquement sa phrase, ou bien hésite un instant, cherche sa pensée, et ne la trouvant plus, se contente de prononcer le mot *chose*, qui finit la phrase, sans lui donner de signification.

Ce sont les noms propres qu'il oublie tout d'abord, parce que .es noms propres ne constituent qu'une notion contingente, qui se fixe moins dans le souvenir qu'une idée générale.

La cadence musicale ou poétique facilite, on le sait, le langage articulé ; aussi à la période prodromique les chanteurs peuvent continuer à chanter, sans qu'on remarque alors le trouble de leur mémoire, mais on note le peu d'expression qu'ils mettent à ce qu'ils chantent.

Cette viciation du langage, qui a pour cause un trouble de mémoire, est le seul mode d'embarras de la parole que l'on rencontre dans la période prodromique.

l. L'*attention* de ces individus ne peut pas être suffisamment fixée, aussi quelquefois ne répondent-ils pas aux questions qu'on leur adresse, ou du moins ils ne répondent pas d'une façon appropriée ; de là des quiproquos qui font bientôt mourir toute conversation. Quand ils écrivent, ils oublient des mots, des syllabes, des lettres même ; c'est là un signe d'une certaine valeur diagnostique. Dans cet état d'incubation, les individus ne peuvent plus se livrer à un travail continu, ils n'ont pas d'esprit de suite.

De ce trouble dans la mémoire, de ce manque d'attention résultent certains actes qui sont mentionnés d'une façon presque constante parmi les renseignements que les familles donnent plus tard. Ainsi le début de la maladie se traduit chez les femmes par l'inaptitude aux soins du ménage. « Depuis quelque temps, dit le mari, ma femme ne fait plus bien son ménage et oublie de préparer le repas. » Et cela n'a rien d'étonnant, si l'on songe au nombre considérable de détails dont l'ensemble harmonieux et opportun constitue les soins de l'intérieur. Il est plus difficile pour une femme, à la période prodromique, de bien faire son ménage que de faire des calculs relativement compliqués.

Les individus se perdent aussi dans leurs calculs, rendent trop ou pas assez de monnaie à leurs clients, confondent des pièces d'or avec des pièces de vingt sous.

Le jugement subit la même atteinte que la mémoire, le raisonnement perd de sa précision ; tout s'enchaîne, en effet, dans ce qui a rapport aux phénomènes intellectuels, une diminution de la mémoire ne peut pas ne pas entraîner une certaine débilité dans les diverses opérations de l'esprit.

Il résulte de tout cela que les individus ne sont bientôt plus aptes à remplir les devoirs de leur profession, quand elle exige un travail assidu, attentif et régulier. Ils oublient tels et tels

A. VOISIN. Paralysie. 2

détails, les heures de service; on remarque bien vite, chez les militaires, entre autres, cet oubli des heures, qui contraste avec la régularité qui leur était auparavant habituelle; l'adresse professionnelle est également diminuée.

On doit maintenant comprendre, d'après cette description des prodromes de la paralysie générale, qu'il n'est pas si facile qu'on le croirait tout d'abord de préciser l'époque où commence cette période prodromique; car, surtout dans la forme débile, il y a des transitions presque insaisissables entre l'état de santé et l'état de maladie; mais nous avons fait de notre mieux pour résoudre le problème que nous nous étions proposé au début de ce chapitre; à savoir : indiquer l'époque où la période prodromique commence.

Ces manifestations prodromiques de la paralysie générale sont sans doute en rapport avec des lésions cérébro-vasculaires d'ordre congestif; mais il est difficile d'étudier ces lésions. Voici, en effet, les conditions qu'exige cette étude :

1° Que chez le sujet dont on étudiera le cerveau, la mort soit survenue accidentellement et non par le fait d'une congestion cérébrale, par exemple.

2° Que la mort soit survenue avant l'apparition des signes somatiques spéciaux à la paralysie générale.

Si en effet les signes somatiques ont pu déjà être observés, on n'est pas en droit de dire qu'il s'agissait d'une période prodromique.

3° Il faut enfin étudier au microscope et avec les plus grandes précautions, non-seulement une partie du cerveau prise au hasard, mais il faut fouiller l'organe et rechercher dans une dizaine d'endroits différents, parce que, comme nous l'avons dit au chapitre Iᵉʳ, la lésion congestive, bien qu'ayant de la tendance à se généraliser rapidement, a néanmoins l'habitude de s'attaquer au début à un petit nombre de départements de l'organe.

Comparaison de ces prodromes avec ceux observés dans la folie simple. — On peut voir d'après cette énumération des prodromes de la folie paralytique qu'il y a sinon une similitude complète, du moins une grande analogie entre ces manifestations et celles qui précèdent l'invasion de la folie simple. Pour avoir une certitude absolue au sujet de cette question, nous avons réuni un nombre considérable d'observations de folie simple, névropathique, et un nombre à peu près égal d'observations de folie paralytique. Toutes ces observations, recueillies par nous-même avec soin, portent sur les renseignements donnés par les familles des malades, alors que la folie n'était pas encore déclarée. Or, en inscrivant sur deux tableaux tous ces renseignements, de telle façon que l'un de ces tableaux relate tous les prodromes de la folie simple, tandis que sur l'autre sont portés tous les prodromes de la folie paralytique, nous avons pu nous convaincre que ces deux tableaux se ressemblent sensiblement.

Cela confirme bien notre manière d'envisager la folie paralytique, théorie que nous exposerons avec détails à propos de l'étude des causes de cette maladie; nous pouvons la laisser entrevoir en disant que pour nous la ligne de démarcation entre la folie simple et la folie paralytique n'est pas aussi nette qu'on se plaît à le croire. Les mêmes causes, en effet, amènent les deux formes d'aliénation mentale, elles sont annoncées par les mêmes prodromes, la folie simple devient parfois folie paralytique; il y a, sans aucun doute, à tenir compte du terrain; le même trouble fonctionnel amènera chez les uns l'inflammation chronique de l'encéphale, chez les autres les lésions beaucoup moins profondes de l'axe cérébro-rachidien; tant que la maladie n'est qu'à l'état d'incubation, il est impossible de dire si elle aboutira à la folie simple ou à la folie paralytique; on ne peut que le présumer, en tenant compte de l'âge, du sexe, de la constitution du sujet. Il arrive même que le doute peut persister, alors que le trouble mental initial est assez marqué pour mériter le nom de délire; et on est souvent bien embarrassé pour dire si tel aliéné est ou va devenir fou paralytique ou s'il restera fou névropathique.

Ce sont précisément ces cas que nous allons étudier, dans un moment, comme appartenant à ce que nous appelons la *période intermédiaire;* enfin, arrive un jour où l'apparition de certains troubles somatiques spéciaux permet d'affirmer qu'il s'agit non pas de folie simple, mais bien de folie paralytique ou inflammatoire. A partir de ce jour les symptômes de la folie paralytique peuvent s'accentuer rapidement, la maladie prend des allures toutes spéciales, et, au fur et à mesure qu'elle progresse, elle s'éloigne de plus en plus de la folie simple avec laquelle elle avait tant de rapports au début.

ARTICLE II

PÉRIODE INTERMÉDIAIRE

C'est pendant la période intermédiaire qu'il est difficile de dire si un *aliéné* est ou va devenir fou paralytique ou s'il restera aliéné simple ; ce n'est plus la période prodromique, parce que le trouble mental est devenu assez marqué pour mériter le nom de *délire*, parce que le sujet est assez malade pour mériter le nom d'aliéné ; ce n'est pas encore la première période de la paralysie générale, c'est la période intermédiaire ; elle commence au jour où finit la période prodromique, c'est-à-dire au jour où l'individu est devenu aliéné. Elle finit au jour où apparaissent certains troubles somatiques particuliers. Si ces troubles somatiques mettent trop longtemps à venir, il y a lieu de considérer les malades comme des aliénés simples ; le point important si l'on veut s'entendre sur les rapports qui existent entre la folie simple et la folie paralytique est donc de limiter la durée de cette période intermédiaire pendant laquelle le doute est permis.

Nous aurons donc à étudier : 1° la durée qu'il est raisonnable d'accorder à cette période, et 2° les diverses manifestations que l'on peut observer soit du côté des facultés psychiques, soit du côté des fonctions somatiques.

Il faudra bien se garder de considérer comme appartenant à la période intermédiaire un délire qui est symptomatique de la période du début. Cette erreur ne sera pas commise si les troubles somatiques du début de la paralysie générale sont assez connus et surtout assez recherchés chez les malades.

Un second écueil consisterait à trop étendre le domaine de la période intermédiaire, à considérer, comme lui appartenant, un délire qui appartient à la folie simple.

La délimitation des différentes espèces de folie préoccupe à bon droit les aliénistes. M. Baillarger lui-même a réuni certains faits qu'il croit impossible de classer dans un chapitre spécial de son Appendice au *Traité* de Griesinger (1).

1° Étant donné un état de délire de la période intermédiaire suivi de l'apparition des symptômes de paralysie générale, quand doit-on dire que cet état de délire appartenait, dès le début, à la paralysie générale ? Quand, au contraire, doit-on dire qu'il en était distinct et qu'il n'y avait pas plus de rapport entre ce délire initial et la paralysie générale ultérieure qu'entre ce délire et une arthrite du genou par exemple qui serait survenue accidentellement ?

Cette question est trop difficile et divise depuis trop longtemps les meilleurs esprits pour que nous ayons la prétention de la résoudre d'une façon irréprochable ; mais, vu l'immense intérêt du sujet, ne serait-il pas bon d'admettre une division factice ? Ce procédé artificiel est en somme employé chaque jour en pathologie ; sans lui la nosologie deviendrait impossible.

Or, la base de notre division serait l'élément *durée ;* tout état délirant qui *avant deux ans,* à partir du début du délire, sera suivi de l'apparition des signes somatiques de la paralysie générale, sera considéré par nous comme appartenant à la paralysie générale ; si, au contraire, les signes somatiques surviennent plus de deux ans après l'apparition du délire, le délire initial sera pour nous lié à un état de folie simple ; de cette façon nous éviterons de tomber dans cet excès, qui consiste à faire remonter la paralysie générale à l'époque d'apparition du trouble mental, et à admettre, comme Bayle, que les troubles intellectuels de la folie paralytique peuvent survenir quinze ans, vingt ans même avant l'apparition des troubles somatiques.

Comment allons-nous procéder lorsqu'il y aura une rémission ou un temps d'arrêt entre la cessation du délire primitif et l'apparition des signes somatiques de la paralysie générale ? Est-il raisonnable, par exemple, d'admettre qu'une rémission puisse durer dix ans ? Non, certainement ; le diagnostic des maladies mentales deviendrait, avec cette hypothèse, absolument inextricable. Pour nous, lorsqu'une rémission aura duré *plus de*

(1) Griesinger, *Des maladies mentales et de leur traitement,* ouvrage traduit de l'allemand. Paris, 1868.

deux ans, le délire primitif sera considéré comme indépendant de la paralysie générale ultérieure ; lorsqu'au contraire la rémission dure moins de deux ans, le délire primitif pourra être considéré comme appartenant à la paralysie générale, et il sera considéré comme tel s'il n'a pas lui-même plus de deux ans d'existence, d'après le chiffre fixé plus haut.

Ainsi donc, pour nous, la période intermédiaire de la paralysie générale ne peut pas dépasser quatre ans, ses limites maxima étant deux ans de délire et deux ans de rémission.

Sa limite minimum est zéro ; il arrive, en effet, souvent que les troubles somatiques surviennent en même temps que les troubles mentaux ou même avant eux.

De cette manière nous croyons avoir tracé d'une façon nette le cadre de la période intermédiaire.

Il résulte de l'étude faite jusqu'ici que les manifestations de la période intermédiaire ne peuvent être que des troubles psychiques ou des troubles physiques analogues à ceux décrits dans la période prodromique, puisque, pour nous, dès qu'apparaissent certains troubles somatiques spéciaux exposés plus loin, la paralysie générale existe à l'état de maladie confirmée. Nous aurons d'ailleurs à revenir sur cette question de durée quand nous étudierons la paralysie générale causée par la folie simple.

2° Étudions maintenant les manifestations que l'on observe pendant la période intermédiaire.

Les troubles somatiques peuvent être les mêmes que pendant la période prodromique ; d'autres fois il arrive qu'alors qu'ils existaient à la période prodromique, ils disparaissent dès que le délire survient ; ainsi les névralgies et les migraines disparaissent d'habitude dès que les individus deviennent aliénés.

Le début de la période intermédiaire est le plus souvent insidieux, les phénomènes psychiques propres à la période prodromique s'aggravant insensiblement jusqu'au moment où ils méritent le nom de *délire* ou de *démence ;* il est bien difficile parfois alors de tracer la ligne de démarcation.

D'autres fois, aux troubles vagues de la période prodromique succède brusquement la paralysie générale, sans période intermédiaire.

Parfois, enfin, il n'y a pas de période prodromique, le délire survient inopinément et le malade entre d'emblée dans la période intermédiaire. Commençons par l'étude de ces derniers cas; ils sont de beaucoup les plus rares, fort heureusement, car ce sont de tous les plus graves.

Le début de la maladie est brusque, sans qu'il y ait eu de prodromes. Lorsqu'un délire aigu se produit brusquement, le médecin doit craindre l'invasion de la paralysie générale; malheureusement cette idée ne vient pas d'ordinaire à l'esprit, au grand détriment des malades, et on se contente de rattacher soit à la manie simple ou névrosique, soit au délire hystérique, soit à l'alcoolisme même, à la lypémanie, le trouble cérébral qui tient à une poussée congestive. C'est d'ailleurs ce qu'Abercrombie (1) avait depuis longtemps signalé : « Ceux qui ont écrit sur les maladies du cerveau, dit-il, me paraissent ne pas avoir assez fixé leur attention sur une forme insidieuse de la méningite qui met le malade dans le plus grand danger. Lorsqu'elle révêt cette forme, la méningite est facilement prise pour une manie, ou, chez les femmes, pour une modification de l'hystérie ; c'est ainsi que l'on ne reconnaît quelquefois cette dangereuse affection que lorsqu'elle est devenue rapidement fatale.

» La maladie débute quelquefois de la façon la plus inopinée. Les malades sont alors en proie à une insomnie opiniâtre, à une pétulance turbulente, à une mobilité qu'ils ne peuvent réprimer; ils sont incapables d'attention, lancent leurs paroles au hasard, proférant des mots détachés, vociférant, sans savoir pourquoi, assaillant à coups de tête, à coups de pied leurs proches et leurs amis ; ils ont, en outre, des hallucinations de la vue et de l'ouïe ; bref, chez eux, le délire revêt absolument les caractères de la manie aiguë. D'autres fois le délire est moins général et les idées dépressives dominent la scène ; les malades sont en proie à un délire lypémaniaque avec agitation. Ils ont peur, ils sont assiégés par des voix menaçantes, par des bruits étranges, ils cherchent tous les moyens de se soustraire aux poursuites dont ils sont l'objet, et pour cela on les voit souvent recourir au suicide. » Quelquefois enfin le délire affecte la forme stupide, dans ces cas le diagnostic est très-difficile : Calmeil lui-même s'y est trompé, et il l'avoue franchement dans les réflexions qui suivent sa trente-

(1) Abercrombie, *Mal. de l'Encéphale*, trad. Gendrin, 2ᵉ édition. Paris, 1835.

deuxième observation; il s'agissait d'une jeune fille atteinte depuis cinq ou six jours de malaise vague, d'une obnubilation presque absolue des facultés morales et intellectuelles. Après dix jours de cet état de stupeur, survinrent des convulsions terminées bientôt par la mort; et à l'autopsie on trouva les traces d'un violent processus inflammatoire dans l'encéphale. Or, Calmeil ne craint pas de dire « qu'il ne soupçonna pas pendant la vie de cette malade l'existence de la phlegmasie qui avait fait de si grands ravages dans l'intérieur de ses cavités crâniennes, et il reconnaît que le traitement antiphlogistique le plus énergique était impérieusement commandé dans ce cas par l'état de l'appareil cérébro-spinal. »

Des cas semblables à ceux décrits par Calmeil ont été observés par Baillarger qui a assigné à ces accidents le nom de *manie congestive*. La menace de paralysie générale peut s'exprimer en effet par des accès de manie qui présentent le plus souvent ce caractère important de se traduire, entre autres symptômes, par des idées de grandeur, par du frémissement des lèvres, de l'embarras de la parole et de l'incoordination des mouvements.

Ces derniers caractères sont très-importants pour le diagnostic de ces accès de manie d'avec les accès de manie simple; mais il faut savoir que le premier symptôme tiré de la forme du délire n'est pas absolu; on l'observe, en effet, dans la folie simple; les observations 1 et 2 de l'Appendice au *Traité* de Griesinger (1), l'observation de Falret (2), celle de Bayle (3), les cas que j'ai relatés dans ce livre le démontrent sans conteste.

Et d'ailleurs on rencontre le délire ambitieux dans l'alcoolisme (4). Les signes tirés de l'état des lèvres, de la parole et des muscles sont bien précieux pour distinguer la manie congestive d'avec la manie simple; mais ma pratique m'a convaincu que l'étude de la température est une des plus importantes pour ce diagnostic, je reviendrai sur ce point; pourtant, dès maintenant, je dirai que l'observation thermométrique ne doit pas seulement être faite dans l'aisselle, mais encore sur les parois

(1) Baillarger, Appendice au *Traité des maladies mentales*, etc., de Griesinger Paris, 1865.
(2) Falret, thèse, 1853, p. 145.
(3) Bayle, *Maladies du cerveau*. Paris, 1826.
(4) A. Voisin, *Ann. méd. psychol.*, 1872, et Marcé, *Gaz. des hôp.*, mars 1873.

du crâne, l'expérience m'ayant appris que dans certains cas
l'hyperthermie crânienne a précédé la fièvre, ou même qu'elle
existe sans qu'il y ait de fièvre. Je dois avouer pourtant que
ce dernier cas est moins habituel, et que dans les cas de
délire aigu initial il y a presque toujours de la fièvre. Aussi ce
signe m'a paru précieux, les autres troubles somatiques pouvant
manquer.

Lorsqu'au moyen d'un traitement antiphlogistique actif on a pu
empêcher la mort chez les malades atteints de manie congestive,
on voit peu à peu le délire devenir moins bruyant, l'hyperthermie
crânienne diminuer ainsi que la fièvre ; mais au bout d'un mois
environ, la paralysie générale peut être définitive. Dans certains
cas exceptionnels, la guérison survient (1) ; dans d'autres également
rares, c'est une folie simple qui succède (2). Mais le plus souvent
ces accidents que nous venons de décrire, lorsqu'ils sont accompagnés de fièvre, sont les phénomènes initiaux de la paralysie générale et d'une paralysie générale à évolution rapide, car nous avons
depuis longtemps remarqué que la durée de la paralysie générale
était d'ordinaire en rapport avec la durée des périodes prodromique et intermédiaire. D'autres fois la maladie n'a pas ce début fou-
droyant, et quelques jours avant l'apparition du délire aigu on
peut noter que les malades avaient eu de la céphalalgie, une
humeur changeante et triste, de l'insomnie ou de la somnolence,
un malaise général, parfois du décousu dans les discours et dans
les actes.

Dans le plus grand nombre des cas enfin, le délire aigu et la
fièvre ardente font défaut, le début de la maladie est plus insidieux ;
la période intermédiaire est alors d'une plus longue durée, et elle
a été précédée ordinairement d'une période prodromique.

Ces cas, pour être bien étudiés et avec détail, doivent être
divisés en deux catégories :

1° Chez certains malades, le trouble mental, tout en n'affectant
pas la forme foudroyante que nous venons d'étudier, est assez
accentué pour mériter le nom de délire, soit dépressif (mélancolie
avec agitation, stupeur, hypochondrie, délire des persécutions,

---

(1) Un nommé C..., malade de la maison de santé de la rue Picpus, et un nommé B...,
homme de lettres, auquel j'ai donné des soins, sont des exemples remarquables de guérison.
(2) Consulter mes observations, *Bulletin de thérapeutique*, 1874, et plus loin le chapitre
de ce livre consacré aux rapports de la folie simple et de la paralysie générale.

panophobie, etc., etc.) ; soit expansif (délire maniaque, délire ambitieux, folie à double forme).

Ce sont ces cas que nous voulons étudier avec le plus de soin, parce qu'ils ont été trop laissés dans l'ombre jusqu'ici. En effet, en présence d'un malade atteint de délire dépressif, par exemple, on se contente trop généralement de dire : « Voilà un malade atteint de lypémanie. » Or, on n'a pour ainsi dire rien fait tant qu'on n'a posé que le diagnostic symptomatique. Il faut, en outre, rechercher si cette lypémanie est ou n'est pas un délire avant-coureur de la paralysie générale ; c'est là en somme qu'est l'intérêt ; or, pour arriver à apprécier l'importance de l'assertion que nous avançons ici, il faut savoir que toutes les formes de délire appartenant à la folie simple, peuvent aussi se rencontrer dans la période initiale de la paralysie générale. Il faut donc étudier ces diverses formes de délire très-scrupuleusement.

2° D'autres fois, pendant la période intermédiaire, le trouble des facultés intellectuelles n'est pas assez marqué pour mériter le nom de délire : ce n'est qu'une exagération de cette débilité intellectuelle que nous avons décrite à propos de la période prodromique. C'est une diminution progressive, mais lente, de la vigueur de l'esprit et de la mémoire.

1° Étudions d'abord les cas où le trouble mental de la période intermédiaire est assez accentué pour mériter le nom de *délire*.

a. Il peut revêtir la forme de *stupidité*, de mélancolie avec stupeur. Dans ces cas plus que partout ailleurs, le diagnostic est difficile, parce que le médecin, vu la rareté du fait, ne songe pas à la paralysie générale ; parce qu'il n'est pas renseigné par l'interrogatoire du malade qui garde souvent un silence obstiné. Drouet (1) rapporte dans les *Annales médico-psychologiques* de 1871 l'observation d'un Grec qui resta dix mois dans la stupeur, ne répondant que par oui et par non, et chez lequel le diagnostic resta incertain jusqu'au jour où apparurent les signes somatiques et où le délire prit un autre caractère.

Dagonet rapporte un cas analogue (2). Il s'agissait d'un

---

(1) Drouet, *Ann. méd. psychol.*, 1871.
(2) Dagonet, Communication faite à la Société médico-psychologique. (*Annales médico-psychologiques*, 1872).

homme restant immobile, sans répondre aux questions; il fallait l'habiller, le faire manger; le diagnostic offrait les plus grandes difficultés; il ne put être établi que quelque temps après, quand apparut de l'excitation maniaque avec idées ambitieuses, embarras de la parole, tremblement fibrillaire.

b. Dans certains cas le délire intermédiaire revêt la forme *hypochondriaque*. C'est ainsi qu'une femme citée par Parchappe, qui, après quatre mois, devint manifestement aliénée paralytique, se figurait qu'elle était atteinte de toutes sortes de maladies; qu'un os d'animal, qu'elle avait trouvé, était un de ses os sorti de son cou.

De même un malade, cité par Calmeil (1), resta pendant près de deux ans dans un état d'hypochondrie avant de devenir manifestement paralytique général. Il accusait des douleurs vagues, il craignait les plus légères souffrances; un jour, enfin, il s'écrie que c'en est fait de lui, qu'il est perdu, qu'il va mourir; il tient en outre une foule de propos incohérents. Dès le lendemain, il était en proie à la plus violente exaltation, accompagnée des symptômes somatiques de la paralysie générale. Michéa rapporte aussi une très-belle observation du délire hypochondriaque intermédiaire; il l'appelle à tort *prodromique* (2). C'est le cas d'un homme qui, longtemps avant de devenir paralytique général, était hypochondriaque. Il s'effrayait outre mesure des conséquences que pouvait avoir un coup de pied reçu par lui sous la clavicule; il accusait toutes les personnes qui lui avaient donné des conseils d'avoir aggravé son état de santé. Cette hypochondrie fut d'abord mise sur le compte d'une simple gastralgie, et le diagnostic fut porté par un professeur de la Faculté de Paris. Elle était cependant liée à un état plus grave, car elle était le prélude de la paralysie générale, ainsi que les faits l'ont montré par la suite chez ce malade, et ainsi que le témoignent les réflexions suivantes, dont Michéa fait suivre son observation : « On ne peut, dit-il, douter, dans cette observation, du diagnostic de la maladie; la démence paralytique était dans ce cas parfaitement confirmée. Mais, au lieu du délire ambitieux, si ordinaire dans ce genre de folie, c'est le délire hypochondriaque qu'on y observe. La noso-

---

(1) Calmeil, *Maladies inflammatoires du cerveau*. Paris, 1859, XLVIᵉ observation, t. I, p. 323.
(2) Michéa, *Gazette hebdomadaire*, 1864.

manie est en effet le premier symptôme qui attire l'attention et *elle est bien antérieure à tous les troubles de la motilité.* » Ce qui veut dire, pour nous, qu'elle appartient à la période intermédiaire.

De même une autre observation de Michea (1). Nous pourrions encore citer d'autres faits qui prouvent d'une façon péremptoire que le début de la période intermédiaire peut affecter la forme de délire hypochondriaque. Ce délire hypochondriaque peut ressembler complétement à celui de l'hypochondrie simple ; nous croyons cependant avoir remarqué que le délire hypochondriaque qui doit aboutir à la folie paralytique est marqué au coin d'une débilité intellectuelle habituellement appréciable. Il est absurde, niais.

Un malade cité par M. Baillarger disait qu'il avait la mâchoire démanchée, qu'il était un homme en fer ; ce délire absurde appartenait bien à la paralysie générale, puisque l'autopsie faite trois semaines après a démontré les lésions d'une paralysie générale de date toute récente (2).

Dans une observation rapportée par Lunier (3), une malade, devenue peu de temps après aliénée paralytique, disait qu'elle ne pouvait ni manger, ni parler ; que le lendemain elle n'y serait plus.

Le délire hypochondriaque des malades qui ne doivent pas devenir aliénés paralytiques nous paraît être moins absurde.

Le délire lypémaniaque est bien plus fréquent que le délire hypochondriaque dans la période intermédiaire. Il peut revêtir les diverses formes que revêt le délire de la lypémanie simple. Il ne peut se distinguer du délire mélancolique de la folie simple qu'à des nuances.

Les formes les plus intéressantes que ce délire mélancolique peut revêtir sont : 1° la forme de folie des persécutions ; 2° la forme de folie suicide ; 3° la forme religieuse.

Nous pourrions citer de chacune de ces formes des observations nombreuses et convaincantes. D'ailleurs plusieurs auteurs ont remarqué la fréquence du délire dépressif avant-coureur de la folie paralytique. Esquirol en a relaté deux cas (4). Dans l'un, la

---

(1) Michea, *Gazette hebdomadaire*, art. cité.
(2) Baillarger, App. au *Traité des mal. ment.*, etc., de Griesinger.—Obs. publiée par M. Lélut.
(3) Lunier, *Influence des événements de 1870-1871* ; Observation empruntée au docteur Florimont, de l'asile Saint-Venant.
(4) Esquirol, *Des maladies mentales*. Paris, 1838, t. I, p. 81, 196 ; t. II, p. 15, 16, 21.

malade, « hyponchondriaque d'abord, puis lypémaniaque, devint monomaniaque et se crut dauphin de France » (t. II, p. 15). Dans l'autre (p. 16), le malade, « tourmenté de terreurs imaginaires qui le portaient à des actes de fureur, passa à la monomanie d'orgueil et de vanité, et prétendit être le premier homme du monde par son génie ». La fin de l'observation (p. 21) montre que le malade devint paralytique général. « La folie, dit encore Esquirol, se complique souvent avec la paralysie » (t. I, p. 81). « La moitié des aliénés, quel que soit le caractère du délire, mais plus particulièrement les monomaniaques qui succombent, sont paralytiques » (t. I, p. 106).

Parchappe (1) cite dix-sept observations où il a rencontré du délire mélancolique et de la paralysie générale. Or, six de ces observations sont relatives à des mélancolies appartenant à la période intermédiaire.

En 1855, Trélat (2) adressait à Delaye les réflexions suivantes au sujet de la forme mélancolique du délire de la période initiale. « Je croyais autrefois que la manie et la monomanie pouvaient assez souvent dégénérer en paralysie générale. Je pense aujourd'hui que ces manies ou monomanies apparentes sont dès leur origine de vraies paralysies générales. » Et à ce propos il cite l'observation suivante :

OBSERVATION I. — Une malade, C..., qui entra dans mon service en 1847, était affectée de frayeurs : les nœuds de bois de son parquet la tourmentaient beaucoup ; elle cherchait à mettre le feu, croyant avoir le pouvoir de l'éteindre. Au bout de trois mois le calme revint, et la malade sortit de l'asile, mais elle y rentra un an plus tard ayant le regard sombre, toujours poursuivie par son penchant incendiaire ; et ce ne fut qu'un an après cette seconde entrée qu'elle commença à bégayer ; elle mourut l'année suivante par le fait d'une paralysie générale incontestable.

Enfin nous trouvons dans Calmeil l'histoire d'un malade (3) (obs. 48), qui présenta un délire initial, à forme dépressive ; le malade n'avait à son entrée aucun symptôme somatique qui pût faire diagnostiquer la paralysie générale. C'est ce qui rend pour nous son observation très-intéressante :

OBSERVATION II. — Lorsque nous l'examinâmes pour la première fois, sa contenance était sérieuse, sa physionomie rembrunie ; il avait l'air préoccupé,

---

(1) Parchappe, *Traité de la folie*, 1841.
(2) Trélat, *Annales médico-psychologiques*, 1855, 3ᵉ série, t. I.
(3) Calmeil, *Maladies inflammatoires du cerveau*. Paris, 1859, t. I, p. 329.

distrait, écoutait à peine, commençait une réponse qu'il achevait à moitié, demandait ensuite à faire des confidences qu'il faisait longtemps attendre, et finissait par déclarer qu'il était en but à des persécutions occultes, qu'il avait des ennemis secrets qui en voulaient à sa vie, qu'il se regardait comme perdu; on chercha à le dissuader de ces idées, on lui fit appliquer quelques sangsues au siége, on lui fit administrer des bains, des purgatifs résineux et on s'appliqua à le distraire.

Pendant le premier mois du traitement, il est constamment dominé par ses idées de défiance, il a soin de se tenir loin des autres malades, n'adresse jamais la parole à personne, ne se livre à aucun jeu, à aucune lecture, semble dégoûté des hommes et des choses; on sent la nécessité de le faire surveiller de très-près dans la crainte qu'il ne cherche à se détruire; il est du reste calme, propre, bien portant physiquement.

Pendant le second mois de sa séquestration, M. J... continue à être concentré en lui-même, et certains jours il est profondément démoralisé; il s'imagine qu'on le considère comme un grand criminel et qu'on a l'intention de lui faire trancher la tête; il prétend qu'on en veut aussi à sa réputation; il craint beaucoup d'être empoisonné et il examine ses aliments avec le plus grand soin avant de se décider à prendre son repas. Sa parole est *jusqu'ici exempte d'embarras, sa démarche sûre et facile.*

Après deux mois de traitement, les symptômes que nous venons de tracer n'ont encore subi aucune modification. Dans le cours du troisième mois d'isolement, M. J. devient moins sombre; ses traits sont moins contractés, il cause davantage, il mange mieux, et on remarque aussi que ses conceptions sont bornées, que sa mémoire lui fait défaut et que sa prononciation tend à s'embarrasser; à partir de ce jour la paralysie générale fait des progrès rapides (Calmeil).

C'est là un cas bien net de délire mélancolique intermédiaire. C'est le seul que nous ayons trouvé dans le livre de Calmeil. En effet, les autres observations de mélancolie se rapportent à des cas où le trouble mental n'est pas assez accentué pour mériter le nom de délire mélancolique, ou bien quand il est parlé du délire mélancolique, le délire est accompagné de troubles somatiques et appartient alors à la paralysie générale confirmée.

Dans certains cas les malades s'imaginent qu'ils sont le jouet de persécutions, que tel parti politique, que tel ordre monastique, que la police les espionne et cherche à leur nuire; dans ces conditions tous les événements de la vie sont faussement interprétés, un avancement par exemple est considéré comme une disgrâce; mais il faut dire de suite que chez ces paralytiques les idées de persécution ne s'enchaînent jamais d'une façon aussi rigoureuse et aussi logique que chez d'autres aliénés. On sait en effet que certains malades atteints de folie systématisée parviennent à si bien arranger leurs conceptions délirantes, à en faire un roman si vraisemblable, qu'ils mettent chaudement dans leurs intérêts des personnes étrangères. Le fait est rare chez les malades qui deviendront paralytiques; ils ne parviennent pas souvent à convaincre des gens intelligents de la réalité de ce qu'ils racontent.

Souvent aux idées de persécution viennent se joindre les hallucinations de l'ouïe, qui donnent naissance à de nouvelles idées de persécution.

Un autre fait qu'on observe quelquefois dans la période intermédiaire, c'est la tendance qu'ont certains malades à se croire coupables et à s'accuser; ils se remettent d'eux-mêmes entre les mains de la justice, se confessant de crimes ou de délits dont ils sont innocents; mais d'habitude il suffit de leur affirmer qu'ils se trompent et qu'ils ne sont pas coupables, pour remettre leur conscience en repos, tandis que les malades atteints de folie simple et qui se croient coupables d'un crime imaginaire sont absolument réfractaires à toutes les assertions et insensibles à toutes les preuves de leur innocence.

Il arrive parfois que ce n'est qu'à l'autopsie qu'on peut dire si le délire observé pendant cette période que nous appelons intermédiaire appartenait ou non à la folie paralytique.

Dans les cas où le délire a été très-violent, où il a eu une invasion subite et où la mort survient avant que les troubles somatiques aient pu être observés, on peut constater à l'autopsie les lésions que Calmeil a si bien décrites (1) et que nous exposerons plus loin.

Dans le cas où le délire n'est survenu qu'à la suite d'une période prodromique plus ou moins longue, dans les cas où sans avoir été précédé d'une période prodromique, il n'a pas ce caractère de violence que nous avons mentionné plus haut, le délire peut être en rapport avec des lésions vasculaires que nous décrirons, et qui souvent sont localisées et ne sont perceptibles qu'au microscope; si l'on arrive à constater ces lésions chez un individu aliéné depuis peu de temps et sur la forme de folie duquel on n'était pas encore bien fixé, on peut affirmer que le malade allait devenir aliéné paralytique. Nous avons eu trois fois l'occasion d'étudier ces lésions chez des malades qui n'avaient encore présenté aucun

_____

(1) Calmeil, *Des maladies inflammatoires,* chapitre II de la périencéphalite aiguë à formes insidieuses, Paris, 1859.

trouble somatique pouvant justifier le diagnostic de folie paralytique.

Calmeil n'avait jamais pu constater *de visu* cet état de vaisseaux, mais il l'avait soupçonné, c'est ce qu'on peut voir d'après ce passage que nous trouvons à la page 322 de son livre : « Dans les faits de periencéphalite chronique avec exubérance maniaque, on a coutume, dit-il, de faire dater l'invasion de la phlegmasie du jour où l'on commence à s'apercevoir que les mouvements généraux sont lésés. Il serait possible que les vaisseaux de la substance grise fussent déjà plus ou moins congestionnés pendant la période d'excitation ou de dépression intellectuelle, qui précède souvent l'explosion définitive de la maladie. » Nous savons que dans ces cas, non-seulement les vaisseaux de la substance grise mais ceux mêmes de la substance blanche peuvent être atteints de congestion, et c'est probablement cette congestion qui est en rapport avec les divers troubles intellectuels que nous venons d'étudier.

Le délire *expansif* se rencontre aussi à la période intermédiaire. Nous avons vu au début de cet article que le délire expansif affectait parfois la forme d'une manie suraiguë, et que dans ces cas le pronostic était très-grave, parce que ce délire maniaque se terminait souvent par la mort au bout de quelques jours ou tout au moins parce qu'il était l'avant-coureur d'une paralysie générale à marche rapide.

Mais d'autres fois le délire n'a pas ce caractère suraigu. Il ressemble aux attaques de folie simple à forme maniaque qu'on observe chaque jour dans les asiles. Calmeil en cite une observation très-concluante, dont nous allons transcrire les points principaux, c'est la meilleure description que nous puissions donner de ce délire maniaque :

OBSERVATION III.—M. Baptiste, âgé de cinquante et un ans, entrepreneur de roulage, a mené pendant près de trente ans l'existence la plus aventureuse et la plus tourmentée, se faisant un bonheur de se mettre en contravention avec les lois, de braver la fatigue et le danger. Dans sa jeunesse il s'est mis à la tête d'une bande de contrebandiers, pratiquant la fraude en grand, se battant lorsque l'occasion l'exigeait, et réalisant un gain considérable à ce périlleux métier. Par la suite, il s'est décidé à se marier, a pu acheter des terres, des maisons et a organisé une exploitation qui aurait achevé de l'enrichir; mais, au lieu de chercher à compléter sa fortune par les voies ordinaires, il s'est obstiné à tromper la régie en pratiquant la fraude aux barrières. Ces manœuvres lui attirèrent d'abord, de la part de la police et de l'administration, de fréquents sujets de tribulations, on en vint à saisir ses marchandises, et les procès qu'il eut à soutenir, les condamnations qu'il dut supporter, le jetèrent dans un grand état d'exaspération contre les tribunaux et contre la société. L'aigreur fermentait ainsi dans son esprit lorsqu'on vint lui apprendre que ses créanciers avaient obtenu une sentence de prise de corps contre lui, et qu'il ne tarderait pas vraisemblablement à être conduit en prison. Ce coup inattendu acheva de provoquer chez lui l'explosion de la plus violente colère ; mais bientôt ce premier transport dégénéra en un accès de manie furieuse, et on se vit forcé de le transférer dans une maison de santé ; là on refusa de le garder, attendu qu'il menaçait de tout démolir et de tout exterminer.

La famille de M. Baptiste prit alors le parti de le faire conduire à la maison de Charenton.

A peine était-il entré dans cet établissement qu'il avait mis en pièces les derniers lambeaux des vêtements qui servaient encore à le couvrir. Lorsqu'il se trouva entièrement nu dans sa cellule, il se mit à ébranler à coups de pied et à coups de poing les châssis et les portes qui s'opposaient à sa sortie, et à menacer par des imprécations terribles les surveillants et les infirmiers. Dès qu'il apercevait un gardien dans le voisinage de son guichet, il jetait sur lui un œil farouche, l'apostrophait en blasphémant, avançait ses bras à travers les barreaux pour le saisir, faisait claquer ses mâchoires et ses dents comme s'il eût voulu se repaître de son sang et de sa chair. Dès la fin de la première nuit, la cellule où on l'avait d'abord installé se trouva en grande partie démolie, et le surveillant, qui se voyait aux abois, se décida à le faire assiéger par un grand nombre d'hommes, et le fit emporter dans une chambre entièrement nue, où l'on ne pouvait plus avoir à redouter les assauts de sa force et de sa fureur.

Lorsque nous nous approchâmes de ses barreaux pour l'interroger, à notre visite du lendemain matin, nous le trouvâmes sans aucun vêtement ; la paille qui formait son coucher était déjà réduite en menue poussière, et sa figure, ses cheveux, toute la surface de son corps étaient souillés d'ordures. Il parlait seul et se livrait en même temps à une série d'actes désordonnés, à une pétulance de mouvements tumultueux dont on ne saurait donner une idée. Nous lui demandâmes s'il avait goûté quelque repos pendant la durée de la dernière nuit ; il se recueillit pendant quelques secondes, et répondit qu'il n'avait pas dormi, mais qu'il avait fait des prouesses telles qu'on n'avait rien vu de pareil depuis la bataille du Mont-Saint-Jean ; il ajouta qu'il finirait tôt ou tard par culbuter tous ses ennemis, et, sa tête s'exaltant de plus en plus, il recommença à proférer des jurements, des imprécations, des menaces, et à agiter ses bras d'un air féroce. Cet état de fureur a continué pendant plus de soixante jours sans presque offrir aucune rémittence.

Il n'est point d'efforts que les surveillants et les médecins n'aient faits pour gagner la confiance et adoucir le caractère de ce malheureux aliéné ; tous les moyens auxquels on a cru pouvoir recourir pour rendre sa position moins dure n'ont eu d'autre résultat que de rendre de plus en plus évident l'élan sauvage de son caractère et de sa maladie. Cherchait-on à le faire coucher dans son lit, il brisait aussitôt les bois qui soutenaient les matelas, et se faisait avec les débris de ce meuble une arme dangereuse pour la sûreté des autres malades et des gens de service. Essayait-on de le faire promener dans les préaux, il dépavait les cours, déterrait des pierres et cherchait à assommer les premiers individus que le hasard amenait à sa rencontre. Lorsqu'on tentait de l'établir sur un fauteuil, en le fixant avec des appareils et des liens qu'on jugeait solides, il lui suffisait de quelques secousses pour tout mettre en pièces. Les bains les plus longs ne le calmaient point, et les luttes qu'il engageait à coups de pied, à coups de tête, à coups de coude, chaque fois qu'il était question de l'enfermer dans sa baignoire ou de l'en faire sortir, durent faire renoncer même à l'emploi de ce moyen. Enfin, comme il refusait de prendre les médicaments qui auraient pu contribuer à le calmer, on se trouva dans l'impossibilité de le soumettre à un plan de traitement régulier.

L'épuisement de sa constitution entraîna bientôt la mort. Pendant les quinze derniers jours de sa vie, l'embarras de la parole était venu s'ajouter à tous les autres symptômes cérébraux.

Calmeil fait suivre l'observation des réflexions suivantes :
« Les symptômes qui annoncent d'une manière certaine la débilitation du système musculaire ont été bien plus difficiles à saisir sur cet ancien chef de contrebandiers que sur la plupart des autres maniaques dont il a été jusqu'ici parlé ; car la phlegmasie qui avait contribué dans ce cas à bouleverser de la manière la plus violente toutes les fonctions de l'entendement avait plutôt stimulé qu'affaibli d'abord les agents de la puissance musculaire ; on finit cependant par saisir quelques signes de gêne dans la prononciation et un défaut d'assurance dans la démarche de ce furieux ; la manifestation de pareils accidents sur un homme aussi robuste suffisait avec la nature du délire pour faire soupçonner l'existence d'un travail inflammatoire vers la périphérie du cerveau ; ce travail était en effet en pleine voie de formation, lorsque l'épuisement de l'innervation entraîna une issue funeste. »

Chez ce malade, l'autopsie démontra que les lésions de la paralysie générale existaient et remontaient même à une époque éloignée. De là, on doit conclure que dans des cas pareils il faut se tenir en garde, et bien qu'on ne puisse pas constater des symptômes de paralysie générale, il faut craindre cette maladie, dont le délire maniaque peut être le premier phénomène.

Très-souvent, dans la période intermédiaire, le délire expansif revêt les caractères du délire ambitieux, tel que nous le décrirons lorsqu'il appartient à la maladie confirmée. On note aussi souvent le délire des richesses et les idées de satisfaction. Mais, nous ne saurions trop le répéter, bien que chez un malade qui offre cette variété de délire, on soit en droit de craindre sérieusement l'invasion de la folie paralytique, il ne faut pas affirmer ce diagnostic si l'on ne surprend pas en même temps quelques-uns des troubles somatiques propres à la paralysie générale, car le délire ambitieux, le délire des richesses, peuvent exister dans la folie simple, et même dans les folies hystérique et épileptique, dans ce que nous appelons la folie congestive, dans l'alcoolisme. J'ai eu récemment dans mon service de la Salpêtrière une malade alcoolisée, qui a guéri : c'était une cuisinière de bonne maison, qui avait un délire ambitieux presque identique à celui de la paralysie générale. Elle ne parlait que de millions, de paniers d'huîtres qu'elle devait manger pour son déjeuner, de dîners somptueux, les conceptions les plus inouïes de Rabelais n'étaient rien en comparaison des idées de notre malade. Et ce n'était cependant pas une aliénée paralytique, c'était une alcoolisée.

J'ai depuis neuf ans dans mon service à la Salpêtrière une autre malade atteinte de folie congestive, qui offre également des idées de grandeur qui seraient propres à dérouter le diagnostic, mais l'absence des troubles somatiques suffit pour le rectifier.

La folie dite *circulaire* peut s'observer aussi dans la période intermédiaire de la paralysie générale.

Les modifications dans les sentiments et dans les instincts sont les mêmes dans cette période que dans bon nombre de cas de folie simple, et ne sont que l'exagération de celles que nous avons étudiées à la période prodromique.

Dans certains cas, mais tout à fait exceptionnellement, on peut remarquer l'exagération des sentiments *altruistes;* témoin cet officier de marine qui, prétendant posséder trois vaisseaux chargés d'or, avait l'intention formelle d'en donner un à son médecin, parce que la médecine, disait-il, étant un apostolat, devait être absolument gratuite, et que le médecin devait être riche pour se trouver à la hauteur de sa mission. Un deuxième vaisseau aurait été partagé entre les divers membres de sa famille, le troisième était destiné à soulager toutes les misères humaines. Quant à lui, il ne gardait rien, étant largement rétribué par la conscience qu'il avait d'avoir rempli son rôle social. Il devint peu après aliéné paralytique.

Enfin nous avons dit que parfois, dans la période intermédiaire, la débilité intellectuelle était ce qu'il y avait de plus saillant; cette démence initiale n'appartient pas exclusivement à la folie paralytique, on la rencontre aussi dans la folie par athérome; il en résulte qu'étant donné un malade atteint d'un degré assez marqué de démence, s'il n'existe pas chez lui de troubles somatiques, il est imprudent de diagnostiquer la folie paralytique.

Nous décrirons, à propos des symptômes psychiques de la paralysie générale confirmée, les caractères de cet affaiblissement intellectuel. Cette étude a d'ailleurs déjà été ébauchée dans l'article consacré à la description des prodromes.

Tandis qu'à la période prodromique, alors qu'il n'existait pas encore de délire, il était impossible de poser un diagnostic, même en y mettant de grandes réserves, on peut avec une grande habitude, lorsqu'on observe des malades à la période que nous appelons intermédiaire, on peut, disons-nous, arriver à soupçonner le diagnostic, mais on ne peut pas encore l'affirmer.

Bien heureusement pour la science mentale, et aussi pour les malades, le doute ne persiste pas d'habitude fort longtemps, et la période maximum de deux ans (de quatre ans s'il y a eu des rémissions) s'observe très-rarement; ce n'est que dans un intérêt purement théorique qu'on comprendra plus tard, lorsque nous nous occuperons des rapports de la folie simple avec la folie paralytique, que nous avons proposé et adopté pour notre travail une durée maximum aussi longue. Très-souvent la période intermédiaire n'est pas de longue durée; plus souvent encore elle n'existe pas, et après quelques prodromes on voit apparaître les signes somatiques de la paralysie générale en même temps que le délire, de sorte que le diagnostic peut être porté de suite. Mais dans un travail didactique, il nous a semblé bon de prévoir tous les cas qui peuvent se présenter; d'ailleurs toutes les manifestations que nous avons rapportées à la période intermédiaire se retrouvent dans la paralysie générale confirmée; nous n'aurons donc plus à les répéter, ou du moins nous pourrons passer plus rapidement sur les caractères du délire dans la folie paralytique

RÉSUMÉ.

La paralysie générale, malgré la multiplicité et la variabilité de ses manifestations, doit être considérée comme une unité morbide.

Cette mobilité et cette variabilité des manifestations sont en rapport avec des lésions diffuses et mobiles elles-mêmes d'origine vasculaire.

La multiplicité des manifestations exige qu'on étudie séparément la paralysie générale à l'état simple et les diverses complications qui peuvent survenir.

PARALYSIE GÉNÉRALE A L'ÉTAT SIMPLE.

Période prodromique. — Elle s'étend du jour où apparaît un trouble mental jusqu'au jour où ce trouble mental est assez marqué pour mériter le nom de délire. Sa durée est indéfinie, pouvant varier de quelques jours à plusieurs années. Les principales manifestations sont : des troubles physiques variés et mobiles, des névralgies, des troubles des sens, des changements notables dans le caractère, les habitudes, etc., ou bien par un affaiblissement progressif des facultés.

Dans le premier cas on observe, soit un état de tristesse que rien ne justifie, soit une exaltation, une activité anormales et un changement dans les instincts, les sentiments et les habitudes.

Dans le second cas on note une diminution de la mémoire, de l'attention, du jugement, de l'imagination, de l'indifférence et de l'apathie, des actes d'imprévoyance, de négligence, des vols à caractères particuliers (importance médico-légale).

Période intermédiaire. — La période intermédiaire pendant laquelle on ne peut pas dire si un aliéné va devenir ou non aliéné paralytique se rencontre parfois : elle débute au jour où le trouble mental de la période prodromique est assez marqué pour mériter le nom de délire ou de démence ; elle commence parfois brusquement, sans avoir été précédée d'une période prodromique. Elle finit au jour où apparaissent certains troubles somatiques propres à la paralysie générale. Elle n'existe souvent pas, fort heureusement pour la facilité du diagnostic des affections mentales. Quand elle existe, elle peut être fort courte exceptionnellement ; on la rencontre aussi fort longue ; il faut de toute nécessité lui imposer une limite maximum conventionnelle si l'on veut arriver à s'entendre sur les rapports de la folie simple et de la folie paralytique. Il n'est pas raisonnable de lui accorder une durée qui dépasse deux années, sauf au cas où il y aurait entre le délire primitif et la paralysie générale confirmée une rémission qui durerait deux ans au maximum ; alors on peut accorder à la période intermédiaire une durée maximum de quatre ans.

Elle débute, disions-nous, soit brusquement, soit insidieusement. Dans les cas où elle débute brusquement, on croirait assister à un accès de manie, ou de lypémanie, avec agitation ou stupeur.

Dans les cas où elle débute insidieusement, le délire peut revêtir toutes les formes de la folie simple, c'est-à-dire :

a. La forme stupidité, de mélancolie avec stupeur ;

b. La forme de délire hypochondriaque ;

c. La forme lypémaniaque avec toutes ses variétés ;

d. La forme maniaque expansive ;

e. La forme de folie circulaire ;

f. Les modifications des sentiments et des instincts ;

g. On peut observer encore à cette période l'exagération des sentiments altruistes et, h, de la débilité intellectuelle.

L'état du cerveau qui est en rapport avec ces diverses manifestations varie suivant que la période intermédiaire est courte et à début soudain, ou qu'elle est longue et à début insidieux. Dans le premier cas, on rencontrerait les lésions que Calmeil a décrites comme appartenant à la périencéphalite aiguë. Dans le second cas, on rencontre des lésions vasculaires que Calmeil avait soupçonnées et qui constituent le premier stade d'une inflammation cérébrale diffuse.

CHAPITRE III

Symptomatologie. — Des symptômes de la paralysie générale confirmée à la première période.

ARTICLE PREMIER

TROUBLES SOMATIQUES

La paralysie générale n'est confirmée que lors de l'apparition de troubles somatiques ; le délire seul ne suffit pas pour faire porter un diagnostic, vu que le délire appartient aux autres formes de folie aussi bien qu'à la folie paralytique ; dans la folie paralytique, le délire initial a bien le plus souvent un caractère spécial de débilité qu'on ne retrouve pas dans les vésanies ou folies simples, mais ces nuances sont très-délicates ; aussi croyons-nous que dans l'état actuel de nos connaissances il serait imprudent de porter le diagnostic de paralysie générale tant qu'on n'aura pas surpris quelques-uns des divers signes somatiques que nous allons examiner. Aucun certainement de ces signes n'est pathognomonique ; il y en a cinq cependant qui ont une haute valeur au point de vue du diagnostic et qui, quand ils se trouvent tous réunis ou à peu près, peuvent permettre d'affirmer la paralysie générale.

C'est par leur étude que commencera ce chapitre ; après eux

viendront se ranger les autres symptômes plus ou moins constants, plus ou moins durables, dont l'existence peut corroborer le diagnostic.

Les cinq signes qui ont le plus de valeur, parce qu'ils sont le plus constants, les premiers en date ordinairement et les plus persistants sont :

1° La perte ou la diminution de l'odorat ;

2° Le tremblement de la parole ; .

3° Le tremblement fibrillaire des lèvres et des muscles de la face ;

4° Les phénomènes pupillaires ;

5° L'existence de la fièvre.

Puis viennent, comme signes accessoires :

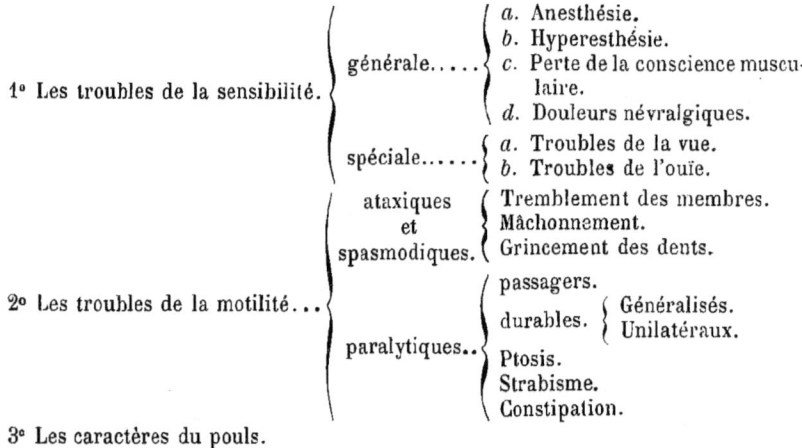

1° Les troubles de la sensibilité.
- générale.....
  - a. Anesthésie.
  - b. Hyperesthésie.
  - c. Perte de la conscience musculaire.
  - d. Douleurs névralgiques.
- spéciale......
  - a. Troubles de la vue.
  - b. Troubles de l'ouïe.

2° Les troubles de la motilité...
- ataxiques et spasmodiques.
  - Tremblement des membres.
  - Mâchonnement.
  - Grincement des dents.
- paralytiques..
  - passagers.
  - durables.
    - Généralisés.
    - Unilatéraux.
  - Ptosis.
  - Strabisme.
  - Constipation.

3° Les caractères du pouls.
4° Les modifications de l'urine.

Signes constants.

1° *Troubles de l'odorat.* — La diminution ou la perte de l'odorat des deux côtés ou d'un seul est un des signes sur lesquels j'ai depuis longtemps appelé l'attention (1). Dès 1867 j'ai étudié ce phénomène, ses causes et sa haute importance diagnostique. Chaque année, dans mes cours, je ne manque pas de le faire remarquer aux élèves, et c'est à mon avis un des meilleurs signes du début de la paralysie générale ; car 1° il est presque constant ; 2° il n'appartient pas à une autre maladie qu'à la paralysie géné-

(1) A. Voisin, *Union médicale*, 1867.

rale, sauf les cas exceptionnels (tels, par exemple, l'ozène et ses suites, une ancienne fracture de l'ethmoïde) ; dans la folie simple, l'odorat est plutôt augmenté que diminué ; 3° c'est un signe du début qu'on peut constater avant même qu'il n'y ait de tremblement de la langue ou d'inégalité pupillaire, ou même avant qu'il n'y ait d'affaiblissement de la mémoire ; 4° c'est un signe facile à percevoir ; en effet, il est assez persistant, tandis que les autres manifestations ne sont pas continues.

L'exploration doit se faire au moyen d'une substance odorante commune, du poivre, par exemple ; il faut avoir soin de cacher à la vue des malades ce qu'on va leur faire sentir ; si le poivre n'est pas reconnu par l'odorat, il faut le mettre sous les yeux du sujet pour voir s'il le reconnaîtra ; s'il en est ainsi, on pourra affirmer que ce n'est pas la démence qui est en cause, et que c'est l'odorat qui est diminué ou aboli.

Le plus souvent la substance odorante ne produit aucune sensation ; d'autres fois il y a une sensation, mais elle est pervertie : ainsi le malade prendra du poivre pour du tabac, pour du camphre ; d'autres fois, enfin, une fois sur dix environ, le poivre est reconnu : souvent l'odorat est conservé d'un côté.

Les hallucinations de l'odorat sont très-rares au début de la paralysie générale, tandis qu'elles sont fréquentes dans la folie simple ou folie névropathique.

Ces troubles de l'odorat des deux côtés ou d'un seul tiennent aux altérations des nerfs olfactifs, que nous étudierons plus loin.

Au début de la paralysie générale, les malades ont parfois de l'enchifrènement avec la sensation de corps étrangers dans les narines, ou de démangeaisons ; aussi cherchent-ils à extraire avec les doigts les prétendus corps étrangers, ou à les expulser en expirant vivement et par saccades, la bouche fermée, afin de désobstruer les fosses nasales ; et pendant ces expirations saccadées ils ferment une des narines pour mieux diriger le courant d'air expulseur. Le plus souvent rien n'est expulsé, puisque la sensation est purement subjective ; cette habitude finit parfois par dégénérer en véritable tic.

L'intégrité du goût est trop entièrement liée à celle de l'odorat pour que le sens du goût reste normal, même au début de la paralysie générale : lorsque les malades ne perçoivent pas l'odeur du poivre, il arrive qu'ils ne distinguent pas également le poivre déposé sur leur langue.

2° *Troubles de la parole d'origine somatique*. — Nous avons vu au chapitre des prodromes que chez les aliénés qui vont devenir paralytiques la parole articulée subit certaines modifications qui rentrent dans cet ensemble de troubles qu'on désigne sous le nom trop vague d'embarras de la parole. Nous avons vu que dans les cas d'une démence commençante l'embarras de la parole était dû à l'oubli des mots, au peu de précision des idées, qu'il avait en somme une origine psychique et qu'il devait être désigné sous un nom spécial, sous celui d'hésitation de la parole. Cette hésitation s'accentue lorsque la paralysie générale se confirme ; mais nous n'avons pas à nous en occuper ici, puisque nous n'étudions pour le moment que les troubles d'origine somatique. Le tremblement de la parole est un trouble somatique en rapport avec des lésions bulbaires que je décrirai dans le chapitre de la deuxième et de la troisième période consacré à l'anatomie pathologique. C'est un des meilleurs signes de la paralysie générale au début ; le bégayement et le bredouillement sont aussi des symptômes ataxiques et paralytiques. Aussi nous ferons plus loin l'étude détaillée de tous ces troubles, de leur pathogénie et de leur valeur séméiotique.

3° *Tremblements des lèvres et de la langue*. — Chez les paralytiques généraux à la première période, on observe souvent que les muscles de la face sont déjà animés de mouvements anormaux et non rhythmés, même quand l'individu est tout à fait au repos. Ces secousses, que Baillarger rapporte à un état spasmodique, se remarquent dans tous les muscles de la face, mais surtout dans le voisinage des sillons naso-labiaux et dans la lèvre supérieure ; tous les muscles peuvent être alternativement le siége de ces petites convulsions ; plusieurs muscles en sont quelquefois atteints en même temps. Elles sont quelquefois presque imperceptibles, et il faut avoir l'attention fixée sur leur recherche pour pouvoir les observer. On peut dire alors qu'elles sont fibrillaires ; d'autres fois elles sont visibles et attirent l'attention à distance.

Elles sont bien plus marquées encore lorsque le malade se dispose à faire un mouvement et lorsqu'il est irrité ; c'est même dans ces conditions seulement qu'on les observe d'habitude. Quand le sujet se prépare à parler, on voit toutes les parties constituantes de son visage s'animer, les tremblements durent tant que le malade parle, et persistent même un certain temps après qu'il a parlé.

Une des particularités les plus importantes à signaler, c'est que ces soubresauts sont parfois très-passagers; ainsi on les observera pendant un jour, puis on pourra être huit jours avant de les voir reparaître, aussi faut-il multiplier les examens, quand ils ont été négatifs; mais du moment que ces secousses ont été constatées, on peut, presque sans hésitation, avancer qu'il s'agit d'une paralysie générale au début. Ce n'est qu'*exceptionnellement* et seulement chez les femmes émotives que les mouvements fibrillaires de certains muscles de la face se rencontrent dans la folie simple, dans la folie névropathique, hypochondriaque et lypémaniaque à forme anxieuse.

Lorsque les malades veulent tirer la langue, on observe, avant même qu'ils l'aient sortie de leur bouche, des mouvements fibrillaires irréguliers, de petits soubresauts variant à chaque instant d'étendue, plus accentués tantôt sur un des bords de la langue, tantôt sur le milieu de l'organe. La sortie de la langue ne s'effectue que par une succession de mouvements désordonnés; la pointe de l'organe dépasse plusieurs fois les arcades dentaires et rentre plusieurs fois dans la cavité buccale, avant de pouvoir être sortie définitivement. Enfin, quand la langue est tenue hors de la bouche, le tremblement fibrillaire, les ondulations non rhythmées, de durée inégale et d'étendue variable que nous venons de signaler, persistent ou même s'accentuent. Les mouvements peuvent même être très-étendus, la langue touchant alternativement les arcades dentaires supérieures et inférieures et parfois le lobule du nez; et quand le malade veut arrêter ces mouvements désordonnés, il ne fait que les accentuer. Ces mouvements de la langue se rencontrent ailleurs que dans la paralysie générale : ainsi, dans l'alcoolisme, dans la sclérose en plaques, dans la sénilité, dans divers états nerveux; mais ils n'en constituent pas moins un signe important pour le diagnostic de la paralysie générale, surtout si l'alcoolisme n'est pas du tout en cause chez le malade qu'on examine.

Le tremblement de la parole et tous ces phénomènes ataxiques, insignifiants en apparence, dont les personnes étrangères à l'étude des maladies mentales sont quelquefois portées à suspecter l'importance, sont en rapport avec des lésions dont la gravité est incontestable : elles portent sur les racines et sur les cellules d'origine des nerfs bulbaires. Elles seront étudiées au chapitre XIII (*Anatomie pathologique du bulbe*). Nous ne présenterons ici que quelques considérations sur les lésions des cellules nerveuses.

Nous avons dit que ces cellules, dont l'ensemble constitue les noyaux des nerfs bulbaires, sont souvent altérées, et cela dès le début de la maladie.

On voit au microscope que beaucoup de ces cellules sont transformées à des degrés divers ; dans le même groupe de cellules on peut constater quelquefois plusieurs de ces degrés ; aussi telle cellule, A, sera tout à fait à la première phase de la transformation graisseuse ; telle autre, B, immédiatement voisine, sera déformée, tandis qu'une troisième, C, sera saine. Dans un autre groupe cellulaire appartenant au même sujet, on pourra observer une altération nécrosique complète. Rien n'est plus curieux que cette sorte d'élection ; rien n'est plus étonnant que de trouver, à côté de cellules parfaitement saines, des cellules diversement altérées.

En somme, on observe là ce qu'on rencontre à chaque pas en pathologie nerveuse. On sait très-bien, en effet, que dans l'atrophie musculaire progressive, que dans la paralysie spinale infantile, par exemple, on voit des lésions bornées non-seulement aux cellules de la partie antérieure de l'axe gris, ce qui est déjà une première localisation, mais même à telle et telle de ces cellules qui disparaissent, tandis que les voisines sont respectées. C'est, par parenthèse, ce qui explique comment la paralysie infantile, par exemple, est curable ; c'est encore ce qui explique les rémissions dans les troubles ataxiques du langage chez les aliénés paralytiques : il se fait une sorte de suppléance entre les cellules altérées et les cellules voisines restées saines, jusqu'au jour où le processus envahissant atteindra ces cellules saines pour aboutir à un trouble de fonctionnement définitif.

Ainsi donc, le nombre des cellules altérées varie selon l'ancienneté de la maladie, et il peut être différent dans les divers noyaux. —Relativement à l'ancienneté de la maladie, j'ai remarqué que dans les cas où le tremblement de la parole était très-accentué et permanent, le nombre des cellules malades appartenant aux noyaux hypoglosses était, par rapport au nombre des cellules saines, comme 4 et 5. Ce qui donne à cette lésion cellulaire une importance majeure, c'est qu'elle existe souvent dès le début de la maladie; ainsi je l'ai rencontrée bien nette chez une paralytique générale, morte au vingt-cinquième ou au trentième jour de sa maladie. Chez cette femme il y avait environ une cellule malade pour cinq cellules saines, et, chez elle, les petits noyaux embryoplastiques, dont la présence constitue, en somme, la lésion essentielle de la paralysie générale, n'existaient que dans les parois vasculaires et dans les espaces périvasculaires, ce qui, je ne saurais trop le répéter, confirme bien ma manière de voir sur l'origine vasculaire de tous ces corps embryonnaires. Si cette femme eût vécu, tous ces noyaux et d'autres de nouvel apport se seraient insinués entre les tubes et les cellules nerveuses, et un observateur non prévenu aurait décoré cette lésion du nom d'encéphalite interstitielle diffuse. — Nous avons parlé de ce singulier procédé d'élection qu'on observe à chaque pas en pathologie nerveuse, et dont la loi nous est encore absolument inconnue, en vertu duquel une cellule peut être très-altérée, alors que sa voisine est parfaitement saine et en vertu duquel tel groupe de cellules sera malade, alors qu'un autre groupe sera indemne. Un fait à peu près constant chez les paralytiques généraux, d'après des recherches qui me sont personnelles, c'est que les noyaux du facial sont toujours atteints avant ceux de l'hypoglosse, et quand tous les noyaux sont atteints, les lésions sont toujours plus avancées dans les noyaux du facial. Comment expliquer cela? C'est impossible. Mais on peut le rapprocher d'autres faits non moins intéressants, desquels il résulte que la paralysie générale attaque avec une sorte de prédilection la partie postérieure de l'axe spinal, en même temps que la partie antérieure du cerveau.

Cela est en rapport avec les données de la clinique, qui apprennent que, dans la majorité des cas, ce sont les muscles innervés par le facial qui sont les premiers atteints de trémulation et d'ataxie; l'hypoglosse est ensuite atteint, ou s'il l'est simultanément, il l'est à un moindre degré. Si maintenant on songe à l'importance, au point de vue du langage articulé, des muscles animés par le facial et par l'hypoglosse, on comprend comment ces lésions du facial et de l'hypoglosse expliquent le tremblement de la parole et pour quelle raison enfin le tremblement de la parole doit être considéré comme un des symptômes essentiels de la paralysie générale au début (1).

4° *Phénomènes pupillaires*. — *L'inégalité* pupillaire est aussi un bon signe du début de la paralysie générale; c'est à M. Baillarger que revient l'honneur de l'avoir signalé (2) ; avant lui, nous voyons que Parchappe avait cité plusieurs cas où les pupilles étaient inégales; mais Parchappe n'avait pas reconnu la valeur de ce symptôme. C'est en vain qu'en Allemagne MM. Sieffert et Nasse ont essayé de nier l'importance de l'inégalité pupillaire. Elle existe dans la moitié des cas suivant M. Moreau (de Tours), dans le tiers des cas suivant M. Lasègue, et elle peut tenir soit à la constriction exagérée (Marcé), soit à la dilatation anormale de l'une des deux pupilles (3).

En même temps que les pupilles sont inégales elles peuvent être peu ou pas *contractiles*. La perte de la contractilité sous l'influence de la lumière artificielle s'observe soit des deux côtés, soit d'un seul; elle est plus marquée là où la pupille est anormalement dilatée.

L'inégalité des pupilles ne s'observe qu'exceptionnellement dans d'autres maladies, aussi c'est un signe important pour le diagnostic de la paralysie générale. Il faut cependant se rappeler que la mydriase monoculaire se rencontre parfois chez des personnes parfaitement saines d'esprit, et même consécutivement à une simple carie dentaire (Galezowsky).

Les pupilles sont quelquefois toutes les deux anormalement dilatées et également dilatées et insensibles à la lumière; tous ces phénomènes tiennent le plus souvent à une lésion des nerfs de la troisième paire à leur origine, lésion qui peut être plus marquée à l'un des nerfs qu'à l'autre ; qui, au début de la maladie peut être transitoire, puisqu'elle tient à des phénomènes d'hyperhémie; qui enfin peut être définitive et très-accentuée; c'est ainsi que j'ai trouvé jusqu'à huit cellules sur dix altérées dans le noyau de

(1) Voyez à ce sujet A. Voisin, *Leçons cliniques*, 1876, et *Archives de médecine*, 1876.
(2) Baillarger, *Gazette des hôpitaux*, 1851.
(3) V. Mobèche, De l'état des yeux dans la paralysie générale (*Ann. méd. psych.*, janvier 1875).

la troisième paire. Dans ce dernier cas, l'inégalité pupillaire est persistante. Lorsque la lésion n'est que d'origine hyperhémique, les symptômes sont plus mobiles ; c'est ainsi qu'on voit l'inégalité pupillaire disparaître au bout de quelques heures, de quelques jours, et même se prononcer en sens inverse d'un jour à l'autre.

Le *rétrécissement des deux pupilles* est moins fréquent que la dilatation inégale. On le rencontre cependant si exagéré quelquefois qu'on a peine à comprendre comment la vision n'en est pas altérée (Baillarger). Ce phénomène a été bien étudié par M. Austin ; il se rencontre dans d'autres maladies, entre autres dans l'ataxie locomotrice ; il n'a de valeur diagnostique que quand il se complique d'insensibilité à la lumière artificielle.

Il peut tenir à une lésion des racines des deux premières paires dorsales (1), à un ramollissement du centre cilio-spinal (lequel s'étend de la cinquième cervicale à la troisième dorsale) ; nous en avons observé un cas bien net (2). Bref, il est en général symptomatique d'une lésion qui *complique* la périencéphalite diffuse.

5° *Fièvre*. — Il est enfin un cinquième symptôme de première importance sur lequel aucun auteur n'a cependant encore attiré l'attention : c'est la *fièvre* dans la paralysie générale même à l'état simple.

J'aurai à revenir plus loin sur la fièvre qui accompagne les diverses complications de la paralysie générale, les hémorrhagies méningées, les attaques épileptiformes, etc. ; tous les auteurs l'ont signalée dans ces cas, mais ce n'est pas cette question qui nous intéresse pour le moment : c'est l'étude de la fièvre dans la paralysie générale sans complications, fièvre qui existe toujours à la première période de la maladie, qui se rencontre encore à la seconde période, et qui persiste pendant des mois entiers quand l'évolution de la maladie est lente. C'est pour moi un signe extrêmement important à un triple point de vue. En effet, son existence : 1° confirme les idées de Parchappe, de Calmeil et les nôtres sur la nature inflammatoire de la paralysie générale ; 2° l'observation de la fièvre peut servir de base à un traitement rationnel et efficace ; 3° enfin, au point de vue du diagnostic, la

---

(1) Cl. Bernard, *Comptes rendus de l'Acad. des sciences*, séance du 8 septembre 1862.
(2) Voisin et Burluzeaux, *De la mélancolie dans ses rapports avec la paralysie générale*, Observation 18.

constatation de la fièvre est parfois d'un grand secours ; ainsi il arrive souvent qu'on se trouve en face de malades qui nous sont amenés sans renseignements, qui sont plongés dans la stupeur, auxquels il est impossible d'arracher une parole. Chez ces malades l'examen fonctionnel des sens ne peut fournir aucune donnée ; il est impossible de savoir s'il y a de l'ataxie, du tremblement de la parole ; les pupilles, en outre, peuvent être égales. Comment donc, dans ces cas, établir le diagnostic ? Faut-il attendre que le mutisme et la stupeur fassent place à l'excitation et au délire ambitieux ? mais si ce mutisme persiste pendant des semaines et des mois, faut-il laisser les malades sans traitement et les priver ainsi de soins qui à cette période de la maladie pourraient leur être de la plus grande utilité ? Trop souvent on se trouve en face de ces cas difficiles, et faute de poser le diagnostic on laisse prendre consistance à un état morbide qui, dans les cas de folie simple, aurait été justifiable du traitement par la morphine, et qui, dans les cas de folie inflammatoire, aurait exigé un traitement antiphlogistique.

C'est dans ces cas que la constatation de la fièvre peut être d'une importance capitale. Aussi il est difficile de comprendre comment un symptôme aussi essentiel, dont Parchappe et Calmeil ont dû rechercher l'existence, eux qui étaient absolument convaincus que la paralysie générale était une phlegmasie, qu'un symptôme aussi constant, n'ait pas été indiqué par eux.

Clouston avait bien entrevu ce phénomène au moment de sa plus grande élévation (ordinairement le soir) : « La chaleur, dit-il, dépasse seulement de cinq dixièmes de degré la température physiologique (1) » ; J. Mickle a également signalé ce fait (2) ; mais les caractères de la fièvre sont souvent si peu saillants et si fugaces qu'ils ont pu échapper aux recherches.

Que le lecteur veuille bien jeter les yeux sur les courbes insérées page 48, courbes reproduites avec la plus rigoureuse exactitude, et il pourra remarquer :

1. Que chez les fous paralytiques la température habituelle est au-dessous de la normale.

(1) Clouston, Observations sur la température chez les aliénés (*The mental science*, 1868).
(2) Julien Mickle, De la température dans la paralysie générale des aliénés (*The mental science*, 1872).

2. Que tous les huit à quinze jours la température s'élève
au-dessus de la moyenne.

3. Que la température reste au-dessus de la moyenne quelquefois pendant un jour seulement, d'autres fois pendant plusieurs
jours de suite.

4. Que dans le cas où la fièvre dure plusieurs jours de suite,
la température est toujours plus élevée le soir que le matin.

5. Que l'élévation de la température, de même d'ailleurs que
sa chute, survient brusquement.

6. Que le chiffre indiquant la température n'est jamais extrêmement élevé, qu'il atteint rarement 39 degrés, qu'il oscille
entre 37°,8 et 38°,6.

Munis de ces données, revenons au cas où nous nous trouvons en face d'un malade plongé dans la stupeur, et chez lequel
le diagnostic est impossible.

Il suffit pour s'éclairer de prendre la température axillaire
pendant deux jours, pendant huit jours, pendant quinze jours
s'il le faut, et cela deux fois par jour.

Si ce malade est atteint de paralysie générale, il arrivera certainement pendant la durée de l'exploration thermométrique
qu'on notera l'élévation de la température avec les caractères
que nous venons de signaler.

Dès lors, le diagnostic sera fait, car dans la folie simple
névropathique la température centrale ne s'élève jamais au-
dessus de la normale, à moins, bien entendu, qu'il ne survienne
une maladie intercurrente.

Ainsi donc l'exploration au moyen du thermomètre peut
donner des renseignements très-utiles.

En même temps que le thermomètre révèle des modifications
profondes et obscures au sein de l'organisme, l'observation du
malade apprend qu'il y a de la rougeur de la face, rarement de
la sueur, et, en outre, une augmentation de mauvaise humeur
ou d'exaltation.

Mais, disons-le de suite, il ne faut pas trop se fier aux apparences de la fièvre, et il ne faut pas considérer comme fébrici-
tant un malade qui aurait des frissonnements, des sueurs, de la
rougeur de la face et même de l'accélération du pouls ; tant que
le thermomètre n'aura pas indiqué qu'il y a en même temps

Tracé de la température axillaire de ml B... atteint de paralysie générale à la première période.

À des intervalles de quelques jours, la température répond le normale.

Sans d'autres moments elle s'abaisse au-dessous de la normale.

La température a été prise deux fois par jour, le matin à jour si dore l'après-midi, cinq heures après le déjeuner.

accroissement de la température. On est souvent trompé par ces phénomènes accessoires de la fièvre qui surviennent fréquemment chez les malades atteints de folie névropathique, de chloro-anémie, et si l'on formulait son diagnostic sans le secours du thermomètre, on serait conduit à regarder comme d'origine inflammatoire des états purement nerveux, et à instituer un trai-tement antiphlogistique là où les toniques et les antispasmo-diques seraient seuls appelés à réussir.

Le thermomètre doit aider à éviter ces erreurs regrettables. Certes, il faut de la patience et de la ténacité pour ainsi faire ces études thermométriques.

Il est des malades chez lesquels nous notons la température biquotidienne depuis plus de deux ans ; mais on est largement récompensé :

Par la possibilité que l'on a :

1° De porter ou de confirmer le diagnostic ;

2° De prévoir les complications et de les enrayer dans certains cas ;

3° Enfin de faire de la thérapeutique rationnelle dans une maladie qui est réputée comme étant au-dessus des ressources de l'art.

Tous ces divers avantages que donne l'exploration thermomé-trique seront étudiés en temps et lieux ; pour le moment nous croyons avoir suffisamment établi ce que nous voulions prouver, à savoir : que l'existence de la fièvre est un des meilleurs signes qui puissent aider au diagnostic de la paralysie générale au début.

Symptômes accessoires. — Outre les cinq ordres de symptômes somatiques que nous venons d'étudier et qui ont une importance capitale, il en existe d'autres très-nombreux, mais moins constants, moins durables, moins faciles à percevoir, moins significatifs que nous appellerons symptômes accessoires.

Pour n'en pas oublier un seul, il nous faut procéder avec méthode, et étudier séparément :

1° Les troubles de la sensibilité générale et spéciale ; les névralgies ;

2° Les symptômes du domaine de la motilité ;

3° Les caractères du pouls ;

4° Les modifications de l'urine.

Signes accessoires.

1° Troubles de la sensibilité générale et spéciale.—a. Anesthésie.
— D'après de Crozant (1), il existe souvent tout à fait au début
de la maladie une anesthésie cutanée, presque complète, disparaissant quand les troubles de la motilité deviennent manifestes.
Elle est passagère et diffère de celle qu'on observe dans les
autres formes d'aliénation mentale ; dans ce dernier cas, en effet,
l'anesthésie est plutôt apparente que réelle ; elle est due à
une préoccupation très-vive de l'esprit ou bien elle est accompagnée d'un état d'affaissement général, d'un abattement dont rien
ne peut tirer le malade. Dans la paralysie générale, au contraire,
l'anesthésie s'accompagne le plus souvent de loquacité et d'agitation. Elle est assimilable à cet engourdissement de la sensibilité qu'on observe au début de quelques myélites, et que
M. Bouillaud attribue à une hypertrophie aiguë de la moelle.

Elle est aussi comparable à cette anesthésie passagère qui
s'observe chez les hydropiques quand leur cerveau commence à
être comprimé par de l'épanchement de sérosité ; elle tient sans
doute à un état fluxionnaire de l'encéphale.

Si la fluxion prédomine dans l'un des hémisphères, l'anesthésie est plus marquée d'un côté que de l'autre du corps. Nous
avons parfois observé de l'anesthésie croisée, entre autres chez
un malade qui pendant deux jours eut de l'anesthésie des membres gauches et de la moitié de la face ; cette anesthésie coïncidait avec une grande agitation ; le malade entendait des coups
de fusil et voyait le diable. Dans la folie névropathique, au contraire, nous avons toujours vu l'anesthésie croisée coïncider avec
un état de dépression profonde.

Avant de Crozant, M. Baillarger avait aussi signalé l'anesthésie
cutanée comme devant être recherchée chez les malades qu'on
soupçonne atteints de paralysie générale (2).

Brierre de Boismont a aussi signalé l'anesthésie du début dans
son étude sur la paralysie générale (3).

b. L'hyperesthésie peut aussi s'observer tout à fait au début de

(1) De Crozant, *Ann. médico-psych.*, octobre 1846.
(2) Baillarger, *Gaz. des hôp.*, 9 juillet 1844.
(3) Brierre de Boismont, *Ann. médico-psych.*, 1ᵉʳ septembre 1859.

la paralysie générale. Nous connaissons un monsieur chez lequel
le contact des corps froids, tels que le marbre, détermine une
sensation très-pénible, le toucher de la peau des cuisses provoque l'érection ; c'est peut-être à l'hyperesthésie que se rapportent dans certains cas l'exagération des appétits sexuels, le
satyriasis, les tendances à l'onanisme que nous avons étudiés au
chapitre des prodromes, et qui s'accentuent encore à la première
période de la maladie ; cette hyperesthésie tient probablement
à un état congestif de la moelle (1) ; nous l'avons trouvée très-
marquée et durable chez une femme dont la moelle était gravement altérée ; mais le plus souvent elle n'est que passagère, en
rapport avec la mobilité des états congestifs. Michea a aussi
signalé l'hyperesthésie même au début de la paralysie générale, et il explique par elle certains cas de délire hypochondriaque.

c. *Névralgies*. — Les névralgies du tronc et des membres sont
quelquefois un symptôme du début de la paralysie générale ;
elles tiennent alors à une hyperhémie de la partie postérieure de
la moelle épinière ou de ses méninges. Dans certains cas les
douleurs peuvent être continues ; elles revêtent alors les formes
les plus variées : tantôt c'est une douleur fixe dans la région
lombaire, tantôt une douleur en ceinture, tantôt une céphalalgie
vague occupant surtout le sommet de la tête (Falret).

Le plus souvent les douleurs sont passagères et revêtent les
caractères des névralgies. On observe aussi des douleurs fulgurantes ; dans ces cas, il est impossible, si l'on n'a pas sous les yeux
d'autres symptômes et surtout si l'on ne tient pas compte de
l'état mental du sujet, de dire s'il s'agit d'un début de paralysie
générale ou d'un début d'ataxie locomotrice progressive.

Nous avons souvent remarqué qu'il existait de la douleur au
niveau de l'une des apophyses épineuses dorsales ou lombaires.
La pression exercée sur ces apophyses exagère la douleur ou
la produit.

D'autres fois les douleurs ont pour siége les muscles ; mais ces
cas sont exceptionnels. Elles peuvent s'accompagner alors
d'atrophie aiguë de certains groupes des muscles du corps.

---

(1) Consulter : Axenfeld, *Archives générales de médecine*, 1863. — Des lésions atrophiques
de la moelle épinière.

Dans certains cas les douleurs sont vagues, mal déterminées, mobiles ; elles tiennent à des lésions viscérales et expliquent en partie le délire hypochondriaque. Enfin, parfois elles sont purement imaginaires, mais le malade en parle alors avec peu de conviction, il ne s'arrête pas à les décrire. Il faut souvent lui demander s'il souffre à tel ou tel endroit, pour qu'il parle de ses douleurs.

Il y a beaucoup à dire relativement aux névralgies dans la paralysie générale, aussi ferons-nous de cet article un paragraphe spécial ; pour le moment, qu'il nous suffise de savoir que les névralgies rebelles sont parfois un phénomène avant-coureur de la paralysie générale et parfois un symptôme du début, disparaissant ordinairement lorsque la maladie s'accentue.

Mais les névralgies se rencontrent dans trop de cas pour que nous leur accordions une valeur considérable au point de vue du diagnostic.

La seule conclusion que nous voulons faire ressortir de leur étude, au point de vue du diagnostic, c'est que, lorsqu'on se trouvera en face d'un aliéné qui accusera des douleurs névralgiques, il ne faudra pas conclure de prime abord qu'on a affaire à un sujet névropathique, à un malade atteint de folie simple ou vésanique, d'hypochondrie simple, par exemple ; il ne faudra pas se laisser dévoyer comme on le fait quelquefois en se figurant que les aliénés paralytiques sont exempts de toute souffrance, et qu'une inaltérable félicité est leur lot.

d. Troubles du tact, du sens musculaire. — L'anesthésie, l'hyperesthésie, les névralgies, constituent les modifications maladives les plus importantes de la sensibilité générale ; mais si l'on veut faire une étude tout à fait complète des altérations de la sensibilité générale, il y a lieu d'étudier, outre le tact proprement dit :

Le sens musculaire répondant à la sensation et à la propriété de pesanteur, qui nous procure l'idée de force ;

Le sens de la calorition répondant à la sensation et à la propriété de chaleur ;

Un autre sens spécial répondant à la sensation et à la propriété d'électricité.

Tels sont les quatre sens irréductibles, très-bien étudiés par de Blainville, par Audiffrent et Dubuisson (1) ; chacun de ces quatre sens peut être atteint de différentes façons ; chacun séparément peut être aboli ou surexcité, chacun peut donner naissance à des sensations subjectives anormales, et même à des hallucinations. Dans la paralysie générale, ces hallucinations et ces sensations subjectives sont fréquentes ; c'est à elles, ainsi que nous le verrons à l'article physiologie pathologique, qu'il faut rapporter certaines variétés de délire ; c'est une étude extrêmement intéressante à faire, mais il ne faut pas multiplier outre mesure le nombre des sens dont l'ensemble constitue la sensibilité générale ou commune. Gerdy était tombé dans cet excès ; il admettait un nombre presque illimité de sens ; M. Gubler admet encore un sens spécial, le sens du chatouillement, qu'il appelle la pallesthésie ; Fèvre relatait en 1876 l'observation d'un aliéné paralytique chez lequel la sensation de démangeaison subsistait encore alors que l'impression pour la douleur avait disparu (2).

Troubles de la sensibilité spéciale. — *a. Troubles de la vue.* — On observe quelquefois, mais rarement au début de la paralysie générale, une diminution progressive de l'acuité visuelle, qui peut aller jusqu'à la cécité complète.

Marcé dit qu'il a noté ce fait cinq ou six fois.

Calmeil écrit que « l'affaiblissement ou la perte du sens de la vue soit d'un côté seulement, soit des deux à la fois, coïncide de temps à autre avec la manifestation des premiers symptômes et de la gêne de la parole ». Billod en a cité deux observations (3).

Parfois la cécité est subite ou rapidement progressive, mais passagère ; elle est alors accompagnée d'autres manifestations indiquant une poussée congestive vers le cerveau ; tant qu'elle n'est liée qu'à ces processus congestifs, l'amaurose ne donne en général lieu à aucune lésion appréciable à l'opthalmoscope.

Nous verrons, au chapitre suivant, les lésions qui accompagnent les troubles définitifs de la vision.

Quelquefois, au contraire, mais exceptionnellement à la pre-

(1) Audiffrent, *Maladies du cerveau et de l'innervation*, 1875. — Dubuisson, *Des quatre sens du toucher*, thèse. Paris, 1874.
(2) Fèvre, *Des altérations du système cutané dans la folie* (*Ann. méd.-psych.*, 1876.
(3) Billod, *Ann. méd.-psy.* Séance du 30 juin 1873.

mière période, le trouble de la vue produit par une poussée congestive cérébro-méningée persiste; dans ces cas, la lésion centrale amène par propagation ou par compression des éléments nerveux une névrorétinite qui se révèle à l'examen opthalmoscopique.

Ces cas ont été étudiés par Foville dans un article sur la paralysie générale par propagation (1); Magnan a aussi appelé l'attention sur ces lésions des nerfs dans la paralysie générale (2).

« Il est, dit cet auteur, des malades chez lesquels, une ou plusieurs années avant le développement de la paralysie, se montre un affaiblissement de la vue avec des céphalalgies plus ou moins violentes; l'amblyopie fait ensuite des progrès et aboutit à la perte complète de la vision. Dans les cas où l'ophthalmoscope vient éclairer le diagnostic, on reconnaît une atrophie de la pupille, ce qui permet dès lors de conclure à la sclérose des nerfs optiques. »

Mais, répétons-le, ces faits sont rares dans la paralysie générale primitive et surtout au début de la maladie.

L'hyperesthésie du sens de la vue est encore plus exceptionnelle, tandis qu'elle est fréquente dans la folie simple ou vésanique.

Les aliénés par vésarie ont en effet très-souvent de la photophobie, des mouches volantes, des phosphènes, de la chromopsie; il en est qui voient des taches jaunes sur des draps blancs, qui voient des corps entourés d'une lumière blanche comme il arrive d'ailleurs à certains migraineux.

Tout cela fait ordinairement défaut à la première période de la paralysie générale.

Quant aux hallucinations et aux illusions de la vue, elles sont aussi fréquentes dans la paralysie générale au début que dans es autres formes de la folie.

D'une façon générale nous devons dire que l'existence ou l'absence d'hallucinations ne prouve pas grand'chose sur la nature des maladies mentales, car les hallucinations et les illusions sont fréquentes dans la paralysie générale.

M. Brierre de Boismont les a notées 37 fois sur 47 cas.

(1) Foville, *Ann. méd.-psy.*, 1874.
(2) *Gazette des Hôpitaux*, 24 septembre 1870.

Il est vrai de dire que dans la paralysie générale on les trouve moins nettes, moins constantes, moins systématisées que dans la folie simple ; cependant on les voit dans quelques cas se présenter pendant des mois entiers avec une rare persistance et imprimer au délire un cachet particulier (Marcé).

Bref, l'étude des troubles visuels, qu'il s'agisse d'amblyopie, d'hyperesthésie rétinienne, d'hallucinations ou d'illusions, ne donne aucun renseignement certain au point de vue du diagnostic ; c'est donc à juste titre que nous avons étudié ces troubles dans le groupe des symptômes d'importance secondaire.

Nous avons souvent vu combien, au contraire, les troubles de l'*odorat* avaient d'importance au point de vue du diagnostic ; nous n'avons pas à y revenir.

b. Troubles de l'ouïe.—L'étude du sens de l'ouïe ne donne pas lieu à des considérations importantes ; cependant l'hyperacusie a été notée quelquefois, entre autres dans une curieuse observation relatée par Michea. L'affaiblissement de l'ouïe n'a pas été noté à notre connaissance.

Les hallucinations de l'ouïe sont fréquentes et tumultueuses ; le malade entendra des coups de canon, un vacarme épouvantable, des voix confuses ; bien plus rarement il entendra, comme dans la folie systématisée, une voix qui lui répétera jusqu'à satiété le même mot, la même phrase. Tous ces troubles de sensibilité, sauf le trouble de l'odorat, appartiennent aussi bien à la période intermédiaire qu'à la première période ; mais, comme nous l'avons déjà dit, il est impossible d'établir une limite mathématique entre ces deux phases d'une même maladie dérivant de l'évolution lente et irrégulière d'un même processus morbide.

Aussi la constatation de tous ces troubles de sensibilité que nous venons d'étudier, sauf le trouble de l'odorat, ne suffit pas pour permettre d'asseoir le diagnostic. Mais leur présence peut le corroborer. Ce sont bien des symptômes d'importance secondaire.

Tous ceux qui nous restent à étudier sont aussi des symptômes d'importance secondaire, parce qu'ils manquent souvent, parce qu'ils sont peu marqués et par suite d'une constatation difficile.

Ce sont les suivants :

2° *Troubles de la motilité.* — *Parésies passagères ou persistantes.* — *Démarche des paralytiques.* — *Facies des paralytiques.* — *Chute de la paupière.* — *Strabisme.* — *Exophthalmie.* — *Déviation de la luette.* — Il pourrait paraître singulier de nous voir mettre au nombre des phénomènes accessoires les troubles paralytiques, puisque, d'après le nom même que porte la maladie qui nous occupe, il semble que les phénomènes de paralysie doivent entre tous être les plus saillants.

C'est que la dénomination de paralysie générale est vicieuse.

Les troubles paralytiques sont la plupart du temps peu marqués au début de la maladie : ce n'est ordinairement qu'à la troisième période qu'on voit survenir un état de paralysie généralisée.

C'est tout à fait exceptionnellement que la maladie répond à la description donnée par Falret et Marcé sous le nom de variété paralytique.

Les phénomènes *paralytiques* peuvent être divisés en deux groupes, suivant qu'ils sont passagers ou persistants.

S'ils sont passagers, c'est-à-dire si leur durée varie entre quelques heures et quelques jours, c'est qu'ils sont liés à une congestion encéphalique. Calmeil les a mentionnés dans son premier chapitre consacré à l'étude des congestions à durée temporaire ; nous les retrouverons dans celui de nos chapitres qui traitera des congestions cérébrales en tant que complications de la paralysie générale. Dans ces cas, les paralysies plus ou moins complètes, plus ou moins étendues sont liées à d'autres manifestations qui attirent vivement l'attention des familles et des médecins. Mais dans certains cas le début de la paralysie est plus insidieux, la paralysie revêt alors certains caractères que nous allons rapidement passer en revue.

1. Elle est générale, c'est-à-dire qu'elle atteint primitivement toutes les parties du corps, sans qu'on puisse préciser exactement les points par lesquels elle débute ; parfois cependant elle est plus accentuée d'un côté du corps.

2. Elle est incomplète, c'est-à-dire qu'elle est si légère qu'on peut avec raison lui contester le nom de paralysie.

3. Elle est progressive, c'est-à-dire qu'elle augmente peu à peu d'intensité dans les points primitivement affectés, sans qu'elle arrive jamais à être complète dans aucun ; il arrive qu'elle disparaît peu à peu.

Il résulte de cette parésie une certaine démarche, une certaine physionomie des malades ; quand ils marchent, ils écartent les jambes, portent légèrement les pieds en dehors, se tiennent cambrés comme s'ils avaient un tour de reins, tombent pesamment d'un pied sur l'autre, et ils lèvent à peine les pieds ; aussi trébuchent-ils sur un terrain inégal, ils *bronchent* lorsqu'ils montent un trottoir ; « dès qu'il s'agit de monter un escalier, dit Marcé, ils éprouvent de grandes difficultés et sont obligés de recourir à l'appui d'un bras. »

La *physionomie* de ces malades manque d'expression, par le fait, comme nous l'avons déjà vu, d'une démence commençante qui accompagne forcément toute paralysie générale, et par le fait aussi de la parésie des muscles de la face. Les sourcils ont souvent une conformation bizarre (1), ils sont bien marqués et nettement séparés aux extrémités internes ; mais ils abandonnent l'arcade vers la partie moyenne pour se relever sur le front ou retomber sur les yeux en frisant à la manière d'une moustache.

La parésie, qui tient à la périencéphalite, est assez souvent difficile à diagnostiquer. Ainsi dans certains cas, la confusion est possible avec la paralysie spinale subaiguë décrite par Duchenne, avec certaines paralysies que Lélut appelait paralysies généralisées, avec les paralysies d'origine toxique. Ce serait nous engager dans des considérations à perte de vue que de vouloir étudier ce diagnostic différentiel.

Nous renvoyons aux travaux de Duchenne (de Boulogne) (*Électrisation localisée*) ; de M. Lasègue (*Arch. de médecine*, 1853), pour le diagnostic d'avec la paralysie d'origine alcoolique ; — de Lancereaux, sur la paralysie syphilitique ; — de Gubler, sur les paralysies dans leurs rapports avec les maladies aiguës (*Arch. de médecine*, 1860); — de Féréol, Beau, Tanquerel des Planches, Calmeil, Delasiauve (2), J. Falret (3), Desvouges (4),

---

(1) Moreau, *Union médicale*, 1853.
(2) Delasiauve, *Ann. méd.-psych.*, 1860.
(3) J. Falret, Thèse, 1853.
(4) Desvouges, 1857.

sur les paralysies liées à l'intoxication saturnine ; aux nombreux mémoires de M. Baillarger sur la paralysie pellagreuse ; enfin au chapitre X de cet ouvrage où nous traitons des paralysies générales, ayant procédé, suivant l'expression de Calmeil, de bas en haut, c'est-à-dire ayant débuté par une myélite diffuse.

Ce diagnostic, si difficile à établir, sera simplifié par l'observation des autres symptômes que présentent les malades, et surtout par l'étude des troubles intellectuels. En effet, dans tous les cas où la parésie appartiendra à la maladie que nous étudions, il y aura simultanément des troubles intellectuels : soit un véritable délire, soit un commencement de démence. Si les troubles intellectuels font absolument défaut, on ne sera pas en droit de conclure à l'existence de la paralysie générale des aliénés (qu'on devrait toujours appeler folie paralytique). D'ailleurs le diagnostic de ces troubles paralytiques n'est pas de première importance, puisqu'ils sont rares au début de la maladie.

Outre la parésie généralisée, nous avons à décrire la *parésie unilatérale* également rare au début de la maladie, se traduisant par l'attitude irrégulière des malades, par l'inclinaison latérale du corps et l'élévation de l'épaule du côté opposé.

Ce symptôme est surtout appréciable lorsque les malades marchent.

Dans ces cas, du côté correspondant à l'abaissement de l'épaule, on peut, en général, observer une légère déviation des traits de la face ; les sillons sont moins marqués, l'œil est moins ouvert, la commissure labiale est abaissée, la distance qui sépare l'angle de la bouche de la ligne médiane est plus grand que du côté opposé ; si on fait tirer la langue au malade, on constate que la pointe est ordinairement déviée du côté sain, le fond du gosier n'est pas symétrique, la luette est le plus souvent déviée, suivant la remarque de Linas (1).

Cette parésie unilatérale, tout comme la parésie bilatérale, est habituellement passagère, et elle atteint souvent les deux côtés du corps successivement ; ainsi on l'observera un mois du côté droit, puis un mois du côté gauche ; on la verra après cela disparaître ou s'accentuer légèrement des deux côtés à la fois. Cette

(1) Linas, Thèse, 1857.

mobilité prouve bien que la lésion qui cause la paralysie n'est pas, par exemple, l'atrophie d'un hémisphère cérébral; ce n'est pas non plus une sclérose de la moelle, c'est simplement une lésion d'origine hyperhémique. Parchappe croyait qu'il fallait mettre ces symptômes de parésie sur le compte du ramollissement de la couche corticale du cerveau ; Calmeil, qui avait d'abord partagé cette manière de voir, s'aperçut par la suite qu'elle n'était pas conforme à la vérité, et il dit « que les phénomènes de turgescence vasculaire, que la présence de sérosité et de globules sanguins, de granules et de disques granuleux dans l'interstice des éléments nerveux de la substance corticale, lui ont semblé bien suffisants pour paralyser en partie l'action des agents de la contractilité musculaire ». Les recherches entreprises par MM. Ferrier, Hitzig, Carville et Duret sur la localisation des fonctions cérébrales, permettront peut-être un jour de savoir quelles sont les circonvolutions, dont la congestion amène la parésie musculaire.

La paralysie de la troisième paire, qui est, comme nous l'avons vu, la principale cause de l'inégalité des pupilles, de leur absence de contractilité et de leur dilatation, s'observe assez fréquemment au début de la paralysie générale; elle entraîne parfois, outre les phénomènes pupillaires, la chute de la paupière.

Le prolapsus de la paupière à la première période de la maladie tient à la lésion du nerf oculo-moteur commun ; à une période plus avancée, nous savons qu'il peut tenir à une dégénérescence granulo-graisseuse du *muscle* releveur (voy. p. 44 de cet ouvrage).

L'exophthalmie et le strabisme externe ne sont pas fréquents ; mais on les rencontre quelquefois réunis; le strabisme interne a été noté au début de la paralysie générale ; dans ces cas, le strabisme est passager, il entraîne une diplopie également passagère, tout comme au début de l'ataxie locomotrice.

C'est sans doute à un très-léger degré d'exophthalmie qu'est due cette convexité plus marquée du globe oculaire que M. Moreau a observée chez les paralytiques et qu'il a signalée dans l'*Union médicale* du 2 juillet 1853. Cette convexité peut aussi être attribuée à la lésion de l'extrémité supérieure du grand

sympathique dont MM. Prévost et Joliet ont montré l'influence
sur la contraction des fibres musculaires lisses de l'aponévrose
orbitaire.

La paralysie d'une ou plus rarement des *deux cordes vocales*
a été mentionnée par Jaccoud (1), par Schultz et Rauchfuss ;
c'est à elle que serait due la dysphonie qu'on observe exceptionnellement d'ailleurs chez les aliénés paralytiques. Le plus souvent les altérations de la voix peuvent être rapportées, chez eux,
aux cris qu'ils poussent lorsqu'ils sont en proie à du délire
maniaque.

Constipation. — Aux paralysies musculaires peut se rattacher
la constipation qu'on observe fréquemment chez les aliénés
paralytiques.

Troubles ataxiques. — Nous avons déjà étudié les troubles
ataxiques dus à des lésions des noyaux d'origine des nerfs
hypoglosse et facial ; nous avons vu qu'ils étaient constants dans
la première période de la maladie, qu'ils étaient de la plus haute
valeur au point de vue du diagnostic ; qu'à ces lésions du facial
et de l'hypoglosse devaient se rapporter les tremblements fibrillaires des muscles du visage, de la langue et le tremblement de la
parole.

Mais il est d'autres phénomènes ataxiques qui, tout en étant
d'une importance secondaire, parce qu'ils ne sont pas constants,
méritent néanmoins d'être étudiés : ce sont les *tremblements* qui
ont pour siége les membres supérieurs et inférieurs.

Le tremblement des mains serait, d'après Calmeil, plus tardif
que celui des membres inférieurs. Ainsi Calmeil dit :

« Une chose qui doit surprendre, c'est que les membres supérieurs conservent leur force et leur mobilité ; depuis longtemps
la démarche est vacillante et les mains servent encore à toutes
sortes d'usages absolument comme si la paralysie les respectait.»

Lasègue prétend, au contraire, que « plus il a été à même
d'examiner les malades au début, plus il a trouvé le tremblement des mains manifeste, comparativement à celui des jambes».
Ce trouble, dans le mouvement des mains, se traduit tout
d'abord par l'*inhabilité manuelle*. De très-bonne heure, en effet,

_____

(1) Jaccoud, Appendice au *Traité de path. interne*, 1877, p. 27.

les malades perdent l'aptitude qu'ils avaient auparavant à certains travaux délicats ; ils deviennent maladroits. Dans leur ménage les femmes cassent beaucoup plus d'objets qu'elles ne le faisaient avant d'être malades.

L'inhabilité manuelle donne lieu à diverses modifications de l'*écriture*. C'est ainsi que les malades écrivent en plus fins caractères, qu'ils forment moins régulièrement les *a* et les *o*, qu'ils tiennent leurs doigts plus près du papier, de façon à avoir un point d'appui. Nous avons déjà signalé les modifications que subit l'écriture par suite de la démence commençante (l'oubli des lettres, etc.), de sorte que l'examen de l'écriture des malades peut parfois donner certains renseignements utiles.

Le tremblement augmente quand les bras sont étendus. Il est sujet à des intermittences et à de rapides variations d'intensité. Quant à l'ataxie des membres inférieurs, elle donne lieu aux observations suivantes :

Quand le malade est debout, il peut rester immobile ; mais quand il marche, il lance sa jambe en avant ; la marche s'exécute par une série de mouvements saccadés, d'où résulte une progression toujours trop rapide. L'effort musculaire n'est pas proportionnel à l'obstacle à vaincre, et quelquefois le but est dépassé. C'est ainsi que pour pousser un caillou avec le pied, les malades dépenseront un effort exagéré. D'autres fois le but n'est pas atteint : ainsi, pour monter un trottoir, les malades ne lèveront pas assez le pied, et ils manqueront de tomber. Les personnes qui fournissent des renseignements signalent souvent ce fait et disent que les malades bronchent.

Ces phénomènes ataxiques qui appartiennent à la paralysie générale ne sont pas du tout les mêmes que ceux qui existent chez les tabescents ; ils sont plus passagers, plus mobiles, et en outre ils n'augmentent pas d'intensité par le fait de l'occlusion des paupières.

Troubles spasmodiques. — *Raideur des muscles du tronc.* — *Grincement des dents.* — *Mâchonnement.* — Le mâchonnement, la raideur des muscles du tronc, le grincement des dents sont encore des symptômes accessoires qui rentrent dans les troubles de la motilité.

Le *mâchonnement* se rencontre plutôt à la deuxième période qu'à la première. Il est plus fréquent chez les hommes. C'est cependant parfois un symptôme du début (Baillarger). Les malades font sans cesse des mouvements de déglutition, rien ne donne à leur physionomie une apparence plus bestiale et plus niaise ; de sorte que ce signe, quand il existe au début, n'est pas dénué d'une certaine importance au point de vue du diagnostic.

La *raideur des muscles* du tronc appartient aussi à la première période de la paralysie générale.

Le *grincement des dents* a été signalé par M. Baillarger comme se rencontrant assez souvent à la première période de la périencéphalite diffuse. M. Lasègue cite le cas d'un malade chez lequel, à une époque où les accidents paralytiques qui se développèrent plus tard étaient encore inaperçus, il existait un tel trismus avec grincement de dents, qu'une mince pièce de monnaie placée entre les dents était coupée en deux. Ce grincement des dents est plus ou moins passager ; il finit parfois par amener l'usure des dents.

3° *Caractères du pouls.* — Les modifications que présente le *pouls* peuvent aussi être considérées comme signes accessoires, utiles dans certains cas pour corroborer un diagnostic.

Le pouls des fous paralytiques est ordinairement assez développé, mais dépressible sous le doigt.

Le sphygmographe permet de constater une certaine élévation de la ligne ascendante, la présence fréquente d'un plateau, des oscillations dans la ligne de descente et un degré variable de dicrotisme ; et cet état s'accentue au fur et à mesure que la maladie progresse.

Dans la folie simple ou vésanique, au contraire, la pulsation est plus souvent petite, serrée, résistante sous le doigt ; on dirait que l'artère est crispée, comme le sont les muscles de la face. Dans ces cas, les tracés obtenus par le sphygmographe se rapprochent d'une ligne horizontale, la ligne ascendante y est quelquefois presque nulle. Les pulsations sont précipitées, 120 à 140 avec une température axillaire normale. Ces deux états opposés du pouls sont d'ailleurs bien nettement marqués par les tracés sphygmographiques ci-après.

Il y a donc dans la folie simple ou vésanique et dans la paralysie générale deux états différents de la pulsation radiale, qui peuvent être rattachés à la sthénie et à l'asthénie vasculaire, rappelant le strictum et le laxum de Themison.

Le premier état propre à la folie névropathique est analogue à

Femme B... Paralysie générale à la 1re période. Art. rad. gauche. Tracé pris à jeun.

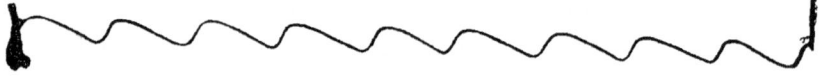

Femme F... Folie névropathique. Art. rad. gauche. Tracé pris à jeun.

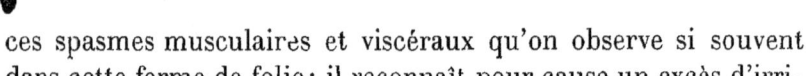

ces spasmes musculaires et viscéraux qu'on observe si souvent dans cette forme de folie; il reconnaît pour cause un excès d'irritabilité du système vaso-moteur.

Le second, qui est celui qu'on rencontre dans la paralysie générale, est sans doute dû au contraire à une paralysie des vaso-moteurs.

Quoi qu'il en soit, ce signe ne manque pas d'une certaine valeur au point de vue du diagnostic, et son interprétation peut utilement guider la thérapeutique.

Lang Fox et Thompson (1) pensent que dans les premiers temps de la paralysie générale le calibre des vaisseaux est diminué par suite d'un spasme continu; ils comparent les tracés sphygmographiques pris alors avec ceux que l'on obtient sur un individu qui s'est plongé dans un bain froid pendant une minute.

Je n'ai jamais observé ces dispositions à la première période, mais seulement à la deuxième et à la troisième (voir plus loin); mais dans ma pensée cela tient à ce que le sang est altéré et n'a plus ses qualités plastiques normales.

4° *Modifications de l'urine.* — L'*urine* chez les aliénés paralytiques a très-souvent les caractères de l'urine des fébricitants. C'est ce qui ressort des analyses faites par M. Lailler, pharmacien de l'asile de Quatre-Mares (2). D'après cet auteur, dans la para-

(1) *Journal of mental science*, january 1875.
(2) V. *Ann. méd.-psy.*, 1876.

lysie générale avec excitation ou avec dépression, la densité de
l'urine est toujours plus ou moins élevée au-dessus de la normale. On note une augmentation presque constante dans la
somme des produits éliminés. Ces modifications se produisent
dès la première période; elles sont surtout marquées à la troisième période et lorsque la maladie est traversée par des crises
épileptiformes.

D'après Sutherland et Beale (1), la quantité des phosphates
augmente dans le paroxysme de la manie consécutive aiguë; elle
diminue dans son déclin.

A. Addison (2) a conclu au contraire, d'un certain nombre
d'analyses d'urines de paralysés généraux, que dans l'excitation
les quantités de chlorure de sodium, d'urée, d'acide phosphorique sont moindres que dans le calme.

De son côté Morsan (3), se fondant sur un grand nombre
d'analyses, pense que la quantité d'urée est en général augmentée,
que les chlorures, que l'acide phosphorique sont en quantité
moindre, que celle de l'acide sulfurique est normale, que le poids
spécifique de l'urine varie à peine, et que sa quantité est un peu
diminuée si on la compare à l'état physiologique; mais qu'au
contraire elle est bizarrement augmentée si on l'évalue comparativement avec le poids du corps.

Les analyses d'urines qu'a faites Rabow (4) dans le premier
stade de la maladie lui ont appris que la quantité d'urine était
augmentée ainsi que celle des chlorures et de l'urée.

RÉSUMÉ.

Les signes somatiques qui permettent de reconnaître la paralysie générale,
même à son début, peuvent être divisés en signes d'importance majeure et
en signes accessoires.

Les premiers sont :

1° La perte ou la diminution de l'odorat d'un ou des deux côtés;

2° Les tremblements fibrillaires des muscles du visage, des lèvres, de la
langue et le tremblement de la parole;

3° L'inégalité, la dilatation excessive, la contraction excessive des pupilles,
leur peu de contractilité;

(1) Sutherland et Beale, *Medico-chirurg. Transactions*, 1855.
(2) Addison, *Med.-chir. Review*, avril 1865.
(3) Morsan, *The Urinology of general Paralysis* (*West Riding Lunatic Asylum Reports*, 1874).
(4) Rabow, *Archiv für Psych.*, Band VIII, 1877.

4° La fièvre avec des caractères particuliers.

Les symptômes accessoires sont des troubles de la sensibilité, de l'anesthésie, de l'hyperesthésie, des névralgies généralisées, des troubles du sens musculaire, des hallucinations du sens musculaire, de l'électrition et du sens de la température.

Ce sont encore des troubles de la vue (affaiblissement, cécité, hallucinations), de l'ouïe (hyperacusie, hallucinations).

Ce sont des troubles d'ordre paralytique (paralysie généralisée, unilatérale, paralysie de la troisième paire, strabisme, etc.), et enfin des troubles ataxiques (tremblements, inhabilité manuelle, troubles de l'écriture, mâchonnement, grincement des dents) et des caractères tirés du pouls et de l'urine.

ARTICLE II

DES TROUBLES PSYCHIQUES.

Nous avons terminé l'exposé de tous les signes somatiques qui peuvent servir à faire reconnaître la paralysie générale des aliénés à sa première période. Il nous faut étudier parallèlement les signes tirés des troubles psychiques, qui ont aussi une grande importance et qui sont mieux connus.

On peut dire qu'ils ne sont que l'exagération de ceux que nous avons étudiés aux périodes précédentes : ils existent toujours. Ils se manifestent, soit sous forme de simple débilité intellectuelle, soit sous forme de délire expansif ou dépressif, accompagné toujours d'un certain degré de démence.

1° Caractères généraux du délire.

L'ordre à suivre pour leur étude s'impose de lui-même. Les cas les plus fréquents étant ceux où existe le délire, c'est par eux que nous commençons. Nous examinerons d'abord les caractères généraux du délire, qu'il soit expansif ou dépressif; puis, nous étudierons le délire expansif qui est de tous le plus fréquent. Nous en indiquerons à grands traits les diverses variétés; nous continuerons par l'examen approfondi du délire dépressif qui, bien que fréquent, est beaucoup moins connu des médecins non spécialistes, et nous terminerons par l'étude des cas où on ne rencontre pas de délire proprement dit, mais seulement une certaine oblitération intellectuelle, un certain degré de démence.

J. Falret a étudié avec le plus grand soin les caractères généraux du délire; nous ne pouvons que résumer ce qu'il en a dit dans sa thèse de 1853 : les idées délirantes des paralytiques sont multiples, mobiles, absurdes, contradictoires entre elle.

Ces idées sont *multiples*, c'est-à-dire très-nombreuses; l'imagination de ces malades est féconde, elle enfante d'une heure à l'autre les conceptions les plus variées; de là la tendance à raconter des mensonges, des histoires, à former des projets en l'air.

Ces idées sont *mobiles;* ce second caractère découle en partie du précédent. Il y a bien quelques idées prédominantes qui ont une certaine fixité, mais il y a en outre des idées flottantes, accidentelles, qui changent d'un jour à l'autre sans laisser de traces de leur passage.

Elles sont *absurdes*, c'est-à-dire sans fondement, sans rapport avec les conditions dans lesquelles se trouvent les malades; elles semblent surgir spontanément dans leur esprit; ils les énoncent immédiatement après les avoir conçues, ils les acceptent sans contrôle et sans preuves; si le malade conçoit des projets, il ne réfléchit pas à la possibilité de les accomplir.

Enfin elles sont *contradictoires* entre elles; le malade ne cherche pas à les concilier; il s'attribuera, par exemple, diverses qualités qui ne peuvent pas exister simultanément chez le même individu.

Ces quatre caractères, qui s'impliquent, pour ainsi dire, l'un l'autre, indiquent la débilitation de la puissance intellectuelle; à un degré plus avancé, ils constituent l'*incohérence*.

Ce caractère de débilité intellectuelle n'avait pas échappé aux premiers auteurs qui ont étudié le délire dans la paralysie générale. Ainsi Esquirol dit qu'il avait pronostiqué la paralysie générale chez un malade, à cause de la trop grande facilité avec laquelle il avait accepté son séjour dans une maison de santé. Quelques pages plus loin, Esquirol dit qu'il porta le même pronostic chez un aliéné parce qu'il suffisait de lui faire une promesse pour le calmer et le faire renoncer à ses projets. Bayle dit aussi que « ces malades font des projets qui n'offrent jamais cette suite et cet ensemble que l'on remarque dans le délire partiel des monomanes ordinaires. » Enfin M. Baillarger avait, dès 1849, exprimé la même manière de voir. « Les monomanes ordinaires, dit-il, diffèrent des monomanes paralytiques par leur opiniâtreté à soutenir leurs idées ; les monomanes paralytiques, au contraire, à cause de la perte de la mémoire, n'ont pas de suite dans les idées, ils font des erreurs grossières et se contredisent à chaque instant. »

Duchrecht (de Prague) a exposé les mêmes idées (1).

Falret a le mieux analysé les divers caractères que le délire emprunte à la débilitation de l'intelligence.

2° *Variétés de délire.* — *Délire expansif.* C'est le plus fréquent, c'est le plus saillant, c'est celui qui, pour le plus grand nombre des médecins non spécialistes, est regardé comme pathognomonique ; c'est certainement celui qui est le plus curieux à étudier pour le philosophe et le physiologiste.

Ce délire était connu d'Esquirol, qui le rattachait à la monomanie. Esquirol avait reconnu que les malades atteints de ce délire étaient, plus que tous les autres, menacés de démence et de paralysie, mais il n'avait pas entrevu le rapport intime qu'il y a entre ce délire et la paralysie, il ne savait pas que le délire était un des éléments d'une maladie spéciale.

Bayle eut le mérite d'entrevoir la nature de ce délire, de dire qu'il était symptomatique d'une inflammation méningée ; mais il lui conserva la dénomination vicieuse de monomanie ; à cette monomanie succédait, d'après lui, une période de manie, puis arrivait la démence. Nous ne saurions trop insister sur la défectuosité de ces termes de *monomanie* et de *manie*. D'abord la dénomination de monomanie est inexacte, car le délire de la paralysie générale est essentiellement un délire général et non un délire partiel ; en outre, ces termes de monomanie et de manie sont la cause de la plus regrettable confusion, car la monomanie et la manie existent en dehors de la paralysie générale ; par conséquent, dire qu'un malade est atteint de manie, c'est ne donner aucun renseignement sur la nature de son état mental.

Bayle fut tellement frappé de la fréquence du délire *expansif* dans la paralysie générale, qu'il considéra ce délire comme pathognomonique, et qu'il négligea l'étude de toutes les autres

(1) *Mémoire sur la démence avec paralysie.*

formes de délire. Ce délire a des caractères tellement saillants, qu'il fut de suite étudié dans tous ses détails par Bayle et par ses successeurs; il présente diverses variétés que nous nous proposons d'étudier, chacune par son nom particulier. Ces variétés se confondent le plus souvent l'une dans l'autre ou se succèdent chez le même malade, mais elles sont quelquefois distinctes pendant un temps assez long. Nous en admettrons quatre, que nous qualifierons de :

a. Délire de satisfaction.

b. Délire ambitieux : délire des grandeurs et délire des richesses.

c. Délire d'exagération.

d. Délire ambitieux uni au délire hypocondriaque.

a. Le *délire de satisfaction* est fréquent, surtout au début de l'affection; les malades se trouvent bien où ils sont, ne s'inquiètent de rien, sont contents d'eux et des autres, affirment qu'ils ont une santé des plus robustes, se complaisent à admirer leurs formes, la structure de leurs bras et de leurs jambes, la régularité de leur visage, ont, à l'égard de leurs semblables, une bienveillance qui contraste souvent avec leur caractère antérieur. Ils mettent alors tout le monde au courant de leur avantageuse situation, sont communicatifs, ou bien ils gardent pour eux leurs impressions et jouissent intérieurement d'un contentement que rien n'altère et que révèle leur physionomie épanouie et empreinte d'une vague satisfaction. Le mot *divinement* se rencontre souvent dans leur vocabulaire; ils mangent divinement, ils boivent divinement.

A ces idées se joignent d'habitude quelques idées d'orgueil : les malades deviennent vantards, exagèrent leurs talents, leurs facultés, se croient appelés à de grandes destinées, tout en ne faisant rien pour mettre en relief ces prétendues aptitudes.

Jusqu'ici il n'y a rien de saillant dans le délire : il faut être averti de la fausseté des assertions des malades et connaître leur caractère antérieur pour voir que toutes ces idées d'optimisme et de contentement de soi-même sont des idées maladives.

b. *Délire ambitieux.* — Mais voici que peu à peu les idées ambitieuses s'accentuent, les malades franchissent tous les échelons de la grandeur, ils arrivent aux conceptions les plus gigantesques.

C'est là le *délire des grandeurs* proprement dit; délire qui est vraiment bien curieux à étudier. Ce qu'il y a de plus singulier, c'est qu'il éclate parfois brusquement, sans être préparé par rien, c'est qu'il survient chez les malades placés dans les conditions les plus diverses, chez de pauvres ouvriers, tout comme chez les gens du grand monde, chez les malheureux paysans de la Lombardie (Baillarger), tout comme chez les peuples qui sont à la tête de la civilisation.

Les malades ne parlent alors que de châteaux et de palais somptueux, de calèches, de meubles magnifiques, d'habits merveilleux, d'alliances avec les puissants du jour, de dignités; les mots de général, d'empereur, d'impératrice se rencontrent souvent dans leurs conversations; ils parlent de réformes radicales qu'ils vont introduire dans l'état social; tous les humains seront comme eux puissants et fortunés; ils prodiguent à leur entourage les titres les plus pompeux, et ce délire contraste de la façon la plus pénible avec leur apparence et leur tenue négligée. Ce délire des grandeurs, mal coordonné, est tout différent de celui qu'on observe chez certains malades atteints de ce que nous appelons folie congestive. (Disons-le de suite, ce n'est pas tout à fait la folie congestive telle que l'entend M. Baillarger) (1). Dans la folie congestive, le délire est coordonné et systématisé, tout se tient : les malades, par exemple, s'imaginent qu'ils ont une mission à remplir, et c'est pour les empêcher d'accomplir cette mission qu'*on* les séquestre et qu'*on* les retient dans les asiles d'aliénés, toute une partie de la société veille sur eux et les redoute; ils sont nés de parents très-illustres, et c'est par le fait d'une substitution qu'ils passent pour issus de parents très-vulgaires (2); aussi sont-ils toujours à rédiger des pétitions, des réclamations à l'autorité, leur vie est une lutte perpétuelle (3). Ils écrivent des volumes qu'ils remettent à toutes les personnes qu'ils jugent capables de comprendre leurs gigantesques projets; leur apparence extérieure est en rapport avec cette haute idée qu'ils ont eux d'eux-mêmes : ils ont le port majestueux, le regard hautain, le geste impérieux, ils sont toujours en colère, ne rient

(1) Voy. chapitre du Diagnostic différentiel.
(2) Voy. Foville, *Étude clinique du délire des grandeurs* dans les *Mémoires de l'Académie de médecine*, t. XXIX, années 1869-70.
(3) Voy. Taquet, *Des aliénés persécuteurs* (*Ann. méd. psych*, janvier 1878).

jamais; la parole est brève, vive, saccadée, rapide. Ces malades
sont dangereux et vindicatifs, très-difficiles à soigner.

Le délire des grandeurs a donc deux aspects très-différents,
suivant qu'il appartient à la paralysie générale des aliénés, ou à
ce que *nous* appelons la folie congestive; mais il existe encore
dans d'autres cas; ainsi, dans l'alcoolisme chronique, nous
l'avons noté plusieurs fois (1) (inutile de dire qu'il ne s'agissait
pas dans ces cas de paralysie générale alcoolique, mais bien
d'alcoolisme franc). En voici un exemple :

OBSERVATION IV. — *Alcoolisme aigu. Délire des richesses, des grandeurs.*
Idées de gourmandise. Guérison.

La nommée Th., blanchisseuse, âgée de trente-cinq ans, entre dans mon
service de la Salpêtrière le 2 août 1876.

Ses certificats d'entrée sont les suivants :

Le premier, de M. Legrand du Saulle, porte : folie hystérique, excitation
maniaque par intervalles, loquacité, irritabilité, divagations, allures excen-
triques, incapacité de se diriger, nulle conscience de ses actes.

Le second, de M. Magnan : affaiblissement des facultés avec excitation,
contentement, idées incohérentes de satisfaction. Pas d'hésitation de la
parole; diplopie; crampes dans les jambes; craintes de paralysie générale.

Le troisième, de M. Delasiauve : excitation maniaque avec mobilité dans les
idées et les sentiments; idées de grandeur; croit avoir des millions, en gagne
tous les jours depuis une quinzaine, veut que tout le monde devienne riche.
L'altération des mouvements est peu sensible. Incubation probable de paralysie générale non exempte peut-être d'alcoolisme.

Les renseignements sur la malade nous sont fournis par sa sœur, qui est
bien portante et saine d'esprit. Leurs parents n'étaient pas cousins germains
et aucun membre de leur famille n'a été atteint de folie. Le père, d'un caractère violent, s'adonnant fréquemment à la boisson, est mort subitement d'un
anévrysme à cinquante-cinq ans; la mère a succombé, à l'âge de soixante-
trois ans, à un ulcère du sein. La malade, quelque temps avant son entrée,
s'était mise à boire du vin blanc et de l'absinthe. Elle empruntait de l'argent
à tout le monde et voulait aller à Tours où se trouve son fiancé. Auparavant,
elle se portait bien, mais depuis ses excès de boisson, elle offrait des millions
à quiconque lui parlait et elle aimait beaucoup à causer politique.

La malade est grande, pâle, traits réguliers, tenue négligée. Elle est très-
agitée et les mouvements de son corps sont continus et désordonnés. Les
pupilles sont égales, contractiles. La langue tremble notablement, la parole
est libre, non hésitante. La marche est régulière.

Elle me raconte qu'elle va se marier le 11 août, que je serai un des invités
de la noce, que mon cadeau, de la valeur de 300 000 francs, sera offert par
une fille du service, qu'elle donnera un million à chaque personne de la
Salpêtrière. Elle dit posséder un château magnifique en Touraine et quatre

(4) A. Voisin, *De l'état mental dans l'alcoolisme aigu et chronique* (Ann. méd. psych. 1862).

nôtels à Paris, habités par des personnages politiques qu'elle me nomme. Elle possède des milliards en espèces sonnantes et, pour elle, donner un milliard ne lui coûte pas plus que deux sous. Elle a un atelier où 6000 ouvriers travaillent à confectionner des sacs où les soldats mettent leur sucre et leur café. Son métier de blanchisseuse lui rapporte 50 francs par semaine, et comme je manifeste mon étonnement de la voir travailler, elle qui est si riche, elle me répond simplement que c'est par habitude du travail. Son loyer, au rez-de-chaussée, lui coûte 300 francs par an et se compose de trois pièces, une chambre à coucher, une cuisine et une chambre à repasser. Nulle conscience de son état. Elle croit être au 29 juillet, et nous sommes le 28 août. Elle me dit seulement que lorsqu'on l'a amenée à Sainte-Anne, elle souffrait de maux de tête épouvantables, qui la faisaient crier, casser et briser tout, en même temps qu'il lui venait des idées bizarres et qu'elle disait à toutes les personnes qui l'approchaient : « Laissez-moi tranquille, je suis folle. » Maintenant elle croit être parfaitement guérie. Aucune idée de persécution : tout le monde est son ami. Pas d'hallucinations de la vue, mais elle croit entendre la voix de son fiancé et de ses enfants. Ses réponses sont souvent d'accord avec les questions que je lui adresse.

Traitement. — Vésicatoire permanent à l'occiput. Acétate d'ammoniaque, vingt gouttes par jour.

2 septembre. Même délire des richesses. Elle est désordonnée, déchire tout. Les pupilles sont égales, plus de tremblement dans la langue. La parole est nette, l'appétit bon, la température normale. Menstruation aujourd'hui. Lorsqu'elle nous parle de ses richesses, il n'y a dans sa physionomie aucune expression de satisfaction béate. Elle se trouve mieux qu'à son entrée parce qu'elle n'a plus de douleurs à la tête et aux membres. Elle avoue avoir fait des excès de boisson (rhum, absinthe, thé, vin chaud) : elle étranglait le perroquet, me dit-elle. Elle se croit ici depuis le commencement de juillet.

21 octobre. Elle nous raconte qu'elle est marquise et mariée à M. de Coquet. Avant de prononcer ce nom, elle réfléchit un moment, puis le prononce rapidement. Elle ajoute qu'elle s'est mariée avec un prince et qu'elle est en même temps marquise et princesse. Elle va aller ce soir à tous les spectacles et finira par l'Opéra où on donnerait une représentation pour elle, si on savait son arrivée. Il n'existe toujours aucun embarras de la parole; la mémoire est intacte.

24 octobre. Elle nous dit voir des oiseaux bleus par la fenêtre, que la tête d'un de ces oiseaux s'est changée en une tête d'âne ; elle ajoute que tout cela n'est pas et qu'il faut lui donner des lunettes pour mieux voir. Elle va prendre ces oiseaux bleus pour les manger et se mariera demain avec son fiancé avec qui elle vit depuis cinq ans. Elle se souvient d'être ici depuis trois mois.

28 octobre. Une première injection sous-cutanée de 8 milligrammes de chlorhydrate de morphine a provoqué des vomissements.

A partir de décembre, traitement par les injections sous-cutanées de morphine.

3 janvier. Le délire n'a pas changé de forme. Elle est très-mobile dans ses idées et dans ses actes; aussi est-il impossible de la laisser sans camisole de force, sans quoi elle se déchire la figure, s'arrache la peau, jette ses vêtements par-dessus les murs, casse les carreaux, grimpe sur les arbres, ou casse les

branches, vole les aliments de ses compagnes. Elle ne sait pas bien au juste
le jour, mais précise le mois et l'année. Elle ignore pourquoi on l'a mise ici.
Pas d'ataxie de la langue, des lèvres, ni des mains. Pas d'inégalité des pupilles qui sont normalement contractiles. Comme je lui demande s'il y a
longtemps qu'elle a eu ses règles, elle me prie de lui dire si elle peut encore
avoir des enfants. Je veux, dit-elle, prier le bon Dieu de donner à mon mari
la puissance de m'engendrer des milliards d'enfants.

La dose quotidienne de morphine est 18 centigrammes en 2 fois.

13 janvier. Grande agitation. 20 centigrammes de chloral.

26 janvier. Depuis quelques jours, la malade prétend qu'on lui envoie des
tubes travaillés par la physique. Elle a, la nuit dernière, traîné son lit près
de la porte et s'est contusionné le visage.

7 mars. La pupille droite est plus grande que la gauche.

30 mai. L'état mental est le même. Depuis quelque temps, la malade a
perdu tous ses cheveux. Dose de morphine 12 centigrammes en deux fois.

18 juillet. Grande amélioration au point de vue physique et moral. Les
cheveux ont repoussé presque tout à fait. La malade ne parle plus de
ses idées délirantes, dit qu'elle nous les racontait parce qu'elle était folle ;
elle ne peut pas faire des dîners avec huîtres, champagne, pour des milliers
de personnes, puisqu'elle n'a pas d'argent. Elle demande à travailler. Elle a
écrit hier à des parents deux lettres fort raisonnables. La dose quotidienne
de morphine est de 6 centigrammes.

14 septembre. Les règles, interrompues depuis un an, sont revenues. La
dose quotidienne de morphine est de 3 centigrammes.

La malade sort le 10 octobre, complétement guérie. Elle reconnaît avoir
été malade et exprime sur ses idées délirantes la même opinion que celle
qu'elle nous a manifestée le 18 juillet.

Fin décembre 1877. État normal.

Dans ces cas rares, à la vérité, on se laisserait facilement
tromper, si l'on se rapportait au caractère seul du délire pour
porter un diagnostic.

Le délire ambitieux se rencontre encore quelquefois dans la
folie simple ou vésanique, et si la maladie est de longue date et
accompagnée d'un commencement de déchéance intellectuelle, le
délire ne se distingue pas facilement de celui des paralytiques
généraux. Nous avons de plus remarqué que chaque fois que dans
la folie simple il y avait des idées de grandeurs, la maladie était
grave et difficilement curable. En voici des exemples :

OBSERVATION V. — *Folie hystérique. Délire des grandeurs et des richesses.*

La nommée D., âgée de trente-six ans, fleuriste, est entrée le 12 mars 1877
dans mon service, avec les certificats suivants donnés par MM. Legrand du
Saulle et Magnan : Folie hystérique, chants, cris, divagations orgueilleuses,
idées ambitieuses.

Les renseignements donnés par sa sœur apprennent que : à presque toutes les périodes menstruelles, depuis quatre ans, elle est excitée. Il y a six semaines, elle s'est mise à parler tout haut de la fin du monde, d'empoisonnement dont elle était menacée, de ses rapports de famille avec la maison de Bourbon.

Je la trouve agitée, elle parle avec volubilité de miracles, de purgatoire, dit qu'on lui a proposé d'être la Sainte-Vierge, qu'elle sait lire le présent, le passé et l'avenir, que le 6 janvier la fin du monde arrivera, qu'elle est la fille de Don Carlos, qu'elle a cent mille francs à elle, qu'on a proposé à celui qu'elle a aimé de doubler sa fortune.

Traits réguliers, pupilles égales, pas d'ataxie de la langue, des lèvres. La parole est très-nette. Mémoire conservée.

Janvier 1878. L'état de la malade est le même.

OBSERVATION VI. — *Hystérie. Délire mélancolique, des grandeurs et des richesses.*

La nommée Coe., femme Gr., âgée de trente-huit ans, entre le 10 novembre à la Salpêtrière, dans mon service.

Les certificats d'entrée portent qu'elle est atteinte d'un délire mélancolique et qu'elle a de fréquentes attaques d'hystérie.

Physionomie intelligente, traits réguliers, pupilles égales, oreilles bien faites; pas d'ataxie de la langue ni des lèvres; pas de goître ni de ganglions cervicaux postérieurs; pas de douleur spinale spontanée ou provoquée. Les bruits du cœur sont normaux. Rien de particulier dans les poumons. Foie et rate de hauteur normale. Douleur à la pression dans la fosse iliaque gauche.

Il est impossible de savoir d'elle quoi que ce soit. Elle garde un mutisme presque complet.

(Renseignements fournis par le mari). Il n'existe pas d'antécédents héréditaires. Cette femme, dont le caractère a toujours été impressionnable, était sujette à des attaques d'hystérie. Elle a eu, étant enfant, la fièvre typhoïde. Le début de la maladie semble remonter au mois d'août dernier. A partir de cette époque, on a remarqué qu'elle négligeait son ménage, et, contrairement à ses habitudes, qu'elle allait causer chez ses voisins. Elle leur disait qu'on aurait la République, qu'elle serait à la tête du gouvernement, que son père occuperait une haute position, qu'elle serait riche et enfin que l'hôpital Saint-Louis lui appartiendrait.

Le cinquième jour de son entrée, elle est prise d'embarras gastrique fébrile. Elle prononce quelques mots bien articulés, se plaint de céphalalgie.

10 janvier 1878. Guérison après un traitement morphinique.

OBSERVAVION VII. — *Folie simple, lypémaniaque. Hallucinations. Idées de grandeur, de richesses. Conceptions hypocondriaques.*

R... Eugénie, âgée de quarante-trois ans, couturière, entre le 18 octobre 1877 à la Salpêtrière, dans mon service. Les certificats d'entrée constatent qu'elle est atteinte d'un délire chronique avec hallucinations et idées de persécution et de grandeur.

Traits réguliers, nez épaté, front moyen, pupilles égales, moyennes, contractiles. La parole est facile; la vue est nette; pas de photophobie, pas de phosphènes. Elle dit avoir eu des bourdonnements d'oreilles pendant deux ans, avoir été sourde un mois et avoir été guérie par des injections. Elle reconnaît le poivre à l'odorat.

Pas d'ataxie, ni de déviation de la langue. Elle nous dit que sa langue est *décrochée*. Pas de goître, pas de ganglions cervicaux postérieurs. Pas d'anesthésie ni d'hyperesthésie. Rien de particulier du côté des poumons et du cœur. Hauteur du foie et de la rate normale. Le ventre est généralement un peu sensible, surtout dans les fosses iliaques et principalement à gauche. Elle dit ne plus être réglée depuis quelques années.

De la septième à la dixième apophyse épineuse dorsale, douleur très-vive à la pression. Du reste, la malade y souffre spontanément. Elle éprouve de la douleur dans presque tous les points du corps, elle a la sensation que ses veines tombent, qu'on lui arrache des parties du corps. Elle attribue ces sensations à des hommes de Saint-Alban dont elle entend les voix par moments sous terre. Ces voix disent qu'il faut la faire enfermer et la mettre à la porte, etc.

(Renseignements de sa fille qui est bien portante). Pas d'antécédents héréditaires. Le début de la maladie remonte à cinq ou six ans. La malade a éprouvé de grands chagrins. Son mari, après avoir dissipé l'argent qu'ils avaient économisé, l'a abandonnée. Depuis cette époque elle est dans les asiles de la Seine. La maladie a débuté par des paroles incohérentes, des hallucinations, des idées et des tentatives de suicide.

Depuis cette époque elle a eu l'idée qu'elle *avait des millions*; elle dit que sa *grand'mère descendait du pape* et qu'elle est *impératrice*. Elle croit qu'on la tient en prison parce qu'elle doit régner. Elle attend toujours des *robes de velours* qu'elle croit avoir commandées.

On conçoit, en lisant ces observations, combien les erreurs seraient faciles à commettre, si l'on se reportait au caractère seul du délire, et c'est précisément pour cela que nous n'aimons pas à dire que le délire ambitieux est pathognomonique; c'est pour cela que jamais nous ne portons un diagnostic sur les seuls caractères du délire.

Le *délire des richesses* s'associe toujours au délire ambitieux, dont il est très-voisin; on l'observe aussi à tous les degrés. D'abord le malade se plaît à exagérer ses ressources; il dira qu'il gagne beaucoup d'argent, quand il ne gagne que 5 francs par jour; puis, à un degré plus avancé, il parlera d'héritages qui doivent lui arriver, sans pouvoir préciser de quel côté; puis peu à peu des chiffres de plus en plus monstrueux seront employés pour représenter sa fortune imaginaire; il finira par ne parler que de millions et de milliards, de diamants d'une valeur inimaginable. « L'univers est à lui; *tout* est sa propriété. »

Si l'on fait des objections, le malade n'en tient pas compte, ne répond pas, ou quelquefois il est embarrassé un instant ; mais le délire reprend vite le dessus. Parfois cependant il donne encore à cette période des réponses plausibles ; c'est ainsi qu'une malade qui parlait de sa puissante fortune et de ses calèches, répondait aux objections qu'on lui faisait qu'elle avait bien des voitures, mais qu'elle préférait aller à pied.

Nous ne finirions pas si nous voulions passer en revue les conceptions bizrares qui germent dans l'esprit des malades, qu'il nous suffise de rappeler qu'il existe entre les idées de grandeurs de tous les paralytiques une ressemblance des plus curieuses, une uniformité des plus inexplicables.

c. Délire d'exagération. — Il est une troisième variété de délire qui forme la transition entre le délire expansif et le délire dépressif, et qui nous paraît mériter une mention et même une dénomination particulière, c'est le *délire d'exagération.* On le rencontre souvent chez les paralytiques mélancoliques ; on l'y rencontre sans qu'il existe aucune trace de délire de satisfaction ou de délire ambitieux. Il consiste dans l'emploi de chiffres ou de termes exagérés pour exprimer de prétendues souffrances ou des fautes imaginaires. C'est ainsi qu'une malade disait : « Je ne voudrais pas avoir fait cela pour des millions et des billions. » La même malade répétait à tout instant le chiffre 10 400 : « J'ai donné 10 400 francs et on me laisse mourir de faim. » Une autre prétendait avoir des millions de cœurs. Une autre parlait de plus de 300 vers qui lui bouchaient l'estomac. Une quatrième malade entendait les voix de deux ou trois mille individus. Une cinquième disait qu'elle souffrait depuis plus de 6000 ans. Un malade se plaignait d'avoir une érection éternelle. Un autre se figurait qu'on l'appelait le *roi des sots.* Un troisième s'accusait d'avoir ruiné des centaines de familles. Un quatrième d'avoir volé des millions, d'avoir 300 millions de dettes ; une femme à la Salpêtrière disait qu'elle avait volé des rubis et une tabatière de plus de 600 francs.

Ces étranges manifestations du délire ambitieux, dans la paralysie générale à forme dépressive, ont été étudiées dans notre Mémoire, couronné par l'Académie en 1877 (voy. obs. 104, 22, 68, etc.).

d. Délire ambitieux uni au délire hypocondriaque. — De même lorsque le délire ambitieux s'intrique avec le délire hypocondriaque, ce qui est assez fréquent, il en résulte les conceptions les plus bizarres; les malades se plaindront qu'on leur a vidé le corps pour prendre les diamants inclus, affirmeront qu'ils ont dans le ventre des tonneaux remplis d'or. Un malade prétendait qu'il avait dans la tête du plomb qu'on pourrait en faire sortir et avec lequel on ferait des tabatières d'or (voy. obs. 37 et autres du Mémoire précité).

Rien n'égale l'absurdité de ces conceptions délirantes, si ce n'est l'intérêt qu'elles présentent à étudier; car enfin pourquoi ce délire ambitieux, même dans les formes les plus dépressives? Pourquoi ce délire ambitieux, si fréquent dans la paralysie générale et si rare dans les autres formes d'aliénation mentale?

Le délire expansif existe le plus souvent seul pendant toutes les périodes de la paralysie générale, d'autres fois ils s'intrique avec le délire dépressif, nous venons d'en citer des exemples; d'autres fois les deux délires existent successivement, se remplaçant d'un mois à l'autre, d'une journée à l'autre, d'une heure à l'autre.

Mais quelquefois le délire dépressif existe seul pendant toute la durée de la maladie, ou pendant une longue période; le moment est venu d'en étudier les caractères et d'appeler l'attention du lecteur sur ce délire qui n'est pas assez connu.

3° *Délire dépressif.*—Le *délire dépressif* revêt diverses formes; toutes les variétés de la lypémanie (d'Esquirol), sont susceptibles d'appartenir à la paralysie générale; la forme hypocondriaque s'y rencontre aussi, et M. Baillarger a même attribué une telle importance au délire hypocondriaque, que nous croyons devoir l'étudier à part; mais commençons par l'étude du délire lypémaniaque proprement dit.

Le *délire lypémaniaque* a été signalé et même étudié par divers auteurs, et l'on est vraiment en droit de s'étonner qu'il soit si peu connu. Marcé, dans son traité des maladies mentales, fait une variété à part de la variété mélancolique.

Mais il est vrai de dire qu'il n'en parle pas longuement. C'est pour appeler l'attention sur ce délire, que nous allons citer tout ce qui a été dit, ou du moins tout ce que nous avons pu trouver dans la science relativement à cette question.

Willis relate l'histoire d'un homme de plus de trente ans, chez lequel on put observer l'amoindrissement des facultés intellectuelles en même temps que la faiblesse et le tremblement des membres, et chez lequel la mort arriva au bout de six mois. Ce malade était mélancolique et triste, il pleurait souvent et sans raison suffisante. Voici, du reste, l'observation textuelle ; il s'agit, sans aucun doute, d'une paralysie générale à forme mélancolique :

Olim generosus quidam, robustus, et supra decimum ætatis lustrum, ferè semper sanus, tandem vitæ sedentariæ atque otio deditus et deinde, solito hebetior factus, exercitium quodvis et duriorem corporis motum renuebat; insuper *melancholicus* et tristis, a levi quavis occasione, imo interdum sine ulla causa manifesta in fletum et lacrymas erumpere solebat. Hic brevi posteà (quod etiam de multis aliis observavi) membrorum omnium imbecillitate et tremore, et deinde partium inferiorum resolutione afficiebatur; quo morbo (cum melancholicus et medicinæ cito pertæsus esset) se victum trahens, et sensim languidior factus, intra *sex* menses interibat. (Willis, *Opera omnia*, Lugduni, 1681, tomus posterior, p. 221, cap. IX, *De paralysi*.)

La forme dépressive existait aussi dans une observation publiée par Théophile Bonet. Il s'agissait d'un jeune homme mélancolique, qui avait de la fièvre, de fréquentes attaques épileptiformes, et dont les méninges ont été trouvées congestionnées :

In latere dextro admodum turgebant venæ tenuis meningis multo sanguine nigro et concreto : ea pars nigricabat et apostema continebat in proximà cerebri parte (1).

L'observation suivante, due à Morgagni, se rapporte bien aussi à un cas de paralysie générale à forme mélancolique (2).

Il s'agit d'un homme de cinquante-cinq ans prédisposé aux congestions cérébrales par son tempérament, sa constitution et ses occupations habituelles, qui, quelques années avant sa mort, avait eu des troubles convulsifs singuliers et des troubles de la motilité, localisés principalement dans les muscles de la face et des mains. Sous l'influence de soucis et d'inquiétudes, cet homme tomba brusquement dans la mélancolie et l'hypocondrie :

In affectum incidit vertiginosum, a quo tametsi liberatus est, non mediocrem tamen mœstitiam et ad somnum proclivitatem ostendebat. »

Il avait de temps en temps des vertiges, des douleurs de tête qui se produisaient avant les crises, et disparaissaient après elles,

---

(1) Boneti, *Sepulchretum*, Lugduni sumptibus Cramen et Perachon, 1700, p. 285, lib. I, sect. XI.

(2) Elle se trouve dans la lettre 2, *De morbis capitis*, 1752.

et bientôt, à la suite d'une congestion apoplectique, il perdit la
sensibilité et le mouvement dans la partie gauche du corps et
tomba dans un état comateux. Une saignée produisit une amélioration passagère ; mais l'agitation suivit de près, ainsi que des
convulsions dans tout le côté droit du corps, la face et les pieds.
La mort survint au dixième jour de ces accidents. Le cerveau
était ramolli (*cerebrum vero flaccidius fuit*), et on trouva dans le
ventricule droit plus de deux onces de sang coagulé.

Morgagni n'a pas eu l'idée de considérer ce cas comme appartenant à une maladie spéciale. Bien d'autres, après lui, ont
passé de même à côté de la vérité, puisque c'est jusqu'à Bayle
qu'il faut arriver pour voir la nosologie faire une nouvelle
conquête.

Après Morgagni, Lieutaud, en 1759, écrit (1) : « La paralysie
est rarement primitive, elle peut être un produit de l'affection
hypocondriaque... La paralysie hypocondriaque ne prive ordinairement que du mouvement. »

Pinel, en 1812 (article *Adynamie* du Dictionnaire en 60 volumes),
indique la mélancolie symptomatique de la paralysie générale.
« On voit, dit-il, succéder quelques préludes de paralysie à une
agitation maniaque plus ou moins violente ou bien à un délire
taciturne prolongé. »

Bayle, qui, comme nous l'avons déjà vu, admet la fréquence de la
mélancolie dans le début de la paralysie générale, se refuse à reconnaître les idées mélancoliques comme symptôme dans la paralysie
générale confirmée ; il n'en parle pas dans la description qu'il a
faite de la maladie et, quand il en rencontre dans les observations
qu'il cite, il se donne une peine inouïe pour démontrer que ce
délire est justifié par telles ou telles conditions dans lesquelles
se trouvaient les sujets (obs. 8, 3ᵉ série) ; ou bien il ne dit pas un
mot de ce symptôme dans les réflexions, cependant fort détail-
lées, qui suivent l'exposition de chaque fait, ou bien il n'en parle
que pour prétendre qu'il ne se rattache pas à la maladie ; ainsi à la
page 266, à propos d'un homme atteint de méningite chronique,
qui avait été hypocondriaque auparavant, Bayle dit : « Cet état
d'hypocondrie paraît avoir eu des liaisons intimes avec l'affection cérébrale dont le malade fut atteint plus tard, mais en

_____

(1) Lieutaud, *Médecine pratique.*

considérant que cet homme avait une gastrite fort ancienne, on ne pourra pas accorder une grande confiance à cette conjecture. »

Et plus loin nous lisons, page 361 : « Les deux accès de mélancolie dont le malade a été atteint à l'époque où il commença à présenter des symptômes de méningite chronique, étaient d'une nature différente de cette dernière maladie (1). »

Calmeil (2) a cité quelques observations de délire mélancolique chez les paralytiques généraux. Ainsi, il parle, à la page 343, d'une jeune femme qui avait attenté à ses jours à une époque où ses muscles étaient libres et qui resta encore quelque temps lypémaniaque après être devenue paralytique; à la page 248, se trouve l'observation d'un vieillard qui, après avoir abusé de toutes les jouissances de la vie, était triste, porté à l'isolement et poursuivi par des odeurs imaginaires, en butte à des idées de suicide et franchement paralytique. « Ce serait, dit Calmeil, faire preuve d'un mauvais esprit d'observation que de vouloir assigner une forme constante au délire des aliénés et d'entreprendre de la représenter chez tous avec les mêmes couleurs ».

Mais il fait en même temps remarquer la rareté de cette forme mélancolique.

En 1841, le même auteur disait, dans l'article de la *Paralysie générale* du Dictionnaire en 30 volumes : « La paralysie générale débute chaque jour avec la démence, avec un accès de lypémanie, sans que jamais pendant toute la phlegmasie, le délire vienne s'exercer sur les idées de grandeur et de richesse (3). »

Enfin, en 1859, Calmeil n'hésite pas à dire que la forme mélancolique se montre depuis une dizaine d'années presque aussi fréquente chez les sujets atteints d'un commencement de paralysie générale que la monomanie d'orgueil.

Ces assertions de plus en plus précises, d'un même auteur dont on ne peut mettre en doute l'impartialité ni le talent d'observation, sont propres, à notre avis, à prouver que la forme mélancolique de la paralysie générale s'est rencontrée de plus

(1) Bayle, *De l'arachnitis chronique.*
(2) Calmeil, *De la paralysie considérée chez les aliénés.* Paris, 1826.
(3) Calmeil, *Dict. de méd.* en 30 vol. Paris, 1841, t. XXIII, p. 141.

en plus fréquemment à mesure qu'on s'approchait de notre époque et qu'elle était relativement rare à l'époque où Bayle écrivait.

Lunier (1) accepte aussi l'idée d'une transformation dans la forme symptomatique de la paralysie générale. C'est ce qui ressort des lignes suivantes :

« La symptomatologie de la paralysie générale s'est un peu modifiée depuis quarante ans ; il me semble que les formes dépressives, chroniques, marchant avec une certaine lenteur, se présentent aujourd'hui plus souvent à l'observation ; il en est de même des troubles ataxiques. Sous l'influence d'habitudes et de conditions hygiéniques nouvelles, les maladies, ainsi que l'a signalé M. Pidoux, se transforment, et il en serait de la paralysie générale comme des autres affections. » Quant aux causes de ces transformations, nous les rechercherons lors de l'étude de la pathogénie du délire mélancolique dans la paralysie générale (voy. chapitre XIII).

De 1826 à 1868, Calmeil ne fut pas le seul observateur qui ait signalé la mélancolie dans la paralysie générale. Daveau, Cazenave, Parchappe, Lunier, Falret, Lasègue ont aussi parlé de la mélancolie dans la paralysie générale.

En 1830, Daveau (2) a signalé chez quelques paralytiques une véritable lypémanie avec tendance au suicide.

En 1836, Parchappe (3) fait remarquer chez certains paralytiques l'existence d'une « forme mélancolique contrastant par l'abattement et la tristesse avec l'outrecuidance et l'hilarité des autres aliénés ».

En 1838, Esquirol dit (4), à propos des variétés compliquées de démence : « Le premier, en 1805, j'ai appelé l'attention sur ce phénomène. Cette paralysie est souvent le signe d'une inflammation chronique des méninges, elle a une marche incessante, *quel que soit le caractère du délire*, elle indique le passage prompt de la folie à la démence chronique ».

Nous trouvons encore, dans le même ouvrage, l'observation d'un homme, qui, trois mois après avoir eu un accès de manie

(1) Lunier, *Annales méd. psych.*, 26 mai 1873.
(2) Daveau, thèse inaugurale, p. 11.
(3) Parchappe, *Recherches sur l'encéphale*.
(4) Esquirol, *Des maladies mentales*. t. II, p. 263, article Folie compliquée de paralysie.

ambitieuse, tomba dans une tristesse profonde et succomba, au bout de cinq mois, à une hémorrhagie cérébrale.

Dès le début de la maladie, il avait présenté quelques légers symptômes de paralysie de la langue; il avait la substance cérébrale injectée et ramollie.

En 1846, M. Baillarger (1) dit : « qu'il faut suivre les malades pendant toute la durée de la maladie, car quelques-uns, qui au début n'ont pas d'idées de grandeurs, en présentent plus tard, et *vice versâ*. La nommée D... en offre un exemple des plus tranchés : il y a deux ans, elle se croyait propriétaire de meubles en or; elle est aujourd'hui de la plus grande humilité, et présente tous les signes de la mélancolie. »

Les autres formes du délire sont assez rares chez les paralytiques, il existe cependant dans la science plusieurs cas de *lypémanie avec idées de suicide* chez les paralytiques.

En 1848, F. Cazenave constate que : « bien souvent la lypémanie la plus noire compliquée d'idées de suicide pervertit l'entendement des malades atteints de paralysie générale ».

En 1849, Lunier (2) cite tout au long une observation de paralysie générale suivie de rémission avec idées de suicide. Cet auteur fait suivre l'observation des réflexions suivantes : « Ce malade, dit-il, nous offre un exemple de lypémanie suicide dans la folie paralytique; il existe dans la science plusieurs faits de même nature. »

En 1849, Pinel neveu (3) écrivait : « La paralysie générale se montre plus fréquemment qu'on ne le pense chez des mélancoliques, qui, loin d'avoir des idées gaies, de se croire rois, riches à millions, sont au contraire sous l'influence d'idées tristes, et pensent qu'ils sont ruinés, empoisonnés, etc. »

En 1850, Billod (4) parle de la forme lypémaniaque dans la paralysie générale : « Ces malades, dit-il, pour former, il est vrai, l'exception, ne sont pas cependant très-rares; j'en ai observé des exemples à Bicêtre et à la Salpêtrière; le plus récent et

(1) Baillarger, *Nouvelles considérations sur la paralysie générale progressive incomplète*, inséré dans les *Annales médico-psychologiques*, 1846.

(2) Lunier, Travail lu à la Société médico-psychologique, *Recherches sur la paralysie générale progressive* Paris, 1849, in-8.

(3) Pinel neveu, *Union médicale*, 27 novembre (Une lettre sur la paralysie générale des aliénés).

(4) Billod, *Ann. méd.-psych.*, 2ᵉ série, t. II.

A. VOISIN. Paralysie.   6

aussi le plus saillant qui se soit offert à mon observation est celui d'un ancien capitaine d'infanterie de ligne admis à l'asile d'aliénés de Saint-Gemmes. La paralysie générale ne pouvait pas être mieux caractérisée et cependant l'état mental avait revêtu le caractère de la démence lypémaniaque avec un penchant très-prononcé au suicide qui s'est traduit deux fois par des tentatives de strangulation au moyen d'une ficelle. Je ne multiplierai pas les exemples de cette forme d'affection, la plupart des médecins spéciaux en comptent quelques-uns dans leur pratique ; je dois dire cependant que la paralysie générale avec lypémanie est assez rare pour faire exception, mais qu'elle l'est beaucoup moins chez la femme que chez l'homme. »

En 1853, M. Baillarger écrivait ces lignes : « Les observateurs qui ont décrit toutes les nuances de l'excitation n'ont pas étudié si bien celles de la dépression, c'est-à-dire la lenteur et la brièveté des réponses, l'obnubilation très-légère des idées qui constituent une lésion aussi générale que l'excitation elle-même » (1).

Voici ce que disait encore Pinel neveu (2), en 1858, sur le délire lypémaniaque des paralytiques généraux : « J'ai souvent constaté dans la paralysie générale du délire hypocondriaque lié au délire mélancolique ; les malades se disent trahis, abandonnés, empoisonnés, dans la misère la plus profonde, ils se croient les plus malheureux des mortels, affirment que leurs parents, que leurs amis n'existent plus, qu'ils ont été assassinés après avoir enduré les tortures les plus barbares, etc. »

Sous l'influence d'hallucinations des divers sens et de conceptions délirantes d'une nature oppressive, ils répandent d'abondantes larmes et se livrent au désespoir.

M. Baillarger termine ainsi un article qu'on peut trouver dans l'*Union médicale* de 1858 (6 août), et qui est relatif à la gravité du pronostic chez les paralytiques généraux mélancoliques :

« D'autres malades offrent, dit-il, réuni à la paralysie générale, l'état mélancolique avec *toutes ses nuances et tous ses degrés*. Lorsque la mélancolie est ainsi réunie à la paralysie générale, il

---

(1) Baillarger, *Essai de classification de différents genres de folie* (Ann. méd.-psychol., t. V, 1853).

(2) Pinel, *Ann. méd.-psychol.*, 1858

y a deux causes de dépression au lieu d'une, et si cet état se prolonge, la marche de la maladie est plus rapide. »

Falret (1) parle assez longuement de la variété mélancolique de la paralysie générale. Ce qu'il tâche de prouver c'est que
cette variété, si différente au premier abord de la variété expansive, vient, comme d'ailleurs toutes les autres variétés, se confondre avec la forme type de la maladie décrite par tous les
observateurs. Nous ne le suivrons pas dans cette voie, nous nous
contenterons pour le moment de transcrire les lignes suivantes :

« Lorsqu'on remonte avec soin dans les antécédents des aliénés paralytiques observés dans les asiles, on découvre assez souvent que la maladie a débuté par un stade mélancolique quelquefois court, d'autres fois plus prolongé. A cette période, les
malades sont dans un état d'affaissement physique et moral des
plus prononcés ; ils éprouvent une fatigue musculaire excessive,
ce qui les porte à rester immobiles, ou même à garder le lit ; ils se
sentent incapables de marcher, de se mouvoir, et même de se
décider à un acte quelconque ; ils sont dans un véritable anéantissement physique et moral dont ils ont conscience et dont ils
s'affligent ; ils ont une tendance hypocondriaque des plus marquées. On parvient quelquefois à constater chez eux, dès cette
époque, des troubles légers de la motilité, soit un embarras de la
parole parfois assez prononcé, soit de la faiblesse ou du tremblement dans les membres. Mais ces symptômes physiques passent
presque toujours inaperçus et l'état de mélancolie fixe seul l'attention. »

Nous avons dit, quelques pages plus haut, que Calmeil, en
1859, avait signalé de la lypémanie au début de la paralysie générale confirmée. Voici, en effet, comment Calmeil s'exprime à cet
égard (2) :

« Ce type occupe aussi une place importante parmi les manifestations fonctionnelles de la périencéphalite chronique diffuse,
et depuis une dizaine d'années cette forme de délire s'est montrée
presque aussi fréquente sur les sujets atteints d'un *commencement*
de paralysie générale que la monomanie d'orgueil. Aussi, sur les

(1) J. Falret, *Ann. méd.-psychol.*, 1858. Séance du 26 juillet 1858 de la Société médico-
psychologique.
(2) Calmeil, *Maladies inflammatoires du cerveau*. Paris, 1859.

individus dont nous entendons présentement parler, on ne trouve plus que des idées de découragement, de crainte et de terreur. Les uns s'imaginent qu'on va les faire guillotiner, les autres qu'on les calomnie, les autres qu'on a le dessein de les faire périr par le poison ; tous ou presque tous ont un extérieur et un maintien piteux, refusent de parler, d'agir, de prendre leurs aliments, et les efforts que l'on tente pour les alimenter et les faire vivre sont rarement suivis de succès, de sorte que les paralytiques lypémaniaques succombent pour la plupart beaucoup plus rapidement que les mélancoliques non paralysés. »

Mais nulle part nous n'avons trouvé un tableau complet du délire lypémaniaque dans la paralysie générale qui pût être comparé par exemple au tableau du délire expansif tracé par J. Falret (1), ou à celui du délire hypocondriaque fait par M. Baillarger. Aussi croyons-nous utile de remplir cette lacune et d'étudier le délire lypémaniaque dans ses diverses variétés.

Il est un caractère commun à toutes ces variétés et sur lequel l'attention a été appelée par presque tous les auteurs, c'est la diminution de l'intelligence et de la mémoire qui accompagne le délire dépressif symptomatique de la paralysie générale.

Étude des diverses variétés de délire lypémaniaque.

a. Délire mélancolique avec agitation. — L'agitation n'est pas incompatible avec la mélancolie, chez les paralytiques ; on rencontre des malades qui brisent, frappent tout ce qui les entoure, ramassent tous les objets, sont dans un mouvement perpétuel aussi désordonné que possible, déchirent leurs vêtements, poussent d'une manière continuelle, et surtout pendant la nuit, des cris perçants ou plaintifs dont la fréquence et la continuité sont très-caractéristiques de cette forme de maladie mentale.

Les malades dont le délire revêt plus spécialement la forme mélancolique ont parfois, dit Calmeil, « l'air effrayé, cherchent à échapper aux mains de ceux qui les protégent, comme si leur vie était menacée ; ils crachent sans cesse autour d'eux, comme pour se débarrasser d'une salive suspecte ; ils opposent une résistance inouïe, lorsqu'on cherche à introduire quelques

(1) J. Falret, *Recherches sur la folie paralytique et les diverses paralysies générales*, thèse, 1853.

médicaments dans leur bouche; ils ne reposent pas une seule nuit, sont assiégés par des voix menaçantes, par des bruits étranges, et font dans quelques cas des efforts désespérés pour se précipiter ou se donner la mort d'une manière quelconque. »

Cette forme de mélancolie avec agitation a bien des ressemblances avec la manie aiguë, c'est ce qui prouve une fois de plus combien la classification symptomatique est vicieuse. Pour nous, nous nous inquiétons peu de savoir si le délire avec agitation doit prendre le nom de manie ou de mélancolie; ce que nous recherchons, c'est la nature, la cause anatomique de ce délire accompagné d'agitation : appartient-il, oui ou non, à la paralysie générale, est-il d'un pronostic grave ou bénin, le malade qui en est atteint est-il immédiatement menacé dans son existence; y a-t-il lieu de redouter pour un avenir rapproché la démence paralytique, ou bien, au contraire, son délire et son agitation sont-ils susceptibles d'être rapidement et définitivement modifiés par un traitement convenable? Là pour nous est la question. Or pour la résoudre nous avons les divers signes somatiques, que nous avons étudiés dans les chapitres précédents, et de plus l'incohérence du délire, la débilité intellectuelle et les lacunes de mémoire; mais un des meilleurs signes, des plus fidèles et des plus constants, c'est l'élévation de la température. Dans la manie simple, dans la mélancolie avec agitation qui n'appartient pas à la paralysie générale, la température centrale n'est jamais élevée au-dessus de la normale; le pouls est fréquent, il est vrai, la face peut être vultueuse, la langue peut être sèche, mais il n'y a pas d'exagération de la température centrale. Dans la mélancolie avec agitation qui appartient à la paralysie générale, au contraire, la température centrale est au-dessus de la normale; ce qui prouve que l'agitation qui se joint au délire est toujours en rapport avec un état inflammatoire de l'encéphale, ainsi que dans le cas suivant :

OBSERVATION VIII.—*Paralysie générale.* — *Délire mélancolique à la première période de la paralysie générale.* — *Hallucinations.* — *Tentative d'infanticide.* — *Inégalité pupillaire.* — *Ataxie de la langue.* — *Fièvre.*

La nommée Lau.... est entrée dans mon service le 18 avril 1874.

Le certificat d'entrée portait qu'elle était atteinte de délire mélancolique, de troubles de la sensibilité générale, d'idées de persécution, qu'on la menace, qu'on l'injurie, qu'on lui jette un sort.

Les renseignements de son frère m'apprenaient qu'elle avait toujours été bien portante, jusqu'il y a un an ; elle a perdu son mari en octobre 1873 et est restée veuve avec cinq enfants, ce qui lui a amené une grande gêne.

Il y a trois jours on s'est aperçu qu'elle perdait la tête. Elle disait voir son mari, se mettait constamment en prière et disait que, même en plein jour, il lui fallait tenir les bougies allumées afin de ne pas voir son mari. Elle était devenue fort triste, ou dans d'autres moments elle se mettait en colère et criait après ses enfants. Elle a failli jeter par la fenêtre la plus petite de ses filles en lui disant : « Va-t'en au ciel. »

Elle prétendait que son mari était là et donnait des coups de pieds au poêle. Elle a eu dix enfants ; cinq sont morts de maladies inconnues, les autres sont vivants et bien portants.

20 avril 1874. Physionomie triste ; pâleur de la face ; yeux fortement cernés ; front moyen.

Pupilles d'abord égales ; puis, un quart d'heure après, la droite est plus large que la gauche ; dit avoir la vue affaiblie ; ouïe normale ; oreilles symétriques ; bourdonnement d'oreilles ; odorat conservé ; tremblement de la langue tirée hors de la bouche ; pas de tremblement des lèvres ni des mains ; force musculaire ; sensibilité aux pincements normale ; marche facile, mais lente ; menstruation en ce moment ; pas de douleur spinale ; palpitations ; souffle doux, systolique à la base ; pas d'engorgement cervical postérieur ; parole nette, facile ; mémoire conservée ; se dit tourmentée par la physique ; elle sent des agacements, des pincements, dit-elle, dans le cœur, dans la tête, dans les pieds et les mains. Temp. ax. 38°,5.

Pas de douleurs ovariennes.

Elle raconte avoir eu mal aux yeux étant enfant, que cela lui est revenu à vingt ans et qu'elle en était presque aveugle. « C'est le Vendredi-Saint, dit-elle, que j'ai compris ce que c'était que la maladie (sic). »

6 mai 1874. Même état mental ; difficulté d'obtenir des réponses aux questions qu'on lui pose, sa pensée paraît être ailleurs.

Des injections sous-cutanées de morphine sont faites sans succès pendant trois mois ; pendant cette période, je constate à plusieurs reprises de l'inégalité pupillaire, des idées de satisfaction, un caractère acariâtre.

15 octobre, agitation et grand état hallucinatoire.

25 octobre. Depuis quelques jours la malade est toujours souriante, mais ce sourire a quelque chose d'hébété ; inégalité pupillaire constante ; tremblement fibrillaire de la langue et de la lèvre supérieure.

10 novembre. L'état empirant, je commence un nouveau traitement par les bains froids, et d'abord par un bain à la température de 20 degrés. Plusieurs jours auparavant, j'avais pris la température axillaire ; j'avais eu la preuve que la maladie était accompagnée de fièvre, et était par conséquent de nature inflammatoire.

La démence étant de plus en plus prononcée ainsi que le délire de satisfaction, l'état de la malade s'est aggravé ; le délire de satisfaction et les troubles somatiques ont augmenté progressivement.

b. Délire mélancolique avec stupeur. — Il y a deux sortes de mélancolie avec stupeur, l'une décrite par Esquirol, l'autre par

M. Baillarger. Or chacune de ces formes de délire peut appartenir à la folie simple ou vésanique et à la folie paralytique.

Il est très-difficile dans ces cas d'établir le diagnostic si l'on n'est pas guidé par les indications thermométriques et par l'apparition de divers signes somatiques.

Lélut, en 1843, publia une observation sous le nom de manie subaiguë stupide, et il fut très-étonné de trouver à l'autopsie des adhérences dans plusieurs points du cerveau ; il s'agissait de paralysie générale à forme stupide.

Le diagnostic, dit Marcé (1), exige dans certains cas une attention soutenue. « Les idées délirantes sont en effet les mêmes dans la mélancolie avec stupeur et dans la paralysie générale à forme dépressive, et de plus la stupeur amène avec elle des troubles de la motilité bien capables d'égarer le diagnostic.

« En cas d'incertitude, on doit attendre l'évolution des symptômes avant de se prononcer. »

Ce qui peut encore égarer le diagnostic, c'est l'existence, chez les malades atteints de mélancolie avec stupeur, d'une diminution passagère de la mémoire et d'une sorte de vague de l'esprit qui tiennent à la multiplicité et à la ténacité des conceptions délirantes et des hallucinations ; dans ces cas la mémoire est alors pour ainsi dire oblitérée, il y a une sorte d'embarras de la mémoire (dysmnésie). Il faut bien se garder de prendre cette diminution de la mémoire pour un commencement de démence ; l'erreur n'est quelquefois pas facile à éviter, ainsi que le prouvent plusieurs observations de malades qu'on avait crus atteints de paralysie générale à cause de la diminution apparente de la mémoire et qui n'étaient que des mélancoliques simples.

Voici quels sont les caractères de la mélancolie avec stupeur n'appartenant pas à la paralysie générale, telle que Esquirol et Griesinger l'entendaient : « Dans ces cas, la pensée, loin de présenter le vide psychique de la démence, ne cesse pas d'être active, la sensibilité concentrée sur un objet semble avoir abandonné tous les organes, le corps est impassible à toute impression, tandis que l'esprit ne s'exerce plus que sur un sujet unique qui absorbe toute l'attention, et qui suspend l'exercice de toutes

---

(1) Marcé, *Maladies mentales*, Paris, 1862 p. 478.

les fonctions intellectuelles. L'immobilité du corps, la fixité des traits de la face, le silence *obstiné*, trahissent la contention douloureuse de l'intelligence et des affections. » Au contraire, dans la mélancolie avec stupeur *qui appartient à la paralysie générale*, les malades ne gardent pas le silence *obstiné* dont parle Esquirol ; on parvient presque toujours à les faire sortir de leur mutisme ; un autre caractère différentiel semble devoir être tiré de l'habitus extérieur des malades. Nous avons en effet souvent remarqué que les malades affectés de mélancolie avec stupeur sans paralysie générale avaient une contraction permanente des muscles du visage et du cou ; chez une malade qui a fini par périr d'épuisement, on pouvait distinguer les uns des autres les différents muscles de la face ; les grands et les petits zygomatiques entre autres faisaient des saillies très-remarquables. Nous ne pensons pas qu'on ait jamais remarqué de pareilles contractures musculaires chez les malades à la première période de la paralysie générale.

La description de l'état de mélancolie avec stupeur dans la paralysie générale se rapproche du tableau suivant, tracé par M. Baillarger : « Certains malades ont la figure triste et en même temps un peu étonnée, leurs traits ne sont pas contractés, leur regard est incertain. Rien n'indique chez eux la contention douloureuse de l'intelligence. Ils semblent au contraire dans un état tout passif ; s'ils ne répondent pas aux questions qu'on leur adresse, c'est par une sorte d'apathie, de paresse, d'embarras intellectuel. Leurs conceptions délirantes n'ont pas la netteté de celles des mélancoliques dont parle Esquirol ; ils vivent dans une sorte de rêve traversé par des illusions et des hallucinations terrifiantes (1). »

« Chez beaucoup de paralytiques à la première période, dit ailleurs M. Baillarger, on remarque un état de stupeur très-prononcé, qui se prolonge parfois pendant des mois entiers. Cet état de stupeur, accompagné de congestions de la face chez des malades de 30 à 50 ans, qui n'ont pas eu antérieurement d'accès de mélancolie, peut faire soupçonner l'invasion de la paralysie générale. Si l'on surprend alors des conceptions déli-

---

(1) Baillarger, *De la mélancolie avec stupeur* (*Ann. méd.-psych.*, 1853, p. 251).

rantes de nature hypocondriaque, si les pupilles sont inégales, les présomptions deviendront plus fortes. »

Nous pensons que dans ces cas le diagnostic doit être suspendu, si on ne constàte pas de fièvre.

c. *Mélancolie avec idées religieuses.* — Parfois la mélancolie des paralytiques affecte la forme religieuse. Les idées religieuses, dit Materne, jouent un grand rôle dans le délire des paralytiques.

Dieu et le diable interviennent encore assez souvent dans leurs conceptions délirantes ; c'est un châtiment que Dieu leur envoie, ils subissent la juste peine des fautes qu'ils ont commises. Du reste, ces idées mélancoliques sont presque toujours dues à des hallucinations terrifiantes.

Ces cas sont relativement rares.

d. *Délire de persécution.* — Le *délire de persécution* peut aussi parfois appartenir à la paralysie générale, mais il n'est pas systématisé ; les malades se plaignent rarement d'être séquestrés dans les asiles ; ils ne disent pas comme les autres aliénés qu'on les retient arbitrairement, ils ne font pas de protestations pour être rendus à la liberté, ils n'écrivent pas de lettres à l'autorité pour demander leur sortie. On en voit cependant qui demandent sans cesse à sortir, mais sans donner de raisons et sans poursuivre leur idée au delà de quelques instants ; ils se contentent de revenir souvent à la charge.

Voici un cas de délire de persécution dans la première période de la paralysie générale.

OBSERVATION IX. — *Délire lypémaniaque ; amélioration.* — *Morte d'une affection organique du cœur.* — *Autopsie.* — *Lésions commençantes des vaisseaux propres à la paralysie générale.*

La nommée Cor..., âgée de cinquante-deux ans, est entrée dans mon service le 12 décembre 1872.

Les certificats antérieurs portaient qu'elle était atteinte de manie chronique, d'affaiblissement des facultés mentales, d'hallucinations pénibles et d'idées de persécution : on l'a ensorcelée, elle voit des ombres, des fantômes ; tremblement des mains ; d'après les renseignements obtenus, elle a toujours joui d'une bonne santé. Pas d'antécédents héréditaires. Il y a trois mois elle a éprouvé un grand chagrin ; à partir de cette époque, elle a commencé à divaguer, on s'est aperçu qu'elle devenait mélancolique, ne répondait jamais au sujet de la question ; grande diminution, chez elle, des sentiments affectifs. Elle accusait ses amis de la persécuter. Enfin elle a été amenée ici, après avoir été arrêtée, mendiant dans les rues.

Elle se présente devant nous avec une tenue négligée, l'air morne, ne parlant pas ; les cheveux sont coupés courts, les mains ne présentent aucunes traces de travail, la conformation du crâne est normale, il n'existe pas de saillie anormale des pariétaux ; saillie normale de l'occiput, les oreilles ne sont pas régulières et leur hauteur n'est pas la même.

Traits réguliers, pupilles égales, la langue tirée hors de la bouche ne tremble pas, mais elle présente une très-grande quantité de sillons ; son bord est irrégulier ; pas de tremblement des mains, pas d'hésitation de la parole.

Les mouvements sont faciles mais lents, sensibilité à la douleur normale, ne peut dire si la menstruation existe encore. Rien de particulier du côté du cœur, pas de ganglions cervicaux, pas de douleur spinale.

Depuis son arrivée elle présente un état de mélancolie, et à la demande pourquoi elle est si triste, elle répond qu'on la persécute, qu'on dit d'elle des mensonges, des méchancetés : « Mon mari meurt de faim, mon oncle est abandonné, il y en a qui sont malheureux, » répète-t-elle à diverses reprises ; la mémoire est troublée, elle ne se rappelle pas où est son domicile. Elle mange et dort bien, elle a été agitée cette nuit, et dit qu'elle entendait des sorciers : « Ils sont venus là, ce sont de mauvaises gens, ils ont fait du train. » Puis elle finit par dire : « Je ne me rappelle pas tout ça, je ne sais pas ce que cela veut dire. »

Un traitement par les préparations opiacées a produit un peu d'amélioration, mais pendant le temps qu'elle a séjourné dans mon service, elle a présenté à plusieurs reprises des phénomènes hystéro-épileptiformes, caractérisés par une sensation ascendante post-sternale, de l'oppression, un commencement de perte de connaissance, quelques secousses cloniques de la face, de la rougeur faciale et oculaire.

Elle a succombé le 26 novembre 1873 à une affection cardiaque chronique accompagnée d'asystolie.

Autopsie. — Poids de l'encéphale : 1150 grammes.

Congestion des méninges qui ne sont nulle part adhérentes, rien de particulier dans les nerfs de la base, dans le cervelet, dans le quatrième ventricule, le bulbe, la protubérance.

La substance grise des première, deuxième, troisième frontales, première, deuxième pariétales gauches est notablement pâle.

La première pariétale droite (1) est d'une largeur normale dans sa partie la plus supérieure, tandis que la deuxième pariétale est aplatie, très-mince.

La largeur maximum de la première pariétale est de 2 centimètres.

Plusieurs préparations, après durcissement par les méthodes ordinaires, de substance corticale de circonvolution m'ont montré un commencement d'artérite, caractérisé par une plus ou moins grande quantité de cellules embryonnaires et de noyaux embryoplastiques dans les parois vasculaires, et l'état sain des cellules cérébrales ; il est à noter que, contrairement à ce que

_____

(1) Je me servirai toujours, dans mes descriptions de circonvolutions, des dénominations employées par Longet (*Anat. du syst. nerv.*, t. I, p. 600) et Gratiolet (*Bulletin de la Société d'anthropologie*, t. II et III, passim) ; ainsi, pour les pariétales, il y en a deux : la première ou frontale ascendante antérieure au sillon de Rolando ; la deuxième, postérieure à ce même sillon.

j'ai observé dans la paralysie générale qui a parcouru toutes ses périodes, il n'existe pas de myélocytes en quantité anormale dans la substance nerveuse.

Le délire dépressif revêt parfois chez les paralytiques le caractère d'un délire de *pauvreté*.

De même que dans la forme expansive de la paralysie générale, on rencontre un délire de richesses ; dans la forme dépressive, on observe parfois un délire très-curieux à étudier que nous proposons d'appeler délire de pauvreté.

Les malades prétendront qu'ils sont ruinés, ils refusent de manger parce que les vivres sont trop chers, de se coucher pour ne pas avoir à payer leur lit, de se vêtir parce qu'ils n'ont pas le moyen d'acheter des vêtements ; d'autres disent qu'ils sont condamnés à mourir dans la plus profonde misère, ils se privent alors de manger sous prétexte que les aliments sont trop coûteux.

e. Délire hypocondriaque. — M. Baillarger, dont il faut, suivant l'expression de M. Gubler, invoquer le témoignage pour toutes les questions relatives à la paralysie générale, a étudié spécialement le délire hypocondriaque ; ses travaux à ce sujet forment un véritable corps de doctrine, ils ont suscité des discussions dans les sociétés savantes ; autour d'eux sont venus se grouper de nombreux mémoires, les uns destinés à corroborer les idées du maître, les autres cherchant d'une façon plus ou moins heureuse à les infirmer : ces travaux de M. Baillarger seront notre base d'opérations, nous les passerons tout d'abord en revue ; nous signalerons ensuite les médecins qui ont approuvé ou désapprouvé l'opinion de M. Baillarger, et nous donnerons enfin notre appréciation, en même temps que nous étudierons les diverses variétés du délire hypocondriaque (1).

Les conceptions délirantes des hypocondriaques paralytiques sont des plus variées ; cependant il en est qui se présentent si souvent qu'on pourrait jusqu'à un certain degré les regarder comme ayant ici quelque chose de *spécial*.

Les malades croient que leurs organes sont changés, détruits, ou complétement obstrués. Ils prétendent, par exemple, qu'ils n'ont plus de bouche, qu'ils n'ont plus de ventre, qu'ils n'ont

(1) Baillarger, *Note sur le délire hypocondriaque considéré comme symptôme et comme signe précurseur de la paralysie générale*, lue à l'Institut dans la séance du 17 septembre 1860.

plus de sang, ou bien que leur larynx est bouché, leur estomac complétement plein, que leur ventre est barré.

Il semble à quelques-uns que les aliments qu'ils prennent sortent des voies ordinaires, qu'ils passent sous la peau ou même dans leurs vêtements.

Quatre malades prétendaient que leur corps tombait en putréfaction. Plusieurs de ces derniers paraissaient avoir des hallucinations de l'odorat.

Il en est qui soutiennent qu'ils ne peuvent plus ouvrir les yeux et qu'ils sont devenus aveugles, d'autres cessent de parler et assurent plus tard qu'il leur était impossible d'ouvrir la bouche ; ils affirment encore ne plus pouvoir avaler, ni aller à la selle, ni uriner.

Ils trouvent que leurs membres sont changés, qu'ils sont plus gros ou plus petits, ils disent même qu'ils ne les ont plus.

Enfin, il en est qui vont jusqu'à se croire morts. Ils restent immobiles, les yeux fermés, et quand on soulève leurs membres, ils les laissent retomber, comme s'ils étaient complétement paralysés.

Ces diverses conceptions délirantes entraînent souvent de fâcheuses conséquences.

Beaucoup de malades refusent avec plus ou moins d'énergie de prendre des aliments, et quelquefois il faut recourir à l'emploi de la sonde œsophagienne.

Ces derniers aliénés, pour peu que le délire se prolonge, ne tardent pas à tomber dans le marasme.

La disposition à la gangrène, qui est un des caractères de la paralysie générale au dernier degré, existe ici plus prononcée et avant l'époque ordinaire.

« Jusqu'ici, dit ailleurs M. Baillarger (1), on n'avait signalé qu'une espèce de délire spécial chez les déments paralytiques : le délire ambitieux ; désormais, il est bien démontré qu'on doit en admettre deux : le délire ambitieux est le délire spécial de l'excitation ; le délire hypocondriaque est le délire *spécial* de la dépression ; s'il est moins fréquent, s'il se produit moins de lui-même, s'il exige davantage qu'on le cherche, il n'est pas

(1) Baillarger, *Gazette des hôpitaux*, 1857, p. 498.

cependant, moins que l'autre, un des signes *caractéristiques* de la maladie.

» Alors qu'il n'y a pas encore de symptômes bien tranchés de paralysie générale, le délire ambitieux nous fait craindre l'invasion de cette maladie ; dans les cas analogues, le délire hypocondriaque aidera de même au diagnostic. »

Le même auteur, dans la séance du 20 novembre 1857, à la Société de médecine de Paris, dit qu'il sépare ce délire hypocondriaque spécial de l'hypocondrie ordinaire, qu'il le sépare surtout du délire mélancolique qu'on rencontre fréquemment et que tous les auteurs ont observé ; il désire appeler l'attention de la société sur un délire *spécial* qu'il a observé quinze ou vingt fois déjà dans le cours de la paralysie générale, il veut, dit-il, parler d'un délire hypocondriaque *spécial*, paraissant se rencontrer presque *exclusivement* dans la paralysie générale.

Le délire, en effet, a un cachet tout *spécial*, et ce n'est guère que dans la paralysie générale qu'on le trouve avec les caractères que nous avons déjà indiqués. Cependant, j'ai observé ce délire hypocondriaque dans le cas suivant de folie névropathique bien nette.

OBSERVATION X. — Une malade de vingt-huit ans, Legr., entrée le 12 janvier 1877, dans mon service de la Salpêtrière, avait tous les caractères d'une folie simple ou vésanique. Le certificat d'entrée à Sainte-Anne, fait par Magnan, portait : excitation maniaque avec idées mélancoliques et idées confuses de persécution. Cette malade avait de l'hyperesthésie ovarienne, de l'anesthésie à l'avant-bras droit ; sa parole était normale, elle avait peur d'aller en prison, elle était atteinte d'hallucinations de la vue et de l'ouïe, d'une émotivité exagérée ; pas d'idées hypocondriaques. Je fus convaincu qu'elle était atteinte de folie simple névropathique justiciable d'un traitement antispasmodique et l'examen ultérieur pendant cinq jours consécutifs m'autorisa à croire que ce diagnostic était fondé.

Or, le 19 janvier 1877, cette femme présenta à la région fessière un abcès hématique ; le lendemain un érysipèle de la face, avec fièvre ; en même temps que la fièvre, des conceptions hypocondriaques apparurent, et avec les caractères que M. Baillarger a décrits comme propres à la paralysie générale ; elle disait qu'elle n'avait plus de figure, ni de tête ; cette idée était sans doute en rapport avec les symptômes de l'érysipèle qui occupait la tête et la face. Pendant deux jours elle ne cessa de répéter qu'elle n'avait plus ni tête, ni figure, que ses yeux n'existaient plus, qu'on lui avait mis une corde autour du cou, qu'on lui avait bouché les yeux, elle avait en même temps l'idée qu'on voulait l'empoisonner.

Or, pendant les trois jours que dura ce délire, la malade avait de la fièvre ; la température axillaire oscillait autour de 38°,5 ; les conjonctives étaient rouges, celle de gauche présentait même deux petites taches ecchymotiques.

Un traitement antiphlogistique fut institué (vésicatoire à l'occiput, sangsues derrière les oreilles). Sous son influence, la fièvre tomba le 24 janvier, pour ne plus revenir, et en même temps disparurent les idées hypocondriaques, mais l'état général était encore fort défectueux ; le 26, en effet, on put observer au tiers moyen de la jambe droite une phlyctène qui laissa bientôt échapper un liquide séro-purulent et donna lieu à une ulcération du derme ; le même jour, attaque d'hystérie parfaitement caractérisée.

Sous l'influence d'un régime tonique, de l'hydrothérapie et d'un traitement antispasmodique, l'état général redevint satisfaisant au bout d'un mois, et le délire s'amenda également ; les conceptions hypocondriaques n'ont jamais reparu ; en mars 1877, la malade était très-calme, travaillant toute la journée, recevant gracieusement ses amies ; elle avait bonne mine et excellent appétit. La guérison était définitive en avril.

Réflexions. — Il m'a paru évident que cette malade était atteinte de folie simple ou névropathique ; c'était le diagnostic que j'avais porté au début, qui a été justifié par l'évolution de la maladie et les résultats avantageux obtenus par le traitement tonique et antispasmodique.

Et cependant elle a présenté à un moment donné deux phénomènes qui appartiennent bien souvent à la paralysie générale, savoir : des troubles de nutrition très-accentués, un état de diathèse gangréneuse, et ce délire hypocondriaque qui, d'après un certain nombre d'auteurs très-compétents, appartient exclusivement à la paralysie générale.

Ce fait donne tort en apparence à ces auteurs, mais dans le fond je crois qu'il confirme leur manière de voir et qu'il démontre que ce délire hypocondriaque appartient spécialement à la folie inflammatoire ou paralysie générale ; chaque fois que le délire spécial apparaît, il dénote, à mon avis, un état inflammatoire de l'encéphale. Si cet état inflammatoire persiste, on pourra assister à l'évolution de la paralysie générale (comme chez Post...). Si cet état inflammatoire n'est que passager, le délire hypocondriaque avec ses caractères spéciaux ne sera également que passager ; c'est ce qui est arrivé dans le cas présent. Comme nous l'avons dit et répété, la ligne de démarcation entre la folie simple ou vésanique et la folie paralytique est à peu près insaisissable.

Qui dit que cette malade dont nous venons de rapporter l'observation ne serait pas devenue paralytique générale, si sa fièvre avait duré quelques jours de plus, et si le traitement antiphlogistique n'avait pas fait cesser la fluxion encéphalique et n'en avait pas fait disparaître les traces ? Cette malade a peut-être côtoyé de très-près la paralysie générale, et il est bien possible qu'il en soit de même dans les observations de soi-disant folie simple avec délire hypocondriaque à caractères spéciaux. Dans le cas actuel, j'ai eu l'attention attirée sur le symptôme fièvre, parce qu'il y avait un érysipèle de la face ; mais supposons que les malades ne soient pas alités et que, dans le cours d'une folie simple, ils aient, ce qui arrive souvent, à notre avis, des poussées congestives vers l'encéphale, ils pourront alors présenter des idées hypocondriaques à caractères spéciaux, de même qu'ils pourront présenter une recrudescence dans les phénomènes d'excitation, sans que le médecin se doute de la cause organique qui entraîne ces manifestations, car enfin il

n'est pas dans les habitudes des médecins de prendre tous les jours la température de leurs malades, surtout s'ils ont affaire à des cas de folie simple.

Cette poussée congestive qui aura passé inaperçue pourra disparaître au
bout de quelques jours, comme elle a fait chez notre malade ; en même temps
les idées hypocondriaques spéciales pourront également ne plus se manifester,
et les médecins qui auront assisté à cette scène morbide, sans en pénétrer le
secret, ne manqueront pas de dire, et avec la plus entière bonne foi, que les
conceptions hypocondriaques, telles que M. Baillarger les a décrites comme
appartenant spécialement à la folie paralytique, existent également dans les
autres formes de folie. Ils auraient tort, à notre avis, car nous sommes de
plus en plus convaincu que le délire hypocondriaque à caractères spéciaux
est toujours symptomatique d'une lésion encéphalique de nature fluxionnaire
ou inflammatoire.

Enfin, dans l'appendice au traité de Griesinger, qui résume toutes
les idées de M. Baillarger sur la paralysie générale, nous trouvons
les considérations suivantes : « Les caractères du délire hypocondriaque varient beaucoup selon le degré de la maladie ; au début
il n'a assez souvent rien d'absurde et je pourrais citer des cas où
les médecins se sont laissé tromper par les symptômes imaginaires qu'avaient présentés les aliénés ; c'est alors l'hypocondrie
avec les conceptions délirantes ordinaires. Les malades accusent des angines, des inflammations de l'estomac, des
poumons, des douleurs dans toutes les parties du corps, surtout des étouffements qui leur font croire que l'air va manquer, qu'ils vont expirer, etc. Souvent les femmes croient avoir
des affections de l'utérus et demandent qu'on les examine
et qu'on les traite ; à cette période et dans ces conditions, les
parents des malades acceptent toutes ces idées comme réelles.
Souvent on observe des espèces de crises d'excitation dans lesquelles les plaintes deviennent très-vives ; à un degré plus avancé
on voit, au contraire, les idées les plus extravagantes caractériser
le délire. » (Suit une description que nous nous abstenons de
retracer parce qu'elle ressemble beaucoup à celle que nous avons
relatée plus haut.)

« Depuis trois ou quatre ans j'ai recueilli un si grand nombre de
faits que l'importance du délire hypocondriaque comme symptôme de la paralysie générale ne me paraît pas douteuse.
Cependant l'opinion que j'ai émise a soulevé et soulève encore des
critiques ; je suis bien loin de m'en étonner et de m'en plaindre ;
tout ce que je demande, c'est qu'on observe avec soin et sans

prévention, qu'on recherche le délire hypocondriaque chez les paralytiques plongés dans la mélancolie avec stupeur, et qui se refusent à prendre des aliments et l'on trouvera le plus souvent des conceptions délirantes hypocondriaques qui, dans l'état de semi-mutisme où sont les malades, passent ordinairement inaperçues. »

Ce que nous venons de rapporter suffit pour montrer les droits que M. Baillarger (1) peut revendiquer au sujet de la découverte et de l'étude du délire hypocondriaque dans la paralysie générale, droits que peu de personnes, d'ailleurs, lui ont contestés. Ce qu'on a contesté, c'est le caractère spécial que M. Baillarger attribue au délire hypocondriaque. Voyons à cet égard les opinions des auteurs en commençant par ceux qui ont adopté les idées de M. Baillarger.

Dufour (2) soutient l'opinion de M. Baillarger. Il cite trois observations de délire hypocondriaque à caractère spécial dans la paralysie générale.

La même année, M. Moreau, de Tours, a cherché quelle était la fréquence *relative* du délire hypocondriaque dans la paralysie générale et dans les autres formes d'aliénation men-tale, et les résultats fournis par cette étude sont incontesta-blement favorables à l'opinion de M. Baillarger. Il existe, dit M. Moreau (3), entre le délire spécial hypocondriaque, tel qu'il a été décrit par M. Baillarger, et la paralysie générale des rapports sinon nécessaires, du moins très-intimes, dont l'importance n'avait jusqu'ici éveillé l'attention d'aucun obser-vateur. En effet, sur quinze observations de délire hypocon-driaque spécial, M. Moreau en a trouvé neuf chez des malades franchement paralytiques, quatre dans des cas de paralysie générale douteuse, deux seulement chez des malades qui ne présentaient aucun signe de paralysie générale.

Michéa soutient aussi la doctrine de M. Baillarger, il cherche même à donner l'explication du délire hypocondriaque; nous reviendrons sur ses travaux au chapitre de la pathogénie.

Parmi les auteurs qui refusent au délire hypocondriaque

(1) Baillarger, *Appendice au traité des maladies mentales de* Griesinger, 1869.
(2) Dufour, *De l'hypocondrie*, thèse, 17 août 1860.
(3) Moreau, *Du délire hypocondriaque et de la paralysie générale*, mémoire lu à l'Académie le 26 décembre 1860.

de la paralysie générale un caractère spécial, nous citerons, par ordre de date, Pinel neveu. Dans une première discussion à la Société médico-psychologique (1847), cet auteur dit qu'il a constaté plusieurs fois le délire dont parle M. Baillarger, et ne l'a nullement considéré comme un délire spécial, mais tout simplement comme une complication qu'on remarque non-seulement dans la paralysie générale avec folie, mais même dans les diverses espèces d'aliénation mentale. « J'ai, dit-il ailleurs, dans ma maison de santé, depuis une dizaine d'années, une dame qui par intervalles présente du délire mélancolico-hypocondriaque à un haut degré. Elle s'imagine qu'elle va mourir, que son estomac, ses intestins sont percés, bouchés, que son foie est gâté, pourri. Elle n'a plus de cœur; son pouls ne bat plus, elle crache ses poumons, elle ne respire pas, etc. Cette dame n'a jamais offert la moindre trace de paralysie. »

« J'ai gardé jusqu'à sa mort, dit encore Pinel, pendant près de huit ans, le comte X... qui était hypocondriaque longtemps avant la déclaration de la folie. Ce malade était sous l'influence d'une lypémanie profonde, se croyait ruiné, perdu, refusant les aliments avec une grande obstination sous prétexte qu'ils s'accumuleraient dans son estomac et ses intestins, qu'il était bouché, plein jusqu'à la gorge, et menacé de suffocation ; qu'on serait forcé de lui faire une opération sanglante pour le débarrasser de tout ce qu'on le forçait à manger. Aucun signe, d'ailleurs, de lésion musculaire. »

« En somme, mon expérience personnelle me porte à croire que le délire dépressif, qu'on l'observe comme phénomène initial de la folie, ou bien pendant son cours, ne mérite pas réellement une grande attention sous le rapport du diagnostic de la paralysie générale, s'il n'a pas été précédé ou s'il n'est pas accompagné de signes regardés comme pathognomoniques par tous les autres auteurs. »

Linas nie énergiquement, dans sa thèse (1857) et dans maintes autres occasions, le caractère spécial du délire dépressif.

Marcé et enfin Materne se refusent aussi à attribuer à l'hypocondrie un caractère spécial qui permette de distinguer l'hypocondrie paralytique de l'hypocondrie simple (1).

_____

(1) Materne, thèse, 22 juillet 1869.

A. VOISIN. Paralysie.

7

Pour nous, nous sommes porté à admettre l'opinion de M. Baillarger sur les caractères spéciaux du délire hypocondriaque, bien que dans certains cas exceptionnels ce délire se soit présenté en dehors de la paralysie générale (1). Mais il nous faut d'abord bien décrire ce délire pour en faire ressortir les caractères spéciaux. Et pour bien le décrire, il nous faut introduire des subdivisions correspondantes aux diverses variétés.

Or, nous proposons d'établir trois variétés que nous désignerons sous les noms de *délire d'obstruction, négation de l'existence et de la personnalité*, et *délire micromaniaque*.

A. Le *délire d'obstruction* ou de négation des organes est certainement l'une des formes les plus fréquentes du délire hypocondriaque dans la paralysie générale. C'est surtout sur cette variété que M. Baillarger a appelé l'attention; quand ce délire existe, il appartient neuf fois sur dix à la paralysie générale.

Nous avons présenté plusieurs observations de cas semblables dans notre mémoire couronné par l'Académie. Ainsi, la malade de l'observation 57 disait n'avoir plus ni ventre ni matrice. Le sujet de l'observation 59 *bis* disait, tout à fait au début de sa maladie, n'avoir plus ni estomac, ni intestins, ni jambes. Il se désespérait quand il allait à la garde-robe et prétendait, étant au bain, qu'on allait le faire moisir. Dans l'observation 61, la malade disait avoir une maladie de matrice et ne plus pouvoir manger. Un malade se plaignait que quelque chose lui rongeait le ventre (observation 64). Le malade de l'observation 80 prétendait tout à coup n'avoir ni tête ni dents. Celui de l'observation 105 prétendait qu'il était muet, qu'il n'avait plus de langue ni de dents, ni d'urèthre, ni de prépuce, qu'il avait l'anus bouché et qu'il ne pourrait plus aller à la selle, qu'il avait les mâchoires contractées.

Chez celui de l'observation 107, on vit apparaître subitement le délire hypocondriaque. La malade refusait de se lever, disant qu'elle n'avait plus de jambes, plus de langue, de mains, d'estomac; « on la coupait en morceaux et elle n'était plus que poussière, etc. »

(1) C'est ainsi que chez un jeune homme de quatorze ans (que je voyais en consultation avec le docteur Rigal), atteint de folie sensorielle avec hallucinations, j'ai pu noter ce délire hypocondriaque pendant quelques jours : au bout d'un traitement de quinze jours, toute trace de délire disparut, ce jeune homme n'est pas devenu paralytique général et n'est pas non plus menacé de le devenir.

La malade de notre observation 118 se refusait à boire, et à manger, disant que les aliments ne passeraient pas.

Dans l'observation 132, la malade affirma pendant longtemps, jusqu'à la fin de la maladie, qu'une drogue donnée par le médecin lui avait fait pousser une deuxième langue.

B. *Négation de l'existence.* — La malade de l'observation 57 *bis* niait son existence. Celle de l'observation 66 disait : « Tu me parles, mais je suis morte. » Une autre (observ. 10) prétendait avoir changé de corps. Mme C... (observation 116) au lieu de dire : « Je suis bien malade », disait : « C'est bien malade. » Un autre malade avait aussi cette façon de s'exprimer : « Alexandre C..., disait-il, n'a plus de prépuce, Alexandre va mourir. »

C. *Délire micromaniaque.*—Il est enfin une forme très-curieuse du délire hypocondriaque qu'on rencontre quelquefois. Materne l'a signalée le premier sous le nom de délire des petitesses : on pourrait aussi l'appeler *délire micromaniaque.* Les malades se croient tout petits enfants, d'autres se figurent être des nains, avoir des membres atrophiés ; ainsi le malade de l'observation 93 ne concevait pas qu'on insistât autant pour lui faire prendre des aliments qui ne conviennent qu'aux grandes personnes ; celui de l'observation 94 sentait tout son corps se rapetisser, il en arrivait à n'avoir plus que deux pieds de haut.

Le malade de Materne (observation 15) demandait à coucher dans un berceau ; ses jambes sont si petites et ses pieds si étroits qu'il n'ose se lever même pendant quelques instants.

Nous avons cité aussi l'observation d'un malade qui se figurait que les arbres, les personnes rapetissaient (observ. 59 *bis*).

Les caractères qui feront reconnaître le délire hypocondriaque de la paralysie générale, du délire hypocondriaque simple, sont suffisamment tranchés. Le plus saillant de tous est la révoltante absurdité du délire ; le second, c'est la soudaineté d'apparition du délire : un malade réveille brusquement sa femme au milieu de la nuit pour lui dire qu'il se sent obstrué, qu'il a l'estomac pourri. Le troisième caractère, c'est la mobilité et l'inconstance du délire ; un jour le malade se plaindra d'avoir l'estomac bouché, le lendemain ce sera la vessie, l'urèthre, qui seront oblitérés. Dans d'autres cas, le moindre événement détourne les malades de leurs idées de souffrance.

Un quatrième caractère, que M. Baillarger a signalé, c'est le peu d'empressement qu'ont les malades à mettre les médecins ou les visiteurs au courant de leur état de souffrance et la nécessité où l'on se trouve souvent de provoquer leurs idées hypocondriaques. Je me rappelle à cet égard un fait qui me restera gravé dans l'esprit. Il s'agissait de poser un diagnostic chez une malade à la première période de la paralysie générale : les troubles somatiques, qui avaient été suffisamment accentués quelques jours avant pour permettre au chef de service d'affirmer l'existence de la paralysie générale, avaient complétement disparu le jour de mon examen. La malade venait, une heure avant, d'avoir un accès hystériforme, elle était immobile sur sa chaise et ne répondait qu'avec une sorte de répugnance aux questions qu'on lui posait ; le diagnostic était donc de la plus haute difficulté pour une personne voyant la malade pour la première fois. Je parvins cependant, à force de questions, à faire dire à la malade qu'elle avait un anévrysme dans le ventre ; c'est à peu près le seul renseignement que je pus tirer d'elle. Je demandai alors aux personnes du service si la malade avait déjà parlé de cet anévrysme abdominal, et comme on me répondit que non, je soupçonnai de suite la paralysie générale, que la suite de l'observation confirma. Ceci prouve que la forme seule du délire peut, dans certains cas, mettre sur la voie du diagnostic et qu'il faut donc bien admettre avec M. Baillarger que le délire hypocondriaque des paralytiques est un délire *spécial*.

Nous prévoyons l'objection qu'on va faire. Vous venez, dira-t-on, de montrer que le délire hypocondriaque des paralytiques n'a pas toujours les caractères que vous attribuez au délire spécial ; en outre, divers auteurs ont manifestement prouvé que le délire que vous appelez spécial n'est pas uniquement affecté à la paralysie générale puisqu'on le rencontre, rarement, il est vrai, mais enfin puisqu'on le rencontre dans d'autres cas de folie. Mise sur ce terrain la discussion devient impossible : à ce titre le mot spécial doit être rayé de la pathologie, car enfin, qu'on cherche un signe qui réunisse toutes les conditions auxquelles doit répondre le mot spécial, on ne le trouvera pas ; les taches rosées de la fièvre typhoïde n'auraient rien de spécial, car on ne les observe pas toujours dans la fièvre typhoïde et on les rencontre ailleurs que dans la fièvre typhoïde ; les crachats rouillés de la pneumonie n'auraient aussi rien de spécial. La rigoureuse exactitude des expressions est absolument incompatible avec la complexité des faits qui constituent le domaine de la pathologie.

En tout cas, la qualification de *spécial* convient aussi bien au délire hypocondriaque qu'au délire ambitieux.

Pour en finir avec l'étude du délire à la première période de la paralysie générale, nous devons ajouter que souvent chez le même malade les diverses formes de délire expansif et dépressif coexistent, ou se succèdent à intervalles variables. Nous avons déjà parlé des cas où les deux délires s'intriquent, où, par exemple, les malades disent « qu'on va leur ouvrir le ventre pour en retirer les vertèbres qui sont en or ».

Pinel neveu (1) a appelé l'attention sur la coexistence presque constante du délire hypocondriaque et du délire lypé-maniaque. Le même auteur a longuement parlé des cas où les délires expansif et dépressif se succédaient l'un à l'autre. Voici comment il s'exprime à cet égard :

« On n'a pas assez signalé, dit-il, les alternatives de ces deux états opposés dans le cours de la paralysie générale, et qui sont cependant fort remarquables par le contraste qu'ils présentent. Certains jours les aliénés paralytiques sont dans un état de jubilation extrême ; tout leur sourit, la fortune les favorise, ils sont riches à millions, ils se croient poëtes, princes ou rois, jouissent d'une brillante santé ; ils sont beaux, jeunes, vigoureux, d'une taille gigantesque, etc. Les jours suivants, ils versent des pleurs, ils sont tristes, ils sont dans la misère la plus profonde, ils se disent mourants et atteints des maladies les plus graves ; en un mot, ils sont en proie à la série des symptômes qui carac térisent l'état hypocondriaco-mélancolique.

» Ces changements dans la situation mentale de ces malades se voient à des intervalles plus ou moins éloignés ; on les remar-que quelquefois dans la même journée, quoique plus rarement. Je les ai principalement constatés le matin, au lever des ma-lades, de sorte qu'en les voyant à ce moment, j'étais presque certain de l'état où ils seraient tout le jour, suivant que je les trouvais tristes ou gais.

(1) *Ann. méd.-psych.*, 1859.

» Il m'a paru que cette situation morale était due à des hallucinations survenues pendant la nuit, ou plutôt, je crois, à des
rêves qui, en raison de leur nature oppressive ou expansive, les
avaient impressionnés vivement et avaient changé le cours des
idées de la veille.

» Je suis plus disposé à attribuer ce changement à des rêves
qu'à des hallucinations, parce que ces dernières, qui sont parfois nombreuses dans la journée, produisent rarement ces changements. Du reste, qu'ils soient dus à des hallucinations ou à
des rêves, c'est surtout au moment du réveil qu'on est frappé de
la différence que présentent les malades dans leur état mental.»

J'ai eu l'occasion de voir plusieurs cas de délire mélancolique,
hypocondriaque et mégalomaniaque à la première période de la
paralysie générale. Voici une observation, entre autres, recueillie
sur une femme S..., entrée dans mon service le 8 avril 1875.

OBSERVATION XI. — Aucun antécédent morbide, aucun trouble mental jusqu'au moment où a commencé la maladie actuelle, il y a environ sept jours.

Elle est mariée, a été très-maltraitée par son mari, au point qu'elle avait
demandé sa séparation, il y a sept ans, mais sans l'obtenir.

Son mari vit avec sa servante et en a eu deux enfants, la malade le sait, il
entrait dans de violentes colères et, avec un sang-froid étonnant, il traînait sa
femme dans les escaliers, etc.; un jour il a jeté sa belle-mère dans un ruisseau.

Il y a sept jours la malade s'est mise à plusieurs reprises à dire :
« Je ne mange plus » ; la concierge de sa maison l'a engagée à manger ; le
lendemain matin cette femme n'a pu lui faire ouvrir la porte de sa chambre ;
elle répondait qu'elle avait perdu sa clef, qu'elle ne pouvait ouvrir ; on est
allé chercher des agents qui l'ont emmenée à la préfecture.

A son entrée : pupilles égales, contractées, vue normale, elle lit facilement,
elle ne reconnaît pas le poivre à l'odorat ni au goût, elle le reconnaît à la vue ;
pas de tremblement de la langue ni des lèvres, langue saburrale.

Membres bien faits, forts, gras ; pas de tremblement des mains ; pas
d'ataxie ; force musculaire normale ; marche facile, sensibilité normale.

Hier, à son arrivée, elle était dans une agitation très-grande et s'est livrée
à des actes de violence, elle ne s'en souvient pas ; pendant que je lui parle,
elle se redresse brusquement et les yeux fixes, elle dit : « On me rend justice
là-bas. »

Elle paraît aussi avoir entendu des injures qui lui étaient adressées ; elle
répond aux questions qu'on lui pose sur ce sujet, elle dit qu'elle a senti de
mauvaises odeurs « comme quelque chose de corrompu, » mais qu'elle n'a
pas senti de mauvais goût, enfin, qu'elle a senti « comme des bêtes rouges
qui lui montaient après les jambes ».

Il est assez difficile d'obtenir des renseignements précis, son attention
étant occupée ailleurs ; elle interrompt ses réponses par les propos les plus
incohérents, entre autres : « Entendez-vous ce qu'ils disent ; ils se battent

pour Eugénie et vont remporter Victoire ; c'est très-facile à entendre ; et ça a l'air de venir du centre d'ici ; vous entendez les gardes qui trompent du son. »

La parole est par moment gênée, un peu par suite de l'absence des dents antérieures.

On observe également des troubles de mémoire : ainsi, elle ne sait pas le jour de la semaine et croit être arrivée ici depuis plusieurs jours ; elle dit qu'elle est mariée, puis qu'elle ne l'est pas, qu'elle n'a plus d'enfants, etc.

Hier, à son entrée, son langage était des plus incohérents, et l'on a remarqué, à plusieurs reprises, des idées de richesse et de grandeur ; c'est ainsi qu'elle disait être impératrice.

Le 15 mai, elle n'a pas conscience de son état, rit d'une manière exagérée ; la parole n'est pas tremblée ; les pupilles sont égales.

On remarque un léger tremblement de la langue tirée hors de la bouche.

Le 9 juin, ne se souvient pas avoir dit qu'elle était riche, impératrice, mais elle dit que tout ce qui est ici lui appartient, puis elle parle de branches de bois qu'elle a cachées dans un bois de feuilles de Paris, etc., et termine en disant d'un ton orgueilleux : « Notre nom est connu ; ma famille le relèvera ; insulter M. Sim... »

Le 27 janvier 1876, on remarque un léger tremblement du bord droit de la langue et de la commissure labiale droite. L'état mental est amélioré.

Elle dit ne plus entendre de voix.

Elle ajoute que le sang lui est monté à la tête, et que, comme maladie, elle a encore de la faiblesse ; elle demande si elle ne serait pas faible d'une maladie de cœur, et à ce moment les larmes lui viennent aux yeux. Il existe en effet de l'endocardite chronique avec des palpitations.

Le 3 novembre 1876, attaque apoplectiforme suivie d'hémiplégie à gauche et de contracture qui atteint la main et le poignet gauches.

Le 1ᵉʳ décembre, la démence s'accentue davantage depuis cette attaque.

En octobre 1877, la malade est encore très-souffrante de sa maladie de cœur, d'enflure du membre supérieur gauche et des deux membres inférieurs ; mais l'état mental s'est beaucoup amélioré. Il n'existe plus d'idées de grandeur ; la parole est nette ; la mémoire demeure affaiblie ; le caractère seul reste détestable. Elle se laisse aller à des violences de langage contre un neveu qui a pris grand soin d'elle.

f. Démence.—Comme nous l'avons dit au début de ce chapitre, il arrive que les troubles psychiques à la première période de la paralysie générale (des aliénés) ne méritent pas le nom de délire ; les malades dans ces cas ne sont ni maniaques, ni lypémaniaques, ni hypocondriaques ; ils sont cependant *aliénés*, car leur intelligence et leur sensibilité affective *subissent toujours* une déchéance plus ou moins marquée.

Il n'y a jamais, du reste, de véritable paralysie générale sans troubles intellectuels, et dans les cas où les troubles intellectuels ne sont pas du domaine du délire, ils sont de celui de la démence.

La démence peut alors affecter tous les degrés depuis le simple

affaiblissement, à peine perceptible, des facultés intellectuelles
et affectives, jusqu'à l'annihilation des facultés psychiques. Ce
sont ces divers degrés que nous allons étudier brièvement.

1ᵉʳ *degré*. — Quelquefois les troubles intellectuels sont si peu
marqués qu'ils échappent aux observateurs peu habitués, et surtout aux personnes qui ne connaissent pas les malades depuis
longtemps.

Ces personnes, si elles constatent les symptômes somatiques de
la paralysie générale, se croient alors fondées à affirmer qu'elles
ont sous les yeux des malades atteints de paralysie générale
sans aliénation. Mais cette assertion est absolument erronée,
car toujours il existe des troubles intellectuels perceptibles à un
observateur exercé, perceptibles surtout aux personnes qui fréquentent depuis longtemps ces malades, et qui sont ainsi à
même de comparer l'état intellectuel des sujets devenus paralytiques avec leur état antérieur.

Tout ce que nous avons dit de la démence à la période prodromique s'applique à la démence symptomatique de la première période : il nous semble inutile d'y revenir.

Rappelons seulement que de toutes les facultés intellectuelles,
c'est la mémoire qui éprouve d'habitude la plus profonde
atteinte: de là, certains troubles de la parole (ânonnement, hésitation); de là vient que les sentiments affectifs subissent une perversion à peu près constante, que les actes et les paroles revêtent
un caractère débile et enfantin, enfin que les désirs des malades
sont mobiles et manquent de ténacité, que le malade a souvent
conscience de son état d'affaiblissement intellectuel, mais qu'il
s'en inquiète médiocrement.

A un deuxième degré, le malade ne se rend pas compte de son
état mental, et on essaye en vain de lui prouver que son intelligence a considérablement baissé; il ne se rend pas à l'évidence;
il commet des oublis, des erreurs de dates, de chiffres et de noms,
sans vouloir convenir que sa mémoire a diminué; le malade dans
ces cas est apathique et négligent.

Il n'aime pas à causer parce que les idées ne lui viennent pas,
il faut forcer son attention pour obtenir des réponses monosyl-
labiques. Il ne se rend pas compte non plus de la gravité de son
état, même quand il existe simultanément des troubles soma-

tiques importants. C'est ainsi qu'un de nos malades atteint d'un degré très-marqué d'ataxie, empêchant la marche et la station debout, affecté en outre d'un tremblement des mains qui rend l'écriture difficile, ayant une constipation opiniâtre et des douleurs de tête assez violentes, ne s'inquiète pas le moins du monde de son état physique, pas plus qu'il ne s'inquiète de l'affaiblissement de ses facultés intellectuelles. Il reste des journées entières dans son lit sans rien faire, sans s'inquiéter de ce qui se passe autour de lui, il lui faut faire un effort d'attention pour écouter les interlocuteurs et pour leur répondre. Il n'a d'ailleurs aucune trace de délire ambitieux ni hypocondriaque. Dans d'autres cas, quelques idées ambitieuses et surtout des idées de satisfaction se mêlent à cet état d'affaissement intellectuel; le malade dit alors qu'il se trouve heureux et bien portant; quand on lui demande ce qu'il gagne, il a une tendance à exagérer son salaire. Il se croit appelé à un avenir auquel il n'était certainement pas destiné; il parle volontiers de ses talents et de ses aptitudes. Les idées ambitieuses et de satisfaction peuvent ne pas dépasser ce niveau, elles peuvent disparaître momentanément tout comme elles peuvent s'exagérer rapidement et arriver d'un jour à l'autre à ces proportions gigantesques dont nous avons fait mention dans l'étude du délire expansif.

La démence, dans ces cas, peut persister longtemps au même degré, elle caractérise la forme chronique de la maladie.

A un troisième degré on note une oblitération plus complète. Les malades comprennent difficilement les questions qu'on leur adresse, sont inhabiles à tout travail, n'accomplissent plus que les actes automatiques, et chaque fois qu'ils doivent entreprendre une action nouvelle, ils ont besoin d'être dirigés par une volonté étrangère.

A un quatrième degré, la démence prend rapidement des proportions considérables, elle atteint les limites de la stupeur.

La démence congestive et la stupidité, qui n'avaient pu échapper à Esquirol, lui présentaient une certaine parenté, puisqu'il désignait certaines formes de stupidité sous le nom de *démence aiguë*.

Cette démence aiguë peut survenir brusquement : tel est le cas de cet officier de cuirassiers, dont parle Calmeil, p. 416 (1),

(1) Calmeil, *Traité des maladies inflammatoires*, t. I.

qui tout à fait au début de sa maladie fut frappé d'une oblitération complète des facultés intellectuelles. Il avait les yeux saillants, fixes, écoutait sans comprendre et sans pouvoir achever
d'articuler un seul mot. Lorsqu'il cherchait à parler, tous les
muscles de son visage entraient en contraction. Il expira au bout
de dix-sept jours, sans avoir présenté aucun signe de délire, persistant toujours dans le même état 'd'engourdissement intellectuel.

Nous avons étudié des cas analogues à propos de la lypémanie
avec stupeur, et nous avons suffisamment insisté sur la difficulté
du diagnostic. Nous avons dit qu'il fallait se garder de confondre
la torpeur intellectuelle qu'on observe dans ces cas avec la stupeur qui est due à la prédominance importune d'une idée fixe.
Cette démence aiguë est en rapport avec un état congestif de l'encéphale, identique d'ailleurs à celui qu'on observe chez les paralysés généraux maniaques ou lypémaniaques, si bien que jusqu'ici
l'investigation la plus minutieuse ne nous apprend pas pourquoi
tel malade meurt dans un état de démence aiguë, tandis que tel
autre meurt dans une excitation extraordinaire, avec agitation et
délire ambitieux, ou qu'un troisième périt avec du délire hypocondriaque.

g. Troubles dans les facultés affectives, perversion des instincts.
— Quels que soient les troubles intellectuels, les sentiments et les
instincts subissent chez les paralytiques, à la première période, des
modifications qui ne sont que l'exagération de celles que nous
avons décrites aux périodes prodromique et intermédiaire ; ce
serait s'exposer à des redites inutiles que d'entrer dans des détails
sur ce sujet.

Notons seulement que, quand c'est la démence qui domine, les
appétits sexuels subissent une diminution qui contraste avec la
suractivité qu'on observe dans les cas ordinaires.

Non-seulement le malade n'a plus spontanément des idées
érotiques, mais il devient inhabile à entrer en érection et à
accomplir l'acte vénérien.

De même les actes des malades offrent des caractères particuliers qu'on doit pressentir si l'on tient compte de l'affaiblissement
de l'intelligence, et si l'on se rappelle ce que nous avons dit à
cet égard au chapitre de la période intermédiaire. Nous aurons

à revenir sur ce sujet à propos des considérations médico-
légales.

L'étude des troubles de la parole, considérée comme phénomène intellectuel, sera faite pages 122 et suivantes.

Ce que nous voudrions qui ressortît nettement de cette étude
du délire dans la paralysie générale, ce sont les considérations
suivantes :

1° Toutes les variétés de délire, soit dépressif, soit expansif,
peuvent se rencontrer dans la paralysie générale aussi bien que
dans la folie simple.

2° Le délire, quelle que soit sa forme, quand il appartient à la
paralysie générale, est empreint d'un caractère plus ou moins
prononcé de débilité intellectuelle.

3° Il est deux formes de délire qui appartiennent plus spécialement à la paralysie générale, c'est le délire ambitieux et un
certain délire hypocondriaque.

4° Mais ces deux délires eux-mêmes ne sont pas pathognomoniques, dans la rigoureuse acception du mot, et quant à la débilité intellectuelle qui caractérise le délire de la folie paralytique,
elle est parfois difficile à constater. Aussi croyons-nous :

5° Que l'étude seule du délire ne suffit pas pour asseoir un bon
diagnostic, et que l'examen des troubles somatiques dont nous
avons parlé au chapitre précédent est d'absolue nécessité pour
éviter des erreurs regrettables.

RÉSUMÉ.

Les troubles psychiques à la première période de la folie paralytique ne
sont que l'exagération de ceux que nous avons étudiés à propos des périodes
prodromique et intermédiaire.

Le plus souvent il y a du délire, d'autres fois il n'y a que de l'affaiblissement
des facultés intellectuelles, accompagné d'une perversion des sentiments.

Quand il y a du délire, ce délire a toujours des caractères spéciaux ; les
idées sont multiples, mobiles, absurdes, contradictoires ; quant à la forme du
délire, il peut être expansif ou dépressif.

Le délire expansif noté par Esquirol, très-bien étudié par Bayle, est certainement le plus fréquent.

Les idées des malades sont . 1° des délires de satisfaction ; 2° des idées de
grandeur, sensiblement différentes de celles des autres mégalomaniaques ;
3° des idées de richesse. Il y a lieu aussi de considérer le délire d'exagération.

Le délire ambitieux s'intrique quelquefois avec le délire hypocondriaque, il en résulte les conceptions les plus bizarres.

Quant au délire dépressif, il revêt la forme lypémaniaque ou la forme hypocondriaque.

Le délire dépressif lypémaniaque signalé par Willis, Bonnet, Morgagni, Pinel, Baillarger, Lunier, Billod, Calmeil, Falret, etc., revêt, soit :

a, La forme de mélancolie avec agitation ; *b*, la forme de mélancolie avec stupeur ; *c*, la forme de mélancolie avec idées religieuses ; *d*, la forme de délire avec idées de persécution ; *e*, la forme de délire de pauvreté.

Le délire hypocondriaque, très-bien étudié par M. Baillarger, est regardé à juste titre par cet auteur comme ayant quelque chose de spécial.

Dufour, Moreau (de Tours), Michéa, admettent cette manière de voir. Marcé, Pinel, Linas, Materne, ne l'admettent pas. Le délire hypocondriaque peut se subdiviser en trois variétés : délire d'obstruction des organes, de négation de l'existence, délire micromaniaque.

Le délire hypocondriaque a des caractères qu'on ne rencontre qu'exceptionnellement en dehors de la paralysie générale ; il est en effet souverainement absurde et apparaît soudainement ; il est mobile. C'est là ce qui en fait un délire presque spécial à la paralysie générale.

Lorsque les troubles intellectuels ne méritent pas le nom de délire, ils sont du domaine de la démence. Il y a lieu de signaler quatre degrés de démence, depuis le simple affaiblissement de l'intelligence jusqu'à la démence aiguë, très-proche parente de la stupidité.

Quels que soient les troubles intellectuels, il y a simultanément des modifications dans les instincts et dans les sentiments, et les actes sont empreints d'un caractère d'imprévoyance et d'absurdité.

CHAPITRE IV

Symptômes de la deuxième période.

Chacune des manifestations d'ordre somatique et d'ordre psychique que nous venons d'étudier, comme appartenant à la première période de la paralysie générale, peut persister dans la deuxième période, soit en restant stationnaire, soit en s'aggravant insensiblement, si bien que le passage de la première à la seconde période n'est jamais nettement déterminé. La deuxième période n'est qu'un degré plus avancé de la maladie ; il serait même logique de substituer la dénomination de second degré à celle de seconde période, mais le mot période étant consacré par l'usage, nous le conserverons.

Pour l'étude des manifestations de la seconde période, nous suivrons le même ordre que dans les deux chapitres précédents, c'est-à-dire que nous examinerons séparément chacun des troubles somatiques et psychiques, en insistant sur les modifications apportées par l'évolution graduelle de la phlegmasie encéphalique.

ARTICLE PREMIER

DES TROUBLES SOMATIQUES.

Les quatre séries de symptômes que nous avons étudiées tout spécialement à cause de leur importance majeure au point de vue du diagnostic, dans la première période, perdent cette importance lorsque la paralysie générale en est arrivée à son second degré, et ceci pour trois raisons : c'est d'abord parce que ces quatre ordres de symptômes, qui étaient presque constants à la première période, ne le sont plus à la seconde ; ainsi la fièvre ne se montre plus à la seconde période avec les caractères que nous lui avons assignés. C'est, en outre, parce que ces manifestations, quand elles subsistent à la deuxième période, deviennent tellement évidentes qu'il n'y a pas besoin d'appeler longuement sur elles l'attention de l'observateur. Ainsi, l'embarras de la parole atteint un degré tel, à la deuxième période, qu'il se fait immédiatement remarquer.

Une troisième raison qui fait que les quatre ordres de symptômes précités perdent de leur valeur relative, c'est que les symptômes que nous avons appelés « accessoires », continuant à s'accentuer, finissent, à leur tour, par acquérir une importance majeure.

C'est ainsi que la paralysie uni-latérale, que le tremblement des membres peuvent atteindre un degré considérable.

Chacun des symptômes que nous avons appelés « accessoires » peut, à la deuxième période de la maladie, prédominer d'une façon notable ; chacun d'eux peut même atteindre une importance suffisante pour mériter le nom de *complication*.

C'est ce que nous verrons plus loin.

De sorte que tel symptôme, qui est prédominant chez M. A..., peut être au deuxième plan ou même ne pas exister chez M. B...

Il en résulte qu'il est impossible de tracer un tableau de la paralysie générale, à la deuxième période, qui puisse s'appliquer à tous les cas, ou même à la majorité des cas ; aussi est-ce au lit du malade qu'il faut étudier, si l'on veut bien connaître la deuxième période.

Nous n'essayerons donc pas de tracer le tableau de la maladie, qui a été fait par presque tous les auteurs classiques ; nous nous contenterons de faire une analyse assez détaillée des diverses manifestations qu'on peut rencontrer.

1° *Altérations de la sensibilité générale et spéciale.* — *a. Anesthésie et hyperesthésie.* — D'après quelques auteurs, l'anesthésie qui existe quelquefois au début disparaît graduellement à mesure que l'affection fait des progrès. Suivant M. Lasègue, il n'en est rien et l'anesthésie peut se rencontrer aussi bien à la seconde qu'à la première période.

De même l'hyperesthésie s'observe à la deuxième période au moins aussi souvent qu'à la première ; elle est rarement générale ; elle a pour siége non-seulement la peau, mais encore les muscles et les viscères, et elle est l'origine de certaines conceptions hypocondriaques. C'est à elle qu'il faut attribuer l'irritation génitale qui porte certains malades à des pratiques d'onanisme effréné.

Elle est surtout en rapport avec l'hyperhémie des méninges spinales postérieures, qui donne lieu à des produits de nouvelle formation dont la présence irrite et comprime les racines spinales postérieures. La sensibilité électro-musculaire est intacte, tant qu'il n'y a pas de ramollissement de la moelle.

b. Douleurs et névralgies. — Comme nous l'avons vu, elles sont fréquentes à la première période, à la période intermédiaire, et même à la période prodromique, disparaissent d'habitude, lorsque la maladie arrive à la deuxième période. Seule, une céphalalgie fronto-pariétale persiste quelquefois continue, mais peu intense ; elle consiste en une sensation de pression et de plénitude due à de la congestion cérébro-méningée.

Il y a probablement à cette période, bien plus encore qu'à la première, des troubles de la conscience musculaire et du sens musculaire, mais les malades en rendent difficilement compte.

c. Troubles de la vue, de l'ouïe. — Les sens s'émoussent; la vue

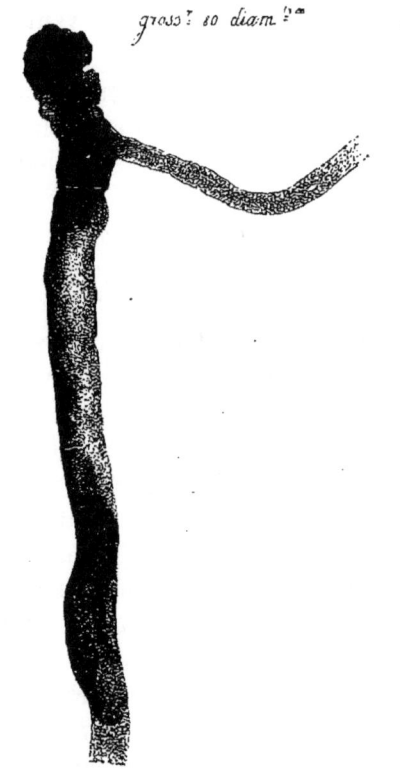

Fig. 1. — *Dilatation et obstruction, par un caillot, de l'artère centrale de la rétine.*

surtout s'affaiblit notablement; les contours, les couleurs des objets deviennent moins distincts, il existe de la dyschromatopsie, et quelquefois l'un des yeux perd plus vite que l'autre l'intégrité de ses fonctions.

Les résultats fournis par l'examen ophthalmoscopique n'expliquent pas toujours l'amblyopie. C'est ainsi (1) que sur quarante examens que j'ai faits avec M. le docteur Galezowski, deux fois seulement nous avons pu percevoir une atrophie partielle de la papille, entre autres chez une nommée M... (fig. 2) (et l'autopsie

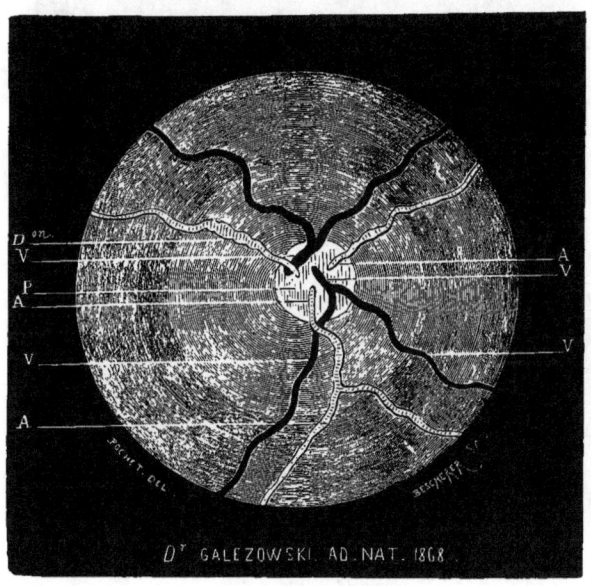

FIG. 2. — *Paralysie générale.*— *Dilatation anévrysmale de l'artère centrale de la rétine, vue à l'ophthalmoscope.*

AA. Artère centrale de la rétine.
P. Papille.
VV. Veine centrale de la rétine.
Don. Dilatation de l'artère.

a démontré que cette atrophie était en rapport avec l'obstruction par un caillot de l'artère centrale de la rétine (fig. 1).

Nous avons constaté chez deux malades la dilatation anévrysmale de l'artère centrale de la rétine. Ainsi, chez cette même femme M..., sur laquelle le dessin ci-dessus a été fait, l'artère centrale offrait des dilatations sur plusieurs points de son trajet, et dans la dilatation principale existait une sorte de bouchon terminé en cône, constitué par une gangue granuleuse jaunâtre, en plusieurs couches (fig. 1, p. 111). Les parois de l'artère renfer-

(1) A. Voisin, *Union médicale*, 4 août 1868, p. 181. Leçons faites à la Salpêtrière.

maient des granulations graisseuses. (Voy. *Union médicale*, 4 août 1868.)

Nous avons, d'autre part, aussi constaté un grand nombre de

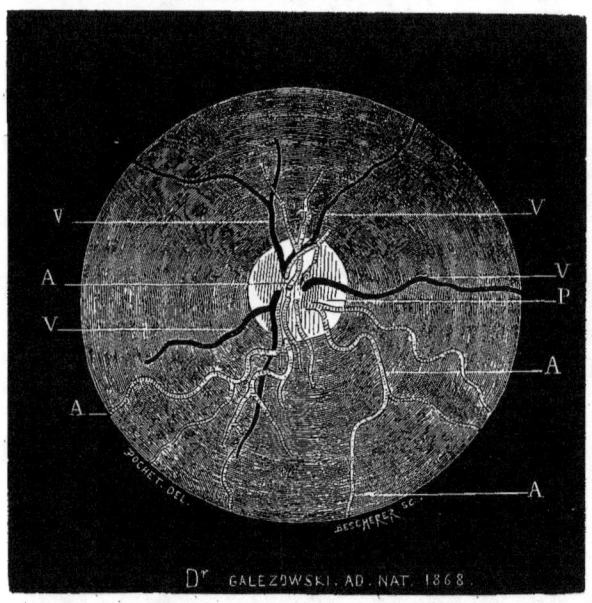

Fig. 3. — *Paralysie générale à la deuxième période.* — *Flexuosités des artères centrale: de la rétine.*

A. Artère centrale de la rétine.
V. Veine centrale de la rétine.
P. Papille optique.

fois des flexuosités des artères de la rétine et une notable congestion de ces dernières, dispositions anatomiques qui sont bien en rapport avec l'état des vaisseaux des méninges cérébrales dans la paralysie générale.

Les figures 2, 3, 4, empruntées à des leçons que j'ai faites en 1868 à la Salpêtrière (1), en font foi.

Wundt pense aussi que l'examen ophthalmoscopique ne donne pas l'explication des troubles visuels observés chez les aliénés paralytiques. Telle est encore l'opinion de Furstner (2), qui rattache certaines amblyopies à des lésions des couches optiques et des lobules occipitaux.

(1) A. Voisin, *Union médicale*, 4 août 1863, p. 183.
(2) Furstner, *Archiv für Psychiatrie*, t. VIII. 1877.

A. VOISIN. Paralysie. 8

Le *Journal d'Oculistique* de Fano, du 25 octobre 1875, contient la relation d'un cas d'amaurose consécutive à une commotion encéphalique qui est analogue à ces cas de cécité subite ou rapidement progressive qu'on observe chez les paralysés généraux à la suite des congestions encéphaliques. Dans ce cas, l'examen

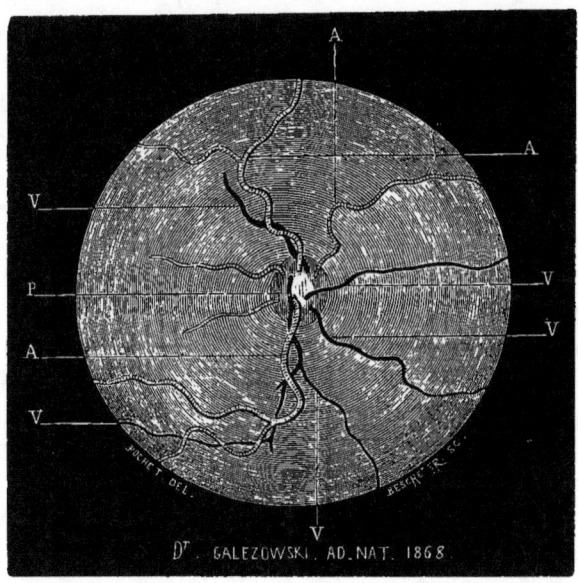

Fig. 4. — *Paralysie générale à la deuxième période. — Flexuosités des artères centrales de la rétine.*

A. Artère centrale de la rétine.
V. Veine centrale de la rétine.
P. Papille optique.

ophthalmoscopique ne révélait aucune altération des papilles optiques.

Tardy (1) a publié deux observations de névrite et de sclérose optique ayant déterminé de l'amblyopie et de l'amaurose.

La surdité est un fait exceptionnel; quant aux hallucinations de la vue et de l'ouïe, elles sont bien plus rares qu'à la première période. Quand elles surviennent, c'est par accès, et alors on observe en même temps de véritables accès maniaques qui sont en rapport avec une poussée congestive.

c. Abolition de l'odorat. — L'odorat qui, comme nous l'avons

(1) Tardy, thèse de Paris, 1877, p. 25.

dit, est presque toujours gravement compromis à la première période, reste aboli pendant la seconde période.

C'est ce qui explique comment les malades en arrivent à se frotter la figure avec des matières fécales sans en être incommodés et à demeurer des journées entières souillés par leurs excréments sans paraître s'en douter.

Le *goût*, qui, suivant Brillat-Savarin, a pour condition essentielle l'intégrité de l'odorat, est aussi très-altéré. C'est pourquoi les malades mangent indifféremment tout ce qu'on leur présente : il en est qui mâchent des feuilles sèches, de l'herbe, en guise d'aliments. Nous devons cependant dire qu'exceptionnellement les malades ont des préférences et des répugnances que rien ne justifie. C'est ainsi qu'un paralytique général de notre connaissance, grand amateur de vin autrefois, arrivé aujourd'hui au terme extrême de la maladie, s'obstine encore à repousser le vin qu'on lui présente.

De même, pendant tout le temps que la paralysie générale en était, chez ce malade, à la seconde période, le vin ou l'eau vineuse n'ont jamais été acceptés qu'avec répugnance.

2° *Façon de manger* des fous paralytiques :

1° L'aliéné paralytique ne *sait* pas manger.

Cela n'a rien d'étonnant si l'on se rappelle que, d'après l'axiome de Brillat-Savarin, il n'y a que le sage qui *sache* manger.

2° L'aliéné paralytique mange mal. Non-seulement il mange d'une façon dégoûtante, prenant les aliments avec les doigts, les introduisant en masse dans la cavité buccale, laissant dégoutter sur ses vêtements ; mais il mange mal au point de vue physiologique, parce qu'il ne mâche pas suffisamment les aliments et qu'il avale des bols volumineux qui risquent de faire fausse route et de s'insinuer dans les voies aériennes ; le malade avale des bols volumineux, sans doute à cause de la diminution de la sensibilité réflexe du pharynx. Les muscles qui président à la déglutition ont besoin alors, pour entrer en exercice, d'une excitation plus considérable qu'à l'état normal et la déglutition ne s'opère facilement que sur des masses volumineuses ; tant que le bol alimentaire n'a pas acquis le volume suffisant pour provoquer les mouvements réflexes de déglutition, il reste dans la bouche. On peut ainsi retrouver, trois heures, quatre heures même après le repas, des masses alimentaires séjournant dans les arcades dentaires.

Il est certain qu'il y a souvent chez les fous paralytiques de l'ataxie dans les muscles pharyngiens, tout comme dans les muscles de la face ; c'est ce qui explique pourquoi le bol alimentaire fait quelquefois fausse route, et précisément le volume de ce bol explique les accidents d'asphyxie qui suivent l'introduction dans les voies aériennes. De là, par parenthèse, l'utilité de ne donner aux malades que des aliments mous et très-divisés.

Ainsi donc, le fou paralytique mange mal à tous les points de vue.

Il mange trop aussi : il mange avec voracité, et si l'on n'avait pas soin de rationner les malades, on les verrait souvent avoir des indigestions, bien qu'en général le fonctionnement de leur estomac soit resté d'une parfaite régularité.

L'excès d'alimentation, joint au défaut d'exercice, n'est sans doute pas étranger à l'excès d'embonpoint qu'on remarque souvent à cette deuxième période ainsi qu'à la troisième et sur lequel nous aurons d'ailleurs à revenir.

3° *Troubles d'ordre paralytique.* — Ils sont encore d'importance secondaire, même à la seconde période de l'affection dite « paralysie générale » ; ils sont plus apparents que réels.

Le malade a, il est vrai, jusqu'à un certain point, la démarche d'un paraplégique ; ses pieds se soulèvent peu du sol, et quand il s'agit de monter un escalier, ils ne se soulèvent pas suffisamment et les chutes sont fréquentes dans ces conditions ; la maladresse est croissante, et, pour peu que le malade ait entre les mains un objet un peu lourd, il le laisse facilement tomber.

Mais tous ces phénomènes ne tiennent pas à la paralysie ; ils tiennent en partie au trouble de coordination des mouvements et en partie à l'inertie, au manque de volonté du sujet.

Ce qui le montre, c'est d'abord l'expérimentation au moyen du dynamomètre ; tel malade qui semble paralytique produira des déviations de l'aiguille du dynamomètre qui prouvent que la force musculaire est intacte, lorsqu'il veut la mettre en jeu.

C'est ensuite l'observation quotidienne. Qui n'a vu de ces malades, qu'on aurait crus paralytiques et incapables de nuire, retrouver sous l'influence d'une surexcitation, d'un accès de colère ou d'un accès de manie, une force surprenante et dangereuse ? Tout le monde peut aussi observer que ces malades, lorsqu'ils sont au lit, agitent facilement et avec force leurs membres inférieurs, tandis que, dans la station debout, ces mêmes malades avaient besoin d'un appui pour se soutenir et que leurs jambes paraissaient prêtes à se dérober sous eux. Ces malades qui, pour faire quelques pas, ont besoin d'être soutenus, peuvent ainsi marcher longtemps sans être fatigués.

Ils peuvent porter sur leurs épaules un poids considérable ; un homme peut même se suspendre aux épaules des malades sans risquer de les faire tomber !

Ainsi donc, la *paralysie* est ordinairement plus apparente que réelle ; elle existe cependant quelquefois, soit généralisée, soit unilatérale ; nous n'avons jamais vu de paralysie alterne.

Quand elle est généralisée, elle est très-peu marquée.

Quand elle est unilatérale, elle est ou passagère ou persistante.

Quand elle est passagère, elle se manifeste par les mêmes symptômes que nous avons étudiés à la première période.

Quand elle est persistante, elle est due à une complication (hémorrhagie cérébrale ou méningo-encéphalite localisée, etc.) ou à une atrophie de l'hémisphère cérébral du côté opposé à la paralysie. Mais c'est surtout à la troisième période que se montrent ces hémiplégies progressives qui ont été étudiées par M. Baillarger.

a. Système vaso-moteur. — La paralysie porte, par intervalles, sur *le système vaso-moteur*, soit sur l'ensemble du système, soit sur tel ou tel département. C'est, du moins, de cette façon qu'on peut se rendre compte de quelques phénomènes peu connus dans leur essence.

A. Les rougeurs à la face qu'on voit souvent survenir chez les malades tiennent sans doute à un léger degré de congestion méningo-encéphalique ; ces rougeurs surviennent de la façon la plus inopinée : elles peuvent être passagères et ne s'accompagner d'aucune autre manifestation, de même qu'elles peuvent s'accompagner de troubles variés, depuis le simple étourdissement jusqu'aux symptômes les plus graves de la congestion cérébrale, avec incontinence d'urine ; elles méritent dans ce dernier

cas la dénomination de complication et demandent une étude
spéciale.

B. Les phénomènes *pupillaires* paraissent aussi souvent tenir
à des états de spasme ou de paralysie vaso-motrice qu'à la paralysie de la troisième paire ; en effet, ils sont quelquefois si mobiles
qu'ils s'expliquent difficilement par un état de véritable paralysie
de la troisième paire ; en outre, s'ils tenaient toujours à une lésion
de la troisième paire, ils seraient toujours accompagnés de la
chute de la paupière et d'un strabisme. Or, cela n'est rien moins
que constant ; il faut donc supposer que quelquefois l'inégalité
pupillaire tient à des phénomènes vaso-moteurs, soit qu'il y ait
dilatation (paralysie vaso-motrice), soit qu'il y ait rétrécissement
(spasme des vaso-moteurs) de l'une des deux pupilles.

Cette manière de voir est d'ailleurs en rapport avec la théorie
de M. le professeur Rouget sur la mydriase et sur l'atrésie
pupillaire : on sait que, d'après la théorie du professeur de
Montpellier, l'atrésie pupillaire tient à la même série de phénomènes que l'érection du pénis, c'est-à-dire à un spasme vasculaire qui arrête la circulation en retour, d'où résulte une accu-
mulation de sang dans les veines, d'où turgescence des veines
iriennes, d'où atrésie pupillaire.

La dilatation pupillaire serait produite par les phénomènes
inverses.

D'après Arlidge (1), la contraction des pupilles correspond à
l'hyperhémie des nerfs optiques, et leur dilatation à leur atrophie.

Ces modifications des pupilles peuvent encore, nous le rappelons, dépendre de lésions de la partie supérieure des couches
optiques ; quoi qu'il en soit de la théorie, l'inégalité pupillaire est
un phénomène encore plus fréquent à la deuxième période qu'à
la première. Le rétrécissement des deux pupilles paraît, par
contre, être bien moins fréquent.

C. Les caractères du pouls sur lesquels nous avons insisté dans
l'étude des troubles somatiques à la première période, et qui
subsistent à la deuxième période, peuvent aussi être expliqués
à la rigueur par un certain degré de paralysie persistante des
nerfs vaso-moteurs. (Voyez le tracé ci-après.)

D. La fièvre, considérée comme phénomène de paralysie vaso-

(1) Arlidge, *West Riding Lunatic asylum Reports*, t. I et II.

motrice, est observée à cette période, soit faible et continue, soit assez forte et passagère.

Dans le premier cas (et mes observations bi-quotidiennes portent sur plusieurs mois jusqu'à deux ans), la température réelle

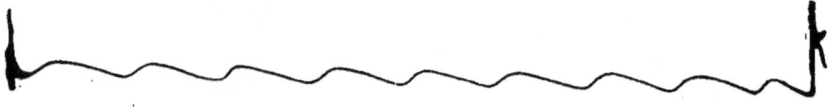

Gab... Paralysie générale à la deuxième période.

reste à 37°6, 37°8, à 38 degrés pendant des mois entiers; elle est à 37°6 pendant un à trois jours, puis monte à 38 degrés, où elle se maintient pendant un à deux jours.

Dans le second, elle s'élève brusquement du soir au matin, mais surtout du matin au soir, de 37 à 38 degrés, à 38°4.

Ainsi que dans la première période, la température est presque toujours plus élevée le soir que le matin, et celle du matin est le plus ordinairement inférieure à la température normale, puisqu'elle varie de 36 degrés à 36°8.

Avec l'élévation de la température, on remarque l'augmentation de l'excrétion de l'urée, sur laquelle Merson (1) a fait des recherches spéciales; Macleod (2) pense que l'augmentation de la température s'élève en raison directe de la diminution du pouvoir moteur, des sensations et des actes réflexes, et qu'elle est plus sensible chez ceux qui sont agités que chez ceux qui sont tranquilles.

Quant à l'abaissement de la température, il nous paraît devoir être attribué le plus fréquemment à de l'urémie, en rapport elle-même avec la néphrite parenchymateuse si fréquemment observée dans la paralysie générale; car il nous arrive souvent de constater des adhérences de la capsule à la substance corticale du rein et, au microscope, des altérations inflammatoires de l'organe. De plus, les recherches de Rabeneau (3) et d'Ollivier (4) ont montré l'influence de la congestion et de l'hémorrhagie cérébrales sur la congestion rénale.

(1) *West Riding Lunatic asylum medical Reports*, vol. IV, p. 63. London, 1874.
(2) Bucknill et Tuke, *Manual of psychological Medicine*, 1874, p. 325.
(3) *Archiv für Psych.* 1877.
(4) *Arch. de médecine.* 1877.

4° *Des troubles ataxiques*. — *a. Tremblement des membres*. —
C'est presque exclusivement au défaut de coordination qu'est
due la façon de marcher des paralysés généraux à la deuxième
période. Leurs jambes flageolent, leurs genoux se heurtent; la
progression s'exerçant par saccades, on observe parfois une rapidité excessive dans la marche.

Le malade a besoin du secours d'un bras étranger; il accepte
volontiers l'aide qu'on lui offre, mais il lui répugne de la solli-
citer (Lasègue). Lorsqu'il s'agit de se retourner, le malade perd
l'équilibre, il lui arrive même parfois de tomber. Le paralysé
général a besoin d'être habillé. Il faut aussi l'aider à manger,
sans quoi il répand une partie de ses aliments sur ses vêtements.
Cette ataxie n'a rien de commun avec l'ataxie locomotrice progressive; elle n'est pas augmentée par l'occlusion des yeux.

Le tremblement des mains n'est pas constant; quand il existait
à la première période, il s'accentue à la seconde; ce n'est pas non
plus un phénomène d'ordre paralytique, mais un phénomène
ataxique; dans ces cas, l'effort pour saisir les objets n'est pas
en proportion avec le but à atteindre; lorsque le fou paralytique
veut, par exemple, serrer la main à quelqu'un, il le fait convulsi-
vement, mais il ne peut pas prolonger longtemps la contraction
musculaire et il lâche prise pour se reprendre.

b. Altération de l'écriture. — L'écriture est tremblée, irrégulière; déjà, à cette période, elle revêt la forme hiéroglyphique,
comme le montre le spécimen ci-après.

c. Tremblement de la face et de la langue. — Le *tremblement*
des muscles de la face se rencontre aussi souvent à la deuxième
période qu'à la première.

Le tremblement de la langue s'accentue presque constamment.
Lorsque la langue est tirée de la bouche, elle est animée de mouvements incoordonnés et plus ou moins étendus.

d. Troubles de la parole. — Les troubles de la parole deviennent de plus en plus manifestes. Il existe chez les paralysés
généraux plusieurs variétés de *troubles de la parole*, et chacune
de ces variétés a sa valeur spéciale au point de vue du diagnostic
et du pronostic.

Bien décrire ces divers troubles, de façon qu'ils puissent être
reconnus par les médecins qui ne s'occupent pas spécialement

des maladies mentales, serait rendre un véritable service à la science. Malheureusement la tâche est excessivement difficile, parce qu'il n'y a que des nuances entre ces divers phénomènes et qu'on ne saisit bien ces nuances qu'en ayant les malades sous les yeux. Dans ces conditions même, on voit souvent les observa-

Spécimen d'écriture de paralysie générale à la deuxième période.

teurs se tromper et confondre, par exemple, dans leurs descriptions, l'ânonnement et le bégayement, avec le bredouillement, avec le tremblement de la parole. Nous croyons donc qu'il est sage de ne pas essayer de faire de prime abord la description de ces divers troubles. Cette description, si exacte qu'elle puisse être, ne dirait rien à l'esprit des personnes qui ne sont pas habituées à l'observation des aliénés paralytiques.

Il faut partir des données de la physiologie normale et pathologique et chercher quels peuvent être les troubles du langage articulé qui correspondraient à telles et telles lésions continues à l'avance. Cela fait, on pourra avec fruit se reporter sur le terrain de l'observation et, en face d'un malade ayant des troubles de la parole, on pourra faire la part de ce qui dépend du vice de fonctionnement de l'intelligence et du vice de fonctionnement des organes coordinateurs. On pourra, en d'autres termes, différencier ce qui est du ressort de la démence·d'avec ce qui est du ressort de l'ataxie ; on parviendra, en un mot, à reconnaître l'ânonnement et l'hésitation de la parole d'avec le bégayement et le tremblement.

Il est des aliénés paralytiques qui ne parlent pas ; cette étude de physiologie pathologique peut aussi renseigner sur la cause de ce mutisme ; il tient dans certains cas à une absence absolue d'idées ; dans d'autres, à une impossibilité d'articuler les mots ; il peut tenir à un trouble purement psychique ; et l'on conçoit que dans ces différents cas le pronostic varie singulièrement.

Le langage articulé a pour condition nécessaire :

1° L'existence d'un organe où l'idée s'élabore ;

2° L'existence d'une série d'appareils, dont le fonctionnement régulier a pour effet de rendre sensible, ce qui n'était primitivement que sous forme d'image, εἶδος (idée, image). Une partie de ces appareils sont sous la dépendance directe de la volonté.

I. L'organe où les idées s'élaborent, ou si l'on aime mieux l'organe par l'intermédiaire duquel les idées prennent naissance, est sans doute la périphérie du cerveau dans sa partie antérieure.

II. Les appareils dont le jeu transforme en langage articulé l'idée primitive sont les suivants :

1° Une série de fibres conductrices, allant de la périphérie du cerveau à la protubérance, en passant par le corps strié ou dans son voisinage ;

2° Une série de cellules nerveuses se trouvant dans le bulbe et

transmettant aux nerfs bulbaires l'impression primitive et les
ordres donnés par la volonté, relativement à l'expression de l'idée
primitive ;

3° Les nerfs bulbaires, facial et hypoglosse, etc. ;

4° Les nombreux muscles animés par ces nerfs.

L'intégrité de ces différentes parties est indispensable à l'exercice régulier de la parole, et les lésions de chacune d'elles entraîneront des troubles différents.

Qu'on suppose une lésion étendue et profonde de la substance
corticale, on comprendra immédiatement que les idées doivent
être troublées dans leur production.

Que les cellules cérébrales soient pour les idées un organe de
sécrétion ou de transformation, cela nous importe peu, mais ce
qu'il y a de bien certain, c'est que ces organes altérés ne peuvent
pas remplir leur rôle aussi bien que des organes sains, de
là, la lenteur des idées, la paresse de l'esprit, qui se traduit par ce
que nous appelons l'ânonnement.

L'association des idées est aussi une opération dont nous ne
connaissons pas le mécanisme, mais nous savons que c'est un
travail cérébral ; il est tout naturel que ce travail soit mal fait,
quand les cellules corticales sont lésées ; et ce vice de fonctionnement cérébral se traduit dans le langage par des mots insensés
au milieu d'une phrase raisonnable, par des phrases inachevées.

La mémoire n'est pas non plus sans nécessiter l'intégrité des
cellules corticales et les lésions de ces cellules entraînent différents troubles de mémoire, particulièrement du trouble dans la
mémoire des mots, ce qui donne encore lieu à des phrases inachevées, à des oublis de mots, de syllabes, de lettres, de l'hésitation
de la parole.

Et qu'on ne suppose pas que les lésions des cellules de la périphérie du cerveau sont imaginaires ; le microscope le démontre
au plus sceptique, et il serait bien étonnant qu'elles n'existassent
pas, quand on songe à la fréquence, à la gravité et à la profondeur
des lésions macroscopiques, à l'existence presque constante
d'adhérences entre le cerveau et les membranes chez les déments
paralytiques.

Au microscope, on trouve dans les circonvolutions frontales

et aussi dans l'insula, des éléments surajoutés aux éléments nerveux : ce sont des noyaux embryoplastiques abondants qui se trouvent dans les vaisseaux, dans les parois des vaisseaux et dans la gaîne périvasculaire, qui sont aussi en quantité innombrable dans la substance nerveuse, et qui par leur présence doivent considérablement gêner le fonctionnement cérébral.

Outre ces noyaux embryoplastiques, on rencontre des altérations athéromateuses des vaisseaux, des produits hématiques d'âges différents.

Ces lésions peuvent se rencontrer à des degrés divers; dans un cas où elles étaient considérables, la malade avait présenté plusieurs caractères semblables à ceux qu'on observe chez les aphasiques; elle répondait invariablement aux questions par « ça va mieux, ça fait mal ».

Ainsi donc, les lésions de la périphérie du cerveau semblent pouvoir expliquer la parole *ânonnée*, *traînée*, *hésitante*. Supposons maintenant les lésions situées sur le trajet des fibres qui, de la substance corticale des circonvolutions antérieures, se rendent au bulbe, en passant par la substance blanche cérébrale, par les corps striés et la protubérance. Disons de suite que ces lésions se rencontrent aussi bien que les lésions de la périphérie. On trouve en effet sur le trajet de ces fibres et au milieu d'elles, dans la couronne de Reil, une énorme quantité de noyaux embryoplastiques. On observe encore des amas d'hématosine, de l'hématine en cristaux jaunes ou décolorés, enfin des épanchements globulaires plus ou moins anciens et parfois des foyers de ramollissement. Nous en avons trouvé dans la protubérance, au milieu des fibres ascendantes antérieures.

Quel effet doivent produire ces lésions? Elles mettent, sans aucun doute, obstacle au passage du courant nerveux, tout comme les lésions analogues de la moelle mettent un retard dans la transmission des sensations, dans la production des actes réflexes. Or, ces entraves multipliées empêchent les ordres donnés par la volonté d'arriver d'une façon régulière et immédiate à leur destination, c'est-à-dire aux cellules bulbaires : de là la parole hésitante, l'impossibilité de rendre telle idée qui est cependont conçue; nous ne saurions mieux comparer ce qui se passe dans ce cas, qu'à ce qu'on observe chez certains aphasiques.

Ces aphasiques conçoivent nettement une idée et ils ne peuvent pas l'exprimer par des paroles. Ce n'est pas que la mémoire des mots leur manque, car si l'on vient à prononcer devant eux les mots qui répondent à leur idée, ils donnent leur assentiment et expriment leur satisfaction. Ces malades ont la volition intacte, ils ont la mémoire intacte, et cependant leur volonté ne parvient pas à mettre à profit les matériaux que leur fournit la mémoire ; on croirait *à priori* qu'il y a chez ces malades un arrêt de communication entre les parties qui président à la volition et celles qui sont chargées de l'exécution. Eh bien, cette idée théorique est corroborée par les faits ; les autopsies ont en effet prouvé que, chez ces aphasiques, il existait des lésions considérables, soit dans la substance blanche de l'insula, soit dans les corps striés, soit sur un point quelconque du trajet des fibres allant de la couche corticale au bulbe. Supposez qu'au lieu d'une lésion considérable, telle qu'une hémorrhagie ou un foyer de ramollissement, il y ait des lésions microscopiques, mais extrême-ment multiples, telles que celles qu'on rencontre dans la para-lysie générale, l'effet sera analogue, et la difficulté dans la trans-mission des ordres de la volonté se traduira par une parole hésitante, le malade, comme certains aphasiques, dira un mot pour un autre, il passera certains mots, certaines syllabes dans le cours d'une conversation, il se pressera pour dire ce qu'il a à dire, comme si, à chaque instant, il sentait que les mots vont lui échap-per ; de là, sans doute, cette façon de parler de certains paraly-tiques. Au début de la phrase, on remarque une hésitation assez longue, puis, sitôt les premières syllabes prononcées, le reste de la phrase suit avec une volubilité toute spéciale.

Bref, ces troubles, dus à des obstacles qui se trouvent sur les fibres de transmission, méritent aussi le nom de troubles intellec-tuels, par opposition aux troubles ataxiques et paralytiques que nous allons étudier à l'instant.

Le *bégayement*, le *bredouillement* et le *tremblement de la parole* ne sont pas le résultat de troubles de l'intelligence ou de la volonté ; ils sont la conséquence d'un défaut d'harmonie dans les actes coordonnés qu'accomplissent les muscles animés par les nerfs bulbaires.

Or, il suffit d'examiner les altérations que présentent ces nerfs à leur origine dans le bulbe, pour se rendre compte de leur vice de fonctionnement. Ces altérations sont les mêmes que celles que nous avons signalées précédemment à la périphérie du cerveau, c'est-à-dire qu'on rencontre dans le bulbe des aliénés paralytiques des noyaux embryoplastiques en quantité immense répandus au milieu des fibres nerveuses, abondants surtout dans l'intérieur, dans la paroi et dans le voisinage des vaisseaux, même le long des vaisseaux les plus fins.

Outre cette lésion dont la seule présence pourrait à la rigueur expliquer les troubles de fonctionnement des nerfs bulbaires, il en est une autre beaucoup plus accentuée dans le bulbe que dans le reste de l'encéphale : c'est une lésion des *cellules*. Les cellules dont l'ensemble constitue les noyaux des nerfs bulbaires sont souvent altérées, et cela dès le début de la maladie.

On voit au microscope que beaucoup de ces cellules sont transformées à des degrés divers, suivant l'intensité et l'ancienneté de la maladie ; dans le même groupe de cellules, on peut constater quelquefois plusieurs de ces degrés.

Pour en finir avec les lésions bulbaires, nous dirons que les racines du spinal, du glosso-pharyngien sont comme celles du facial et de l'hypoglosse, comprimées par des éléments étrangers. Quant aux olives, auxquelles Schrœder van der Kolk et d'autres auteurs ont fait jouer un rôle si important dans le mécanisme de la parole, je n'ai jamais rencontré dans leur texture d'altération notable ; de même, je n'ai pas trouvé de lésions des fibres commissurantes et des fibres des nerfs bulbaires.

Mais les lésions précitées suffisent largement pour expliquer les troubles de la parole qu'on appelle tremblement, bredouillement, bégayement.

De quelle nature sont ces troubles ? Ils sont d'ordre somatique. Mais appartiennent-ils à l'ataxie ou à la paralysie ? C'est une question qui n'a pas seulement d'importance au point de vue théorique ; d'une façon générale, on parle trop souvent de paralysie, quand il s'agit d'aliénés atteints de périencéphalite diffuse, et on néglige beaucoup trop les troubles ataxiques.

Les aliénés paralytiques ne présentent véritablement de paralysie qu'à la dernière période de leur maladie ; jusque-là, leur force est à peu près conservée intégralement. Ainsi, tel malade qui peut à peine se tenir debout peut, lorsqu'il a un point d'appui, supporter un homme appendu à son cou ; tel autre qui, en temps ordinaire, laisse tomber tout ce qu'il tient, peut, quand il est excité, devenir dangereux, et trouver une force qu'on n'aurait pas soupçonnée.

La paralysie musculaire n'est donc pas en cause dans ces cas. Elle est rare au début de la maladie dite paralysie générale. C'est pourquoi, concluant par analogie, j'attribue à l'ataxie le tremblement de la parole qu'on décrit d'habitude au nombre des symptômes paralytiques du début.

S'il s'agissait d'une véritable paralysie des muscles qui concourent à l'articulation des sons, on ne verrait pas aussi souvent, ni surtout aussi vite, ces rémissions qui font qu'au début la symptomatologie change d'un jour à l'autre chez un même individu.

En outre, on observe, en même temps que du tremblement de la parole, des mouvements fibrillaires des lèvres, des muscles des joues qui ne sont certainement pas d'ordre paralytique.

En effet, ces contractions fibrillaires se produisent parfois en dehors de tout mouvement volontaire ; ils semblent alors résulter d'une excitation anormale et sont d'ordre convulsif.

Ils se produisent encore lorsque le malade est sur le point de parler ; on dirait qu'il se fait dans tous les muscles de la figure et de la langue une vicieuse répartition de l'influx nerveux, et ceci est du ressort de l'ataxie. Ainsi donc, il nous semble que c'est à tort qu'on attribue à la paralysie le tremblement de la parole et le bégayement observés à la première période de la périencéphalite diffuse.

Maintenant que nous connaissons la pathogénie de ces troubles de la parole, nous sommes en mesure de les étudier de plus près et d'envisager l'importance de chacun d'eux au point de vue du diagnostic et du pronostic.

A. L'*ânonnement* est cet embarras de la parole qui est produit par le retard dans la présentation et l'émission des lettres, des syllabes et des mots. Dans cette forme d'embarras de la parole, les individus emploient d'une façon exagérée la voyelle *a* et les syllabes dans lesquelles entre cette voyelle ; c'est même de cet abus du son *a* qu'est venue la dénomination d'ânonnement.

La cause de ce retard est la paresse de l'esprit et le manque de mémoire : c'est un des principaux symptômes de la démence dans la paralysie en général. L'ânonnement se rencontre ailleurs que dans la paralysie en général ; on l'observe, en effet, dans la démence sénile et dans la démence qui survient à la suite des diverses variétés de folie simple ou vésanique, dans la démence alcoolique. La démence sénile se distingue en général assez facilement de la démence paralytique; il est cependant des cas où le diagnostic est très-difficile ; ainsi, dans les cas de paralysie générale à forme sénile, avec lésions athéromateuses des artères ; le diagnostic se tire alors des anamnestiques et surtout de l'examen des troubles somatiques concomitants.

Il est un certain nombre de paralysés généraux chez lesquels les troubles intellectuels dominent tellement la scène morbide, que les troubles somatiques sont presque insaisissables ; à ces cas convient la dénomination de démence paralytique. Comment peut-on les différencier des cas de démence non paralytique? On cherchera les éléments de ce diagnostic différentiel dans les commémoratifs et surtout dans la forme du délire ; on sait en effet que le délire des paralysés généraux revêt, en général, un caractère spécial : c'est le délire des grandeurs, des richesses, une tendance à exagérer, c'est un optimisme exagéré ; or ce caractère spécial du délire persiste le plus souvent, même quand la démence est très-avancée. A chaque instant les malades parlent de millions et de milliards ; d'autres fois le délire hypocondriaque domine. Ce dernier caractère du délire a aussi de l'importance. Ainsi que l'a fait remarquer M. Baillarger, un dément hypocondriaque est le plus souvent un dément paralytique ; d'ailleurs il est bien rare que le délire hypocondriaque ne soit pas mêlé au délire ambitieux, et de l'intrication de ces deux sortes de délires résulte un assemblage informe, qui n'existe que dans la démence paralytique; ainsi, les malades parleront de tonneaux d'or dans le ventre, ils diront qu'ils ont trois cent mille vers qui les rongent, etc., etc. Dans ces cas, le diagnostic s'impose, quand bien même, ce qui est rare, il n'existerait aucun trouble somatique propre à le confirmer.

Si les malades qui ânonnent ne sont pas encore arrivés à un degré avancé de démence et qu'on puisse les faire écrire, on remarquera qu'ils oublient des lettres et des mots. Ce vice dans l'écriture a la même origine cérébrale que l'ânonnement. Il arrive souvent que les paralytiques généraux ne peuvent terminer une phrase qu'ils avaient commencée : l'idée élaborée leur échappe, et, après avoir balbutié quelques instants, ils terminent brusquement leur phrase par le mot *chose*... Ce mot se rencontre dans leur bouche dans bien d'autres circonstances encore ; il est employé souvent pour remplacer un mot qui manque. Dans ces cas, le langage a un décousu qui frappe de prime abord les personnes même étrangères à l'étude de l'aliénation mentale.

Mais qu'on prenne bien garde ; il est incontestable que cet abus des mots *chose, machin, machine*, tient le plus souvent à un manque de mémoire des mots, à une impotence dans l'association des idées, en somme à la débilité intellectuelle ; mais il s'observe dans la folie vésanique et tient alors à une suractivité de l'esprit, à une trop grande rapidité dans les associations d'idées, qui fait que l'idée primitive est brusquement interrompue par d'autres idées confuses qui se pressent, qui s'entre-choquent ; de là résulte le décousu du discours et l'emploi fréquent du mot *chose*. C'est ainsi que, chez l'un de mes clients, j'avais tout d'abord pensé à l'existence d'un commencement de démence paralytique, à cause du décousu du discours, des phrases inachevées et de l'emploi fréquent du mot *chose ;* tandis qu'un examen plus approfondi m'apprit bientôt que ce malade était en proie à des hallucinations de l'ouïe, et qu'il répondait soit verbalement soit mentalement, aux voix intérieures qui l'interpellaient, et que son attention, brusquement reportée sur ces voix intérieures, le forçait à interrompre la phrase commencée ; quand, quelques instants après, il voulait ressaisir son idée, il n'était plus temps, et le mot *chose* venait tout naturellement terminer la phrase et lui ôter toute espèce de sens. Cet individu n'était pas paralysé général.

On observe encore des malades qui répètent comme un écho les derniers mots des phrases qu'on prononce devant eux ; ce fait coïncide souvent avec l'existence de l'ânonnement et est aussi un signe de démence.

Les paralysés généraux qui ânonnent ne s'en rendent pas compte, à cause précisément de leur débilité intellectuelle, et même quand on appelle leur attention sur ce point, ils ne reconnaissent pas cet embarras de la parole, sans doute parce que la réflexion leur est trop pénible, peut-être aussi à cause de leur optimisme, qui les empêche, bien heureusement pour eux, de se rendre compte de leur état.

L'ânonnement s'observe, en général, à une phase avancée de la maladie. Dans ces cas, le pronostic est toujours grave, et l'apparition de l'ânonnement annonce un état de désorganisation des parties antérieures du cerveau.

Mais, dans certains cas, l'ânonnement se remarque dès le début de la maladie; les malades passent alors peu à peu d'un état intellectuel normal à l'état de démence. Leur niveau intellectuel baisse insensiblement sans qu'aucun accident grave, sans qu'aucun trouble somatique appréciable pour les gens du monde, vienne révéler le danger. A ces cas convient, à proprement parler, le nom de démence paralytique.

Le pronostic est grave relativement à la vie intellectuelle du sujet, car il n'y a pas lieu d'espérer que la cause qui a amené un commencement de démence, et par suite l'ânonnement de la parole, pourra rétrocéder spontanément. Ce n'est alors que par une médication énergique, destinée à détourner de l'encéphale la congestion chronique qui cause la démence, ce n'est, disons-nous, que par une médication active qu'on pourra espérer enrayer ce processus envahissant; mais, au point de vue de la vie corporelle du sujet, l'apparition prématurée de l'ânonnement indique que l'on a affaire à une forme lente, et que la vie n'est pas immédiatement compromise. On a remarqué, en effet, que cette forme de paralysie générale est d'habitude compatible avec une existence relativement prolongée. Les malades affectés de cette forme de paralysie générale ont rarement à redouter les attaques de congestion cérébrale, les hémorrhagies méningées, les complications médullaires et, dans les cas où ils ont à traverser ces accidents, ils échappent le plus souvent à la mort et seul leur état mental est sensiblement aggravé par ces atteintes.

En même temps que l'ânonnement, on observe le plus souvent que la parole est hésitante et traînée; ces deux modes d'embarras de la parole reconnaissent les mêmes causes que l'ânonnement, c'est-à-dire un trouble intellectuel, une certaine paresse, immunité relative des fous paralytiques à forme démente.

Le *tremblement de la parole* est, comme nous l'avons dit, un
trouble d'ordre ataxique ; il consiste en l'émission de mots dont
les syllabes sont séparées les unes des autres par des intervalles
non isochrones. C'est le balbutiement de l'homme en colère et
de l'ivrogne. Il diffère de la parole scandée par le non-isochro-
nisme des intervalles. Il a une grande valeur au point de vue du
diagnostic de la paralysie générale, parce qu'il apparaît le
plus souvent tout à fait au début de la maladie. Dans le cours
d'une périencéphalite diffuse, on peut observer tous les degrés
du tremblement de la parole ; au début, il est quelquefois si peu
appréciable, qu'il peut échapper à l'attention des observateurs ;
il faut alors le rechercher avec le plus grand soin. Ce qui rend
en outre l'observation si difficile, c'est que le léger tremblement
de la parole est inconstant : il est perceptible un jour et le lendemain il ne l'est plus, aussi faut-il étudier les malades plusieurs
jours de suite, quand on soupçonne chez eux la possibilité de la
paralysie générale et ne jamais s'en rapporter à un seul examen
quand il a été négatif.

Le tremblement de la parole, si peu accentué qu'il soit, est le
plus souvent accompagné d'autres signes qui aideront au diagnostic. Signalons, entre autres, le tremblement des muscles des
membres supérieurs, le tremblement fibrillaire des muscles de la
face et de la langue tirée hors de la bouche, l'inégalité des pupilles, sans parler des signes fournis par le délire, quand il
existe, par l'excitation cérébrale et par la débilité intellectuelle.
Mais nous devons dire que parfois le diagnostic est difficile,
même quand il existe du tremblement de la parole.

Le tremblement peut atteindre un degré tel que l'articulation des sons devient presque impossible ; en même temps, la
langue sortie hors de la bouche, est agitée de mouvements qui
ne sont plus vermiculaires, mais qui ressemblent plutôt à des
secousses : la pointe de la langue peut arriver jusqu'auprès du
bout du nez des malades, sans qu'ils puissent réprimer ces
mouvements désordonnés. Ce trouble aussi étendu ne survient,
en général, qu'à la deuxième et à la troisième période, alors
que le diagnostic est facile à porter ; donc, arrivé à ce degré, le
tremblement de la parole n'a qu'une valeur tout à fait secondaire au point de vue du diagnostic, d'autant plus qu'il se

rencontre à peu près sous le même aspect dans d'autres
maladies. Comme le dit si bien Trousseau (1), « c'est une erreur
souverainement préjudiciable que d'envisager isolément un
phénomène pathologique avec la confiance qu'il va suffire
à asseoir un diagnostic ; je veux bien qu'il existe un tremblement sénile, un tremblement mercuriel, et combien d'autres !
Mais classer ainsi les tremblements comme autant d'unités
pathologiques, c'est être plus près de l'ontologie que de la
réalité. » Or on peut appliquer aux troubles ataxiques de la parole
ce que Trousseau dit du tremblement en général : ces troubles
ataxiques revêtent le même caractère dans toutes les maladies
où ils existent. Ainsi dans la sclérose en plaques, la parole est
lente et scandée, chaque syllabe est prononcée lentement et
suc-ces-si-ve-ment ; les syllabes sont séparées par des intervalles
plus ou moins longs ; en outre, l'articulation des mots peut être
imparfaite, comme empâtée, analogue à celle qu'on observe
dans la paralysie générale (Fernet, thèse de concours, 1872).

Dans l'alcoolisme, le tremblement de la parole ressemble à
s'y méprendre à celui de la paralysie générale ; c'est ce qui nous
faisait dire que le tremblement de la parole, envisagé seul, n'a
pas une valeur diagnostique absolue au point de vue du pronostic ; il n'indique non plus rien de précis, car le pronostic emprunte sa gravité à la maladie dont le tremblement est le symptôme.

C. — Le *bégayement* est ce trouble de la parole constitué par
la répétition successive des mêmes syllabes et des mêmes mots,
accompagnée d'un effort pénible de la phonation et de l'articulation des mots. Il n'a pas non plus d'importance au point de vue
du pronostic ; et, pour le diagnostic, il ne peut pas beaucoup
éclairer l'observateur, car le bégayement se peut rencontrer dans
une foule de cas : il peut être congénital, il peut en outre survenir sous l'influence de causes inconnues dans leur essence et
tout à fait étrangères à la périencéphalite diffuse. Ainsi nous
connaissons un jeune homme, névropathique, musicien émérite,
qui est devenu bègue peu à peu vers l'âge de dix ans, sans cause
connue, et qui, à l'heure qu'il est, n'est pas le moins du monde
menacé de paralysie générale.

(1) Trousseau, *Clinique médicale*, t. II, p. 301.

D. — Le *bredouillement*, considéré chez l'individu qui n'est pas paralysé général, est caractérisé par la précipitation dans l'émission des syllabes, d'où résulte un langage confus. Il n'est pas nécessaire, pour que le bredouillement existe, que la parole soit excessivement rapide ; il suffit qu'il n'y ait pas synergie entre le fonctionnement du bulbe et l'influx volontaire trop hâté. Il semble que chez l'individu qui bredouille, les muscles et les nerfs qui sont innervés par les nerfs bulbaires n'ont pas le temps d'exécuter les ordres venant de la volonté.

C'est plutôt, dans la paralysie générale, un phénomène d'ordre paralytique qu'une manifestation ataxique.

Le bredouillement est quelquefois une infirmité congénitale ; il appartient aussi à l'alcoolisme chronique comme à l'ivresse.

Tous ces troubles que nous venons d'étudier se rencontrent quelquefois séparément, surtout au début de la maladie. Le tremblement de la parole est celui qui s'observe le plus souvent isolé : c'est aussi celui qui a la plus grande valeur au point de vue du diagnostic et qui, par conséquent, intéresse le plus le clinicien.

Mais à une période plus avancée, on rencontre chez le même individu et simultanément les troubles de cause bulbaire et ceux de cause cérébrale, tels que l'ânonnement, et il ne peut pas en être autrement, car l'ânonnement est le résultat nécessaire de la démence, et il n'y a pas de paralysie générale sans démence ou, si l'on aime mieux, sans débilité intellectuelle.

Par cette analyse des troubles de la parole, nous n'avons fait que décomposer en ses éléments cet ensemble de troubles qu'on désigne d'habitude sous le nom trop vague d'embarras de la parole, et nous avons cherché à faire voir ce que signifiait chacun de ces troubles envisagés séparément.

E. — *Mutisme*. Il nous reste à étudier comme appendice les cas de paralysie générale où les malades sont privés d'une façon à peu près complète ou même absolue de l'usage de la parole.

Nous ne voulons parler que pour mémoire des cas où les malades ne parlent pas parce qu'ils ne veulent pas parler : soit qu'ils entendent des voix intérieures qui leur ordonnent de garder un silence absolu, soit parce qu'ils sont dans une stupeur profonde et qu'alors leur intelligence est momentanément anéantie, soit enfin parce que leur attention est tellement fixée sur une idée, que tout le monde extérieur leur est devenu étranger. Ces cas, qui se rencontrent souvent dans la folie simple, sont relativement rares dans la folie inflammatoire ou paralysie générale.

On les observe cependant quelquefois au début 'de la maladie; le diagnostic est alors excessivement difficile, mais si l'on attend quelques jours, il est bien rare que l'on ne voie pas le tableau changer quand on a affaire à des aliénés paralytiques. Leurs conceptions délirantes, en effet, même au début de la maladie, n'ont pas assez de consistance pour donner lieu à ce mutisme durable qui caractérise la mélancolie avec stupeur. Le plus souvent c'est dans la période avancée de la maladie qu'on observe le *mutisme;* il peut alors tenir à deux causes, tout comme l'embarras de la parole précédemment étudié :

1° A un défaut d'idées ;

2° A une paralysie des organes servant à l'émission des sons.

Dans les cas où le mutisme est la conséquence de la démence arrivée à son degré extrême, on a pu s'apercevoir que peu à peu, longtemps auparavant, le cercle d'idées des malades s'était restreint en même temps que leur vocabulaire s'était amoindri. Nous connaissons un malade affecté de cette forme de paralysie générale, à laquelle convient spécialement le nom de démence paralytique; autrefois très-causeur, très-verbeux et doué d'une imagination assez vive, il est maintenant arrivé à un état de mutisme presque complet, car, depuis plus de six mois, il ne répète jamais que ces deux phrases : Je mange, et allez-vous-en. Trois mois auparavant son vocabulaire était bien moins restreint. Nous avons pu suivre chez cet aliéné les progrès de la démence en même temps que ceux du mutisme.

Les malades qui se trouvent dans cette situation arrivent peu à peu à ne pouvoir plus pousser que des sons inarticulés; cette déchéance intellectuelle est encore compatible avec une vie prolongée, témoin ce malade auquel nous faisons allusion qui, lorsqu'on le voit assis sur son fauteuil, a toutes les apparences de la santé. On doit donc être très-réservé quand on est appelé à prononcer sur la durée probable de la vie végétative de ces individus.

Il est d'autres causes de mutisme dues à des lésions matérielles.

Ainsi, l'aphasie par lésion de la circonvolution de Broca, ou par lésion du corps strié, ou enfin des fibres qui font communiquer les circonvolutions frontales avec les noyaux bulbaires, peut se rencontrer chez les paralytiques généraux tout comme chez d'autres malades; elle ne donne pas lieu à des considérations spéciales.

Il n'en est pas de même du mutisme, qui est dû à une altération granulo-graisseuse des muscles de la langue et à une multiplication des noyaux de leur sarcolemme. Cette lésion a été décrite pour la première fois par un de nos élèves, M. Hanot, chez des malades de notre service. Cette altération des muscles est en rapport avec des lésions nerveuses, profondes et avancées. Ainsi : 1° les cellules qui constituent les noyaux des nerfs bulbaires sont, dans ces cas, farcies de granulations jaunâtres que la teinture de carmin ne colore pas. Ces cellules sont plus ou moins déformées, leurs noyaux ont à peu près ou tout à fait disparu; 2° les nerfs bulbaires, à partir de leur origine apparente, sont atteints de lésions atrophiques; 3° ces deux ordres d'altérations existent le plus souvent simultanément.

Cet état anatomo-pathologique, qui n'est en somme qu'une exagération de celui que nous avons étudié comme cause des troubles de la parole, que nous avons appelés ataxiques et paralytiques; cet état, dis-je, entraîne dans certains cas le mutisme absolu, dans d'autres l'impossibilité d'émettre des sons compréhensibles et toujours l'impossibilité pour les malades de tirer la langue hors de la bouche. Il coexiste quelquefois avec une paralysie du pharynx et avec de la dysphagie. Il arrive alors que ces malades peuvent mourir étouffés par un bol alimentaire qui fait fausse route; ils avalent, en effet, de trop gros morceaux, probablement pour pouvoir les sentir; ils mangent en outre avec une voracité bestiale, aussi sont-ils quelquefois victimes de leur gloutonnerie. De plus, la paralysie simultanée du nerf laryngé supérieur, en suspendant la sensibilité réflexe de la glotte, permet quelquefois la pénétration des liquides dans la trachée, et l'asphyxie en est la conséquence.

En résumé, les troubles de la parole observés dans la paralysie générale consistent en ânonnement, en traînement, en bredouillement, en hésitation, en bégayement, en tremblement et en mutisme.

L'ànonnement, le traînement, l'hésitation sont produits par des lésions cérébrales ; le bredouillement, le bégayement, le tremblement sont le résultat d'altérations du bulbe.

Le mutisme peut être la conséquence de lésions cérébrales et de lésions des muscles et des nerfs de la langue et des lèvres.

La physiologie pathologique de ces divers troubles permet de porter un diagnostic anatomique sur l'état des paralysés généraux.

Il y a en outre à mentionner une série de phénomènes que nous ne pouvons rattacher ni à la paralysie ni à l'ataxie, et dont l'ensemble constitue ce que M. Falret désigne sous le nom d'*agitation silencieuse;* c'est un état de mobilité désordonnée, automatique, qui peut, jusqu'à un certain point, servir au diagnostic ; les malades se remuent en tous sens, sans direction et sans but, dérangent tous les objets qui se trouvent à leur portée, s'emparent machinalement de tout ce qui se trouve sous leur main pour le mettre dans leur poche et pour s'en dessaisir aussitôt.

Nous connaissons un malade qui saisit la main de toutes les personnes qui sont devant lui, qui la serre, qui la lâche pour la reprendre, et cela sans y être sollicité, sans se rendre compte de ce qu'il fait, et pendant des heures entières ; s'il ne trouve devant lui personne qui se laisse prendre la main, il saisit les bras de son fauteuil, ou le marbre de la cheminée ; on retrouve dans ces actes automatiques quelque chose de cë qui, d'après Audiffrent, constitue le fond de la maladie. Audiffrent fait, en effet, de la paralysie générale une maladie de l'activité; c'est une hypothèse hardie, mais qui est défendue avec talent par son auteur (1), trop peu connu.

D'autres effilent ou déchirent leurs vêtements, brisent les objets qui les entourent, sans avoir l'intention de détruire.

Beaucoup ont le *mâchonnement* perpétuel que nous avons signalé dans l'étude des symptômes de la première période; ce mâchonnement, qui est vraiment caractéristique, paraît être plus fréquent chez les hommes que chez les femmes.

De même, le *grincement des dents* s'observe souvent aussi à la deuxième période, plutôt chez les hommes que chez les femmes. Il est tantôt continu, tantôt intermittent; il s'entend d'un bout

_____

(1) Audiffrent, *Maladies du cerveau et de l'innervation*, p. 804.

d'une salle à l'autre ; c'est un phénomène qui est par lui-même sans grande importance, mais qui frappe douloureusement les personnes qui ont à soigner des aliénés paralytiques.

Pour M. Baillarger, c'est un phénomène convulsif ; mais nous ne croyons pas devoir admettre cette manière de voir, car le grincement des dents est quelquefois continu : il se produit aussi bien le jour que la nuit, tandis que le grincement des dents convulsif, tel par exemple qu'on l'observe chez certains enfants épileptiques, ne se produit que pendant le sommeil. Chez les fous paralytiques, ce grincement des dents est dû, sans nul doute, à une simple habitude ; A. Foville pense qu'il tient à une lésion de cette partie de l'écorce cérébrale qui a sous sa dépendance les mouvements des mâchoires ; mais cette assertion, qui est analogue à celle de Crichton Browne (1) d'après la théorie de Ferrier, n'est appuyée par Foville sur aucune observation. (Voy. Foville, séance de l'Académie de médecine, décembre 1876.)

Troubles psychiques. — L'étude des troubles psychiques ne nous arrêtera pas bien longtemps, parce que nous voulons éviter des répétitions inutiles (voir p. 65 et suiv.).

Le délire, quand il existait à la première période, peut subsister à la seconde période, en affectant, soit la forme dépressive, soit la forme expansive.

La forme *dépressive* est plus rare qu'à la première période. Quand il existe, le délire dépressif est accompagné et entremêlé le plus souvent de conceptions ambitieuses (tel est le cas où le malade parlait des millions qu'il avait dans le ventre).

Le délire dépressif peut pourtant exister seul pendant un certain temps, ainsi que le démontrent les trois observations suivantes :

OBSERVATION XII. — *Paralysie générale ayant débuté par du délire lypémaniaque, qui a persisté pendant six mois avant l'apparition du délire de grandeurs ; attaques épileptiformes ; mort.*

M. T..., quarante-sept ans, me consulte le 12 octobre 1872. Il est atteint depuis plusieurs mois de mélancolie, suite de pertes d'argent et de trouble dans sa position sociale depuis la guerre de 1870. Il se croit en butte à des persécutions, dit être perdu, a des frayeurs subites, présente une physionomie profondément triste ; il parle de douleurs continues qu'il éprouve dans

(1) *West Ruling Lunatic asylum Reports*, vol. VI, 1876, p. 201 et suiv.

le dos. Se refuse le plus souvent à parler, ne s'occupe plus de ses affaires. Pupilles égales, moyennes, contractiles.

L'examen de l'odorat avec le poivre n'a pas été fait. Vue et ouïe normales. Rien de particulier dans le cœur, les poumons, les autres viscères. Aucune idée de richesse, de satisfaction. En présence de ce délire mélancolique circonscrit et net, j'ai traité ce malade par du chlorhydrate de morphine à doses croissantes. Le maximum a été de 13 centigrammes par jour ; depuis de longues années il ressent des douleurs dans l'épigastre et il a la digestion difficile.

Le traitement a été suivi sans interruption à la dose presque constante de 11 centigrammes.

6 *mai.* Le malade est dans un état d'amélioration qui est presque la guérison, la santé physique est bonne et la tristesse a disparu. Il s'occupe de ses affaires. Il n'a presque plus de douleurs épigastriques.

15 *janvier.* La dose quotidienne n'est plus, depuis quatre mois, que de 6 milligrammes.

Novembre 1873. Depuis quelques jours, le malade est, m'écrit sa femme, énervé, il a des idées singulières, consistant à voir tout en beau. L'intelligence était cependant revenue à son état normal. Il dit à sa femme qu'il n'est pas malade, mais il n'y a pas à s'y tromper pour ceux qui le fréquentent. Il est excité. En présence de ces nouveaux symptômes je fais cesser la morphine et donner 4 grammes de bromure de potassium par jour ; mais avant même qu'il ait pu être administré, le malade a été pris de fureurs telles qu'il a été nécessaire de le conduire dans une maison de santé. Il y a succombé en mai 1874, après avoir présenté le délire des grandeurs (président de l'univers) et avoir eu plusieurs attaques épileptiformes.

OBSERVATION XIII.—*Paralysie générale ayant débuté par du délire lypémaniaque caractérisé par des hallucinations et des tentatives de suicide ; délire des richesses consécutif, accès épileptiformes.*

La nommée D..., quarante-trois ans, est entrée le 15 janvier 1867 dans mon service, dans un état d'excitation maniaque. Elle en était sortie il y a deux mois, guérie d'un accès de mélancolie qui s'était accompagné d'une tentative de suicide ; pas d'hérédité.

Depuis huit ans elle est sujette à des douleurs épigastriques, à des vomissements, et mange peu ; depuis six ans, douleur et faiblesse dans le membre supérieur droit, à plusieurs reprises différentes. Elle les a éprouvées jusqu'à trois fois en une semaine ; dans ces derniers temps, elles se sont accompagnées de bredouillement, de demi-perte de connaissance, d'actes incohérents pendant quelques minutes au moins, deux heures au plus ; dans les intervalles, elle ne conservait d'abord qu'un peu de céphalalgie, mais peu à peu la mémoire a diminué et la faiblesse momentanée du membre supérieur droit est devenue définitive.

En août 1866, le mari rentrant un soir a trouvé sa femme brandissant un couteau, *criant aux assassins,* disant à son mari : « Les vois-tu, ces can..., ces assassins. » Le mari l'a gardée deux jours dans cet état, mais elle s'est précipitée par la fenêtre d'un premier étage et a été transportée à la Charité, et enfin ici.

Elle a fait dans mon service un premier séjour de six mois ; retournée chez elle, elle a eu de nouveau des hallucinations terrifiantes, *criait à l'assassin*, elle a été frappée de quelques accès épileptiformes caractérisés par : perte de connaissance, convulsions toniques et cloniques partielles, écume à la bouche et hébétude consécutive.

Elle cessa de s'occuper régulièrement de son ménage, se prit d'une jalousie excessive et non raisonnée contre son mari, enfin elle fut atteinte d'une attaque apoplectiforme pour laquelle elle a été amenée dans mon service. A son entrée le symptôme le plus saillant était de l'aphasie ; trois mois après, la malade avait repris complétement l'usage de la parole, mais elle manifestait des idées de richesse, de satisfaction ; je constatai en outre de l'ataxie de la langue, de la difficulté à parler, un certain degré d'amnésie et qui fit des progrès d'autant plus rapides qu'elle fut prise en quelques mois de trois séries d'attaques épileptiformes.

En juin 1868, l'état de démence paralytique était des plus marqués. Mémoire très-faible, pleurs et rires enfantins, elle dit qu'elle est belle, qu'elle a quatre robes de soie; sa parole est ânonnée, on sent qu'elle a beaucoup de peine à trouver les mots; elle se plaint souvent de céphalalgie frontale et de démence de douleurs épigastriques. Les pupilles sont égales et contractiles.

La malade a vécu jusqu'en mars 1871 et a succombé à une affection organique du cœur, accompagnée d'hydropisie.

OBSERVATION XIV. — *Paralysie générale ayant débuté par de la mélancolie, délire de satisfaction postérieur. Attaques apoplectiformes. — Mort. — Autopsie. — Lésions du centre cilio-spinal expliquant l'atrésie pupillaire.*

La nommée Laf..., quarante-cinq ans, lingère, est entrée dans mon service le 25 mars 1867, dans un état de mélancolie et de mutisme à peu près complet; la physionomie est abattue, l'air est morne, pupilles égales, excessivement petites et non mobiles à la lumière artificielle (1 millim. de diamètre). La parole est tremblée et ânonnée, ataxie des lèvres et de la langue, rien de particulier dans les membres. Température axillaire, 36°,8.

J'apprends que la maladie a commencé peu après la mort de son mari, survenue il y a dix-huit mois, qu'elle a été prise d'un profond chagrin, puis elle a déraisonné, elle s'est livrée à des actes de violence contre sa fille et est tombée dans une grande tristesse, répétant sans cesse qu'elle voulait faire déterrer son mari, criant une partie des nuits ; elle s'est perdue dans les rues de son quartier. Ménopause il y a cinq mois.

5 août 1867. — Elle dit avoir de beaux yeux, de belles dents, un joli bonnet ; les mots sont mal prononcés, comme lorsqu'on a de la salive plein la bouche.

25 août. — Attaque épileptiforme. — Température axillaire, 37 degrés.

27 août. — Prostration. — Température axillaire, 38°8.

7 octobre. — Parle d'un appartement magnifique, dit qu'on lui a donné de beaux rideaux. Pupille gauche un peu plus large que la droite, qui a conservé son diamètre primitif.

14 octobre. Elle veut aller à Sainte-Geneviève pour avoir de beaux yeux.

Jusqu'au 17 janvier 1868, jour de sa mort, l'état lypémaniaque ne s'est pas reproduit : les idées de grandeur ont persisté et la mort est survenue à la suite d'une attaque apoplectiforme.

Autopsie. — L'autopsie a montré les lésions ordinaires de la paralysie générale, et, comme explication de l'atrésie pupillaire (par paralysie du sympathique), un ramollissement dans la première partie de la moelle dorsale, qui occupe exactement une longueur de 1 centimètre et demi à partir de l'intervalle existant entre la première et la deuxième vertèbre dorsale.

Plusieurs portions de ce tissu ramolli, examinées au microscope, présentent : 1° des cellules de formes mal définies, remplies de granulations graisseuses ; 2° des débris de tubes variqueux et graisseux.

Les deux délires dépressif et expansif peuvent se succéder à intervalles plus ou moins réguliers, plus ou moins prolongés. C'est ainsi qu'on peut observer le délire dépressif pendant huit jours, puis le délire expansif pendant un mois, jusqu'à une nouvelle apparition du délire dépressif. Mais ces cas-là sont relativement rares, et il est impossible de les confondre avec les cas de folie à double forme ou de folie circulaire à cause des caractères du délire et surtout, si l'on tient compte des troubles somatiques qui existent dans la paralysie générale et font défaut dans la folie à double forme ou dans la folie circulaire.

L'absence des rémissions régulières dans la paralysie générale doit également servir au diagnostic.

Le plus souvent, ces deux délires existent simultanément et, au milieu des conceptions les plus dépressives, on peut voir se glisser des idées d'ambition et de satisfaction.

Quand le *délire expansif* existe seul, les caractères d'absurdité que nous avons signalés, à propos de ce délire à la première période, persistent et s'accentuent ; le malade parle de milliards, de calèches, dit qu'il est le bon Dieu, etc., etc.

Ses conceptions perdent le peu qui leur restait de vigueur.

En même temps qu'elles deviennent de plus en plus absurdes, elles deviennent de moins en moins multiples et mobiles ; ce sont les mêmes mots qui reviennent toujours. Le nombre des idées est de plus en plus restreint.

Nous avons suivi pendant quatre ans une malade qui, au début, a eu le délire expansif le mieux caractérisé et qui, à la deuxième période, avait un nombre d'idées extrêmement limité. En effet, pendant plus de six mois qu'a duré cette seconde période, la malade a constamment parlé d'un certain « M. Dieu qui devait la venir chercher en calèche », elle n'avait pas d'autres idées de grandeur (1).

Le délire hypocondriaque spécial existe quelquefois seul (2), mais le plus souvent il est associé à du délire de satisfaction ou à du délire mélancolique (3).

Le tracé suivant a été pris sur un malade qui présentait du délire hypocondriaque.

D'après ce que nous venons de dire à l'instant, on voit que peu

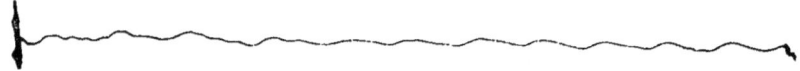

Paralysie générale de la deuxième période. Délire hypocondriaque.

à peu la démence fait des progrès et qu'elle finit par remplacer le délire préexistant ou du moins par diminuer la scène morbide.

Lorsqu'il n'y a pas de délire à la première période, c'est-à-dire lorsque le trouble mental s'accuse par un simple affaiblissement des facultés, cet affaiblissement s'accentue à la deuxième période et, le plus souvent, les conceptions délirantes, si elles ne se sont pas montrées dans la première période, ne font pas leur apparition à la seconde période.

La maladie affecte alors une marche généralement lente : c'est la paralysie générale chronique; c'est la démence paralytique.

Nous devons dire cependant que quelquefois le délire agité éclate à la deuxième période chez les malades qui jusqu'alors n'en avaient aucune trace. Le délire revêt alors d'habitude le caractère de la manie; il est compliqué d'agitation et de fièvre; il peut ainsi durer plus ou moins longtemps, passer à l'état chronique, tout comme s'il avait existé dès le début de la maladie; il peut aussi disparaître en laissant place à la démence antérieure

(1) Voy. Burlureaux, thèse de Paris, 1874. Obs., page 37.

(2) La nommée Touj... est entrée dans mon service de la Salpêtrière, le 3 mars 1860, dans un état caractérisé de paralysie générale à la troisième période. Ataxie de la langue, des lèvres; tremblement de la parole, pas d'idées de grandeur, mais idées hypocondriaques : on l'entend dire qu'elle n'a pas de langue ni d'yeux.

(3) La femme B. (Baillarger, appendice à Griesinger, obs. 33) prétendait qu'on lui avait volé un sac plein d'or, qu'on lui avait vidé le corps pour prendre ses diamants, qu'elle avait dans le ventre des tonneaux remplis d'or, qu'on lui avait mis du sable dans les membres, que sa bouche contenait deux langues placées l'une sur l'autre.

qui est toujours aggravée par ces accès intercurrents dus à des poussées congestives.

Les malades, à cette période, ont un nombre d'idées très-restreint, un vocabulaire très-pauvre. Leur figure est un masque qui revêt une constante expression de béatitude niaise. Les *sentiments* s'affaiblissent de jour en jour; l'aliéné ne reconnaît plus ni ses parents, ni ses proches, ni ses enfants, ou bien, s'il les reconnaît, il ne leur donne plus aucune preuve d'affection. Il devient absolument indifférent à tout ce qui l'entoure, se laisse conduire, nourrir. Il va et vient sans but, ou bien il reste des heures entières assis à la même place, ramasse des cailloux, des morceaux de verre, des chiffons, des bouts de branches, et les met pêle-mêle dans ses poches; il ne sait plus s'habiller, se laver. Il se met de mauvaise humeur, en colère et crie comme un enfant pour les motifs les moins raisonnés, à l'occasion de sensations pénibles, de douleurs légères. On le voit alors se débattre et déployer une force que l'on ne soupçonnait pas. Il n'a plus aucun souci de sa personne, déchire, effiloche ses draps, ses vêtements, laisse aller sous lui, et si des soins assidus ne lui sont pas prodigués, le dément, à cette période, en arrive vite à un degré avancé de dégradation.

Les *instincts*, eux-mêmes, perdent peu à peu de leur vivacité, excepté l'instinct qui porte à manger et à boire : au moment des repas, lorsque les malades voient devant eux leurs aliments servis, leur figure s'illumine subitement ou du moins prend une certaine expression qui indique à la fois l'avidité et la satisfaction; si on les laissait faire, ils prendraient les aliments avec leurs doigts et les avaleraient gloutonnement sans mâcher : de là des accidents possibles d'asphyxie. Ces aliénés arrivent même, dans cette période, à ne plus pouvoir porter les aliments à leur bouche. C'est un bien triste spectacle de constater ces phénomènes; les autres instincts qui président à la conservation de l'individu sont annihilés, et les malades seraient exposés à se tuer par imprudence s'ils n'étaient surveillés de près. L'*appétit sexuel* disparaît sans retour, bien que certains parmi ces aliénés conservent des habitudes d'onanisme.

Bref, à la fin de la seconde période, le malade n'a plus de l'homme que la forme et le nom, et à la troisième période, la dégradation atteint ses limites extrêmes.

C'est sur ce triste tableau que nous allons maintenant appeler l'attention.

RÉSUMÉ.

Deuxième période ou deuxième degré.

A la deuxième période chacun des symptômes que nous avons étudiés plus haut, sous le nom de symptômes accessoires, peut acquérir une importance majeure.

On peut observer des troubles variés de la sensibilité : anesthésie, hyperesthésie, etc., affaiblissement de la vue, peu d'hallucinations, abolition de l'odorat et du goût.

Manière de manger des malades. — Les aliénés paralytiques mangent d'une façon dégoûtante, avalent sans discernement, mangent avec voracité et ne mâchent pas suffisamment. Il leur arrive souvent de s'étouffer.

Troubles de la motilité. — Malgré l'apparence de paralysie générale, il y a, en général, intégrité de la force musculaire. — Hémiplégie rare. — Phénomènes de paralysie vaso-motrice, rougeurs de la face, phénomènes pupillaires.

Troubles ataxiques. — L'ataxie des aliénés paralytiques diffère de l'ataxie des tabescents : tremblements, — agitation silencieuse, — mâchonnement, — grincement de dents.

Troubles psychiques. — Délire expansif et délire dépressif, souvent simultanés, délire hypocondriaque. — Les conceptions délirantes deviennent de plus en plus absurdes et de moins en moins nombreuses et mobiles.

Dans la seconde période comme dans la première, il peut n'y avoir que démence sans délire : c'est alors la démence paralytique, variété de paralysie générale à évolution fort lente.

Abolition absolue de tous les sentiments affectifs. Diminution dans la vivacité des instincts ; gloutonnerie.

SYMPTOMES DE LA TROISIÈME PÉRIODE.

Le passage de la seconde à la troisième période se fait le plus souvent d'une manière insensible. Pour Marcé, l'émission involontaire de l'urine et des fèces marque ce passage.

Aux troubles somatiques et intellectuels que nous avons étudiés jusqu'ici et qui s'exagèrent encore, viennent se joindre des troubles de nutrition, une véritable cachexie.

Parmi les troubles somatiques qui appartiennent plus spécialement à cette troisième période, il y a à étudier : 1° *L'anesthésie cutanée;* elle est quelquefois, mais rarement, complète et durable, et on a vu, par exemple, des malades qui se laissent brûler cruellement sans paraître ressentir de douleur. M. Baillarger a cité le cas d'un malade qu'on a pu amputer sans l'endormir; Linas parle, dans sa thèse, d'un malade qui a pu conserver dans sa main, jusqu'à produire une brûlure du quatrième degré, un charbon incandescent dont il s'était emparé sans discernement.

2° *Étude des sens.* L'examen des sens est difficile à cette période à cause du peu de docilité des malades et de leur peu d'intelligence. On peut cependant affirmer que les malades ont à peu près complétement perdu le goût et l'odorat.

Le sens de la vue a été étudié au moyen de l'ophthalmoscope; mais les résultats fournis par cette observation sont extrêmement variables.

Kœstl et Memetschek sur 220 yeux ont noté 60 fois des lésions, soit environ 2 fois sur 7. Clifford Albutt a observé 45 atrophies papillaires sur 53 malades, soit le rapport $\frac{2}{2,01}$. De Graefe et Westphall n'ont vu que 2 atrophies papillaires sur 14 malades. Nos recherches faites avec Galezowski (1) ont montré la rareté des lésions papillaires à la troisième période, comme d'ailleurs à la seconde et à la première, et la lésion du fond de l'œil, qui semble être la plus fréquente, c'est une flexuosité facilement appréciable des artères centrales de la rétine : toutes les branches artérielles, au lieu de gagner directement la périphérie du champ de l'image ophthalmique, font des zigzags nombreux. Cet aspect des artères rétiniennes est d'ailleurs le même que celui des artérioles méningées chez les aliénés paralytiques.

3° *Troubles ataxiques.* Les troubles d'ordre *ataxique* atteignent, dans certains cas, un degré extraordinaire. Les malades ne peuvent, même étant soutenus, ni marcher ni se tenir debout; ils sont forcés de rester dans un fauteuil ou au lit, et encore faut-il avoir soin de les empêcher de tomber, parce que, par suite de cette agitation silencieuse que nous avons étudiée à la deuxième période et qui persiste à la troisième, les malades font sans cesse de petits mouvements qui ont pour résultat de les faire glisser de leur fauteuil et de les faire tomber de leur lit : assis sur un fau-

---

(1) *Union médicale,* 1868. Leçons faites à la Salpêtrière par A. Voisin.

teuil, les malades sont le plus souvent inclinés d'un côté, d'autres fois ils restent immobiles, le corps roide, gardant pendant long-temps la position dans laquelle on les a mis.

Le malade a peine à sortir et à rentrer sa langue; ainsi que le remarque M. Lasègue, il ressemble aux individus qui, dans le cours d'une fièvre typhoïde grave, font effort pour montrer la langue et la maintiennent difficilement sortie hors de la bouche.

La parole est de plus en plus gênée par le vice de fonctionnement des muscles qui servent à son émission, et par le défaut de fonctionnement cérébral concomitant, si bien qu'elle est en même temps anonnée et tremblée et qu'elle finit par devenir inintelligible. Les malades, à cette période, sont d'ailleurs très-peu causeurs; quand on les excite, il leur arrive souvent de ne pas répondre du tout aux questions qu'on leur adresse, ou bien ils répètent comme un écho le dernier ou les derniers mots des phrases qu'ils entendent, ou bien ils répondent à toutes les questions par une phrase stéréotypée, comme certains aphasiques.

Spécimen d'écriture de paralytique général à la troisième période.

Quand ils veulent parler spontanément, ils émettent soit des cris inarticulés, soit des mots inintelligibles qui ne représentent plus aucune idée, qui ne se trouvent dans aucune langue, soit des expressions empruntées à un souvenir, telles que les mots milliards et millions, malade, etc. Pour en finir avec les troubles de la parole à cette période, ajoutons que quelquefois le mutisme le plus complet s'observe soit par suite de l'ataxie extrême des muscles, soit par le fait de l'anéantissement absolu des facultés intellectuelles, soit enfin à cause d'une dégénérescence des muscles de la langue dont nous avons donné la description (p. 135).

L'écriture est absolument informe et hyéroglyphique (voy. p. 145), de même que les dessins des malades qui auparavant avaient un grand talent.

4° *Troubles paralytiques.* — La *paralysie* qui jusqu'alors avait été, comme nous l'avons vu, plus apparente que réelle, survient assez souvent à cette période; elle est alors généralisée ou unilatérale. Relativement aux paralysies unilatérales, quand elles arrivent lentement, ce qui est le cas le plus habituel, M. Baillarger a pensé que cette hémiplégie était due à l'atrophie de l'hémisphère cérébral du côté paralysé (1).

L'observation suivante sur une malade que j'ai eue dans mon service n'est pas favorable à cette opinion :

OBSERVATION XV.—*Paralysie générale. — Atrophie de l'hémisphère gauche. — Pas d'hémiplégie. — Adhérences sur l'hémisphère gauche. — Pas d'adhérences sur l'hémisphère droit.*

La nommée Rint..., fleuriste, âgée de trente-six ans, née à Metz, entre dans mon service le 25 septembre 1877. Pas d'antécédents héréditaires. Elle a deux frères bien portants; elle est adroite dans son métier, intelligente et très-impressionnable, Elle est rachitique depuis l'âge de deux ans ; elle a eu quatre ou cinq attaques hystériques. Depuis quatre à cinq ans, elle a des douleurs dans le cou et la nuque accompagnées de contractures du sterno-mastoïdien gauche, douleurs très-vives durant une à dix heures et tellement atroces, qu'elle disait en devenir folle ; elles revenaient au moins une fois par mois, et provoquaient quelquefois des nausées et des vomissements, sans qu'on ait observé de relations avec les règles. — Depuis cinq à six mois, exaltation, changement de caractère, devenue méchante, très-portée aux rapprochements sexuels, sans soin pour son ménage, ne travaillant plus. Sa mémoire a aussi diminué beaucoup. Depuis lors, ses douleurs ont disparu ; elle s'est mise à parler de richesses, de diamants, de mariages avec des princes, de ses dix-huit enfants (elle n'en a pas un). L'amnésie est devenue complète. Dernière menstruation il y a deux mois.

La malade est valide, elle s'approche de nous en souriant, et nous dit qu'elle est satisfaite d'être ici. Les pupilles sont inégales, la gauche un peu plus large. La vue et l'ouïe sont normales ; pas d'ataxie de la langue ni des lèvres. Le crâne est assez bien fait, sauf dans la région frontale, dont le diamètre n'est que de 88 millimètres. Il existe au contraire une disproportion notable entre le tronc et les membres inférieurs. Les deux fémurs ont une

(1) Baillarger, *Annales médico-psychol.*, 1858.

courbure très-prononcée à convexité tournée en dehors, tandis que les os des jambes, surtout à gauche, sont convexes en dedans. De plus, le membre inférieur gauche est plus court que le droit : aussi la malade porte-t-elle une chaussure spéciale avec laquelle elle marche bien. Quant aux membres supérieurs, les mouvements de supination sont impossibles aux avant-bras, pas de changements de rapport du cubitus et du radius. La colonne vertébrale offre en outre, de la huitième à la douzième dorsale, une courbure à convexité droite. Le thorax est normal. Les seins sont peu développés. La palpation sur le côté droit du ventre détermine une vive douleur, mais il n'y a pas de tumeur. Rien à noter dans les autres organes, si ce n'est un bruit systolique, rude, assez fort à la pointe et de l'impulsion cardiaque exagérée. La sensibilité à la douleur est normale.

La parole est bien articulée. La malade nous dit manger trois poulets, trois pigeons et beaucoup de gourmandises tous les jours ; avoir beaucoup de richesses, être trois fois millionnaire. « Tous les rois, dit-elle, m'envoient des diamants dans des paniers de satin ; je suis reine et impératrice d'Angleterre. »

Elle ne sait ni le mois ni le jour.

J'ordonne un vésicatoire à l'occiput, qui sera renouvelé dans dix jours.

La malade meurt le 26 octobre.

A l'autopsie, nous ne remarquons rien de particulier dans le foie, les reins, la rate, le cœur. Quelques points athéromateux à la crosse de l'aorte.

Rien dans la moelle ni dans le cervelet, si ce n'est quelques granulations dans le quatrième ventricule au niveau du bec.

Cerveau.—Les méninges sont notablement hyperhémiées, ecchymosées par places. En ces derniers endroits, on trouve sous la pie-mère une nappe de sang.

Hémisphère droit. — Poids : 560 grammes ; diamètre antéro-postérieur : 181 millimètres. Adhérences de la pie-mère, qui est épaissie, avec un grand nombre de circonvolutions, surtout avec la partie moyenne de la deuxième pariétale (Gratiolet) et la partie la plus antérieure de la circonvolution de l'ourlet. L'enlèvement des méninges détermine une sorte de happement de la substance grise et, même dans les points où il n'existe pas d'adhérences, il est facile de produire des crêtes avec le manche du scalpel. Cette disposition est très-nette sur la circonvolution la plus inférieure du lobe sphénoïdal.

Rien à noter dans la couche optique, le corps strié et le ventricule latéral. Ramollissement considérable des circonvolutions satellites du nerf olfactif, qui est enveloppé d'une méninge rouge et épaissie. Il n'est pourtant pas ramolli et offre une apparence saine. Ce qui frappe surtout à la base, c'est l'hyperhémie intense de la substance corticale dont les vaisseaux perpendiculaires sont turgescents, et l'apparence normale de la substance blanche sous-jacente.

Hémisphère gauche. — Poids : 580 grammes. Pas d'adhérences entre les méninges et la substance corticale, sauf à la circonvolution interne du lobe sphénoïdal. Le grattage ne produit pas de crêtes.

Les méninges de l'espace interpédonculaire ne sont pas épaissies, et toutes les paires de nerfs ont une apparence normale.

En résumé, les lésions étaient limitées à l'hémisphère gauche et en avaient déterminé l'atrophie, la diminution de poids, sans produire de l'hémiplégie.

Nous parlerons plus loin des paralysies unilatérales causées par des foyers de ramollissement ou d'hémorrhagie d'un corps strié, de la protubérance.

C'est à la *paralysie du sphincter anal* qu'on a l'habitude de rapporter l'incontinence des matières fécales qu'on observe presque toujours à la troisième période et assez souvent à la deuxième. On dit alors que les malades sont gâteux. Mais est-ce bien la paralysie du sphincter anal qui est en cause? C'est une opinion qui est au moins discutable.

Elle est incontestable dans les cas où la moelle est atteinte en même temps que le cerveau, dans ceux où il y a simultanément diminution de la force musculaire et troubles ataxiques, perte ou diminution de la sensibilité électro-musculaire. Mais ces cas ne constituent qu'une variété de paralysies générales (la variété cérébro-spinale). Bien souvent, les paralytiques gâteux n'ont aucune diminution de la force musculaire dans les membres inférieurs; à l'autopsie, on leur trouve parfois une moelle absolument saine dans toute son étendue. Ce n'est donc pas toujours par suite de la paralysie des sphincters qu'ils deviennent gâteux; c'est, sans aucun doute, le plus souvent par le fait de la démence, de l'indifférence et de l'apathie. C'est ce que traduit d'ailleurs très-exactement l'expression consacrée : « Les malades laissent aller sous eux. » Le même fait s'observe chez certains aliénés simples ou vésaniques chez lesquels il est impossible de penser à une paralysie du sphincter anal, chez les mélancoliques stupides, par exemple, chez qui la volonté fait complétement défaut.

L'incontinence d'urine s'observe aussi; elle survient souvent avant l'incontinence des matières fécales. Elle est aussi bien diurne que nocturne, et elle ne paraît pas non plus tenir, sauf certains cas, à une paralysie du sphincter vésical, mais bien à la faiblesse d'intelligence du malade qui urine partout où il se trouve et sitôt que le besoin s'en fait sentir.

On ne saurait trop prendre de précautions pour empêcher l'urine de séjourner dans les vêtements ou dans le lit. Nous avons remarqué chez un malade, à la troisième période, qui a souvent des rougeurs de la face passagères, accompagnées d'une agitation également passagère, que ces phénomènes de nature épileptiforme, congestifs et spasmodiques, coexistaient presque toujours avec une émission abondante d'urine. Dans ces cas, l'émission de l'urine est involontaire, et elle tient à la paralysie momentanée du sphincter tout comme dans l'épilepsie franche. (On sait que l'incontinence d'urine accompagne souvent les absences et les vertiges épileptiques.) Il est bon de connaître ces détails, afin de donner aux malades, qui éprouvent ces accidents, des soins de propreté immédiate.

5° *Contractures et rétractions musculaires.* — C'est à la troisième période qu'on observe le plus souvent les contractures partielles et passagères atteignant les bras,. les jambes, le tronc, le trismus et le grincement des dents. Elles ne sont pas de même ordre que les contractures tardives, étudiées par MM. Charcot, Bouchard, etc.·

Les contractures tardives, signalées par ces auteurs, sont consécutives le plus souvent à une hémorrhagie ou à un foyer de ramollissement cérébral. Elles peuvent tenir à une inflammation chronique et envahissante des cordons antéro-latéraux; elles ne sont pas susceptibles de disparaître, tandis que les contractures qu'on observe dans la paralysie générale sans complication ne sont pas persistantes; elles peuvent durer deux jours, une semaine et plus, puis disparaître d'un jour à l'autre.

Dans certains cas on observe de véritables rétractions musculaires. Nous connaissons une malade qui, ayant pris l'habitude d'avoir les jambes fléchies alors qu'elle était assise sur son fauteuil, finit par avoir une véritable rétraction musculaire : les muscles de la partie postérieure de la cuisse étaient durs et leurs tendons, au creux poplité, ressemblaient à des cordes tendues; chaque fois qu'on voulait lui étendre les jambes, la malade criait qu'on les lui coupait par derrière. Pendant un mois, on put noter les progrès de cette rétraction musculaire; pendant un mois on lutta contre elle avec des difficultés toujours croissantes; les deux jambes finirent par rester constamment fléchies sur le bassin, et on n'essaya même plus de les lui étendre, tant il aurait fallu déployer de force. Ce qu'il y a de singulier, c'est que cette rétraction diminue notablement lorsque la malade est dans son bain froid quotidien. Nous ne nous sommes pas encore bien expliqué ce fait.

Quand la périencéphalite s'est *compliquée* d'une hémorrhagie cérébrale ou méningée, on voit également survenir des contractures, soit immédiates, soit tardives; mais ces faits seront étudiés au chapitre des *complications*.

6° *Troubles psychiques.* — Du côté des facultés psychiques, on observe aussi une dégradation complète. Le *délire disparaît* presque constamment pour faire place à la *démence absolue*. Quand il subsiste, il revêt presque aussi souvent la forme dépressive que la forme ambitieuse; d'ailleurs les deux formes du délire peuvent se remplacer d'un jour à l'autre ou même exister simultanément. Les malades alors marmottent les mots de milliards, millions, châteaux, bijoux, salons, lits d'acajou, robes de velours et de soie. L'instinct de coquetterie persiste jusqu'au bout chez les femmes; par contre, les mots d'empereur, de roi, de monceaux d'or, font plus spécialement partie du vocabulaire des hommes.

Les regards des malades sont attirés par tout ce qui reluit; ceux chez lesquels la motilité persiste ramassent des chiffons, des bouts de papier, des morceaux de verre, les accumulent dans leurs poches en disant que c'est de l'or ou des diamants et se les laissent néanmoins enlever sans faire de résistance; il leur arrive souvent de manger de ces objets.

Le délire hypocondriaque s'observe rarement à la troisième période, ou du moins les conceptions sont extrêmement fugitives; cependant nous avons vu plusieurs malades qui répétaient continuellement qu'ils étaient malades.

On peut ne plus retrouver de trace de délire à cette période, surtout si les malades à la première et à la deuxième période n'avaient présenté que des idées de satisfaction. C'est alors la démence qui domine la scène. Dans ce cas, la mémoire se perd entièrement, les malades n'ont plus souvenir ni des choses passées depuis longtemps, ni de celles qui ont eu lieu quelques instants avant; ils ne connaissent plus les heures des repas, mais ils restent très-avides et très-voraces.

7° *Étude des sentiments affectifs.* — Des *sentiments affectifs*, il n'en reste plus ou presque plus de trace : des malades arrivent à ne plus reconnaître ni leurs parents ni leurs amis; ils se laissent cependant plus volontiers manier par les personnes qui sont depuis longtemps chargées de les soigner. Ainsi, nous avons remarqué qu'un malade, entre autres, qui ne reconnaissait plus ni sa mère ni ses plus proches parents, semble reconnaître encore la personne qui lui donne à manger et qui le soigne tous les jours.

Dans certains autres cas, les malades ont des antipathies que rien n'explique : nous connaissons une dame, arrivée à la démence complète, qui a pris en aversion un chat qu'elle aimait beaucoup autrefois : chaque fois que cet animal, inoffensif d'ailleurs, se trouve à sa portée, elle ne manque pas de le tirer par la queue, de lui souffler sur le dos et de le chasser ensuite avec des marques de colère. Voilà trois mois que nous observons ce fait singulier.

La gourmandise persiste jusqu'à la mort; la vue des gâteaux fait sourire ces malheureux, et, pour les atteindre, on voit se lever et marcher des malades qu'on aurait pu croire tout à fait impotents.

Bref, à cette troisième période, les malades sont arrivés au dernier degré de la dégradation humaine, et comme le dit M. Lasègue, dans son style pittoresque : « Ces déments, insensibles à toute excitation physique et morale, ont cessé de vivre avant de mourir. »

8° *Cachexie*. — Abordons maintenant l'étude plus détaillée des phénomènes de cachexie qui sont le propre de la paralysie générale à la troisième période.

La cachexie arrive malgré l'intégrité apparente des fonctions de digestion. Ainsi les malades continuent à manger avec voracité et à digérer ce qu'ils ingurgitent; ils ont cependant quelquefois des alternatives de diarrhée et de constipation. Quand la diarrhée est opiniâtre, elle compromet très-sérieusement la vie des malades. La constipation est quelquefois aussi très-rebelle; la dame dont nous parlions plus haut restait douze à quatorze jours sans aller à la garde-robe; tous les purgatifs avaient été essayés en vain; seule la podophylle amena des selles régulières.

Quand ils n'ont pas de diarrhée, on les voit le plus souvent acquérir un embonpoint qui semble de bon augure, mais qui ne fait que dissimuler l'état de profonde détérioration de tout l'organisme. Cet engraissement, qui est souvent rapide, tient sans doute, en partie, à ce que les malades n'ayant plus de souci, le fonctionnement de leurs viscères n'est jamais entravé par des

préoccupations semblables à celles qu'ils avaient auparavant.
D'ailleurs le même fait s'observe dans la plupart des maladies
cérébrales arrivées à une période avancée.

Cette apparence de santé est extrêmement trompeuse, car d'un
jour à l'autre on peut voir survenir de graves phénomènes de
cachexie ou des affections intercurrentes, dont les malades sont
incapables de faire les frais. Ainsi les pneumonies sont fréquentes
et rapidement mortelles à cette période, les poumons deviennent
facilement caséeux ou gangréneux. D'autres fois, malgré l'intégrité des actes digestifs, on voit survenir un amaigrissement très-
rapide; ce fait est sans doute en rapport avec une lésion profonde
de l'axe spinal; car il coïncide d'habitude avec des symptômes
d'ordre médullaire.

La cachexie se manifeste par une teinte terne de la peau qui se
dessèche et tombe par petites écailles furfuracées ou qui se recouvre
d'un enduit huileux et d'une odeur repoussante, aigre et ammoniacale qui porte à la gorge. L'odeur que répandent les malades
est presque caractéristique; ce n'est pas seulement leur haleine
qui est fétide; de toute la surface du corps s'exhale cette odeur
spéciale. Il ne faut pas l'attribuer à ce que les malades sont
gâteux, car elle existe chez ceux qui sont constipés et qui ne
gâtent pas. Elle s'observe chez ceux qui sont le mieux tenus; elle
ne disparaît pas par le fait des ablutions.

Les cheveux tombent; si le cuir chevelu n'est pas très-bien
soigné, il se couvre d'impétigo; les *pediculi capitis* prennent rapidement domicile. Les ongles prennent parfois une teinte brune,
comme si on les avait teints avec une légère solution de nitrate
d'argent; ce n'est pas seulement sur le cuir chevelu que les
pediculi se développent, on en trouve également et en grand
nombre sur toute la surface cutanée et particulièrement aux
endroits où la sécrétion épidermique est le plus abondante,
c'est-à-dire dans les plis cutanés et dans les creux comme les
creux axillaires, sus-claviculaires, etc. Ce sont alors des *pediculi
corporis*. Le tissu cellulaire devient flasque; les masses musculaires peuvent subir un travail régressif. Il n'est pas rare, en effet,
d'observer une atrophie des interosseux palmaires; les membres, le
tronc, la face elle-même ne sont pas épargnés; mais cette atrophie
n'est pas envahissante comme celle qui est le principal symptôme

de l'atrophie musculaire progressive, protopathique ; elle ne débute pas, comme cette dernière, par les éminences thénar et hypothénar ; elle est plus diffuse, en un mot, et a une évolution beaucoup moins régulière. La température est le plus souvent au-dessous de la normale ; les pieds et les mains sont en général froids, à moins qu'il ne survienne des complications ou des maladies intercurrentes.

Les tracés sphygmographiques pris à cette période montrent que la diastole artérielle est à peine sensible.

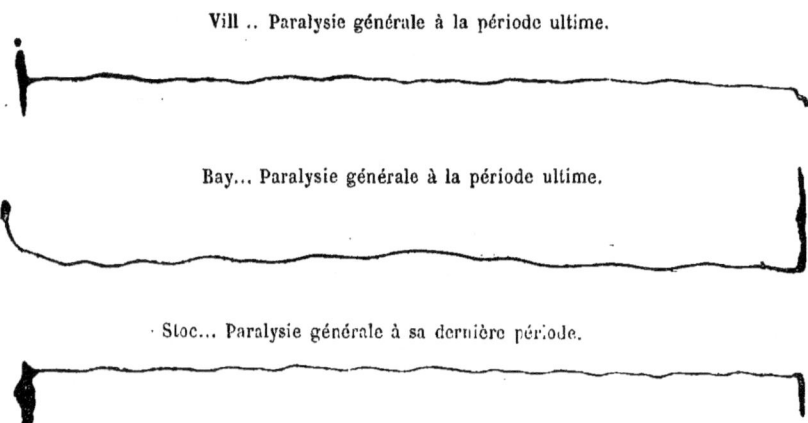

Vill .. Paralysie générale à la période ultime.

Bay... Paralysie générale à la période ultime.

Stoc... Paralysie générale à sa dernière période.

L'état cachectique se manifeste encore par d'autres symptômes, dont rend très-bien compte l'anatomie pathologique ; c'est ainsi que l'urine est souvent fétide et trouble comme dans les autres maladies cérébro-spinales et contient quelquefois de la bile ou bien des cristaux d'urate de soude, des cristaux d'acide urique, losangiques ou étoilés ; parfois des globules sanguins, des cellules rénales, de l'albumine. L'albumine s'y rencontre exceptionnellement, quoi qu'en ait dit M. Rabenau qui, sur 36 cas, aurait trouvé vingt fois une albuminurie persistante, liée six fois à une lésion rénale (1).

Parfois on voit survenir des hyperostoses : une de nos clientes a au fémur droit une tumeur osseuse considérable survenue pendant la troisième période de la paralysie générale. Une malade, morte à la Salpêtrière, avait une hypertrophie notable de

____

(1) Rabenau, *Arch. für Psych.*, 1874.

la tête d'un des tibias; les os d'ailleurs deviennent plus fragiles, comme chez les ataxiques (1); ils subissent encore d'autres altérations, comme chez les malades dont récemment M. Verneuil a raconté l'histoire à la Société de chirurgie (2). Le docteur H. Williams prétend qu'il n'est pas rare de rencontrer du ramollissement des côtes (3).

9° *Troubles divers de la nutrition. Eschares.* — L'un des accidents les plus redoutables est l'apparition des eschares. Ces eschares, qui sont sous la dépendance d'un trouble général de la nutrition et de l'innervation, apparaissent aux diverses régions du corps, et ce ne sont pas seulement les parties comprimées qui en sont le siége. Il est certain pourtant que la compression est une cause déterminante pour leur formation et que la région sacrée, les talons, les coudes en sont le siége de prédilection.

Le défaut de soins, de propreté est aussi une cause prédisposante, et les malades qui séjournent dans des draps souillés par les excréments, par l'urine altérée, ne tardent pas à avoir des eschares aux fesses, au sacrum, aux trochanters.

Mais la principale cause des eschares est le trouble apporté à la nutrition. On voit, en effet, les eschares survenir sur des parties du corps qui ne sont pas comprimées et chez des malades qui sont très-bien soignés et très-proprement entretenus; on en voit sur les jambes, sur le tronc; nous en avons vu de profondes arriver rapidement sur le ventre d'une malade; nous en avons vu sur le dos des pieds, etc.

Lorsqu'elles siégent en arrière, elles se rencontrent aussi bien sur les fesses que sur la ligne médiane. Ce détail est assez important au point de vue de la pathogénie; elles arrivent quelquefois lentement, surtout lorsqu'elles ont pour cause déterminante un décubitus prolongé; mais le plus souvent elles surviennent d'une façon rapide. Lorsqu'elles surviennent d'une façon rapide, leur apparition est ordinairement précédée et accompagnée d'une aggravation dans l'état général. Les malades ont la fièvre, la physionomie prend un air grippé, légèrement typhoïde, les traits de

(1) V. Bonnet, *Histoire de la paralysie générale comme cause prédisposante des fractures* (*Gaz. des hôpitaux.* 1876).
(2) *Société de chirurgie*, séance du 11 octobre 1876.
(3) Williams, *Mental science*, 1873.

la face s'amaigrissent, il survient des frissons, des vomissements, de l'inappétence, de la soif, quelquefois de la diarrhée.

Les tracés sphygmographiques pris dans ces conditions indiquent un état fébrile.

Mout... Paralysée générale à la 3ᵉ période, atteinte d'eschares au sacrum.

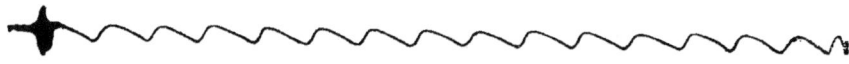

Des eschares peuvent alors occuper simultanément diverses régions du corps. Leur développement se fait de la façon suivante : tantôt la peau devient rouge, puis violacée sur une surface plus ou moins étendue et, au bout de deux ou trois jours, elle s'ulcère; tantôt il se produit des phlyctènes remplies d'une sérosité noirâtre, sous lesquelles le derme est ulcéré. Cette sérosité renferme des leucocytes et des globules sanguins. Les phlyctènes peuvent aussi ressembler à des bulles de pemphigus; nous avons cru remarquer que lorsqu'elles contenaient de la sérosité citrine analogue à la sérosité d'un vésicatoire, elles ne donnaient pas lieu à des eschares.

Lorsque, au contraire, les phlyctènes contiennent de la sérosité noirâtre (cela indique que l'eschare a atteint le derme et les parties sous-dermiques) et qu'elles sont crevées, il en résulte une plaie sanieuse à fond grisâtre, quelquefois très-étendue et très-profonde; les muscles sont bientôt disséqués et tombent en plaques gangréneuses; lorsque l'eschare siége au sacrum, on voit souvent l'os mis à nu devenu le siége d'une ostéite; en même temps la suppuration peut se faire jour dans le canal sacré; elle envahit quelquefois le canal vertébral, et alors la queue de cheval et la partie inférieure de la moelle sont baignées de pus; on a même cité des cas où la suppuration remontait très-haut dans le canal vertébral (1), atteignant la région bulbaire et même l'encéphale; de là résulte une coloration ardoisée de l'encéphale, véritable gangrène, décrite par Baillarger.

La vie est pendant quelque temps compatible avec l'existence

(1) Joffroy, *Quelques considérations sur les eschares gangréneuses chez les paralysés généraux (Ann. médic. psych.*, 1865).

d'eschares, même très-étendues, et les malades peuvent ne pas offrir de réaction, surtout si ces accidents sont survenus lentement : leur appétit peut continuer à être normal, la température peut ne pas s'exagérer; mais, à moins que les eschares ne guérissent, la mort survient au bout d'un certain temps par suite de marasme; dans ces cas, il n'y a pas d'agonie et le malade s'éteint de la façon la plus inoffensive.

Le plus souvent l'infection putride apparaît un jour ou l'autre avec son redoutable cortège de symptômes : la langue devient sèche et fuligineuse, la soif vive, l'appétit disparaît, l'haleine devient plus fétide, la sueur répand aussi une odeur *sui generis;* le pouls est petit, fréquent, la peau chaude, la température s'élève jusqu'à 39 et 40 degrés, la face se grippe, la respiration devient anxieuse et la mort ne tarde pas à arriver.

Dans bon nombre de cas enfin, les eschares, même étendues et profondes, sont susceptibles de guérison et on peut s'étonner de la rapidité relative de la réparation qui a lieu. D'un jour à l'autre on voit les ulcères se déterger, bourgeonner, une suppuration de bonne nature s'y établit et la guérison finit par arriver. Ce n'est pas seulement aux topiques qu'on applique sur ces ulcères qu'il faut rapporter cette si heureuse issue, car le même topique, qui réussit aujourd'hui chez un malade, avait échoué chez lui huit jours auparavant. Ce qu'il y a de plus curieux, c'est que parfois on assiste simultanément, chez le même sujet, à la guérison d'une de ces plaies gangréneuses et à la formation d'autres eschares sur d'autres parties du corps. Tout cela prouve que ces phénomènes sont sous la dépendance d'un état général complexe qui les produit, qui les entretient et dont nous allons essayer de pénétrer la nature.

10° *Causes des eschares.* — La première question à se poser, c'est celle de savoir si les eschares des paralysés généraux ont une origine cérébrale ou une origine spinale. M. le professeur Charcot prétend qu'on peut, d'après le siége des escharres, dire si elles sont d'origine spinale ou cérébrale. Celles qui reconnaissent pour cause une lésion spinale se manifesteraient le plus ordinairement à la région sacrée, sur la ligne médiane et symétriquement de chaque côté, par conséquent au-dessus et en dedans du siége de prédilection des eschares de cause cérébrale. Mais dans la paralysie générale, le siége des eschares ne peut nous donner aucun renseignement, car nous avons vu qu'elles occupaient indifféremment la ligne médiane ou les côtés de la ligne médiane, le tronc, les membres, le ventre, etc. Il n'est donc pas possible de dire quelle part revient à la moelle et quelle part revient au cerveau pour la production de ces lésions de nutrition. Nous inclinerions à penser que la plus grande part revient au cerveau, parce que nous avons souvent rencontré les eschares sans lésions de la moelle.

Joffroy (1) relata à la Société de biologie (séance du 4 décembre 1875) trois observations d'eschares aux fesses qui paraissaient être en rapport avec des lésions des *lobes postérieurs* du cerveau; dans le premier cas, il s'agissait d'un homme âgé de trente-quatre ans, affecté de paralysie générale des aliénés, et chez lequel la maladie marcha avec une très-grande rapidité et évolua en quatre mois. Dans les quinze derniers jours on vit survenir plusieurs attaques apoplectiformes auxquelles succéda un coma qui persista jusqu'à la mort. Cet homme portait une eschare lombo-fessière double, mais plus profonde et plus étendue à droite qu'à gauche. Or, à l'autopsie, on trouva que les méninges étaient surtout adhérentes aux lobes postérieurs et particulièrement au lobe postérieur gauche. Joffroy conclut de ce fait qu'il y a une relation entre les lésions des lobes postérieurs et la disposition des eschares lombo-fessières. Couty relata peu après une observation favorable à cette manière de voir (2).

Mais la communication de M. Joffroy donna lieu à une discussion à laquelle prirent surtout part MM. Charcot et Laborde. M. Charcot fit observer que les lobes postérieurs restent le plus souvent silencieux au point de vue des manifestations cliniques, et que dans les cas d'apoplexie, par exemple, siégeant dans ces lobes, on n'observait qu'une hémiplégie souvent à peine appréciable et transitoire, et sans traces d'eschares. Nous avons rapporté (3) une observation d'une mélancolique, morte de gan-

---

(1) Joffroy, *Société de biologie*, 1875.
(2) Couty, *Obs. de fièvre typhoïde avec complications cérébrales et eschares (Progrès méd.,* 26 août 1876).
(3) Voisin et Burlureaux *Union médicale*, février 1877.

grène pulmonaire, à l'autopsie de laquelle nous avons rencontré un vaste foyer de ramollissement avec congestion dans les parties voisines cérébro-méningées, qui siégeait dans le lobe occipital droit, alors que rien pendant la vie n'avait fait soupçonner cette lésion. D'ailleurs nous avons vu bon nombre d'autopsies d'aliénés paralytiques qui présentaient des lésions avancées des lobes postérieurs, sans que pendant la vie des malades on ait eu à noter spécialement l'existence des eschares : ceci s'observe surtout quand la maladie a évolué lentement.

De son côté, Laborde fit remarquer que les eschares peuvent se produire dans tous les cas d'hémorrhagie méningée aussi bien que dans les cas où il y a une lésion des lobes postérieurs.

La localisation proposée par Joffroy ne nous semble donc pas acceptable, et des recherches plus nombreuses sont nécessaires pour élucider cette question.

Pour nous, bien que partisan de certaines localisations cérébrales, nous ne croyons pas que ce soit dans une lésion spéciale du cerveau ou de la moelle qu'il faille chercher la cause essentielle des troubles de nutrition que nous étudions, parce que ces lésions de nutrition surviennent à la fois dans différentes régions.

La cause des eschares serait-elle une lésion du grand sympathique qui tient sous sa dépendance les actes de la nutrition par l'intermédiaire des phénomènes vaso-moteurs, etc.? Bonnet et Pointcarré ont attiré l'attention sur les lésions du grand sympathique dans la paralysie générale, et ils ont fait jouer au système du grand sympathique un rôle extrêmement important; mais nous ne pouvons pas partager leur manière de voir, car des recherches nombreuses, faites au moyen du microscope, ne m'ont pas montré qu'il existât d'une façon constante des lésions des ganglions du sympathique.

D'ailleurs, le sympathique ne joue pas le rôle essentiel dans ce phénomène d'escharification, puisqu'on peut supprimer l'action nerveuse dans un membre, en sectionnant les nerfs qui s'y rendent, sans pour cela produire d'eschares (Hébreard et Wolf, Brown-Séquard).

Serait-ce une lésion des extrémités nerveuses qui tiendrait sous sa dépendance les eschares et les bulles de pemphigus que nous venons de signaler? Le rapport qui existe entre les maladies nerveuses et certaines manifestations cutanées (zona, aspect lisse de la peau, etc.), rapport entrevu par Barensprung, Charcot et par d'autres auteurs, devait porter à chercher dans cette voie la cause du pemphigus et des ulcérations cutanées chez les paralytiques : c'est ce qu'a fait tout récemment Dejerine, et les conclusions qu'on peut tirer de son travail doivent exciter les recherches dans ce sens, quoique nous croyions que ces lésions nerveuses sont le résultat et non la cause de l'eschare.

Voici le cas observé par Dejerine et relaté par Vulpian à l'Académie des sciences en août 1876.

OBSERVATION XVI. — Une paralytique, morte à Saint-Louis le 31 janvier 1876, avait présenté, dix jours avant sa mort, une éruption bulleuse de pemphigus.

L'autopsie montra les lésions de la méningo-encéphalite diffuse, et l'examen de la moelle, après durcissement dans une solution aqueuse faible d'acide chromique, révéla l'existence d'une sclérose bilatérale et symétrique des cordons latéraux, siégeant dans toute la longueur de la moelle, avec intégrité complète de la substance grise et des cordons postérieurs.

L'étude des nerfs cutanés, au niveau des bulles pemphigoïdes, fut faite de la façon suivante : La peau, au niveau des bulles, fut enlevée avec le tissu cellulaire sous-jacent. Ce tissu cellulaire fut placé, pendant vingt-quatre heures, dans une solution aqueuse d'acide osmique, 1/500, puis lavé à l'eau distillée et placé pendant vingt-quatre heures dans une solution de picro-carminate d'ammoniaque. Après l'avoir lavé à l'eau distillée, on le dissocia en petits fragments ; on obtint ainsi un très-grand nombre de préparations, dont plusieurs contenaient des tubes nerveux. Ces tubes nerveux sous-jacents aux bulles étaient pour la plupart altérés. Au lieu de se montrer sous forme de fibres noirâtres, entrecoupées de distance en distance par les étranglements annulaires, ils avaient pris l'apparence moniliforme. Cette apparence était due à la fragmentation de la myéline, qui, réduite en gouttelettes noirâtres, renflait de distance en distance la gaîne de Schwann. Dans l'intervalle des amas de myéline, la gaîne de Schwann revenue sur elle-même contenait dans son intérieur une matière de nature protoplasmique colorée en jaune.

Les noyaux de la gaîne étaient peut-être augmentés de nombre, mais pas d'une manière très-évidente.

Quant au cylindre-axe, on n'en apercevait aucune trace dans les tubes altérés.

Cette altération, semblable en tous points à celle que l'on observe du vingtième au trentième jour dans le bout périphérique d'un nerf sectionné, existait dans la majorité des tubes nerveux siégeant dans le tissu cellulaire sous-jacent aux bulles de pemphigus. Le tissu cellulaire sous-cutané dans les régions intermédiaires aux bulles pemphigoïdes ne contenait presque que des tubes nerveux normaux ; les tubes altérés y étaient peu nombreux, et il est plus que probable que les tubes altérés observés dans le tissu cellulaire sous-jacent aux bulles étaient ceux qui se distribuaient à la peau elle-même (1).

Pour nous, jusqu'à preuve du contraire, nous pensons que les eschares chez les paralysés généraux sont plutôt sous la dépendance d'un état de cachexie qui est constant à la troisième période et qui, même en dehors de toute manifestation appréciable, donne lieu à des modifications importantes dans le sang et dans diverses sécrétions.

11° *Altérations du sang.* — Qu'on prenne, en effet, un fou paralytique quelconque arrivé à la troisième période, même s'il n'a pas d'eschares, même s'il a un air de santé satisfaisant et qu'on examine au microscope le sang de ce malade, on le trouvera *constamment* altéré. On y rencontrera quelquefois des globules anguleux et des cristaux d'urate de soude ; mais ce qu'on y verra toujours, c'est que ce sang, obtenu par une piqûre et étalé sous un couvre-objet, se comporte d'une façon toute différente de celle qu'on observe sur le sang emprunté à un individu sain. Aussitôt couverte, sans pression, par la mince lamelle de verre, la goutte s'étale avec une excessive facilité, tandis que l'étalement complet d'une goutte de sang normal demande une certaine pression. De plus, le sang d'un individu sain se présente sous l'œil de l'observateur sous forme d'une nappe uniforme et continue ; tous les globules sont unis entre eux et circulent ensemble ; chez le paralytique, au contraire, les globules se séparent pour former différents groupes, et chacun de ces groupes circule séparément ; entre les divers groupes existent des intervalles dans lesquels on n'aperçoit que des globules blancs. Lorsque le sang ainsi examiné est en repos, on observe les mêmes îlots séparés dont la planche XIII (fig. 7), donne une reproduction exacte.

Chacun peut faire cette expérience concluante qui prouve que dans la paralysie générale arrivée à la troisième période, il y a toujours un état de viciation du sang. Cette altération du sang s'observe du reste également chez d'autres aliénés tombés dans un état cachectique.

D'ailleurs, le sang vu à l'œil nu offre certains caractères qui dénotent une modification profonde dans sa constitution ; ainsi

(1) Vulpian, Acad. des sciences, août 1876.

il est fluide, poisseux ; au sortir de la veine il ne se prend pas en
caillots ou il ne se prend que difficilement ; le caillot qui nage
dans une sérosité roussâtre est mou, diffluent, se déchire avec la
plus grande facilité. Cet état du sang nous semble suffisant pour
expliquer les eschares, les gangrènes localisées, aussi bien d'ailleurs que les gangrènes étendues qui surviennent quelquefois.
Ainsi, divers auteurs, M. Baillarger entre autres, ont noté cette
sorte de diathèse gangréneuse qui existait chez les aliénés paralytiques, surtout chez ceux qui avaient du délire hypocondriaque. M. Trélat a rapporté à la Société médico-psychologique (1) le fait d'une folle paralytique du service de M. Baillarger,
dont toute une jambe fut brusquement envahie par la gangrène.
On observe souvent des faits semblables. Il est probable que dans
ces cas il se forme des coagulations qui oblitèrent les vaisseaux
(thromboses artérielles et veineuses) et qui s'expliquent tout
naturellement par l'état d'altération du sang, tout comme on en
voit survenir à la suite des fièvres typhoïdes et à la dernière période
de la phthisie pulmonaire. En tous cas, il se fait une transsudation du sang à travers les vaisseaux comme dans le purpura et
le scorbut. D'ailleurs le purpura simple, avec ou sans lésions
gingivales, existe parfois à la troisième période.

Il m'est arrivé de constater dans le sang de quelques aliénés
paralytiques arrivés à la période ultime la présence de vibrions
et de bactéries (2). Ces malades présentaient les caractères de la
septicémie, avaient le teint bistre, le facies typhoïde, l'haleine
fétide, la peau sèche, squameuse, et de la fièvre. Quelques-uns
avaient des eschares, d'autres n'en avaient pas. L'une de ces
aliénées portait un clou gangréneux. Le nombre des vibrions et
des bactéries était tout d'abord très-restreint et, vu leur petitesse,
il fallait employer de très-forts grossissements pour les apercevoir.
Quelques jours plus tard, leur nombre, leur volume avaient augmenté, et enfin on en trouva en si grande quantité que, sous
l'influence de leurs mouvements, les globules sanguins étaient
incessamment déplacés et que la préparation paraissait être en
fermentation. J'ai noté deux fois que l'apparition de cette infection du sang était accompagnée d'une génération en quelques

(1) Séance du 30 avril 1860.
(2) Voir pl. XIII, fig. 8.

A. VOISIN. Paralysie. 11

heures d'une innombrable quantité de poux de corps, ainsi chez la nommée Tour. (Observation XVII, p. 164.)

12° *Hématomes de l'oreille.* — C'est à l'état du sang qu'il faut rapporter les hématomes du pavillon de l'oreille ou othématomes qu'on observe fréquemment chez les aliénés paralytiques, surtout à la deuxième et à la troisième période.

Ces tumeurs sanguines, signalées pour la première fois en France par Ferrus, en 1838, avaient été étudiées par Bird en Allemagne en 1833. Cossy (1), en 1842, reprit cette étude dans les *Archives générales de médecine;* Thore, Lunier, Renaudin la complétèrent dans divers articles des *Annales médicopsychologiques.* Merland et Bastien (2) en firent le sujet de leurs thèses.

En Italie, Verga (3) publia sur cette question un article.

Enfin, en 1869, A. Foville appela l'attention de la Société médico-psychologique sur ces hématomes chez les aliénés; de même Dumesnil en 1860. Citons enfin le travail de Gudden en 1860 (4).

Diverses opinions ont été émises relativement à la pathogénie et à l'importance de ces tumeurs au point de vue du diagnostic et du pronostic. On les a attribuées à l'afflux sanguin considérable qui se fait vers l'extrémité céphalique : d'après les auteurs qui soutiennent cette manière de voir, les hématomes surviendraient sans traumatisme par le seul fait des congestions répétées vers l'encéphale ; mais cette opinion n'est pas admissible, car, si l'on observe bien, on verra que les hématomes sont extrêmement rares chez les malades qui sont bien surveillés, qui ne font pas de chute, qui ne se froissent pas les oreilles contre des meubles, et surtout qui ne subissent aucun mauvais traitement de la part des gardiens préposés à leur surveillance. Il est des asiles où les hématomes se rencontrent beaucoup plus fréquemment que dans d'autres ; c'est que dans les premiers les malades sont traités avec brutalité et qu'ils reçoivent sur les oreilles des coups qui déterminent des épanchements de sang entre le cartilage et le périchondre, et quelquefois, à la suite de

---

(1) Cossy, *Arch. de méd.*, 1842.
(2) Bastien, *Thèse.* Paris, 1855.
(3) *Gazetta medica italiana.* Milano, 24 juin 1847.
(4) Gudden, *Allg. Zeitschr. für Psych*, 1860.

ces épanchements, des abcès qui peuvent être le point de départ
d'érysipèle mortel du cuir chevelu. Nous n'en avons pas vu à la
Salpêtrière depuis six ans que le personnel des surveillantes et
des infirmières est choisi parmi les meilleures ; nous en observions
auparavant. Le même phénomène a lieu chez les boxeurs ; il a été
étudié entre autres par Jarjavay (1). Duplay a fait à ce sujet une
intéressante leçon à l'hôpital Saint-Louis (2). Mais chez les boxeurs
l'épanchement du sang se résout plus ou moins complétement
et l'hématome disparaît vite, à moins que de nouveaux traumatismes ne le fassent renaître ; tandis que chez les paralytiques
la tumeur se résout très-lentement, précisément à cause de l'état
cachectique et de la détérioration du sang. Westphall pense
qu'il faut aussi tenir compte d'une altération de cartilage.
Nous avons observé une démente cachectique qui eut un hématome d'origine traumatique qui ne disparut qu'au bout de deux
mois et demi. Cette femme, atteinte d'idées de persécution,
s'était, dans un moment de désespoir, frappé le côté gauche de
la tête contre les appuis d'un fauteuil et s'y était fait une forte
contusion. Le lendemain, le pavillon et le conduit auditif externe
de l'oreille gauche étaient le siége d'un épanchement de sang
assez considérable ; la tumeur était dure, résistante, fluctuante
en certains points ; la peau amincie avait une coloration violacée ;
une ponction en fit sortir une sérosité sanguinolente et de petits
caillots de sang. Dans les jours qui suivirent cette ponction,
l'ouverture laissa suinter un liquide rougeâtre, puis verdâtre,
mêlé de bulles de gaz ; et, comme nous l'avons dit, ce n'est qu'au
bout de deux mois et demi que la guérison fut obtenue.

Ces tumeurs sanguines n'existent pas seulement chez les aliénés paralytiques ; on les rencontre aussi chez les maniaques, chez
les épileptiques, mais plus rarement : de telle sorte qu'au point
de vue du diagnostic, l'existence de ces tumeurs du pavillon de
l'oreille n'a pas une grande valeur, bien qu'en ait dit Dumesnil,
qui prétend que c'est quelquefois même un symptôme du début.

Au point de vue du pronostic, elles ont une certaine importance,
puisqu'elles indiquent un état de cachexie et par conséquent,
d'incurabilité.

(1) Jarjavay, Anat. chirurgicale, p. 522.
(2) Duplay, Progrès médical, 15 juillet 1876.

Enfin elles ont surtout de l'importance au point de vue médico-légal et pour un chef de service qui veut que ses malades soient traités avec douceur et soient bien surveillés.

13° *Hémorrhagies par les muqueuses.* — C'est encore à l'état du sang qu'il faut rattacher les *hémorrhagies* qui se font par les muqueuses, telles que la muqueuse vaginale, intestinale, nasale, buccale, aux périodes ultimes de la maladie. Un certain nombre d'autopsies que j'ai faites m'ont appris que dans ces cas les muqueuses n'étaient le signe d'aucune ulcération, qu'il y existait seulement une vascularisation considérable. L'intestin, en particulier, est violacé. L'observation suivante est un type de ce genre de désordres.

OBSERVATION XVII. — La nommée Tourne, domestique, âgée de cinquante-trois ans, originaire de Seine-et-Marne, entre dans mon service le 7 février 1876.

Sa propriétaire nous fournit les renseignements suivants : sa mère est encore bien portante, son père est mort d'une maladie qui n'a présenté aucun caractère indiquant une lésion des centres nerveux. La maladie aurait débuté il y a environ quinze mois. A cette époque, on observa une éruption considérable de boutons sur tout le corps qui fut suivie, durant quatre mois, de vomissements et de dyspepsie. Au mois de juin dernier, son caractère devient acariâtre; puis, à ce moment-là, elle est prise tout à coup d'hallucinations. Elle voyait les locataires se cacher, comploter entre eux. Elle avait des étouffements et se mettait à sangloter. Elle s'imaginait qu'on la volait, et elle accusait son maître, le professeur G. d'Alfort. Ces idées de persécution ne l'ont pas quittée depuis le mois de juin. M. G... l'a cependant gardée chez lui, quoiqu'elle ne fît plus son ménage et qu'elle lui fît une cuisine impossible. Elle mettait, par exemple, le pot-au-feu à quatre heures du soir. Elle renvoyait à la porte les personnes qui venaient voir son maître. Elle laissait le linge, les chemises dans le salon. Elle employait des mots grossiers; elle vidait son urine dans une malle et sa chambre a été trouvée très-sale, comme remplie de fumier. Elle mangeait avec voracité. Elle faisait des dettes dans le pays. Elle a toujours été coquette et portée vers les relations sexuelles, quoiqu'elle n'ait pas eu d'amants. Lorsqu'un mariage avait lieu dans le pays, elle disait : « Sont-ils bêtes, ils ne peuvent donc pas penser à moi. » Elle n'a jamais eu d'idées de grandeur. Depuis quatre mois environ, on a remarqué l'embarras de la parole et la perte de la mémoire : elle ne savait plus qu'elle avait été mariée.

8 février. État physique actuel. — Bonne tenue, calme, traits réguliers, front haut et fortement bombé. Les pupilles sont un peu inégales, la droite plus large; pas d'amblyopie; elle ne sait pas lire, elle reconnaît bien les couleurs. Du poivre, introduit dans le nez, détermine une sensation piquante. L'ouïe est normale. La langue, tirée hors de la bouche, tremble un peu, de même que les commissures. La parole est par moments anonnée et les mots

sont prononcés avec des intervalles plus longs que d'ordinaire. Pas de goître ni de chapelet ganglionnaire à la région cervicale postérieure. L'eau froide ne détermine pas de douleur spinale. Pas d'anesthésie ni d'hyperesthésie des membres. Pas d'ataxie des mains ni des pieds. La marche est facile et la force musculaire suffisante. Bruits du cœur réguliers, pas de souffle.

État mental. Pendant l'examen auquel je la soumets, il lui arrive à plusieurs reprises de répéter les termes médicaux que je dicte. La tendance de son esprit est gaie et satisfaite ; facilement on provoque chez elle un rire forcé. Elle nous explique qu'elle ne va plus rien faire ; ce n'est pas par idée de grandeur ni de richesse, mais c'est parce qu'elle n'a plus de force, ses bras se fatiguent de suite lorsqu'elle fait le ménage. Elle n'a jamais fait de mal et personne ne lui en a fait. « Je me porte bien, je suis venue ici, parce qu'il était trop tard quand je suis entrée, et je suis été chez une personne qui n'a pas voulu que je m'en aille (sic). » Elle sait le jour de la semaine, mais relativement au mois, elle dit d'abord : Nous sommes en février, puis en janvier, puis en octobre ; sa parole s'embrouille et elle revient enfin à l'idée que nous sommes au mois de février.

J'ordonne l'application, tous les huit jours, d'une bande vésicante, longue de 15 centimètres et large de 6, sur le crâne rasé dans la direction du sinus longitudinal supérieur.

14 février. L'examen ophthalmoscopique montre que l'état de l'œil est normal, sauf un certain degré d'hypermétropie.

21 février. Le vésicatoire appliqué avant-hier a donné une sensation de feu à la peau syncipitale. La suppuration y est suffisante.

28 février. Troisième vésicatoire le long du sinus longitudinal supérieur.

8 mars. Quatrième vésicatoire. Elle n'a pas la notion du temps. A ma demande combien il y a de temps qu'elle a son vésicatoire (que j'ai fait mettre hier), elle répond vingt-quatre jours, puisque c'est six jours, dit-elle, et que 6 et 6 font 12. Un moment avant, elle avait dit vingt-quatre heures. Elle ne peut dire combien d'heures cela fera d'ici à demain. Elle croit être depuis deux mois ici. Elle ne se rappelle pas qu'elle habitait Charenton. Elle croit qu'elle logeait rue des Saints-Pères. Elle ne peut croire à toutes les saletés et au désordre qu'elle a commis chez M. G.

6 juin. Hier, toute la journée, elle a eu des malaises, des frissons et, vers quatre heures, une attaque caractérisée par de la pâleur au visage, un tremblement général, de la perte de connaissance ; elle est tombée en arrière et a laissé échapper la cuiller qu'elle tenait à la main. L'attaque a duré trois quarts d'heure. Vers cinq heures et demie on a remarqué qu'elle avait de la peine à s'exprimer, qu'elle se plaignait de mal de tête. Aujourd'hui elle est calme et répond à nos questions. L'ataxie de la langue a augmenté. Elle serre un peu plus de la main gauche que de la droite. La sensibilité au pincement est égale dans les membres supérieurs, mais elle y est émoussée ainsi qu'aux membres inférieurs. Elle dit indifféremment que je la pique, que je la pince. On lui a administré un lavement purgatif et on lui a posé des sinapismes.

8 juin. La malade est revenue à son état antérieur.

20 juin. A la suite de la poussée congestive, la malade a perdu beaucoup de son intelligence. Le sillon naso-labial gauche est plus profond que le droit. Il lui arrive de laisser souvent aller sous elle.

1er décembre. L'état d'affaiblissement d'intelligence, que nous avons signalé à la suite de la dernière poussée congestive, a encore augmenté; la malade est devenue gâteuse; elle ne peut plus se tenir debout et passe sa journée assise sur un fauteuil percé. Elle est notablement amaigrie, la face est d'un jaune terreux et exprime l'indifférence la plus absolue, la démence.

31 janvier 1877. La malade est dans un état de cachexie et d'amaigrissement considérables. Elle porte dans l'oreille, le nez, les cils, toutes les régions garnies de poils, une grande quantité de poux. La peau est squameuse. Il existe un furoncle sur les vertèbres sacrées. Aux membres, il est survenu des taches violettes d'une largeur de 2 à 7 centimètres, ne disparaissant pas par la pression. Les gencives ne saignent pas. Contre les parasites, on ordonne un bain avec 6 grammes de sublimé corrosif et des lotions avec une solution de la même substance de 1 gramme pour 500 grammes d'eau.

12 février. Depuis le 3 de ce mois, perte de sang par l'anus. Du sang tiré d'un doigt présente les lésions ordinaires de certaines paralysies générales; séparation des globules en îlots, absence de ténacité du sang. De plus, il y a des bactéries que j'ai montrées à mes élèves et à la Société de médecine de Paris (pl. XIII fig. 8).

17 février. Perte d'une notable quantité de sang par le vagin.

18 février. Mort.

AUTOPSIE.

Cerveau. — Les méninges, dans l'espace interpédonculaire, sont très-rouges et épaissies. Elles adhèrent à la substance corticale des circonvolutions satellites des nerfs olfactifs. Ceux-ci sont mous. Adhérences des méninges avec toutes les circonvolutions frontales et sphénoïdales. Les crêtes sont faciles à produire. On trouve des granulations de Bayle dans le quatrième ventricule et les ventricules latéraux.

Moelle. — Des coupes de la moelle montrent à la région cervicale un état gris foncé des cornes antérieure et postérieure gauches.

Intestins. — Surface interne des intestins d'une coloration ardoisée.

Cœur. — Sang cardiaque a l'apparence groseille. Parois du cœur flasques.

Poumons. — Congestion pulmonaire.

Du sang recueilli dans le ventricule gauche renferme une énorme quantité de bactéries, qui ont été montrées à la Société de médecine de Paris, séance du 24 février 1877 (1).

RÉSUMÉ.

Arrivé au troisième degré de la maladie, l'aliéné paralytique offre le plus triste exemple de la dégradation humaine. Parfois sa sensibilité s'éteint : l'ataxie est telle que le malade ne peut plus se tenir debout, la paralysie généralisée arrive à son tour, les malades deviennent gâteux; ils peuvent à peine parler, soit par manque d'idées, soit à cause du défaut de fonctionnement des instruments du langage.

Leurs conceptions délirantes finissent par disparaître, pour faire place

(1) *Union médicale*, 10 avril 1877.

à la démence absolue, et les sentiments affectifs arrivent à s'éteindre complétement.

Les fonctions de la nutrition elle-même n'échappent pas à la déchéance ; si quelquefois on observe l'engraissement, comme chez les aliénés atteints de démence simple, le plus souvent on assiste à un amaigrissement progressif, même lorsque les fonctions digestives ne sont pas altérées.

Cette cachexie qui se révèle encore par la décoloration de la peau, par la fétidité des sécrétions cutanées, par l'apparition très-fréquente d'eschares survenant à la fois sur différents points, a évidemment pour cause première l'altération de l'axe cérébro-spinal ; mais l'état de viciation du liquide sanguin nous semble jouer un rôle autrement important dans tous ces phénomènes cachectiques, et particulièrement dans la production des eschares.

Les eschares apparaissent surtout chez les malades mal soignés et aux points de la peau soumis à une compression prolongée, mais on les voit aussi survenir dans d'autres conditions et sans cause appréciable. Elles arrivent plus ou moins rapidement, sont plus ou moins généralisées, surviennent par poussées successives ; le plus ordinairement elles donnent lieu, après une mortification plus ou moins profonde des tissus, à un ulcère qui met longtemps à se cicatriser ; d'autres fois, elles entraînent la mort par infection putride. Elles ne sont pas dues plus spécialement à une lésion spinale qu'à une lésion cérébrale ; tous les efforts tentés pour trouver la cause déterminante dans une lésion cérébrale ont échoué jusqu'ici ; elles sont dues, comme nous le disions plus haut, à la profonde altération du sang. C'est aussi à la même cause qu'il faut rapporter les tumeurs sanguines du pavillon de l'oreille. Ces tumeurs sont dues presque toujours à un traumatisme, à de mauvais traitements ; mais c'est par suite de l'altération du sang qu'elles durent plus ou moins longtemps et qu'elles suppurent quelquefois.

De même les gangrènes de tout un membre reconnaissent pour cause des thromboses dues, sans aucun doute, à l'état du sang.

CHAPITRE V

Marche et formes. — Durée. — Terminaisons.

C'est en vain qu'on chercherait un paralysé général chez lequel la maladie suivrait exactement et régulièrement l'évolution que nous venons de décrire, chez lequel les périodes se succéderaient, sans rémissions, sans exacerbations passagères ; chez lequel enfin les troubles intellectuels et les troubles somatiques marcheraient de pair pendant toute la durée de la maladie. Il ne faut pas demander à une description symptomatique plus qu'elle

ne peut donner ; il est impossible qu'elle réponde à tous les cas
observables, surtout quand la maladie à décrire est complexe et
quand elle a une évolution lente. Le même *desideratum* se rencontre du reste à chaque pas en pathologie. Est-il par exemple
possible de faire une description générale de la tuberculose qui
réponde parfaitement à un cas donné ? Non, certainement ; on
peut se faire une idée de la tuberculose, d'après une bonne description symptomatologique. Mais, pour bien connaître la maladie, il faut voir et suivre beaucoup de tuberculeux ; de même,
pour bien connaître la paralysie générale il faut étudier et suivre
beaucoup de malades atteints de cette affection, c'est à ce prix
seulement qu'on connaîtra à fond la paralysie générale. Les
formes extrêmement variables que revêt la maladie auraient
bientôt dérouté l'observateur s'il n'était pas prévenu précisément
de cette variabilité et de cette marche capricieuse ; c'est pourquoi
il nous semble utile d'appeler tout spécialement l'attention sur
cette question d'une façon générale. On peut dire que la plus
grande irrégularité s'observe d'habitude dans l'apparition, la
durée et l'intensité des différents phénomènes somatiques ou
psychiques, chez les divers malades et chez le même individu,
aux diverses périodes de la maladie ; il faut que les personnes qui
veulent se livrer à l'étude de cette intéressante maladie soient
bien prévenues de ce côté, et qu'elles ne se laissent pas égarer
par l'apparition inattendue de tel ou tel symptôme ou d'une
rémission inespérée. Calmeil a très-bien observé cette irrégularité
qu'il faut connaître. Nous lui empruntons la description suivante :

« On voit souvent, dit-il, l'exaltation du paralytique maniaque
se ralentir, s'apaiser pendant un certain nombre de jours,
se raviver de nouveau ; ensuite, pendant quelques semaines,
faire place à une période de calme durable, et aboutir à une
démence plus ou moins complète. Bien souvent encore les paralytiques, d'abord agités, se cramponnent aux idées de grandeur,
à toutes les prétentions du délire ambitieux au moment où la
pétulance maniaque commence à se calmer ; quelques-uns de ces
maniaques tombent dans la torpeur mélancolique et périssent
vite d'épuisement, à moins que chez eux l'excitation ne vienne à
se déchaîner de nouveau.

On voit quelquefois aussi des paralytiques lypémaniaques abandonner leurs idées dépressives pour adopter des idées de contentement, de bonheur et de fortune ; dans d'autres cas, la torpeur mélancolique fait place à un délire général exubérant, accompagné de violence dans le langage et dans les actions ; la cause de tous ces contrastes échappe à nos explications ; d'un autre côté les phénomènes fonctionnels dont on a été à même de constater d'abord l'existence en portant son attention sur l'appareil musculaire des aliénés paralytiques varient quelquefois beaucoup aussi dans leur expression, suivant les jours d'un même mois ou d'une même période inflammatoire.

L'embarras de la parole, après avoir été très-marqué pendant un laps de temps considérable, disparaît quelquefois en grande partie pendant un ou plusieurs mois, ou bien il augmente tout à coup au point que certains malades ne peuvent plus articuler momentanément aucun son. On voit varier avec la même promptitude, dans beaucoup de cas, l'état de force ou de faiblesse de différents muscles qui président soit à l'équilibre de la station, soit à la locomotion.

Certains jours, les malades affectés semblent vouloir se redresser ; on est tout surpris de les voir marcher d'un pas ferme et plus agile que d'habitude ; ils déploient alors plus d'adresse qu'à l'ordinaire dans tous les exercices qu'ils entreprennent de faire ; plusieurs d'entre eux, pendant ces espèces de rémittences, peuvent jouer au billard, danser, faire de longues promenades à pied. Mais parfois les symptômes d'affaiblissement qu'ils présentent d'ancienne date redoublent au contraire d'une manière presque subite, et des malades dont la démarche trahissait à peine la veille un reste d'incertitude, se mettent tout à coup à chanceler sur les jambes, à pencher à droite ou à gauche, comme s'ils allaient s'affaisser sous le poids de leur corps, tandis qu'ils renversent et brisent les cristaux et les ustensiles qu'ils cherchent à saisir avec leurs mains vacillantes ; souvent, dans de pareils moments, des sujets, dont les habitudes de propreté ne s'étaient encore jusque-là jamais démenties, commencent à uriner dans leurs vêtements ; tous ces phénomènes peuvent cependant s'éclipser, et ils s'éclipsent en réalité de temps à autre dès le lendemain du jour où ils se sont manifestés ; mais

une autre fois ils persisteront avec une opiniâtreté qu'on cherchera vainement à combattre et à surmonter. »

Ainsi donc on peut observer à toutes les périodes de la paralysie générale *des rémittences passagères* pouvant porter sur chacune des manifestations de la maladie ; il peut en outre exister des
rémissions plus ou moins durables portant sur le plus grand
nombre des symptômes ; il est essentiel de définir ce que nous
entendons par rémissions : c'est la *diminution temporaire des
symptômes ;* il ne s'agit pas pour le moment de la disparition
complète des manifestations morbides, que nous étudierons tout
à l'heure sous le nom de guérison temporaire ; certains auteurs
ont confondu, et à tort, les rémissions temporaires avec les guérisons temporaires.

Rémissions. — Calmeil signale les rémissions (1). « Il est,
dit-il, des paralytiques qu'on juge condamnés à mourir dans un
délai rapide et dont le sort s'améliore très-promptement ; » il rappelle à ce sujet une observation qu'il a consignée plus tard (2).
Bayle a relaté aussi, dans son *Traité de la méningite chronique,*
plusieurs cas de rémissions dans le chapitre où il étudie les terminaisons de la paralysie. A propos de ces malades dont l'état
s'améliore, il dit : « Ils jouissent de la raison, mais leurs facultés
sont faibles. » (Voy. Observations IV, V, VI, VII.)

M. Baillarger (3) a étudié au point de vue médico-légal les
rémissions prolongées de la paralysie générale.

Sauze a écrit sur ces faits une étude détaillée (4). Il pense
que les rémissions de la paralysie générale peuvent se diviser
en trois catégories ; dans l'une on voit disparaître en entier
les signes de la paralysie, et la démence persiste ; dans l'autre,
l'intelligence paraît se rapprocher davantage de l'état normal,
mais la paralysie persiste d'une manière appréciable ; enfin, dans
une troisième catégorie, les deux ordres de symptômes se sont
amendés parallèlement et persistent à la fois à un faible degré.
En d'autres termes, c'est tantôt la paralysie, tantôt la démence
qui diminue, rétrograde, et quelquefois, au contraire, il y a un

---

(1) Calmeil, *De la paralysie générale,* 1826.
(2) Calmeil, *Traité des maladies inflammatoires du cerveau.* Paris, 1859, p. 209.
(3) Baillarger, *Union médicale de* 1855.
(4) *Annales médico-psychologiques,* 1858.

amendement simultané de la démence et de la paralysie ; il est en outre une foule de ces intermédiaires présentant des caractères moins tranchés, empruntant à la fois à plusieurs de ces classes des éléments pathologiques qui la constituent plus spécialement.

« Mais dans tous les cas, dit Sauze, l'intelligence ne revient jamais absolument *ad integrum*. »

Les rémissions peuvent se rencontrer à toutes les périodes de la maladie. Nous devons cependant dire qu'elles sont relativement rares au début : à sa première période le mal marche d'habitude d'une façon continue et uniforme ; à sa deuxième période, au contraire, le progrès se fait plus souvent par secousses, et c'est alors qu'on observe les rémissions les plus fréquentes et les plus prolongées ; mais le malade ne profite pas, en général, de la trêve dont on s'était réjoui, et il retombe, après chaque rémission, plus gravement atteint qu'il ne l'était précédemment. Ainsi, sa maladie regagne rapidement le temps qu'elle avait perdu. Ce qu'il y a de plus remarquable dans ces rémissions, c'est qu'elles se produisent même parfois lorsque la maladie est à sa troisième période. « C'est ainsi, dit Marcé, que des sujets couverts d'eschares, gâteux, arrivés à un degré de marasme et d'épuisement profond, ne pouvant se soutenir sur leurs jambes et dans un état de démence complet, ont été vus reprenant des forces, parlant plus librement, récupérant même la plus grande partie de leurs facultés intellectuelles, et se sont soutenus dans cet état pendant des années entières. »

Pour M. Baillarger (1), les rémissions ne sont que la disparition de certains phénomènes qui étaient pour ainsi dire surajoutés à la paralysie générale : ainsi, par exemple, chez un paralytique atteint de délire maniaque, M. Baillarger considère le délire maniaque comme un élément surajouté, une complication de la maladie essentielle, et la disparition de cette complication constitue une rémission. Nous aurons à discuter cette opinion quand il s'agira d'interpréter le délire dans la paralysie générale pour savoir si c'est un élément surajouté ou si c'est un symptôme, un élément constituant, d'une nature spéciale à la maladie ; qu'il nous suffise de dire, à l'heure qu'il est, que nous nous faisons

---

(1) Baillarger, *Des rémissions dans la démence paralytique* (*Ann. méd. psyc.*, 1876).

une autre idée des rémissions, puisqu'il y a rémission aussi bien pour les troubles somatiques que pour *le délire proprement dit.*

Outre les rémittences passagères dans chacun des symptômes, outre les rémissions qui portent sur tout un ensemble de manifestations, il y a encore à étudier deux ordres de faits : 1° les guérisons plus ou moins longtemps prolongées; 2° les temps d'arrêt.

Par guérisons plus ou moins prolongées nous entendons la *disparition complète* de toutes les manifestations morbides; or, ces cas se rencontrent, et à toutes les périodes. Divers auteurs en ont cité; nous-même en avons observé; nous étudierons cette partie du sujet dans les chapitres consacrés aux terminaisons et au traitement.

Il faut encore compter avec les *temps d'arrêt,* c'est-à-dire avec les suspensions plus ou moins prolongées pendant lesquelles la maladie reste dans le *statu quo,* sans progresser et sans rétrocéder; ces temps d'arrêt s'observent à toutes les périodes, mais surtout à la première; nous avons souvenance de malades qui, pendant des mois entiers, présentaient absolument les mêmes symptômes. Ces temps d'arrêt doivent également être différenciés des rémissions, dans lesquelles il y a, comme nous l'avons dit, rétrocession ou amendement dans la gravité des symptômes. La durée des rémissions et des temps d'arrêt varie d'un malade à un autre, entre un mois et un an ; lorsqu'un même malade a plusieurs rémissions, toutes sont, en général, d'une durée à peu près égale, c'est du moins ce que nous croyons avoir remarqué. Quant à la fréquence des rémissions, on peut dire qu'il est rare que dans le cours d'une paralysie générale, évoluant sans secousses violentes, il n'y ait pas un ou plusieurs temps d'arrêt et une ou plusieurs rémissions.

Physiologie pathologique des rémissions. — Ces rémissions spontanées indiquent que cette phlegmasie à marche lente, qui amène la paralysie générale, doit pouvoir être enrayée par les ressources de la nature ; et, à ce titre, l'étude des rémissions est extrêmement intéressante.

Il est difficile de se rendre compte de l'état anatomique du cerveau pendant ces rémissions et de leur cause intime. Elles tiennent sans doute à ce que les phénomènes congestifs disparaissent, à ce que les lésions inflammatoires se localisent et à ce que les parties du cerveau restées ou redevenues saines suppléent au fonctionnement des parties atteintes par une lésion définitive. La disparition des phénomènes congestifs est chose facilement admissible. La localisation des lésions inflammatoires, surtout lorsque la maladie n'est pas encore très-avancée, non-seulement est admissible, mais doit être admise : en effet, diverses autopsies nous ont montré sur certains points du cerveau des lésions peu étendues et très-anciennes, identiques à celles de la paralysie générale, chez des individus qui longtemps avant de mourir avaient présenté des symptômes de paralysie générale, puis qui étaient revenus, soit complétement, soit incomplétement, à l'état normal. Dans ces cas il est logique de croire qu'il s'est fait peu à peu une suppléance plus ou moins complète entre les parties frappées d'inactivité et les parties du cerveau restées saines. Si l'on admet cette suppléance, on comprendra les rémissions et même les guérisons, non-seulement pour ce qui est relatif aux troubles somatiques, mais encore pour les troubles intellectuels. Il est possible, en effet, qu'une circonvolution frontale supplée au défaut de fonctionnement de sa voisine altérée, et que cette suppléance dure jusqu'au jour où elle-même sera atteinte par l'inflammation. Ainsi donc, les rémittences passagères dans chacun des symptômes, dans chacun des groupes de symptômes, les rémissions plus ou moins prolongées dans l'ensemble des manifestations morbides, les temps d'arrêt dans l'évolution de la maladie, les guérisons momentanées, l'apparition inopinée des troubles les plus divers justifie ce que nous disions plus haut relativement à l'irrégularité d'évolution de la maladie, et de plus, l'existence des rémissions est, ainsi que l'a dit M. Baillarger (1), défavorable à la théorie de la sclérose interstitielle primitive, car on ne saurait comprendre la guérison d'une sclérose d'emblée, tandis qu'on comprend très-bien la disparition de lésions congestives et inflammatoires.

Cinq grandes formes de paralysie générale. — Nous croyons qu'il est possible d'établir des catégories bien distinctes qui méritent le nom de formes et qui pourront répondre à certains cas donnés, c'est ce que nous a démontré une étude approfondie de la maladie ; cette distinction en diverses catégories est

_____

(1) *Ann. méd. psychol.*, juillet 1877, p. 97.

importante au point de vue du pronostic. Ainsi, nous croyons
qu'on peut souvent arriver à prédire que tel malade vivra longtemps, que dans le cours de sa maladie on verra sans doute
surgir peu de complications (telles que grandes attaques apoplectiformes), et qu'en tous cas la vie résistera à ces diverses atteintes;
de même on a pu quelquefois annoncer que tel autre malade ne
vivrait pas longtemps, et qu'il ne résisterait sans doute pas aux
complications cérébrales intercurrentes. Nous croyons, dans une
certaine mesure, avoir réalisé le vœu que formait Falret dès
1853 et qu'il formulait dans les termes suivants : « Peut-être,
dit-il dans sa thèse, une étude plus attentive fera-t-elle découvrir un jour quelques variétés de marche qui permettront de
prévoir dans un cas donné, par l'évolution des premières périodes
de la maladie, celles des périodes ultérieures. » Bien que cette
question soit encore pour nous à l'étude, nous croyons devoir,
vu son immense intérêt, décrire les diverses variétés qu'il nous
semble possible d'établir, et énoncer la loi que nous avons
entrevue. La voici : c'est qu'en général la marche de la
maladie est uniforme dans un cas donné ; que si les premières
périodes sont de longue durée, les deuxièmes et troisièmes
périodes seront longues aussi ; le malade pourra vivre cinq ans,
six ans, pourra traverser non pas impunément, mais du moins
sans perdre la vie, les complications les plus menaçantes, telles
que hémorrhagies méningées, attaques épileptiformes. Que dans
les cas, au contraire, où les premières périodes sont courtes, la
maladie risque fort d'avoir une évolution rapide ou d'être brusquement interrompue par une complication. Il est bien entendu
que nous parlons des cas, et ce sont malheureusement les plus
fréquents, où aucune intervention thérapeutique n'essaye de
modifier l'évolution de la maladie.

Ainsi donc, quand on observe chez un malade une période
prodromique longue, quand le caractère est modifié depuis deux
ans avant l'apparition de la paralysie générale confirmée; quand,
longtemps avant d'être aliéné, l'individu est devenu fantasque,
mélancolique ou satisfait, se plaignant de céphalalgies passagères,
de bouffées de chaleur au visage, quand surtout on a pu observer
des rémissions plus ou moins prolongées pendant cette période
prodromique, nous croyons qu'on peut espérer que la paralysie

générale aura une évolution lente et qu'on est en droit de laisser
entrevoir son espoir aux familles. Dans les cas, au contraire, où
la paralysie générale apparaît brusquement, sans prodromes,
débutant par exemple par une congestion cérébrale avec délire,
si le délire subsiste après la disparition des accidents somatiques,
en revêtant un caractère de débilité et que les accidents somatiques ne s'effacent pas rapidement, s'il survient enfin avec une
rapidité très-grande, en quelques heures, un état d'affaiblissement
général, d'une intensité quelquefois prédominante d'un côté du
corps, il y a lieu de redouter une évolution rapide de la maladie,
en rapport avec un ramollissement aigu d'une grande partie de la
surface du cerveau.

C'est ce qui ressort de l'étude de nos observations, et entre
autres de celles de notre mémoire couronné par l'Académie en
en 1877.

La classification que nous proposons pour établir des formes
de paralysie générale est une classification naturelle, et non une
classification artificielle, c'est-à-dire que pour l'établir nous nous
appuyons sur toutes les données qu'il nous est possible de réunir,
et non pas sur une seule. Nous empruntons ces données à l'étiologie, à l'observation des symptômes, et lorsque l'anatomie pathologique vient aussi fournir son contingent, nous ne négligeons pas
cette précieuse source de renseignements. Nous ne pensons pas
qu'on puisse établir de formes d'après la forme du délire, et
admettre comme Falret une forme mélancolique, hypocondriaque, épileptique; en effet, rien n'est variable comme le délire:
tel malade présente alternativement et à des intervalles succes-
sifs les conceptions délirantes les plus diverses, et il est contraire
à la logique de fonder une classification sur des symptômes aussi
mobiles. De même, les phénomènes épileptiformes s'observant
dans les cas les plus divers, il est contraire à la clinique d'établir
une variété épileptique. Nous proposons d'admettre quatre
grandes catégories : 1° la paralysie générale aiguë à marche
rapide ; 2° la paralysie générale commune, avec délire expansif,
ambitieux ; 3° la paralysie générale à forme sénile ; 4° la paralysie générale présentant surtout les caractères de la démence ;
5° la paralysie générale, à forme spinale.

Chacune de ces variétés a une physionomie propre ; mais de

nombreux cas mixtes établissent entre elles des transitions : c'est ce qui, par parenthèse, prouve l'unité pathologique de la paralysie générale, si ardemment et si bien défendue par J. Falret. Nous n'avons pas à nous occuper ici des variétés mixtes, bien qu'elles soient fréquentes, parce que l'étude des cinq formes mères permettra de reconnaître toutes les nuances imaginables.

Chacune de ces formes de paralysie générale a son pronostic spécial, c'est pourquoi nous ne croyons pas devoir étudier en un chapitre particulier ce qui est relatif au pronostic de la paralysie générale ; les éléments de cette étude pronostique se trouvent épars dans ce chapitre, à propos de la marche, de la durée et des terminaisons de la maladie ; nous avons parlé de l'uniformité qu'on rencontre habituellement dans l'évolution de la maladie, et ce serait, à notre avis, s'exposer à des redites inutiles que de dégager tous ces éléments pour les réunir en un chapitre à part.

En conséquence, abordons immédiatement l'étude des cinq formes de paralysie générale des aliénés.

Formes diverses de paralysie générale. — Paralysie générale aiguë. — Quelquefois la maladie évolue avec une rapidité effrayante, toutes les périodes sont alors confondues, et en un mois, en quinze jours, en huit jours même, on voit la mort survenir. Cette paralysie générale aiguë peut débuter brusquement chez un individu sain jusqu'alors. Le malade est pour ainsi dire sidéré. Dès les premiers jours il ne peut plus se tenir sur les jambes et il arrive avec une rapidité surprenante à cette période de cachexie qui appartient plus spécialement à la troisième période de la variété lente et qui se manifeste par des eschares siégeant sur les diverses parties du corps ; dans ce cas le délire n'a pas le même caractère que le délire de la fièvre lente ; il revêt, soit le caractère du délire maniaque avec agitation, soit celui du délire hypocondriaque ; dans d'autres cas l'intelligence est rapidément oblitérée et aucune idée ne se forme plus dans le cerveau ; cet organe est rapidement désorganisé, et à l'autopsie on trouve un ramollissement de la substance grise, plus ou moins prononcé dans les diverses circonvolutions. Comme exemple de ces cas de paralysie générale galopante, qui heureusement sont assez rares, nous allons rapporter brièvement une observation très-concluante : il s'agit d'un homme adulte qui se portait bien jusqu'alors ; il éprouva des douleurs de tête, de la difficulté de marcher avec titubation et incoordination des mouvements; trois jours après il a été pris de collapsus, de diarrhée, d'eschares au sacrum et succomba le huitième jour, malgré un traitement révulsif très-énergique : il est à noter qu'à la suite d'un large vésicatoire placé au synciput il est sorti pendant quarante-huit heures de son collapsus, a pu faire quelques pas tremblés; mais l'amélioration ne fut que passagère.

Supposons que la paralysie générale, ayant débuté brusquement suivant le mode aigu, soit ensuite passée à l'état chronique; nous avons cru remarquer que dans ces cas l'évolution était toujours rapide; les rémissions sont rares, les complications fréquentes et souvent mortelles, bref la maladie a une sorte de malignité qu'elle conserve pendant toute sa durée ; il y a là quelque chose d'analogue à ce qu'on observe dans la syphilis : certains syphilitiques sont violemment frappés, sans que rien puisse rendre compte de cette sorte de malignité; *dès le début* les accidents sont chez eux très-marqués, et les accidents de la troisième période surviennent rapidement (1) ; malgré le traitement le mieux dirigé, ils sévissent avec rigueur; de même dans la paralysie générale, lorsque la maladie a débuté brusquement et avec assez d'intensité pour mettre la vie en danger, l'avenir du malade est sérieusement compromis et souvent à bref délai.

Il nous a été donné pourtant d'observer dans ces derniers temps un malade chez lequel des accidents très-graves de méningo-encéphalite suraiguë ont disparu, ne laissant d'abord à leur suite que des hallucinations, du délire et de l'inégalité pupillaire, puis ont guéri.

OBSERVATION XVIII. — M. C..., âgé de trente-huit ans, courtier, est sobre, mais s'est surmené dans le travail. La maladie a débuté vers le 20 septembre 1877, par des troubles de la parole, des idées de grandeur, du tremblement de la marche, de l'inhabilité manuelle et de la fièvre. Le 10 octobre il est déclaré incurable par un éminent aliéniste.

Je le vois le 12 octobre dans un état fébrile intense, avec du tremblement de la parole, de l'ataxie considérable des mains, de la langue, des lèvres, de l'incohérence, des idées de grandeur, de richesses. Je le fais placer dans la maison du Dr G...

Dans les jours qui suivent, amaigrissement considérable, titubation,

(1) Ory, *Syphilis maligne, précoce,* etc. thèse. Paris, 1872.

inclinaison à droite pendant la marche, qui n'est possible qu'avec l'aide d'un bras; état fébrile intense. T. axill. 39°,5. T. post-auriculaire, 38°,5. Sueurs profuses, eschares aux mains, délire de grandeur, d'exagération, incohérence, parole incompréhensible. A la suite de la pose de deux cautères à la nuque, d'applications répétées de vésicatoires à l'occiput rasé, qui ont été entretenus, et de prises quotidiennes de 40 centigrammes d'ergotine, la fièvre diminue, il se produit de l'amélioration.

Le 10 novembre, l'apparence générale est meilleure. L'amaigrissement a cessé. Il n'existe plus de délire de grandeur.

Il nous reconnaît, nous appelle par notre nom; plus d'ataxie de la langue, des lèvres. Il n'existe presque plus de tremblement de la parole. Pupille droite plus large.

Le traitement est continué.

21 novembre. — Pas d'ataxie de la langue ni des lèvres.

La pupille droite est plus large; à peine un peu de tremblement de la parole. Le malade marche bien, me porte sur ses épaules, il reprend de l'embonpoint. La physionomie est redevenue intelligente.

Il me dit qu'il a eu un transport nerveux et sanguin à la tête; il se souvient n'avoir pas vu sa femme depuis près de six semaines, mais il m'assure avec conviction qu'elle va accoucher fin décembre (cela n'est pas, elle doit accoucher en avril); qu'il a six garçons (rien de tout cela n'existe), que sa femme a eu quatre filles en deux accouchements pendant sa maladie. Du reste, il ne persiste pas dans ses idées lorsque je lui dis qu'elles sont fausses.

Même traitement.

4 décembre. Apparence raisonnable, a la mémoire des dates, des jours, est un peu indifférent pour sa famille. Quelques idées ambitieuses relatives à la maison de commerce dans laquelle il est employé; ces idées proviennent d'hallucinations de l'ouïe, qu'il nous raconte avec une grande précision. Il peut de nouveau signer son nom, et prononcer nettement quelques phrases : souffle doux, cardiaque.

Phosphate de chaux, — arsenic, — continuer l'ergotine et les cautères.

31 décembre. — État physique très-satisfaisant. L'inégalité pupillaire persiste. Il raconte chaque jour avec une grande conviction des choses nouvelles qu'il a entendu dire : ainsi, qu'il part ce soir pour Nice, qu'il est associé à partir de demain avec ses patrons, qu'il va le soir aller à l'Opéra, qu'il faut qu'il sorte pendant quelques heures pour aller à l'enterrement de sa femme et de sa mère. — Un de ses amis vient le voir le jour où il parle de cette dernière idée délirante, et lui déclare que sa femme et sa mère se portent bien. Il l'embrasse avec effusion, en lui disant qu'il en est bien heureux, qu'il était malheureux de ce qu'on lui avait dit.

Il paraît avoir ces hallucinations le jour et la nuit. La mémoire est bien revenue, il se souvient des jours où on vient le voir, parle de faits récents et anciens. Il manifeste de l'indifférence à l'endroit de sa famille, ne demande pas à la voir, et lorsque son ami vient le voir, il le quitte sans regret.

Le traitement est continué.

9 janvier 1878. — La parole et la mémoire sont nettes; il reste encore de l'inégalité pupillaire.

Devant deux de ses amis, qui sont tout étonnés de la transformation, il parle avec précision et netteté de sa famille, demande où est sa femme, exprime le désir de la voir, parle de ses affaires, de ses espérances, d'asso-

ciation avec son patron, de la gestion, de sa société de secours. Son langage
est posé et exact.

Même traitement.

27 février. — Le malade est guéri; il se rend compte de tout. Plus
d'ataxie; la mémoire et la parole sont normales; il reste de l'inégalité pupillaire. — Il a eu une entrevue très-naturelle, très-bonne avec sa femme, qui
le retrouve tel qu'avant sa maladie. — Avec moi il parle d'une façon très-
naturelle de ses idées délirantes passées; il est résigné à ne reprendre,
d'après mes conseils, ses travaux qu'en octobre. D'ici là il doit aller dans
l'Oise, chez des frères, où il continuera le même traitement.

3 mai. — Il revient de province et va très-bien. La parole est nette. Il ne
présente plus d'ataxie. Au jour les pupilles sont égales, mais à la lumière
artificielle la droite est un quart plus large que la gauche.

> Entretenir les cautères
> 1 dragée d'ergotine tous les jours ·
> 1 granule de Dioscoride chaque jour.

30 juin. — La guérison se maintient.

En résumé, la paralysie générale à forme suraiguë a pu être
arrêtée chez ce malade par un traitement énergique, et après
avoir conservé pendant un mois à peu près des hallucinations,
des conceptions délirantes variées, de l'indifférence et un peu
de démence, il a fini par guérir.

Dans d'autres cas la paralysie générale évolue avec cette foudroyante rapidité chez des malades qui étaient depuis quelque
temps menacés ou même qui étaient depuis quelque temps
atteints de la maladie, et dans ces cas, l'ensemble symptomatique
est le même que celui que nous venons de signaler plus haut (1).
On serait en droit de regarder comme de véritables complications
ces recrudescences inopinées et rapidement fatales, d'autant
qu'elles coexistent avec des poussées congestives vers l'encéphale.
Mais notre chapitre consacré aux complications serait trop chargé
si nous voulions y faire entrer toutes les manifestations anormales
et imprévues.

Dans d'autres cas, enfin, la maladie n'a pour ainsi dire pas le
temps d'arriver à sa seconde période, et les accidents de la première période sont tellement violents que la mort en est la conséquence immédiate. C'est cette classe de faits que Calmeil a étudiés
sous le titre de périencéphalite à formes insidieuses. Cette

_____

(1) Il est à noter que la paralysie aiguë avec délire hypocondriaque est fréquente chez
les malades qui ont eu pendant longtemps des névralgies générales rebelles (voir le chapitre des rapports entre la folie simple et la paralysie générale).

étude rentre sans aucun doute dans celle de la paralysie générale, bien que l'ensemble symptomatique soit assez différent;
c'est pourquoi nous croyons utile de l'esquisser dans cet ouvrage,
en renvoyant au beau chapitre de Calmeil les personnes qui vou-
draient sur ce sujet des renseignements plus complets. Ce qui
prouve que ces cas rentrent bien dans le cadre de la paralysie
générale, c'est qu'on constate aux autopsies des lésions de même
nature, c'est que quand la mort n'est pas la conséquence immédiate de ces graves atteintes, on voit souvent la paralysie générale
classique succéder à ces accidents aigus. « Quelquefois, dit
Calmeil (1), vers le trentième jour, les troubles généraux finissent
par s'éclipser, mais souvent alors les troubles intellectuels persistent sous l'apparence d'une aliénation mentale compliquée de
gêne de la prononciation, d'incertitude dans la démarche, et les
malades qui présentent cet ensemble de phénomènes sont relé-
gués, lorsqu'ils ont été sequestrés, parmi les aliénés paralytiques. »
« La ligne de démarcation qui sépare l'état inflammatoire aigu de
la substance nerveuse du mode inflammatoire chronique est
souvent très-difficile à saisir et à indiquer (2). »

Dans ces cas de périencéphalite aiguë, le délire est celui que
nous avons étudié à propos des formes aiguës de la période
intermédiaire ou de la première période (voyez p. 23, 24);
nous n'avons pas à y revenir; les troubles somatiques ne sont pas
toujours les mêmes : on peut observer de l'embarras de la parole,
des spasmes des muscles du visage, des soubresauts des muscles
des épaules et des muscles des bras, de l'incertitude dans la
démarche et constamment de la fièvre. La mort survient rapidement du troisième au quinzième jour, à moins que la maladie ne
passe à la forme chronique. Ainsi donc nous croyons fermement
que la paralysie générale peut revêtir la forme aiguë; une foule de
ces cas relatés par Parchappe (3) et rapportés par cet auteur, soit
à la manie, soit à la folie passant à l'état paralytique, appartiennent
à ces formes aiguës. Les médecins ne sauraient trop faire d'efforts
pour ne pas confondre ces périencéphalites aiguës avec la manie au
début, avec la monomanie aiguë, car faire cette méprise, c'est

(1) Calmeil, *loc. cit.*, t. I, p. 150.
(2) Calmeil, p. 244.
(3) *Traité théorique et pratique de la folie*, livres 1, 2, 3.

compromettre le sort des malades, d'abord en négligeant d'appliquer le traitement anti-phlogistique qui convient à un état inflammatoire aigu, ensuite en laissant les serviteurs obliger les mélancoliques à avaler des aliments qui ne peuvent que leur être contraires (Calmeil). Il y a moins d'inconvénients à confondre la périencéphalite aiguë avec la méningite simple, d'autant que ces maladies ont entre elles un haut degré de parenté. Tels sont les cas auxquels on doit réserver le nom de paralysie générale à marche aiguë. Quant aux faits que Beau a réunis sous cette dénomination et qu'il a discutés d'une manière très-séduisante (1), il ne faut pas hésiter à les rejeter du cadre de la maladie qui nous occupe. Une analyse attentive de chacun d'eux indique dans l'aspect et la symptomatologie de la maladie une telle dissemblance avec la paralysie générale des aliénés, qu'il y a plutôt lieu de les rattacher au rhumatisme cérébral ou à une encéphalite aiguë survenue dans le cours ou pendant la convalescence d'une fièvre typhoïde (Marcé).

Deuxième forme. — *Paralysie commune, avec délire expansif, ambitieux.* — C'est la forme la plus connue. Les symptômes les plus saillants de cette forme sont l'excitation, le besoin de mouvement, la suractivité, en actes, en paroles, en projets; puis des idées ambitieuses, qui aboutissent à des entreprises, à des spéculations hasardeuses et ruineuses ; des excès de toute nature, des achats hors de proportion avec leurs moyens, des idées de richesse, de grandeur, de puissance inimaginables; la diminution de la mémoire; les troubles de la parole, l'absurdité du délire, la démence, et en même temps des désordres de la motilité et des sens, consistant en tremblements des membres, de la langue, des lèvres, en incontinence d'urine et des fèces, et en inégalité pupillaire, et enfin de la fièvre, avec un mode spécial. Il est presque de règle d'observer dans cette forme des accès épileptiformes, apoplectiformes, et des eschares. Aussi nous déclarons de nouveau ne pouvoir admettre, ainsi que J. Falret, une forme épileptique, car les phénomènes épileptiformes sont un des symptômes les plus constants de cette forme commune, et ces accès ont une physionomie spéciale qui les différencie absolument

---

(1) Beau, *Mémoire sur une affection générale qu'on peut appeler paralysie générale aiguë* (*Archives de médecine*, février 1852).

des accès épileptiques. Morel l'avait bien jugé ainsi lorsqu'il déclarait que Chorinsky était atteint de paralysie générale (1).

Cette forme de paralysie générale est grave; elle doit sa gravité aux accidents congestifs, qui en sont un des symptômes les plus constants; chaque congestion est, en effet, suivie d'une déchéance physique et intellectuelle du malade.

Elle est plus fréquente chez l'homme que chez la femme.

Elle se complique souvent de troubles spinaux qui avancent sa terminaison; d'autres fois, elle paraît s'arrêter dans sa marche et présente les caractères de la démence paralytique.

Troisième forme. Démence paralytique. — Dans les cas que nous allons étudier maintenant, la manifestation la plus saillante de la périencéphalite diffuse est l'affaiblissement progressif des facultés intellectuelles; c'est, en d'autres termes, la démence. Ce sont surtout les cas appartenant à cette variété qu'avaient en vue Bayle et Esquirol, par la raison que les cas qui appartiennent aux autres variétés étaient désignés par eux sous le nom de manie et de monomanie. Les troubles intellectuels ne revêtent pas, en général, les caractères d'un véritable délire, les troubles somatiques sont peu marqués. Quand la maladie revêt cette forme, elle a d'habitude une évolution très-lente, mais continue; elle présente rarement des rémissions; au dire de M. Baillarger (2) et de Marcé (3), les complications se rencontrent moins souvent dans cette forme que dans les autres variétés; le pronostic est donc relativement bénin, et le médecin qui a à soigner un malade atteint de cette forme de paralysie générale est en droit d'espérer qu'à l'aide d'un traitement bien dirigé il pourra, pendant de longues années, prolonger l'existence.

Il est assez fréquent d'observer que la deuxième forme de paralysie générale aboutit à cette forme démente, soit spontanément, soit sous l'influence d'un traitement approprié et heureux. On constate alors peu à peu que l'excitation, les idées ambitieuses diminuent, que la démence, la faiblesse générale et le calme prennent le dessus. Le malade arrive à un état végétatif qui le rend alors facile à soigner, et qui permet de le garder dans la famille.

(1) Consulter la *Relation de la maladie de Chorinsky*, par Hagen, 1872,
(2) Baillarger, *Ann. méd.-psych.*, mai 1876
(3) Marcé. *loc. cit.*, p. 441.

Si nous cherchons à établir un parallèle entre cette variété et celle que nous étudierons tout à l'heure sous le nom de variété sénile, cette étude donnera lieu aux considérations suivantes :

La symptomatologie, dans les deux cas, est à peu près la même : l'affection débute par un affaiblissement de l'intelligence, de la mémoire, qui fait que les malades se perdent dans les rues et commettent des actes désordonnés et répréhensibles. Il y a, en outre, de l'apathie, de la diminution de la vivacité, des sentiments et des instincts. Les idées délirantes sont encore moins fréquentes dans cette variété que dans la variété sénile ; tout au plus note-t-on quelques idées de satisfaction.

Les troubles somatiques sont aussi peu marqués ; ceux qu'on rencontre le plus souvent sont : la diminution ou la perte de l'odorat et l'inégalité pupillaire ; le tremblement de la parole, de la langue et des lèvres est exceptionnel ; l'ataxie des membres ne survient que rarement et à la période terminale ; l'incontinence des matières fécales et de l'urine se rencontre fréquemment et dès le début, mais elle dérive de l'incurie des malades bien plutôt que de la paralysie des sphincters.

On observe quelques-uns des caractères de la variété que Falret appelle *variété dépressive ;* le plus souvent, dans cette variété, la maladie évolue lentement et sans secousses ; le délire, quand il existe, est peu accentué, calme et débile, et la démence domine pendant toute la durée de la maladie.

Pour en revenir au parallèle que nous voulions établir entre la paralysie générale à forme de démence paralytique et ce que nous appellerons la paralysie générale à forme sénile, il est aisé de voir que, malgré l'analogie des symptômes, il y a une profonde différence de nature entre les deux variétés. L'une est due à une congestion active aboutissant à l'inflammation, l'autre à une congestion passive, produite par l'altération des conduits vasculaires.

Ce qui permettra d'établir le diagnostic différentiel, c'est surtout l'examen des organes ; le cœur n'est pas malade dans les cas que nous étudions en premier lieu ; les artères ne sont pas athéromateuses, le tracé sphygmographique ne présente ni plateau, ni aucune autre particularité, sinon qu'il montre, comme dans toute paralysie générale véritable, un faible degré de la tension vasculaire.

Ainsi donc, il est possible de différencier la démence paralytique de la paralysie générale à forme sénile, qui est d'ailleurs infiniment plus rare, et ceci est important au point de vue du pronostic et du traitement.

Il peut arriver aussi que l'on confonde la démence paralytique avec la démence qui est due à diverses lésions encéphaliques. Ainsi, des ramollissements ou des hémorrhagies du cerveau amènent souvent à leur suite une démence qu'il est bien difficile parfois de différencier de la démence paralytique; la chose devient absolument impossible lorsqu'à l'affaiblissement intellectuel se joignent des idées de satisfaction ou de grandeur, ce qui se rencontre quelquefois, et des troubles somatiques analogues à ceux qu'on observe dans la paralysie générale; dans ces cas, que faut-il conclure? Il y a tout lieu de croire qu'il s'agit d'une paralysie générale consécutive à un ramollissement ou à une hémorrhagie, et cette conclusion logique est démontrée exacte par l'anatomie pathologique. Dans ces cas, en effet, on constate que l'encéphalite localisée et consécutive au ramollissement ou à l'hémorrhagie primitifs a produit, par extension, une inflammation plus ou moins généralisée de la substance corticale et des méninges, ou, en d'autres termes, une périencéphalite plus ou moins diffuse; c'est pourquoi nous croyons convenable d'admettre que notre troisième forme, celle où prédomine la démence, peut se diviser en deux catégories : dans la première, se placent les cas où la démence a débuté insidieusement et sans qu'il y ait de foyers d'irritation; dans la seconde, se rangent les cas où la paralysie générale est consécutive à un foyer d'encéphalite localisée. Et ces cas sont assez fréquents; la démence paralytique survient, dans ces circonstances, quelquefois immédiatement après la lésion encéphalique locale. Le plus souvent, ce n'est que six mois, un an, deux ans même après l'accident primordial qu'on voit apparaître la démence paralytique. Voici alors comment les choses se passent : une hémorrhagie cérébrale se produit sous une influence quelconque chez un sujet non aliéné; la conséquence en est une perte de connaissance à laquelle succède une oblitération intellectuelle qui dure plus ou moins longtemps, qui se dissipe peu à peu, mais qui laisse des traces. Sous l'influence d'un travail cérébral dont nous ne connaissons pas exactement l'évolution, cette oblitération intellectuelle, qui s'était en grande partie dissipée, reparaît, s'accentue de jour en jour, se complique d'idées délirantes, et la démence paralytique est constituée.

Voilà ce que nous enseigne la clinique, et l'examen cadavérique vient prouver qu'il ne s'agit pas là de pseudo-paralysie générale.

La paralysie générale qui revêt la forme que nous venons d'étudier peut durer longtemps. Nous en avons vu qui avaient duré cinq, six, huit et dix ans; elle paraît être plus fréquente chez les femmes que chez les hommes (Baillarger, Falret). Tantôt cette forme existe dès le début, tantôt elle ne survient que dans le cours de la maladie cérébrale. Le plus souvent elle persiste jusqu'à la fin; mais quelquefois l'évolution est interrompue par une complication, ou bien les symptômes spinaux font leur apparition; on a alors affaire à une forme mixte qui établit la transition entre cette seconde forme et la cinquième, que nous étudierons sous le nom de variété spinale.

Quatrième forme de paralysie générale; forme sénile liée à l'athérome artériel. — Après la forme de paralysie générale aiguë, celle de toutes les autres formes qui a l'évolution la plus rapide, c'est la forme sénile.

Cette forme n'a jamais été décrite par d'autres que par nous, si nous en croyons les recherches que nous avons faites à ce sujet (1). Elle existe cependant avec sa symptomatologie spéciale; elle est en rapport avec certaines lésions que nous allons décrire, et il est possible de la diagnostiquer du vivant des malades. Son pronostic est extrêmement grave, et elle a une évolution rapide (deux ans au maximum). Nous ajouterons que dans ces cas la thérapeutique est à peu près impuissante.

Cette forme est rare, et nous n'en avons encore rencontré que quelques exemples : les troubles intellectuels sont absolument les mêmes que ceux de la paralysie générale classique. Ainsi, on observe des idées de satisfaction, de richesse et de grandeur, empreintes d'un caractère manifeste de débilité intellectuelle, de l'incohérence dès le début, mais surtout lorsque la maladie date déjà de quelque temps; la démence est toujours assez nettement marquée dans cette forme. La parole est principalement ànonnée,

(1) *Union médicale*, 1868.

les troubles somatiques sont analogues à ceux de la paralysie générale classique : ils consistent surtout en tremblement des mains,
frémissements des lèvres, mouvements vermiculaires de la langue,
tremblement de la parole. C'est à cause de cette similitude dans les
symptômes que nous faisons rentrer cette forme dans le cadre de
la paralysie générale. Disons de suite cependant que les troubles
somatiques sont d'habitude peu marqués, tout comme dans la
troisième variété ; de même les troubles intellectuels, tout en étant
remarquables par les idées de grandeur et de satisfaction, ont
quelque chose qui diffère du délire expansif des fous paralytiques ;
et la démence ressemble beaucoup à la démence de la folie vésanique. Les lésions, dans ces cas, ne sont pas celles qu'on observe
habituellement dans la paralysie générale ; ainsi les adhérences
entre la pie-mère et la substance corticale sont peu nombreuses,
elles sont partielles le plus ordinairement ; dans quelques cas elles
n'existent pas, mais la lésion essentielle, c'est l'athérome de tout
le système artériel : plaques calcaires d'étendue variable sur les
valvules mitrale et aortique, dilatation de la crosse de l'aorte,
athérome des artères de la base de l'encéphale et des méninges,
flexuosités des artères carotides dans leur trajet au milieu des
sinus caverneux, flexuosités des artères centrales de la rétine.
Examinées au microscope, les parois des artères présentent un
nombre considérable de granulations granulo-graisseuses ; ainsi
donc les lésions sont bien différentes des lésions qu'on rencontre
habituellement, et il y a lieu de s'étonner que la symptomatologie
soit à peu de chose près la même que celle qu'on observe dans la
paralysie générale classique.

C'est pourquoi nous appelons l'attention sur cette variété de
paralysie générale qui, n'étant pas, en somme, de la même nature
que la paralysie générale ordinaire, n'est pas, comme cette dernière, justiciable d'un traitement antiphlogistique. Un pareil
traitement dans les cas de paralysie générale sénile ne pourrait
que précipiter la marche de la maladie. Il est donc important,
malgré la rareté de ces cas de paralysie générale par athérome,
de savoir bien les reconnaître pour éviter d'employer un traitement intempestif et pour pouvoir déterminer le pronostic. Or,
pour faire un bon diagnostic dans ces cas difficiles, il faut profiter
de tous les renseignements que peut fournir l'examen physique

du malade : il faut prendre la température quotidienne, et l'on verra qu'il n'y a pas ces exacerbations que nous avons signalées dans la paralysie générale ordinaire, à moins qu'il ne survienne quelque complication ou quelque accident, comme une pneumonie ou une hémorrhagie cérébrale ; il faut prendre le tracé sphygmographique, et l'on verra que d'habitude, à chaque pulsation marquée par l'appareil enregistreur, il existe une ligne ascendante verticale et élevée, un plateau et du dicrotisme indiquant l'état athéromateux des artères (fig. ci-contre).

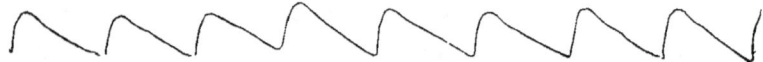

FIG. 12. — Deb... Paralysie générale à forme sénile. — Athérome artériel généralisé

Que le malade accuse ou non des troubles visuels, il faudra examiner à l'ophthalmoscope (1) le fond de l'œil, et il pourra arriver qu'on découvre des flexuosités et des dilatations des artères de la rétine, lesquelles dilatations paraissent se rencontrer plus souvent dans cette variété de paralysie générale que dans toutes les autres ; on verra aussi que les malades, même dès le début, au lieu de présenter l'apparence souvent pléthorique des aliénés paralytiques, sont pâles, maigres, chétifs ou ont le teint jaunâtre. En auscultant leur cœur, on entendra un bruit de souffle plus ou moins râpeux ayant son maximum à la base, au niveau de l'émergence de la crosse aortique, et se propageant dans l'aorte et jusque dans les carotides.

Le nom de *sénile* nous paraît bien convenir pour qualifier cette forme de paralysie générale, qui ne manque pas d'avoir certaines ressemblances avec la démence sénile.

A côté de cette forme, viennent s'engrouper une foule d'autres mal définies encore, qui nont plus avec la paralysie générale qu'une ressemblance très-éloignée, et qu'il convient de comprendre sous le nom collectif de *pseudo-paralysies générales ;* telles sont, par exemple, les prétendues paralysies générales saturnines, alcooliques, rhumatismales, goutteuses, syphilitiques, la paralysie générale sans délire de Sandras, etc. C'est avec raison qu'il faut éloigner d'une étude de la vraie paralysie générale ces formes qui n'ont pas encore reçu de démonstration véritablement

(1) Voyez les planches pages 111 à 114.

scientifique. C'est d'ailleurs là l'opinion de Falret et Delasiauve, qui ont limité dans la mesure du possible le cadre de la paralysie générale.

Si nous admettons donc que la paralysie générale sénile, telle que nous l'avons décrite, et qui d'ailleurs se rencontre exceptionnellement, rentre dans ce cadre, qu'il ne faut pas, somme toute, limiter d'une façon par trop mathématique, nous excluons absolument toutes les autres formes qui n'ont que des ressemblances éloignées avec la paralysie générale, telle que nous l'avons étudiée aux chapitres III, IV et V. Nous aurons d'ailleurs à revenir sur quelques-unes de ces pseudo-paralysies générales à propos du diagnostic différentiel.

Cinquième forme. Forme spinale. — Dans ces cas, les troubles médullaires dominent la scène morbide, et les troubles intellectuels sont au second plan. Aussi plusieurs médecins ont-ils cru pouvoir désigner ces cas sous le nom de paralysie générale sans aliénation. Nous ne pouvons pas admettre cette manière de voir sans risquer de tomber dans une confusion regrettable; nous l'avons déjà dit : pour nous, il n'y a pas de paralysie générale sans aliénation. De deux choses l'une : ou bien il existe, en même temps que les troubles d'origine spinale, divers troubles intellectuels revêtant le caractère soit du délire, soit de la démence, et alors il s'agit de paralysie générale avec aliénation ; ou bien l'intelligence est parfaitement intacte, et alors il ne s'agit pas de paralysie générale, mais bien d'une myélite diffuse avec paralysie généralisée, ou de sclérose de cordons postérieurs avec ataxie locomotrice. Mais, dira-t-on, cette séparation que vous établissez est purement artificielle, car d'un jour à l'autre on peut voir survenir chez des malades atteints de myélite des troubles intellectuels. C'est vrai, mais tant que ces troubles n'ont pas fait leur apparition, il nous semble illogique de prononcer le mot de paralysie générale.

Pour bien faire comprendre notre manière de voir, arrêtons-nous un instant sur l'exemple suivant : supposons que chez un individu il y ait tous les symptômes du tabes dorsalis moins l'ataxie, qu'il y ait par exemple douleurs fulgurantes et en ceinture, troubles de la digestion, contraction des pupilles et perte presque complète de la vision avec atrophie papillaire, absence d'érections, etc., mais qu'il n'y ait pas d'incoordination des mouvements. Nous trouvons qu'il est absurde de dire que cet individu est atteint d'ataxie locomotrice sans ataxie ; nous aimerions mieux suspendre notre diagnostic jusqu'au moment où apparaîtra le trouble de coordination des mouvements, et dire provisoirement que cet individu est menacé d'ataxie locomotrice progressive. Nous pensons qu'il ne faut pas abuser de cette épithète de fruste qu'on donne trop souvent aux maladies nerveuses. Cette façon d'admettre des ataxies frustes, des paralysies générales frustes, etc., simplifie beaucoup trop la pathologie nerveuse ou plutôt la complique et introduit la confusion.

Ainsi donc nous n'admettons pas la paralysie générale fruste sans aliénation. Rien d'ailleurs n'est plus complexe que cette question des rapports qui existent entre les maladies de la moelle et la périencéphalite diffuse. Quelquefois, en effet, la maladie de la moelle est primitive, et l'aliénation est consécutive ; d'autres fois, les symptômes médullaires et les symptômes cérébraux apparaissent simultanément ; parfois encore les symptômes cérébraux sont primitifs, et ce n'est que tardivement que la moelle devient malade. Aussi croyons-nous devoir, pour donner à cette étude l'importance qu'elle mérite, lui consacrer un chapitre spécial (voir le chapitre XI).

Pour le moment, bornons-nous à établir quelques généralités destinées à montrer que dans la paralysie générale les troubles d'origine spinale peuvent tenir le premier rang pendant toute la durée de la maladie. Dans ces cas, les troubles intellectuels peuvent presque passer inaperçus, et c'est alors que le diagnostic s'égare facilement ; il est donc bon d'être prévenu, de rechercher avec soin si la mémoire des malades qu'on observe n'est pas affaiblie, si les conceptions de l'esprit ont leur vigueur habituelle. Il arrivera souvent qu'un médecin exercé pourra constater alors un affaiblissement de l'intelligence ; il portera le diagnostic de paralysie générale à forme spinale. Ces cas s'observent assez souvent dans la pratique civile et dans les hôpitaux ordinaires. Il est important de savoir les reconnaître, ne serait-ce que pour pouvoir prévenir les familles que d'un jour à l'autre le délire peut apparaître avec ses caractères habituels, et pour pouvoir instituer un traitement énergique dans le but d'arrêter la marche ascendante de la phlegmasie et de l'empêcher de gagner la périphérie du cerveau.

Ces cas sont relativement rares : ils ont surtout été étudiés par MM. Westphal, Charcot, Meynert, Magnan, Lubinoff. Calmeil les avait aussi signalés ; nous tenons à le faire remarquer, à la seule fin de prouver que cet habile observateur n'a pas laissé passer un seul des points importants de l'histoire de la paralysie générale. Calmeil (1) cite dans sa 9ᵉ série de faits deux cas, dont un appartient à Martinet et à Parent-Duchâtelet, où la paralysie générale a commencé par revêtir la forme spinale, et il dit (2) : « Il existe certainement des cas où l'inflammation débute dans le mode chronique vers la moelle épinière, où les mouvements et la sensibilité sont d'abord seuls liés, où les facultés morales et intellectuelles sont ensuite compromises à leur tour, et où ces derniers dérangements fonctionnels sont la conséquence évidente d'une périencéphalite chronique diffuse. Nous nous empressons de signaler ces faits à l'observation, vu que l'inflammation procède dans ces circonstances de bas en haut, et qu'on pourrait prendre ces faits exceptionnels pour la règle. »

Dans les cas où les symptômes spinaux ont ouvert la scène et ont toujours été prédominants, la maladie a, en général, une marche lente ; elle est donc d'un pronostic relativement bénin, d'autant plus qu'on peut espérer pouvoir, avec un traitement bien conduit, s'opposer dans une certaine limite à la propagation de la lésion médullaire ; c'est-à-dire qu'on peut espérer que la démence ne fera pas ces rapides progrès qu'elle fait dans d'autres formes.

D'après ces quelques aperçus, on peut voir que la paralysie générale à forme spinale mérite une étude attentive ; or, les longs développements que nécessite cette étude nuiraient à l'unité de notre plan. C'est pourquoi nous les remettons à un chapitre ultérieur, qui sera le complément de celui-ci.

Durée. — La durée de la paralysie générale varie suivant les formes que revêt la maladie : c'est ce que nous avons suffisamment démontré. Il est aussi impossible de dire quelle est la durée moyenne de la maladie, qu'il le serait de dire la durée moyenne de la tuberculose. Il y a des phthisies galopantes et des phthisies chroniques. Il y a dans les phthisies chroniques des périodes

(1) Calmeil, t. I, p. 451.
(2) Calmeil, *Maladies inflamm. du cerveau,* chapitre intitulé : *Dernier coup d'œil sur la périencéphalite à l'état simple,* t. I, p. 194.

traversées par des poussées plus ou moins aiguës ; de même il est
des paralysies générales aiguës et des paralysies générales chroniques ; chez quelques-unes de ces dernières, il peut survenir d'un
instant à l'autre des recrudescences, de véritables poussées inflammatoires qui font rapidement évoluer la maladie.

C'est donc, en somme, une recherche vaine que celle qui porte
sur la durée moyenne de la maladie ; elle ne peut donner que des
renseignements de peu de valeur, et même le chiffre fourni par la
statistique peut être l'origine de beaucoup d'erreurs. Combien
de fois, en effet, n'est-il pas arrivé que des praticiens même expé-
rimentés ont fixé à trois ans par exemple (c'est le chiffre consacré)
le terme d'une paralysie générale, et la maladie, déjouant toutes
leurs prévisions, a duré pendant sept ou huit ans ; Lunier connaît
même à l'asile de Blois une femme chez laquelle la démence
paralytique date de plus de vingt ans (1). Dans d'autres circonstances, et cela est plus grave, le médecin croit pouvoir fixer
à trois ans la durée d'évolution d'une paralysie générale, et
la maladie marche en trois mois. Provisoirement, nous croyons
qu'il est sage de ne jamais se prononcer sur la durée probable de
la paralysie générale, à moins qu'on n'ait affaire à la forme sénile
ou à la forme démente.

Les diverses tentatives faites pour déterminer la durée moyenne
de cette maladie, quand elle affecte la forme chronique, donnent
d'ailleurs des résultats tellement contradictoires, qu'il y a lieu de
s'étonner de voir le terme de trois ans adopté par un grand nombre
de médecins non spécialistes. Voici ce que dit Marcé à cet égard :

« M. Parchappe a trouvé en moyenne une durée d'un an, onze
mois et quatre jours pour l'asile des aliénés de la Seine-Inférieure.
En 1825, M. Calmeil l'avait limitée à treize mois pour l'établissement de Charenton, et Bayle, autrefois, l'avait fixée à dix mois.
Ce qui est incontestable, c'est que chez les femmes, où elle est
relativement peu fréquente, la paralysie générale a une durée
beaucoup plus longue ; c'est aussi que les soins dont la malade est
entourée, les circonstances accessoires de la maladie, tendent
singulièrement à l'abréger ou à la prolonger. Elle marche avec
rapidité, quand l'aliéné, longtemps abandonné à lui-même, a pu
se livrer sans contrainte à des excès de toute nature, lorsque des

_____

(1) _Ann. méd. psych._, 1877, p. 426.

congestions cérébrales répétées ont aggravé tous les accidents et
hâté en quatre ou cinq mois l'arrivée des derniers symptômes. Au
contraire, des soins minutieux, des précautions de toute nature,
une hygiène bien réglée, un traitement convenablement maintenu,
l'absence de toute complication, permettent de prolonger la vie
pendant trois années, quatre années et même plus. Dans les
établissements privés, la moyenne est beaucoup supérieure à
celle des grands asiles consacrés aux indigents. J'ai même vu,
dans quelques cas exceptionnels, des paralytiques résister six
années, sept années, et la maladie s'immobiliser de la manière
la plus inattendue. »

Nous avons déjà dit, à propos de l'étude des cinq formes de
paralysies générales que, dans la variété sénile, la maladie évolue
rapidement, et que deux années est le terme extrême ; que dans
la forme qu'on peut appeler démence paralytique, la durée est,
au contraire, en général, beaucoup plus longue. Dans la forme
aiguë, la maladie a une évolution irrégulière ; la paralysie générale commune, avec délire ambitieux, a le plus ordinairement la
durée de trois ans assignée par les auteurs, surtout lorsqu'il se
produit des accidents congestifs ; dans la forme spinale, rien n'est
moins fixe que la durée de la maladie ; elle est quelquefois très-
longue : c'est lorsque les troubles médullaires ouvrent la scène ;
elle est quelquefois très-courte : c'est surtout lorsque les symptômes encéphaliques et les symptômes médullaires débutent
simultanément.

Terminaisons. — La paralysie générale peut se terminer de
différentes façons. Il est certain que l'issue la plus fréquente est
la mort, mais on observe aussi d'autres modes de terminaison.

Quelquefois la maladie guérit ; d'autres fois elle passe à l'état
chronique et elle peut alors durer des années. Étudions chacun
de ces modes de terminaison.

Paralysie générale terminée par la guérison. — Il existe dans
la science des cas incontestables de guérison de paralysies générales ; et, par guérison, nous entendons la disparition complète
de toutes les manifestations physiques et somatiques de la maladie, disparition constatable pendant plusieurs années.

On a dit et l'on a répété que la paralysie générale était une
maladie incurable : c'est à tort. Le raisonnement indique que la

paralysie générale n'est pas, de sa nature, une affection incurable, les faits (1), de leur côté, confirment ce que le raisonnement fait prévoir. La logique, disions-nous, porte à croire que la périencéphalite diffuse n'est pas fatalement au-dessus des ressources de l'art ou de la nature, car enfin, pourquoi ne parviendrait-on pas à enrayer une inflammation, si étendue qu'elle soit ? On doute beaucoup trop, en général, de la puissance des moyens thérapeutiques. Pour nous, nous sommes convaincu que des vésicatoires, par exemple, appliqués sur le cuir chevelu préalablement rasé, peuvent amener une dérivation puissante et extrêmement salutaire. Ce n'est pas ici le lieu de démontrer la raison d'être de cette conviction, nous y reviendrons à l'article du traitement. De même une suppuration abondante peut amener une dérivation utile. Enfin la nature peut spontanément, enrayer le processus inflammatoire ; cela n'a rien d'illogique ; la cause inconnue dans son essence, qui amène la congestion des vaisseaux encéphaliques, peut spontanément disparaître, de même qu'elle était spontanément survenue ; ne voit-on pas survenir spontanément des rémissions et dans les cas les plus graves ! Et il est fort probable alors que les phénomènes vasculaires s'amendent temporairement pour reprendre ensuite leurs cours. Qu'y a-t-il d'illogique à admettre un degré de plus dans l'amendement des phénomènes vasculaires amenant, non plus alors une diminution, mais une disparition plus ou moins prolongée et parfois définitive de toutes les manifestations pathologiques ? En tous cas, les faits sont là pour prouver la possibilité des guérisons.

Il est curieux de voir avec quelle obstination certains médecins se refusent à accepter ces guérisons ; ils en arrivent à torturer les faits, à dire que ces faits, qu'on prend pour des guérisons, ne sont que des rémissions prolongées, ou même à penser que telle maladie qu'ils avaient prise pour une paralysie générale n'était pas une paralysie générale, puisqu'elle avait abouti à la guérison. C'est certainement dans une fausse voie que poussent ces idées préconçues.

Nous allons réunir ici tous les cas de guérisons incontestables que nous avons pu trouver dans la science de façon à réagir contre cette fâcheuse tendance. Quant aux guérisons que nous

_____

(1) Voir l'observation, p. 177.

A. VOISIN. Paralysie.   13

avons nous-même observées, nous avons déjà dit que leur étude serait faite dans le chapitre consacré au traitement, parce que, dans presque tous ces cas, c'est à l'intervention thérapeutique qu'il faut rapporter les guérisons.

Esquirol (1) rapporte un cas de guérison qui se maintint pendant cinq ans, jusqu'au jour où la mort arriva subitement par suite d'hémorrhagie cérébrale ; la guérison coïncida avec l'apparition de nombreux furoncles qui survinrent en trois poussées successives et qui donnèrent lieu à une abondante suppuration.

De même, M. Baillarger a cité un cas dans lequel une éruption de furoncles sembla avoir consolidé la guérison et peut-être prévenu une récidive.

OBSERVATION XIX. — Il s'agit d'un homme de quarante et un ans qui, dès le mois de juillet 1856, était atteint d'un commencement de paralysie générale. En novembre et en décembre, on put craindre l'invasion de la démence; l'intelligence baissait sensiblement ; l'embarras de la parole était plus prononcé ; et cependant, de janvier à mai 1857, on put noter une amélioration progressive et le malade fut rendu à la liberté.

Un an après, il écrivait lui-même à M. Baillarger une lettre très-sensée dans laquelle il raconte qu'il lui est, à deux reprises, survenu des poussées furonculeuses au bas-ventre et aux bras, dont il eut toutes les peines du monde à se débarrasser, après quatre mois de traitement.

Bayle rapporte le cas d'un homme atteint une première fois d'un accès de manie passager, qui fut ensuite pris d'un autre accès de manie, avec délire ambitieux. Il avait 500 000 francs de rente, il était ministre, maréchal de France ; sa prononciation était difficile, il bégayait, sa démarche était mal assurée ; il urinait souvent sous lui sans en avoir conscience ; et cependant, malgré ces symptômes si graves, il guérit.

Bayle ajoute que cet exemple de guérison est plus frappant que ceux qu'il a déjà rapportés, parce que le rétablissement de la raison a été complet et durable.

Il existe dans un travail du docteur Earle (2), sur la paralysie générale, une observation où la guérison n'a pas duré moins de dix ans. Il s'agissait d'un homme de quarante-deux ans, ayant du délire ambitieux, ne parlant que de millions, de mines d'or,

(1) Esquirol, *Sur les crises dans la folie, Maladies mentales.* Paris, 1838, t. I, p. 374.
(2) *American journal of the medical science.*

etc., ayant de l'anesthésie du goût, de l'inégalité pupillaire, qui, au bout d'un an, guérit parfaitement à la suite d'une suppuration provoquée par un séton et entretenue par des plaies multiples sur le corps.

Baume (1) rapporte également un cas de guérison qui ne s'est pas démenti pendant six ans. Cette guérison survint en même temps qu'une eschare à la jambe.

Ce même auteur a encore observé un cas analogue :

OBSERVATION XX. — Une femme Leb.... était atteinte de paralysie générale à la seconde période. Au moment où l'on regardait la mort comme imminente, il se déclara à la jambe droite un œdème aigu avec gangrène et eschare partielle ; l'agitation alla en diminuant à mesure que la plaie prenait un meilleur aspect ; tous les symptômes de paralysie s'amendèrent et depuis deux mois le délire a disparu ; Leb... s'occupe et désire sa sortie. La durée de la guérison est restée inconnue.

Les observations suivantes sont aussi démonstratives :

OBSERVATION XXI. — Une femme de cinquante-trois ans fut prise tout à coup de délire ambitieux ; elle se rend aux Tuileries pour voir l'Empereur ; elle dit qu'elle possède toute la France ; elle crie et chante ; elle est très-agitée. Un examen attentif fait constater que certains mots ne sont pas nettement prononcés ; la pupille droite est plus large que la gauche ; il y a des grincements de dents, de l'incontinence des fèces. Au bout de huit mois, le délire disparaît peu à peu, mais l'intelligence reste très-embarrassée et la malade très-affaiblie. Un abcès étendu survint à la jambe droite et donna lieu à une suppuration abondante. Le calme revint peu à peu, le délire disparut, la malade reprit des forces ; elle disait que l'année qui venait de s'écouler n'existait pas pour elle, et que c'est comme si elle avait été morte. Elle ne tarda pas à recouvrer la mémoire de tous les faits antérieurs, et bientôt rien ne put faire soupçonner qu'elle avait passé par une maladie aussi grave. Au bout d'un an de guérison, la malade était encore à la Salpêtrière, mais calme, laborieuse, n'offrant aucun signe de son ancienne maladie (Baillarger).

OBSERVATION XXII. — Un homme fut pris de délire mélancolique, puis plus tard du délire des grandeurs, d'embarras de la parole. Pendant plus de sept mois le malade offrit toutes les phases de la paralysie générale jusqu'au jour où il dut s'aliter à cause de l'état d'épuisement et de marasme. Or, un abcès du foie survint qui donna lieu à un écoulement purulent d'une abondance *incalculable* et d'une durée de quinze jours. Peu à peu, sous l'influence de cette puissante dérivation, le malade revint à l'état normal et il fut si bien guéri qu'il put, non-seulement reprendre son état de teinturier à Nancy, mais transporter son industrie à Paris et l'exercer sur une plus vaste

(2) Baume, Thèse, 1854.

échelle pendant trois années au moins. L'observation n'ayant pas duré
au delà de ces trois années, on ne peut pas dire combien de temps la guérison s'est maintenue (Morel).

OBSERVATION XXIII. — Un homme entra à l'asile de Sainte-Gemmes pour
une affection caractérisée par une certaine agitation, des idées de grandeur
et un embarras de la parole qui firent diagnostiquer une paralysie générale
progressive. Un an après survint une poussée de méningo-encéphalite aiguë
avec délire, fièvre intense, hallucinations. Cet état aigu durait depuis cinq
jours, quand on fit une saignée aux deux artères temporales qui calma le
délire ; le lendemain de cette saignée, écoulement de pus par les deux
oreilles, chute de la fièvre. Les jours suivants, amendement progressif ;
deux mois après, rémission permanente ; plus de délire : trois mois après,
l'embarras de la parole diminue ; cinq mois après, sortie en bon état apparent. On peut affirmer que la guérison se maintint pendant au moins un an,
mais la durée totale de la guérison est inconnue (Combes) (1).

OBSERVATION XXIV. — Un paralysé général étant dans un état cachectique
des plus fâcheux, eut une rémittence complète et sa guérison se maintint pendant vingt-cinq ans, jusqu'à la mort du malade, qui fut causée par une affection
thoracique. Il n'était resté aucun phénomène pathologique, si ce n'est une
gêne singulière de la parole, le malade ne bégayait pas, mais fréquemment
il s'arrêtait avant de prononcer un mot et surtout avant de commencer une
phrase ; puis, après cette brusque suspension, il reprenait librement son
discours (Ferrus) (2).

Voici deux observations dans lesquelles la guérison a été consécutive à une amputation de la cuisse. La première est due à
Fabre (thèse) ; la seconde à M. Baillarger (*Ann. méd. psych.*,
1858, 3ᵉ série, tome IV, page 410).

OBSERVATION XXV. — Un homme de quarante-sept ans avait, à son entrée
à Bicêtre, du délire ambitieux, de l'incohérence, de la diminution de la
mémoire, de l'embarras de la parole, un léger tremblement des membres.
Ce malheureux fit une chute de 30 pieds de haut, d'où résulta une forte
contusion du pied ; puis des abcès se formèrent ; bref, on dut, *in extremis*,
pratiquer l'amputation à la partie moyenne de la cuisse. Le malade, pendant
l'opération, ne donna aucun signe de douleur ; ce n'est que deux mois après
qu'il remarqua, à sa grande surprise, qu'il n'avait plus qu'une jambe.
Depuis lors, en même temps que l'état des forces s'améliora, les symptômes
de l'aliénation mentale disparurent. Le malade cessa de parler de fortune
et de grandeurs, sa parole redevint libre ; la sensibilité générale revint
ad integrum et six mois après son entrée, quatre mois après l'opération, le
malade sortit de Bicêtre parfaitement guéri de tous ses maux. Malheureusement la durée de la guérison est restée inconnue (Fabre).

(1) Combes, *Sur la marche de la folie*, thèse de Paris, 1858.
(2) Lasègue, thèse d'agrégation, p. 72.

Le cas cité par M. Baillarger a beaucoup d'analogie avec celui que nous allons rapporter :

OBSERVATION XXVI. — Un homme avait du délire ambitieux, de l'embarras de la prononciation, un affaiblissement intellectuel notable ; ayant dû subir l'amputation d'une jambe, ce malade ne manifesta aucune douleur. Après quatre mois de séquestration, amélioration notable ; après sept mois, il n'y avait plus d'embarras de la parole ni aucun signe de délire ; les réponses du malade étaient justes et brèves, mais il restait de l'inégalité pupillaire. On rendit alors le malade à la liberté et cinq ans après il jouissait encore de toutes ses facultés physiques et intellectuelles.

OBSERVATION XXVII. — *Paralysie générale terminée par une guérison définitive* (2).

M. B..., soixante ans, qui depuis deux ans n'avait plus de relations sexuelles avec sa femme, éprouva tout à coup des besoins insolites ; il court les maisons publiques ; placé dans le coupé d'une diligence avec sa femme, il tient des propos obscènes et se livre en une nuit une douzaine de fois au coït avec émission de sperme. Quelques jours après, il entre dans la maison de santé de M. Pinel, qui le trouve dans l'état suivant :

Tête chaude, principalement à l'occiput, face congestionnée, yeux brillants, sourire continuel, parole difficile, bégayement assez prononcé dans certains moments ; loquacité, agitation, propos obscènes, désir de voir des femmes, paralysie incomplète du membre abdominal droit, le membre thoracique du même côté ne présente pas de différence avec le gauche, circulation régulière et normale, mémoire affaiblie pour les faits récents ; les jours suivants, exaltation plus grande, chants joyeux et sales, projets insensés, idées de grandeur et de fortune.

Le malade est général, roi, empereur ; il va secourir la Pologne à la tête d'un régiment cuirassé comme dans le moyen âge et qu'il vient de créer à ses frais ; il épouse une princesse du sang royal ; le délire satyriaque va en augmentant ; il crie, il vocifère, il demande des jeunes filles pour satisfaire ses désirs brûlants ; insomnie, loquacité incessante, hallucinations. Le malade cause avec plusieurs jeunes filles qu'il croit tenir dans ses bras, il les appelle par leurs noms, il est comme dans une ivresse complète.

Cet état de surexcitation des organes génitaux continue pendant trois semaines et finit enfin par céder aux moyens mis en usage (ventouses à la nuque, bains prolongés de 5, 6, 8 et 10 heures par jour, avec douches froides en pluie fine sur la tête pendant la durée du bain ; laxatifs, boissons mucilagineuses et nitrées, potions camphrées et opiacées, régime doux.

La paralysie générale fait des progrès. Le malade devient sale, il laisse échapper ses excréments et ses urines dans son lit et dans ses vêtements, il se vautre dans l'ordure ; ses membres sont de plus en plus faibles et peuvent à peine le soutenir ; il traîne les deux membres inférieurs et sa marche chancelante devient de plus en plus difficile. La parole est plus embarrassée, la langue est tremblotante, la nutrition ne se fait pas, le malade maigrit tous les jours ; les jambes et les pieds sont fortement œdématiés ; les yeux

(1) Pinel, *Société médico-psychologique* (séance du 28 juin 1858).

sont ternes, le facies stupide, le sourire continuel et niais ; la sensibilité des plus obtuses, la mémoire nulle. Les facultés affectives sont à peu près anéanties, il voit et quitte sa femme avec indifférence ; il dit être le plus heureux des hommes ; il est incapable de tenir et de suivre la plus légère conversation. Une seule chose l'occupe et l'absorbe : ce sont les diamants dont il a trouvé une mine dans le jardin de sa division ; il passe son temps à creuser la terre et à ramasser tous les cailloux, tous les débris qu'il voit ou qu'il prend pour des pierres précieuses dont la valeur lui paraît incalculable. Il les trie, les classe et les met dans une partie du jardin pour les déposer ensuite dans son cabinet. Si on le force à quitter sa mine et ses diamants, il crie, il pleure, il s'agite et demande en grâce qu'on lui donne la liberté d'y retourner ; une fois là, il ne parle plus et est parfaitement tranquille. L'affaiblissement physique et moral va en augmentant ; le malade a besoin d'un aide pour marcher, sa faim est insatiable.

Vers le commencement du mois d'août, quatre mois après son entrée, fièvre, douleur abdominale, dysentérie, bronchite intense, gonflement œdémateux considérable des jambes et des pieds avec érysipèle à la jambe gauche, pouls petit et accéléré ; faiblesse extrême, soif ardente, langue rouge et sèche ; continuation du délire, gaieté constante, rire hébété ; prononciation toujours difficile ; décubitus sur le dos, eschares gangréneuses au sacrum et au talon droit. Peu à peu les symptômes de la maladie intercurrente diminuent, et, vers la fin du mois, le malade peut quitter le lit. Les idées délirantes sont les mêmes, mais plus variées. Il est propriétaire du château de Randan, il est riche à millions, etc. Du reste, il continue à être gâteux, la nuit et le jour, ne pouvant se tenir sur ses jambes et à peine sur son séant.

Dans la première quinzaine de septembre, deux cautères à la nuque, bains avec affusions fraîches, régime tonique. La nutrition se fait mieux, le malade est plus tranquille la nuit et dort bien, les déjections sont moins involontaires ; bientôt le malade ne se salit plus ; l'embonpoint revient, la faiblesse diminue, il peut faire quelques promenades ; la parole est moins embarrassée, mais il délire toujours. Il veut sortir de l'établissement parce qu'il ne se croit plus malade et il exprime sa volonté d'une manière plus énergique, il s'occupe un peu moins de ses diamants.

Vers le milieu de septembre, les facultés intellectuelles paraissent moins altérées ; sa conversation est suivie et moins déraisonnable, sa mémoire est meilleure, il désire voir sa famille et se plaint qu'on ne vient pas le visiter, il parle moins de ses idées chimériques.. Le sommeil est bon, les fonctions normales calmes ; lecture, promenades, distractions ; parole plus libre. Le malade croit toujours que les cailloux dont il fait une collection sont des diamants. Il persiste à dire qu'il est propriétaire du château de Randan ; il écrit à sa femme et à son oncle des lettres qui sont insensées. Cependant quelque temps après, nous lui annonçons une lettre de sa femme et son prochain retour à Paris où elle doit venir le chercher pour le ramener dans sa famille. Deux jours après, vers la fin de septembre, il reçoit la lettre de sa femme, et à partir de ce moment, nulle trace de délire ; il reconnaît qu'il a été aliéné et il déclare qu'il est délivré pour toujours de ses idées folles, il nous témoigne une vive reconnaissance. Sa femme arrive, il la revoit avec bonheur et elle le trouve plein de raison ; sa parole est facile ; sa conversation agréable et pleine d'aménité. Il part le 10 octobre dans un état parfait de lucidité et rentre dans son pays natal.

Pendant dix ans, jusqu'à sa mort, sa guérison ne s'est pas démentie. Il nous a écrit plusieurs fois pour nous exprimer sa reconnaissance.

On voit par tous ces exemples, qui sont incontestablement des cas de paralysie générale, que la guérison est possible ; elle survient, soit spontanément et peu à peu, soit par le fait d'une révulsion puissante et prolongée, telle qu'une amputation de cuisse, soit par suite d'une sorte de crise, telle qu'une éruption de furoncles, soit par suite d'une thérapeutique vigoureusement appliquée, ainsi que le prouve l'obseration de Collin. page

Mais telle est la puissance d'une idée préconçue, que beaucoup de médecins se refusent à admettre qu'il s'agit, dans ces différents cas, de véritables paralysies générales ; ainsi M. Baillarger lui-même se donne une peine inouïe pour essayer de démontrer que tous ces cas appartiennent à la folie congestive et non à la paralysie générale. C'est bien à tort ; nous aurons à nous expliquer plus tard sur ce qu'il faut entendre par folie congestive. Mais nous croyons fermement que tous les cas relatés plus haut appartiennent dûment à la paralysie générale.

Cette malencontreuse obstination à nier la possibilité des guérisons dans la paralysie générale est bien manifeste dans le cas suivant, rapporté par M. Pinel.

OBSERVATION XXVIII. — Le 7 mai 1855, je reçus dans mon établissement M. X..., dont l'état était constaté par le certificat suivant : « Les médecins soussignés certifient que M. X... est affecté de démence et de paralysie générale accusant une affection cérébrale ancienne et remontant, suivant toute probalité, à un an au moins. (Signé : Legrand, Foville, Magne). » Mon certificat portait qu'il était atteint de démence et de paralysie générale caractérisée par un affaiblissement des organes locomoteurs. Dans les premiers mois, M. X... éprouve de l'embarras dans la langue, du bégayement, une trémulation spasmodique des lèvres ; les mains sont tremblotantes, les membres pelviens sont faibles, la marche est mal assurée et légèrement chancelante ; la mémoire des faits anciens est bien conservée, elle est faible et confuse sur ce qui s'est passé depuis qu'il est malade ; les idées sont délirantes et vaniteuses, etc., il existe une double amaurose depuis environ deux ans et la cécité est complète ; cependant le malade persiste à dire qu'il y voit. Vers l'automne, diminution des phénomènes paralytiques.

Les docteurs Foville et Legrand visitent de nouveau le malade en décembre et constatent une amélioration de la lésion de la motilité, mais le même affaiblissement des facultés intellectuelles. Pendant l'hiver, la famille demande qu'il soit interdit, et son interdiction fut prononcée. Vers la fin de l'hiver, les phénomènes somatiques ont à peu près disparu ; un mieux sensible se manifeste ; cependant l'affaiblissement mental ne peut être douteux.

Dans les premiers jours de mai, M. X... est retiré de la maison de santé. Peu de temps après, on lui conseille de demander la levée de son interdiction ; on réunit trois médecins pour examiner le malade ; leur certificat porte que M. X... n'est pas atteint de paralysie générale et qu'il n'a pu en être affecté, *parce que cette maladie est incurable.*

M. X... est soumis pendant huit jours à l'examen d'un médecin, directeur d'une maison de santé. Cet honorable confrère cherche à prouver dans son rapport que M. X... n'a pu être atteint de paralysie générale, parce que celle-ci va toujours en progressant, ne guérit jamais, et que les rémissions ne se voient pas à la période où il est arrivé. »

Le tribunal de première instance et la cour d'appel ont levé l'interdiction ; seulement un conseil judiciaire a été donné à M. X..., qui a pu se marier quelques mois après.

En juin 1858, c'est-à-dire trois ans après la première entrée du malade en maison de santé, l'état mental ne laissait rien à désirer, d'après le témoignage du docteur Lisle. Ce serait là pour M. Pinel un cas de guérison de paralysie générale.

Passage à l'état chronique. — Une des terminaisons qu'on peut encore considérer comme relativement heureuse s'observe quand la maladie prend, dans le cours de son évolution, la forme de démence paralytique, que nous avons étudiée comme constituant notre quatriième variété. Nous en observons plusieurs cas, soit à l'hôpital, soit en ville. Marcé a signalé ces faits dans le passage suivant (1) :

« On voit des malades ayant présenté du délire ambitieux, de l'embarras de la parole et tous les symptômes de la paralysie générale, rester en démence, tout en conservant des idées ambitieuses isolées, mais offrir un arrêt complet dans le développement des troubles de la motilité. La vie peut alors se prolonger indéfiniment comme dans la manie chronique ou la démence simple. J'ai en ce moment sous les yeux deux malades qui présentent, l'un depuis six ans, l'autre depuis huit ans, cette singulière transformation. Disons tout de suite, pour expliquer toute ma pensée sur ce sujet, que ces deux individus avaient abusé au plus haut point des liqueurs alcooliques, et que, tout en réservant l'avenir, je suis disposé à regarder les faits de cette nature non comme de véritables paralysies générales, mais comme des faits de démence alcoolique associée à des idées ambitieuses et à des troubles passagers de la motilité dus uniquement à l'intoxication spéciale. »

(1) Marcé, *Maladies mentales*, p. 445.

À cette opinion de Marcé sur le rôle possible de l'alcoolisme dans ces cas, je puis répondre que les malades de ce genre que nous avons en observation n'ont fait aucun abus de boisson ; en voici un exemple :

OBSERVATION XXIX. — M. B..., comptable, marié, très-sobre, est devenu paralysé général à la suite d'incendies de la Commune qui se sont passés sous ses fenêtres et qui ont failli se communiquer à sa maison. Dans la première année, délire d'ambition de (richesse) uni à des troubles de la parole, et à de la démence. Incontinence progressive de l'urine et des fèces ; attaques épileptiformes.

Au bout de trois ans n'a plus de délire, mais ne présente que la démence absolue et l'impossibilité de parler distinctement.

Terminaison par la mort. — La mort est la terminaison habituelle de la paralysie générale, elle est le plus souvent amenée par des maladies intercurrentes.

Les paralytiques paraissent présenter une certaine immunité vis-à-vis des épidémies cholériques. Ainsi tandis qu'en 1849 une aliénée sur quatre a été atteinte du choléra, aucune aliénée paralytique n'a subi l'influence épidémique (1), mais, par contre, les pneumonies sont fréquentes et presque toujours mortelles. On les voit souvent survenir sans cause connue, chez des malades qui restent couchés dans leur lit. Si l'on songe à l'état de détérioration de tout l'organisme qui, ainsi que nous l'avos dit, s'observe constamment à la troisième période, à l'état du sang qui est le plus souvent vicié dans sa constitution, on comprendra facilement comment l'organisme ne peut pas réagir efficacement, et comment le malade succombe fatalement à la pneumonie intercurrente. Au demeurant, la pneumonie n'a pas, chez ces malades, les allures de la pneumonie franche, ce qui fait qu'elle est souvent méconnue à son début et que, quand le médecin la constate, il est le plus souvent trop tard pour opposer un traitement efficace.

Il arrive aussi que la *diarrhée colliquative* met un terme à la maladie ; la diarrhée, qui était plutôt salutaire que nuisible à la première période, devient, à la troisième période, une source de dangers, d'autant plus grave que la thérapeutique parvient rarement à l'enrayer.

La *cystite* consécutive au cathétérisme trop souvent répété est aussi parfois la cause d'accidents mortels.

(1) Baillarger, *Ann. médico. psycholog.*, 1849, p. 316.

Les *eschares* sont fréquemment, ainsi que nous l'avons dit plus haut, la cause de la mort, soit parce qu'elles sont le point de départ d'une infection putride, soit parce qu'elles aggravent rapidement l'épuisement des malades.

Il est encore une cause de mort que nous avons déjà signalée plus haut, c'est l'*asphyxie*. Les matières alimentaires accumulées dans l'arrière-bouche et oblitérant les voies aériennes, produisent une asphyxie rapide, ou bien les liquides, en s'insinuant dans les ramifications bronchiques, amènent également la mort par asphyxie.

Quelques malades meurent par *épuisement*, ils tombent peu à peu dans le marasme ; insensibles à toute excitation, ils finissent par s'éteindre au moment où on s'y attend le moins, et dans ces cas, il n'est pas possible de découvrir à l'autopsie de lésions appréciables qui puissent rendre compte de la mort aussi rapide.

Enfin les deux tiers des malades sont emportés par des *complications d'origine cérébrale ;* il peut survenir à toutes les périodes des poussées congestives se traduisant par des attaques apoplectiformes, épileptiformes, par du coma, des contractures, etc., etc. Il peut survenir des hémorrhagies méningées, de l'urémie, de l'hydropisie dans les ventricules. On comprend que toute cette série de faits mérite bien d'être étudiée spécialement ; c'est cette étude qui fait l'objet du chapitre suivant.

RÉSUMÉ

La paralysie générale est irrégulière dans sa marche ; cependant on peut parvenir à établir quatre formes principales. L'irrégularité dont nous parlons dérive de quatre ordres de faits :

1° Des rémittences dans chacun des symptômes ;

2° Des rémissions, c'est-à-dire de la *diminution* temporaire dans les différents groupes de symptômes ;

3° Des guérisons temporaires, c'est-à-dire de la *disparition* temporaire de tous les symptômes ;

4° Des temps d'arrêt, c'est-à-dire d'une *suspension* temporaire en vertu de laquelle la maladie reste dans le *statu quo*.

Les quatre variétés qu'il est néanmoins possible d'établir d'après une classification naturelle, et qu'il est indispensable d'établir, surtout au point de vue du pronostic, sont :

1° La paralysie générale à marche rapide. Dans ces cas, ou bien la maladie survient inopinément chez un individu sain jusqu'alors, ou bien elle survient chez un individu présentant déjà des symptômes de paralysie générale. Ou bien la maladie se termine brusquement par la mort, ou bien, passant au mode chronique, elle évolue plus ou moins lentement, mais ordinairement assez vite. Cette variété comprend les cas que Calmeil désignait sous le nom de périencéphalites diffuses aiguës; il ne faut pas les confondre avec les cas de manie aiguë; l'affection se rapproche davantage de la méningite franche.

2° La deuxième variété est la forme la plus commune; c'est celle dans laquelle le délire expansif et ambitieux est dominant. Elle est souvent accompagnée d'attaques épileptiformes et apoplectiformes.

3° La troisième variété mérite le nom de démence paralytique. C'est la forme chronique par excellence, accompagnée de peu de troubles somatiques. Elle est en rapport avec un état inflammatoire quelquefois très-intense; aussi faut-il diriger contre elle un traitement antiphlogistique, et ne pas la confondre avec les cas de démence simple, avec les cas de pseudo-paralysie générale sénile ou avec les divers cas de pseudo-paralysie générale.

4° La quatrième variété est la paralysie générale sénile. Elle est sur la limite des pseudo-paralysies générales; elle n'a, en effet, de la paralysie générale inflammatoire que la symptomatologie et qu'une partie très-minime de l'anatomie pathologique. Elle est en rapport avec des lésions athéromateuses; elle se rencontre très-rarement. Nous devons cependant la signaler à cause de la gravité de son pronostic et pour prévenir le praticien que dans ces cas l'intervention thérapeutique doit être très-réservée.

5° La cinquième variété est la forme spinale. Dans cette forme, les troubles d'origine médullaire dominent la scène morbide, les troubles intellectuels ne sont qu'au second plan. Grande irrégularité dans les manifestations, dans la durée et dans le pronostic de cette forme.

La durée varie suivant les formes; toute espèce de moyenne donnée par la statistique est dénuée de valeur. Les terminaisons sont quelquefois la guérison définitive, quelquefois le passage à l'état chronique et le plus souvent la mort.

La guérison est possible, quoi qu'on en ait dit; elle se fait, soit spontanément, soit à la suite d'une sorte de crise, soit par le fait d'une révulsion puissante et accidentelle, ou bien elle est due à l'intervention thérapeutique. Nous rapportons treize observations de guérisons incontestables, et à propos du traitement nous en rapporterons encore d'autres.

Le passage à l'état chronique ne donne lieu à aucune considération. La mort est causée, soit par une maladie intercurrente, soit par la diarrhée, soit par la cystite, par les eschares, par asphyxie mécanique, par épuisement, et le plus souvent par le fait d'une des complications qui vont être étudiées.

CHAPITRE X

Des complications de la paralysie générale.

Il était nécessaire d'étudier à part les complications de la paralysie générale, afin de faciliter l'étude de cette maladie si complexe; mais il faudrait se garder d'étendre démesurément le cadre des complications, car on finirait par dissocier ce qui doit rester uni, et on arriverait, au lieu de simplifier l'étude, à la rendre très-difficile.

Il arrive souvent, qu'étant donné un ensemble de phénomènes morbides, on se demande s'il doit être rangé parmi les symptômes ou parmi les complications; c'est que la démarcation est difficile à poser; pour arriver à l'établir, nous userons du procédé que nous employons d'habitude, c'est-à-dire que nous partirons d'une définition.

Or, la définition de M. Bouchut nous semble suffisante : « Une complication est un phénomène morbide secondaire développé sous l'influence d'une maladie préexistante (1). »

Ainsi, par exemple, une attaque apoplectiforme due à une hémorrhagie méningée dans le cours d'une paralysie générale, est une complication : c'est en effet un phénomène morbide secondaire développé sous l'influence d'une périencéphalite chronique préexistante.

De même une atrophie musculaire aiguë due à une lésion des cellules des cornes antérieures de la moelle, chez un aliéné paralytique, doit être regardée comme une *complication;* car c'est un phénomène morbide secondaire développé sous l'influence d'une maladie existant déjà depuis quelque temps.

C'est bien un phénomène *secondaire,* qui ne fait pas partie intégrante de l'ensemble symptomatique, mais qui lui est surajouté.

Par contre, les troubles intellectuels font partie de l'ensemble symptomatique, et quelle que soit la forme qu'ils revêtent, on ne sera jamais en droit de leur donner le nom de complication, bien qu'en dise M. Baillarger qui, dans une récente étude sur les rémissions dans la paralysie générale, soutient que le délire maniaque, par exemple, est un élément surajouté aux symptômes de la maladie.

Il ne faut pas non plus comprendre dans les complications les phénomènes qui sont les conséquences naturelles de la cachexie, tels, par exemple, que les eschares.

Enfin, il ne faudra pas non plus ranger au nombre des complications divers phénomènes morbides intercurrents qui n'ont, avec la maladie primitive, que des rapports éloignés; ainsi, par

_____

(1) E. Bouchut, *Pathologie générale.* 3ᵉ édition, 1875, p. 346.

exemple, on sait que les pneumonies sont fréquentes et graves chez les paralytiques généraux ; bien que l'état de détérioration de ces malades puisse être considéré comme une cause prédisposante pour ces pneumonies, il ne serait pas d'une saine logique de les considérer comme des complications. De même les néphrites, les inflammations intestinales ne doivent pas être comptées parmi les complications : ce sont des accidents qui sont la conséquence de l'évolution de la maladie principale.

Nous n'étudierons parmi les complications que les phénomènes dont le point de départ est l'axe cérébro-rachidien.

Tout en restreignant ainsi le cadre des complications, il nous arrivera souvent d'être très-embarrassé pour savoir si tel phénomène morbide est un symptôme ou une complication, ou un accident. Mais nous ne tenons pas à apporter dans nos procédés d'analyse une rigueur mathématique ; les faits pathologiques excluent cette précision ; et l'important est de bien faire connaître tout ce qui peut se rencontrer chez un paralysé général.

A propos des rapports entre les lésions de la moelle et celles du cerveau, entre les manifestations de cause spinale et les manifestations de cause cérébrale, nous serions arrêté à chaque pas si nous voulions établir une ligne de démarcation entre les symptômes et les complications.

Aussi pour éluder la difficulté, ferons-nous un chapitre intitulé : des rapports entre les lésions médullaires et les lésions cérébrales, dans lequel il ne sera pas question de complications, mais où nous montrerons le processus pathologique chronique envahissant tantôt le cerveau d'abord et la moelle ensuite, tantôt la moelle avant le cerveau, tantôt le cerveau et la moelle simultanément.

Le chapitre des complications, ainsi de plus en plus restreint, comprendra l'étude des attaques apoplectiformes, épileptiformes, hystériformes et tétaniformes.

Nous étudierons chacune des complications, d'abord au point de vue clinique, puis au point de vue de l'anatomie pathologique, les deux études se compléteront l'une l'autre ; si l'on se contentait d'étudier ce qui se passe au lit du malade, on n'arriverait à aucune donnée, car les attaques apoplectiformes, par exemple, peuvent se lier à des lésions ayant des siéges différents, de même

les attaques épileptiformes reconnaissent pour cause des lésions
cérébrales et médullaires centrales et périphériques. Par contre,
si l'on prenait pour unique base dans cette étude les lésions, on
n'arriverait pas à un meilleur résultat, car chacune des lésions
peut amener un grand nombre de symptômes dépendant de
l'étendue et de la profondeur de la lésion. Ceci revient à dire que
dans la paralysie générale, arrivée à une certaine période, il est
impossible de parvenir à préciser des localisations ; nous avons
déjà dit pourquoi, c'est parce que les lésions sont trop diffuses
et que la production d'une nouvelle lésion ou l'exagération d'une
lésion déjà existante ont un retentissement immédiat sur le reste
de l'appareil encéphalique.

Il faut donc étudier séparément et les symptômes et les lésions ;
ces deux études se compléteront comme nous le disions à l'instant.

1° *Des attaques apoplectiformes.* —Les attaques apoplectiformes
annoncent quelquefois, et longtemps à l'avance, la paralysie générale ; dans ce cas un intervalle de santé sépare les attaques du
début de la maladie. Dans d'autres cas elles indiquent le début
de la paralysie générale, et alors, sitôt l'attaque terminée, on voit
la maladie évoluer ; mais le plus souvent elles se rencontrent
dans la paralysie générale confirmée et à toutes ses périodes.

Dans tous ces cas, elles donnent lieu à peu près aux mêmes
manifestations, et bien qu'elles ne soient pas liées à la même
lésion encéphalique, nous croyons devoir les étudier toutes dans
cet article, puisqu'il est consacré à la symptomatologie.

Nous n'avons pas voulu scinder cette étude, c'est pourquoi
nous n'avons pas rapporté au chapitre des phénomènes prodromiques ces manifestations apoplectiformes qui annoncent l'invasion
de la périencéphalite diffuse ; ces attaques prodromiques ne méritent certainement pas le nom de complications, bien que nous
les étudiions dans le chapitre des complications ; mais, nous
l'avons déjà dit, nous n'avons pas voulu scinder cette étude.

Or, les phénomènes apoplectiformes, qu'ils appartiennent à la
période de début ou à la maladie confirmée, peuvent affecter
divers degrés d'intensité.

Lorsque les attaques sont des phénomènes précurseurs de la
paralysie générale, c'est-à-dire lorsqu'elles surviennent chez des
individus sains jusqu'alors, voici ce qu'on peut observer :

Après avoir présenté pendant quelques jours des troubles nerveux variés (bourdonnements d'oreilles, éblouissements, pétulance, aberrations dans les idées), ou bien de la façon la plus inopinée, les sujets éprouvent une perte de connaissance subite. Ils
restent pendant un temps variable dans un état complet d'immobilité et d'insensibilité, l'exercice de leur pensée est suspendu,
leurs pupilles sont dilatées, l'urine et les fèces s'échappent spontanément, la peau est chaude et le plus souvent couverte de sueur,
le pouls est plein et plus ou moins précipité ; le thermomètre
marque un ou deux degrés au-dessus du chiffre normal. Quelque
temps après, l'appareil musculaire peut devenir le siége de secousses convulsives plus ou moins étendues, plus ou moins rapides, plus ou moins durables ; ou bien, le retour de la motilité et
de la sensibilité s'effectue peu à peu ; l'anesthésie qu'on observait
pendant la période de collapsus persiste quelques jours, puis
disparaît ; la parole qui était impossible revient, mais très-embarrassée tant à cause de l'imparfait fonctionnement des organes
qui servent à son émission, qu'à cause du trouble des idées. Les
malades ne peuvent répondre que par monosyllabes ; ils répondent
souvent les derniers mots des phrases qu'ils entendent, et quand
ils veulent parler spontanément, leur langage n'est pas intelligible.

On voit souvent alors les pupilles se rétrécir, l'urine sta-
gner dans la vessie, l'incontinence des matières fécales être
remplacée par une constipation opiniâtre, le délire peut aussi
faire son apparition ; une de ses caractéristiques, c'est de s'accompagner d'idées ambitieuses. Enfin, au bout d'un certain temps
qui peut varier entre six et dix jours, les malades peuvent revenir
peu à peu à leur état de santé antérieur, mais cette première
attaque doit être pour eux un avertissement ; elle doit en faire
craindre d'autres, elle peut être un phénomène précurseur de la
périencéphalite chronique.

D'autres fois la résolution est plus lente et il reste pendant un
certain temps de la lenteur dans les conceptions de l'intelligence,
la parole est embarrassée, la marche s'accomplit d'une manière
irrégulière, il semble aux malades que les meubles ou que les
autres objets qu'ils ont sous les yeux sont comme vacillants ;
quelques-uns d'entre eux accusent en même temps des bruits
d'oreilles, une sensation de pesanteur pénible dans l'intérieur de

la tête, une disposition à l'insomnie ou à la somnolence ; enfin, tous ces phénomènes peuvent prendre des proportions de plus en plus insignifiantes et disparaître à peu près complétement, jusqu'au jour où une seconde attaque surviendra, ou jusqu'à celui où on pourra remarquer les symptômes insidieux de la paralysie générale.

Ces attaques d'encéphalites temporaires ou de congestion inflammatoire temporaire ont toujours un haut caractère de gravité, non-seulement d'une façon immédiate, mais surtout au point de vue de l'apparition ultérieure de la paralysie générale, c'est ce que Calmeil a parfaitement fait ressortir. Bayle avait aussi eu le mérite d'insister sur cette vérité : il dit que les attaques apoplectiformes précèdent, dans la moitié des cas, la maladie qu'il nommait méningite chronique. La manie congestive qu'a décrite M. Baillarger appartient à cet ordre de phénomènes (1).

Bien souvent, une attaque apoplectiforme, si la mort n'en est pas la conséquence, est suivie *immédiatement* des symptômes de la paralysie générale ; elle est le début de la maladie confirmée.

Alors les malades, au lieu de rentrer dans leurs habitudes et de revenir à leur état antérieur, restent dans un état voisin de l'aliénation mentale, ou même sont en proie à un véritable délire, comme dans la manie congestive ; puis leur parole s'embarrasse, leur odorat s'affaiblit, bref on voit apparaître dans ces cas et d'une façon rapide toute la série des symptômes que nous avons étudiés comme appartenant à la paralysie générale au premier degré.

Enfin c'est surtout dans la paralysie générale *confirmée* que s'observent ces attaques apoplectiformes. Nous allons en étudier les détails.

Calmeil décrit ainsi ces attaques apoplectiformes (2).

« Quelquefois, dit-il, un paralytique dont les fonctions intellectuelles commencent à peine à être atteintes d'un léger affaiblissement, dont la lésion de la motilité n'est encore rendue sensible que par un commencement de gêne de la parole, une légère obliquité de la démarche, dont la santé générale n'a pas cessé d'être jusque là florissante, se trouve tout à coup dans l'impossibilité d'articuler convenablement les mots, dans l'impossibilité de se tenir en équilibre sur ses jambes ; on s'aperçoit

(1) V. Baillarger, *Annales méd. psychologiques*, 1858, et appendice au *Traité* de Griesinger.
(2) Calmeil, *Maladies inflammatoires du cerveau*, t. I. Paris, 1859, p. 499.

en même temps qu'il est peu sensible aux impressions du toucher, et que l'oblitération de son intelligence ne lui permet plus de saisir le sens des questions qu'on lui adresse, d'associer convenablement ses idées, et d'indiquer par des réponses sensées ou au moins par des gestes significatifs les sensations intérieures qu'il est à même d'éprouver. La manifestation de cet ensemble de symptômes est parfois accompagnée de l'émission involontaire de l'urine et des fèces, de l'accélération ou de la concentration des battements artériels, de la persistance d'une rougeur intense vers la face, de difficulté dans l'accomplissement des actes respiratoires.

» Après qu'on s'est hâté de venir au secours des malades qui se trouvent maintenant dans les conditions que nous venons de dépeindre, qu'on a eu soin de leur imposer le repos et de les soumettre au traitement qui convient aux affections aiguës de l'encéphale, on voit ordinairement leur position s'améliorer dans l'espace de quelques jours. Ainsi la rougeur de leur face disparaît, leur pouls reprend son type normal, ils peuvent articuler de nouveau les sons, recommencer à se lever, à marcher, à agir, recommencer à former des conceptions et à exprimer des idées ; mais on s'aperçoit facilement à l'aggravation des différents symptômes qui existaient chez eux avant l'explosion de l'attaque intercurrente, que les conditions actuelles de leur substance corticale doivent être également bien plus graves que celles où elle se trouvait avant cette période de recrudescence morbide. On doit même s'attendre à voir éclater, à la suite de pareilles atteintes, soit des accès de pétulance maniaque violente, soit des accès de délire ambitieux, tenace, soit les signes d'une démence rapide.

» Les épiphénomènes de la périencéphalite chronique diffuse se manifestent dans une foule de cas sous des formes bien plus graves encore que celles que nous venons d'indiquer. Il n'est rien moins que rare, en effet, de voir les sujets qui sont en proie à une inflammation sourde et habituelle de la couche corticale superficielle, tomber tout à coup à la renverse, perdre connaissance d'une manière complète, et rester pendant vingt-quatre, trente-six, soixante heures, dans un état d'immobilité, d'insensibilité et d'abrutissement voisin de l'état comateux ; il n'est pas impossible néanmoins qu'ils puissent être soustraits, eux aussi, au danger qui menace subitement ainsi les rouages de leur existence ; toutefois ce n'est habituellement qu'après quelques semaines d'une médication bien combinée qu'on parvient à ramener la phlegmasie à son type d'indolence et de chronicité habituelles. »

Ces attaques arrivent quelquefois sans signes précurseurs et de la façon la plus inattendue. D'autres fois, au contraire, elles sont annoncées par une agitation insolite, par une aggravation du délire ; souvent enfin elles s'observent après une rémission plus ou moins prolongée, et elles annoncent alors que la maladie, momentanément suspendue ou atténuée, va reprendre son évolution et regagner pour ainsi dire le temps qu'elle avait perdu dans sa marche.

Quelquefois, c'est à la suite d'une impression morale vive, ou d'une insolation, ou d'un dîner trop copieux, qu'on observe ces accidents apoplectiformes ; mais d'ordinaire il faut bien dire que c'est sans cause connue qu'ils surviennent.

L'aspect que présentent les malades atteints d'attaques apoplectiformes varie pour ainsi dire avec chaque individu. Les diverses manifestations que nous avons indiquées plus haut, d'après la description de Calmeil, s'associent de mille façons et donnent lieu à une symptomatologie très-complexe, sans compter que le plus souvent des phénomènes convulsifs viennent encore s'ajouter, comme nous le disions au chapitre précédent. Ce n'est qu'au lit du malade qu'on peut apprendre, quand il s'agit de questions aussi délicates, et une description faite dans un livre, si parfaite qu'elle puisse être, ne pourra jamais être considérée que comme propre à guider les personnes qui étudient.

Aubanel avait poussé l'analyse jusqu'à reconnaître à ces attaques sept formes distinctes : forme légère, maniaque, convulsive, hémiplégique, coup de sang, forme comateuse, forme irrégulière avec l'alternance de tous les symptômes. Marcé a cru devoir introduire dans cette classification quelques légères modifications ; nous renvoyons le lecteur à l'étude qu'il en a faite (1).

Les seuls points sur lesquels nous croyons devoir appeler spécialement l'attention sont l'*étude de la température* dans les attaques, et leur gravité, tant au point de vue de la mort immédiate qu'au point de vue de l'aggravation qu'elles impriment à la maladie.

(1) Marcé, *Traité des maladies mentales*, Paris, 1862.

a. *Étude de la température.* — La température centrale s'élève toujours pendant la durée des attaques apoplectiformes, et c'est aussi ce qui a lieu, dans la majorité des cas, pendant les attaques épileptiformes.

Calmeil avait bien remarqué que la plupart du temps la peau des malades en proie à ces accidents était chaude, que leur corps était couvert de sueur, que leur pouls était ample et fréquent, mais il n'avait pas pu apprécier exactement le degré de la température ; les études plus récentes de MM. Meyer (1), Westphall (2), Hanot (3), Mickle (4), ont comblé cette lacune.

Il résulte de ces recherches que toujours la température s'élève dès le début des attaques et pendant toute leur durée, que le thermomètre indique jusqu'à 41 degrés dans les cas graves, et que d'habitude il oscille entre 38 et 40 degrés. La courbe qu'on obtient est irrégulière, la fièvre, en d'autres termes, n'a pas cette marche qu'on observe dans d'autres phlegmasies ou dans les pyrexies ; elle est soumise d'un jour à l'autre à des exacerbations, elle est plus marquée en général le soir que le matin. C'est d'ailleurs ce que prouvent les courbes que j'ai l'habitude de recueillir chez les malades.

Quand les malades ont échappé à la mort qui menaçait leur existence et qu'ils commencent à entrer en convalescence, on peut encore constater, à l'aide du thermomètre, qu'ils ont de la fièvre pendant plusieurs jours ; la température oscille entre 37°,5 et 38°,5 ; et ceci est important à constater, parce que, tant qu'il y a de la fièvre, il faut craindre une nouvelle attaque ; il ne faut donc pas se hâter de se réjouir et d'alimenter les malades, lorsqu'on les voit sortir de leur torpeur, ou même répondre d'une façon lucide aux questions qu'on leur adresse.

Cette étude de la température doit être faite au moyen du thermomètre placé soit dans l'aisselle, soit dans le vagin, soit dans le rectum ; l'exploration au moyen de la main ne donne en effet souvent que des notions inexactes ; de même la fréquence du pouls n'indique pas toujours l'existence ou l'absence de la fièvre. Ainsi, nous avons en ce moment en observation un fou paralytique chez

(1) Meyer, *Annalen des Charité-Krankenhauses.* Berlin, 1858.
(2) Westphall, *Archiv für physiologische Heilkunde*, de Griesinger. Stuttgart, 1854.
(3) Hanot, *Soc. de biologie*, 1873.
(4) Mickle, *Mental science*, 1872.

lequel, à la suite d'une attaque apoplectiforme, il ne paraissait plus exister de fièvre, vu qu'il avait le pouls régulier, très-peu fréquent, et que le toucher des membres ne faisait pas percevoir la moindre élévation de température (c'etait plutôt le contraire qui avait lieu) ; or, chez ce malade le thermomètre indiquait 38°,9, c'est-à-dire un état fébrile marqué ; si donc on s'était laissé guider par l'observation privée du secours du thermomètre, on aurait pu être tenté de trop alimenter ce malade, qui était au quatrième jour de son attaque, et l'on aurait pu compromettre ainsi la convalescence.

L'observation quotidienne de la température que nous recommandons de faire chez tous les aliénés paralytiques, quel que soit leur état de santé apparent, c'est-à-dire même en dehors des grandes attaques, a ceci d'extrêmement avantageux, qu'elle permet, pour ainsi dire, de prévoir ces attaques et souvent de les enrayer.

En effet, le début des attaques n'est pas toujours instantané. Il arrive d'ordinaire qu'elles sont préparées par un travail encéphalique qui se traduit par une élévation de la température. Un à trois jours avant le début de l'attaque, alors que le malade paraît relativement bien portant, quelquefois même mieux portant que d'habitude, on peut voir le chiffre marqué par le thermomètre atteindre un degré inusité, puis tout à coup l'attaque survient ; la température continue à monter ; mais le mal est produit, et c'est tout au plus si l'on peut arriver à en pallier les effets, tandis que si, un à trois jours avant l'attaque, on avait pu instituer un traitement convenable, on aurait été dans de meilleures conditions pour enrayer le travail encéphalique. C'est ce que démontre notre pratique quotidienne. Nous suivons tous les jours la température, nous la faisons prendre deux fois par jour et inscrire sur une feuille spéciale, de façon à obtenir une courbe ; sitôt que la courbe présente quelque particularité, nous nous en faisons avertir. Nous instituons un *traitement* antiphlogistique plus ou moins actif ; il n'a pas besoin d'être très-énergique pour détourner ou enrayer un travail encéphalique qui ne fait que débuter, et le plus souvent un simple purgatif, un bain de pieds sinapisé, l'application d'un vésicatoire aux membres, la diminution dans les aliments et l'application de quelques sangsues à l'anus, ou l'administration de deux à trois granules de digitaline Nativelle, suffisent pour empêcher les plus redoutables complications. Nous espérons faire comprendre comment de si petits moyens produisent de si grands effets, quand nous étudierons les lésions qui amènent la plupart des complications encéphaliques ; quoi qu'il en soit, les faits sont incontestables, et nous sommes convaincu que par cette intervention éclairée, par une observation attentive, on peut empêcher, dans bon nombre de cas, les complications de survenir.

Ce sont ces idées et ces procédés que nous voudrions faire adopter, parce qu'ils nous semblent appelés à rendre de véritables services aux malades.

« On serait presque sûr, dit Calmeil, de doubler les années de vie de la plupart des sujets atteints de périencéphalite chronique diffuse, si l'on pouvait parvenir à conjurer les recrudescences de leur maladie inflammatoire : on doit donc s'appliquer de bonne heure, et à diminuer la masse fibrineuse de leur sang, et à rendre moins active la circulation de leurs centres nerveux encéphaliques. » On pourra, ajoute l'auteur, espérer d'atteindre ce double but par divers moyens, entre autres, en recourant à des applications de sangsues à l'anus, faites *à intervalles assez rapprochés*.

Les indications sont très-nettement formulées par Calmeil ; mais à quels moments faut-il y recourir ? quels doivent être les *intervalles assez rapprochés?* L'observation de la température axillaire et crânienne nous permet de préciser davantage et de choisir le moment opportun.

b. *Pronostic.* — Il nous reste à étudier quelques particularités relatives au pronostic de ces attaques apoplectiformes. Il y aura lieu d'envisager la gravité de ces attaques relativement à la mort qu'elles peuvent amener immédiatement, et relativement à l'évolution ultérieure de la maladie.

Au point de vue de la mort immédiate, on peut dire que les attaques apoplectiformes compromettent souvent l'existence, et l'on peut estimer que, chez les paralysés généraux, la mort survient une fois sur trois dans le cours d'attaques apoplectiformes ou convulsives. La mort, dans ces cas, est quelquefois instantanée ; les individus sont pour ainsi dire sidérés, et cette funeste terminaison s'observe principalement lorsque la maladie est encore à une période peu avancée de son évolution. Le plus souvent, la mort survient du quatrième au huitième jour ; c'est du moins le chiffre que permet de fixer l'étude des vingt-sept observations rapportées par Calmeil (1).

Mais c'est surtout au point de vue de la recrudescence qu'éprouve la paralysie générale lorsqu'elle a été traversée par une de ces complications, que le pronostic de ces attaques est inquiétant. Chacune donne, pour ainsi dire, un coup de fouet à la maladie. Après chacune, on peut voir l'ensemble des symptômes s'aggraver considérablement ; on peut voir des manifestations nouvelles survenir : c'est ainsi que l'ataxie des membres inférieurs, qui, jusqu'à l'apparition d'une attaque apoplectiforme, avait pu ne pas exister, acquiert un degré d'intensité qui compromet la marche et même la station ; c'est ainsi qu'on observe parfois des hémiplégies suivies plus tard de contracture persistante ; c'est ainsi que l'embarras de la parole qui, auparavant, pouvait être presque imperceptible, devient manifeste ; c'est ainsi que le délire, qui avait pu faire presque complétement défaut, devient tellement évident, qu'on est souvent obligé de séquestrer les malades qu'on avait pu soigner jusqu'alors à domicile ; c'est ainsi, pour le dire en passant, qu'une maladie qu'on appelait paralysie générale sans aliénation devient, d'une semaine à l'autre, la paralysie générale des aliénés. « D'après M. Moreau (2), on voit souvent les malades, après chaque nouvel accès, éprouver un état de bien-être, de contentement intérieur inexprimable ; ils ne peuvent trouver une expression propre à en donner une idée et à en faire comprendre les délices intérieures dont leur âme est inondée. »

Mais de tous les troubles intellectuels, celui qui subit de la part de ces attaques apoplectiformes l'aggravation la plus constante, c'est la démence. La mémoire des malades, en effet, éprouve un affaiblissement rapide ; les conceptions deviennent bornées, les idées ne naissent plus qu'avec lenteur, et il n'est pas nécessaire pour produire ces résultats fâcheux, que l'attaque apoplectiforme ait une gravité exceptionnelle ; en d'autres termes, la gravité des phénomènes consécutifs n'est pas toujours en rapport avec la gravité de l'attaque.

Les attaques apoplectiformes ne sont pas seulement dange-

---

(1) Calmeil, *Maladies inflammatoires du cerveau.* Paris, 1859, t. II..
(2) Moreau (de Tours), *La psychologie morbide dans ses rapports avec la philosophie de l'histoire.* Paris, 1859, p. 256.

reuses par ce fait qu'elles compromettent l'existence immédiate ; elles ne sont pas seulement dangereuses par les suites qu'elles amènent et que nous venons de passer en revue, elles sont encore à redouter parce qu'une première attaque en appelle le plus souvent une seconde.

Le traitement préventif de ces attaques et les moyens à employer pour en diminuer les dangers seront étudiés dans le chapitre consacré au traitement de la paralysie générale.

2° *Attaques épileptiformes.* — Il est rare, avons-nous dit, que dans la paralysie générale confirmée, les attaques revêtent nettement le caractère d'attaques apoplectiques, telles que nous venons de les décrire ; le plus souvent il s'y joint des phénomènes convulsifs : c'est ainsi que dans les vingt-sept observations de Calmeil, nous ne trouvons que trois cas d'attaques purement apoplectiformes. Nous réunirons sous le titre d'attaques épileptiformes toutes les complications dans lesquelles apparaissent des phénomènes convulsifs d'origine cérébrale.

a. *Rapports de l'épilepsie avec la paralysie générale.* — Il existe de nombreux rapports entre l'épilepsie et la paralysie générale : c'est ainsi, comme nous le dirons plus tard, que la paralysie générale est fréquente chez les épileptiques ; mais cette parenté se manifeste encore mieux dans les attaques convulsives que nous allons étudier.

Quelquefois la similitude entre l'attaque convulsive de la paralysie générale et l'épilepsie franche est tellement complète, que les meilleurs esprits hésitent à porter le diagnostic.

L'observation 120 de Calmeil est très-intéressante à cet égard : il s'agit là d'un homme qui, s'étant bien porté jusqu'à l'âge de trente-neuf ans, eut sans raisons spéciales plusieurs attaques convulsives qui furent qualifiées d'attaques épileptiques ; un an après, cet homme fut admis à Charenton comme atteint de paralysie générale. « L'épilepsie est révoquée en doute, et l'on incline à croire, écrit Calmeil, qu'on a pris les effets dus à des congestions encéphaliques répétées pour les symptômes du mal caduc. » Mais, au bout de quelques jours, le malade eut coup sur coup plusieurs accès d'épilepsie, « et l'on dut bien reconnaître que le jugement des premiers observateurs était parfaitement fondé ». Voilà donc un cas où, dans le cours d'une paralysie générale, diverses attaques convulsives ont entièrement revêtu les caractères des attaques franchement épileptiques.

On rencontre même dans le cours de la paralysie générale des vertiges qui sont absolument semblables à ceux qù'éprouvent les vrais épileptiques. M. A... (1), atteint depuis seize mois de paralysie générale, éprouve, dans certains moments, de véritables vertiges épileptiformes. « Il devient pâle et chancelant, il tourne de gauche à droite et se trouve forcé de s'asseoir pendant quelques secondes; à la suite de ces espèces d'éblouissements, ses idées sont confuses, il ne sait plus se diriger, manger d'une manière convenable; il a l'air hagard. »

b. *Étude du pouls avec le sphygmographe.* — Ce qui ajoute encore à l'analogie, c'est que dans tous les cas d'accidents épileptiformes ou épileptiques qu'on observe chez les aliénés paralytiques, on peut noter au sphygmographe les mêmes caractères du pouls qui se rencontrent chez les vrais épileptiques, pendant les attaques et les vertiges et pendant quelque temps après, c'est-à-dire que la ligne ascendante est haute et verticale, tandis que la ligne descendante indique du dicrotisme. D'ailleurs, les tracés suivants recueillis chez des aliénés paralytiques en proie à des accidents épileptiformes font foi de ce que nous avançons.

Voici les tracés d'aliénés paralytiques en dehors des attaques et aussitôt après une attaque.

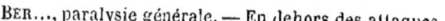

Ber..., paralysie générale. — En dehors des attaques.

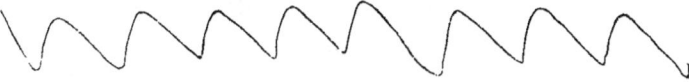

Ber... — Cinq minutes après le début d'une attaque épileptiforme.

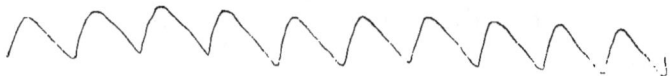

Ber. — Douze minutes après le début de l'attaque.

(1) Calmeil, *Maladies inflammatoires du cerveau*, Paris, 1859, t. II (117e observation).

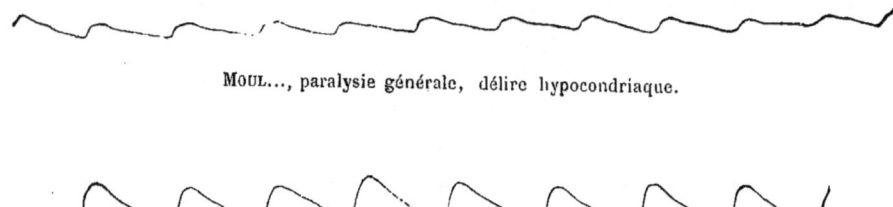

MoUL..., paralysie générale, délire hypocondriaque.

MoUL..., paralysie générale. — Tracé pris dix minutes après le début d'une attaque épileptiforme.

Voici, d'autre part, des tracés recueillis chez un épileptique avant et après une attaque franche.

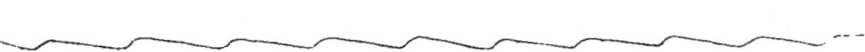

LEB..., épileptique. — État normal.

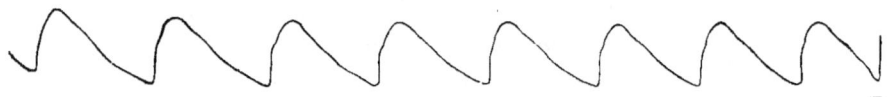

LEB... — Cinq minutes après le début d'une attaque épileptique.

Comme dans l'épilepsie, on observe parfois dans la paralysie générale des cas où les attaques sont pour ainsi dire subintrantes, le malade n'a pas le temps de reprendre connaissance, et l'on peut ainsi compter jusqu'à cent cinquante attaques se succédant sans intervalles, jusqu'à ce que la mort vienne le plus souvent terminer la scène.

D'autres fois il arrive que les attaques deviennent de moins en moins rapprochées; il arrive encore qu'un traitement opportun met fin aux convulsions. Quoi qu'il en soit, cet état est très-analogue à l'état de mal qu'on observe dans l'épilepsie franche : dans l'un et dans l'autre cas, l'haleine exhale une odeur ammoniacale, et il y a une notable élévation de température. Quelquefois les phénomènes convulsifs sont partiels : un bras seul, par exemple, sera animé de mouvements; les mêmes faits se produisent aussi parfois dans l'épilepsie franche.

Ainsi donc, dans certains cas, les accidents convulsifs dans la paralysie générale sont analogues, soit aux attaques d'épilepsie franche, soit aux vertiges épileptiques, soit à ce qu'on appelle l'état de mal épileptique. Nous n'avons pas à insister sur les manifestations de ces divers états, il suffit de renvoyer à ce qui a été écrit au sujet de l'épilepsie ; mais il est encore d'autres accidents qui méritent mieux le nom d'épileptiformes et qui se rencontrent plus spécialement dans la paralysie générale. Ce sont eux que nous voulons étudier à présent : disons tout de suite qu'il est impossible d'en faire une description qui puisse s'appliquer à tous les cas. L'analyse seule permet d'établir deux variétés, suivant qu'il y a pendant l'attaque élévation ou abaissement de la température. La température s'abaisse, en effet, dans certains cas exceptionnels, nous en parlerons à propos de l'urémie ; le plus souvent la température s'élève pendant l'attaque épileptiforme et dès le début. Magnan a, il est vrai, rapporté un fait dans lequel la température ne s'est élevée qu'au bout de deux heures (1) ; ce fait est intéressant à connaître, mais il n'infirme pas la règle générale.

c. *Description de l'attaque épileptiforme.* — L'attaque épileptiforme est parfois de très-courte durée. Chez un de nos malades, par exemple, on voit survenir brusquement de la rougeur à la face, la perte de la connaissance, l'œil reste fixe, la sensibilité à la douleur, le sens de l'ouïe sont absolument abolis, de légères secousses agitent les bras et les jambes, la tête est animée de petits mouvements de rotation, puis, au bout d'une minute ou deux, l'attaque se termine le plus souvent par l'émission involontaire de l'urine. Les personnes étrangères aux études médicales ne peuvent pas se douter de la gravité de ces petites attaques, elles ont même peine à croire que les malades perdent la connaissance pendant leur durée.

Dans l'observation 92 de Calmeil, tome I, nous trouvons la description de petites attaques qui paraissent analogues à celles dont nous parlons.

_____

(1) *Société de biologie* (séance du 16 mai 1874).

« De temps à autre, six mois avant de mourir, M. R... est assailli subitement par des pertes de connaissance qui l'obligent à rester couché et se compliquent de tressaillements musculaires généraux. Pendant ces espèces d'attaques, sa figure est rouge, la tête portée en arrière, et tous les muscles du corps et des membres sont secoués par des contractions brusques et répétées. Lorsqu'il a repris connaissance, il reste quelque temps sans parler, sans paraître reconnaître son domestique et sans pouvoir rien avaler; mais bientôt, il recommence à faire claquer ses dents, etc. »

Dans d'autres cas, la scène est bien autrement dramatique et l'on voit des accidents épileptiformes persister pendant des heures et des journées entières ; c'est dans ces cas surtout que la complexité et la mobilité des symptômes défient toute tentative de description générale. Voici, par exemple, ce que nous trouvons dans nos notes au sujet d'une femme en proie à une de ces redoutables complications. Cinq mois avant la mort, début brusque, perte de connaissance, inclinaison de la tête à gauche, grimaces des deux côtés de la face, écume buccale, puis convulsions des deux membres supérieurs, se localisant bientôt dans le gauche ; après cela convulsions dans les deux membres inférieurs. Au bout d'une demi-heure, il n'y a plus de mouvements convulsifs qu'à gauche, quelque temps après le membre supérieur gauche se contracte et reste en demi-flexion ; flaccidité des membres droits, abolition des mouvements réflexes, disparition des convulsions, qui reviennent quatre heures après. Au bout de quarante-huit heures, retour incomplet de la sensibilité, inclinaison de la face à droite. Roideur légère des deux membres supérieurs, déviation à gauche et en haut de la lèvre supérieure. Durée totale, trois jours. Après cette attaque, parole embarrassée, tendance à l'aphasie, la malade ne disait que les mots « pas de chance, et quelque chose... »

Dans l'observation 118 de Calmeil, tome II, voici quelle était la physionomie de l'attaque convulsive qui a amené la mort après deux jours de durée :

« M. Et... présente à la visite un ensemble de symptômes des plus alarmants. Il est étendu sur le dos et tout à fait immobile, sa figure est vultueuse, sa bouche largement ouverte, sa respiration stertoreuse; il semble plongé dans la stupeur; ses paupières sont largement écartées; les globes de ses yeux saillants, fixés dans la même direction, ses pupilles sont immobiles, dilatées (celle de droite l'est à un degré plus marqué).

« Lorsqu'on le touche au front, même légèrement, ses traits se contractent et grimacent comme s'il était en proie à un mouvement de surprise ou d'effroi.

» Lorsque l'on continue à l'examiner pendant quelque temps on constate que les muscles de son visage sont tiraillés par de fréquentes ondulations spasmodiques, ses membres sont fréquemment ébranlés aussi par des espèces de tressaillements analogues à ceux que produirait le passage d'une *étincelle électrique.*

» Les impressions du toucher augmentent le désordre de la fibre musculaire ; car, dès qu'on irrite sur un point ou sur un autre la sensibilité tactile, on ne manque jamais de rendre plus sensibles les tressaillements des muscles de la face, les soubresauts des quatre membres ; chaleur à la peau, accélération du pouls. (Saignée du bras, sinapismes aux mollets.)

» Le 28, au soir, mieux relatif ; M. Et.... peut entendre les questions qu'on lui adresse, quelquefois même il paraît en comprendre le sens et fait des efforts pour y répondre, mais il ne fait que balbutier des mots incohérents et mal articulés ; yeux hagards, physionomie très-altérée ; reste de secousses spasmodiques à des intervalles variables ; la volonté put prendre l'initiative pour faire exécuter aux quatre membres quelques mouvements incomplets, restreints, saccadés. Sensibilité générale obtuse. (Cataplasmes sinapisés, tisane purgative.)

» Pendant la nuit, la déglutition devient décidément très-pénible, la respiration de plus en plus gênée, et ce malade expire après avoir passé quelques heures dans un état à peu près carotique. »

Chez une femme, qui a succombé dans mon service, au bout d'un jour, à des accidents convulsifs, on notait :

1° Une fièvre intense, température axillaire, 42°,3. 2° Le simple toucher des mains ou des avant-bras déterminait de petites convulsions cloniques dans les deux membres supérieurs, qui se propageaient aux membres inférieurs. Le toucher de la poitrine, du cou et de la face ne produisait rien de semblable. L'autopsie montra, entre autres lésions, une hyperrhémie considérable des méninges de la base et de la convexité, de la substance blanche et de la substance grise, et dans les méninges spinales postérieures des ecchymoses au niveau des trous de conjugaison postérieurs.

Il existait donc chez cette malade une sorte de zone épileptogène, analogue à celle que Brown-Séquard a décrite sous ce nom dans ses expériences sur les cobayes.

Dans beaucoup de cas, on note la même mobilité de symptômes. Il n'y a pas deux de ces longues attaques qui se ressemblent, leur durée est également variable, et ce qu'elles présentent de plus extraordinaire, c'est leur bénignité relative ; elles peuvent persister pendant deux ou trois jours sans amener la mort, quelquefois ce n'est qu'après sept ou huit jours de durée qu'elles entraînent une issue fatale; cette bénignité relative ne doit pas empêcher le médecin de déployer dans ce cas les ressources malheureusement bornées de la thérapeutique.

La·rotation de la tête et la déviation conjuguée des yeux sont des symptômes qu'on observe assez souvent dans le cours des attaques soit apoplectiformes, soit convulsives; ces symptômes ont fait l'objet d'une étude spéciale de la part de Hanot, alors interne de mon service (1).

Il résulte de ce travail que la rotation de la tête avec la déviation conjuguée des yeux paraît reconnaître pour cause la prédominance unilatérale du processus morbide, soit qu'il s'agisse d'une hémorrhagie sous-arachnoïdienne ou bien d'une congestion méningée très-intense, plus accentuée sur l'un des deux hémisphères : dans ces cas, la tête et les yeux se tournent du côté correspondant à la lésion. Ainsi, une lésion de l'hémisphère gauche entraînera, en même temps qu'une paralysie persistante du côté droit, une déviation à gauche de la tête et des yeux; la partie gauche de la face reposera sur l'oreiller, si le malade est dans un lit; si l'on vient à faire subir à la tête un mouvement de rotation avec les mains, elle reprendra immédiatement après sa position primitive; les yeux regarderont aussi à gauche, la pupille gauche étant dirigée vers l'angle supérieur et externe.

Ce symptôme n'a pas un caractère absolu au point de vue du pronostic, et disparaît d'habitude après deux ou trois jours, mais il est important à connaître parce qu'il permet de préciser le siége de la lésion, ce qui n'est pas toujours facile.

Par exemple, s'il y avait paralysie des quatre membres, ce qui est fréquent au début des attaques, et en même temps une déviation conjuguée de la tête et des yeux du côté gauche, on serait en droit de penser que la lésion siége à gauche, ou, en admettant qu'elle est diffuse, qu'elle prédomine à gauche. Et si dans ces cas on croit devoir recourir à des sangsues appliquées aux apophyses mastoïdes, il est rationnel de mettre ces sangsues du côté gauche plutôt que du côté droit.

3° *Attaques hystériformes.* — On observe parfois, dans le cours de la paralysie générale, des attaques hystériformes qui ressemblent à celles de l'hystéro-épilepsie ; ces faits, quoique rares, sont

(1) *Société de biologie* (séances des 6 et 20 juillet 1873).

intéressants à connaître, parce qu'ils prouvent une fois de plus que, pour poser un diagnostic en pathologie mentale, il ne suffit pas d'observer un jour un ensemble de symptômes ; il est des cas où de nombreuses observations sont nécessaires. Nous ne pouvons pas expliquer la pathogénie des attaques hystériformes, nous ne voulons que relater les faits suivants qui se trouvent consignés dans des notes déjà anciennes :

Observation XXIX *a*.— La nommée S... était tout à fait à la première période de la paralysie générale ; la maladie avait cependant pu être affirmée, elle a évolué depuis. Voici ce que nous avons observé un matin (1875) pendant notre visite : S... s'assied brusquement sur une chaise, perd à demi la connaissance, puis, au bout d'un quart d'heure, se met à pleurer, à accuser une sensation pénible au niveau de la région précordiale ; elle s'incline à gauche et les deux membres supérieurs sont agités de tremblements ; la face est pâle, le pouls serré ; pas de chaleur à la peau ; au bout d'une demi-heure, retour à l'état normal.

Cette même malade, trois mois après, étant mise sur un lit pour être examinée, éprouva des tremblements du membre supérieur droit ; sa figure devint vultueuse ; elle perdit à demi la connaissance, puis fut prise de mouvements répétés de propulsion du bassin en avant ; pas de douleurs ovariennes. Ces phénomènes durèrent à peu près dix minutes.

Cette malade a été prise, en 1876, d'une attaque apoplectiforme qui a laissé à sa suite une parésie du membre supérieur gauche.

Chez une autre malade, chez laquelle la paralysie générale était bien plus avancée, voici exactement les phénomènes observés :

Perte de connaissance subite, pâleur de la face, lèvres violacées, roideur des membres, flexion forcée des mains, grimaces et laideur de la face, convulsions toniques des yeux, écume buccale ; au bout de trois quarts d'heure, la malade, revenue à elle, se met à rire et à pleurer alternativement.

Voici une autre observation :

Observation XXIX *b*. — La nommée X... subit de petites attaques hystériformes avec projection de la poitrine et du ventre en avant : soupirs, respiration entrecoupée, extension des membres supérieurs, flexion des mains, les pouces recouvrant les doigts indicateurs ; demi-perte de connaissance, la malade peut répondre par signes ; pleurs, pas de laideur de la face ; pouls, 116.

Ces phénomènes cessent par intervalles très-courts ; ils se reproduisent huit à dix fois en un quart d'heure.

Au bout de vingt-cinq minutes, tout rentre dans l'ordre et le pouls tombe à 86 pulsations par minute.

Cette malade, morte trois mois après, par suite d'eschares au sacrum, n'a présenté aucune altération cérébrale ou médullaire à laquelle on puisse rapporter spécialement les phénomènes ci-dessus mentionnés.

Ces accidents, rares chez la femme, n'ont jamais été observés chez l'homme.

4° *Attaques tétaniformes.* — Il est encore une complication qu'on observe exceptionnellement dans le cours de la paralysie générale, nous voulons parler des attaques tétaniformes.

Elles sont caractérisées par une exagération du pouvoir réflexe et par de la roideur des membres du tronc, du trismus et de l'épistothonos, et paraissent être en rapport avec une lésion des parties antérieures de la moelle. Voici, d'ailleurs, les quelques observations que nous avons pu recueillir sur cette intéressante complication :

OBSERVATION XXIX c. — Une malade de mon service à la Salpêtrière était arrivée sans secousses et progressivement au début de la troisième période de la paralysie générale, lorsqu'elle fut prise, pendant trois jours, de roideur dans les membres ; puis éclata une série d'accidents tétaniformes : toutes les cinq minutes, la tête se recourbait brusquement en arrière ; il y avait du trismus et, par conséquent, impossibilité d'ouvrir la bouche, de boire, de manger, de parler ; les bras, étendus en dehors des couvertures, étaient roides, les muscles du thorax durcis, la respiration était restée néanmoins assez facile. Les attouchements, les pincements, les excitations électriques pratiqués sur le tronc et les membres provoquaient des convulsions tétaniques avec épistothonos. Il en était de même si l'on appliquait une montre à côté de ses oreilles. La température ne dépassait pas 38 degrés, le pouls était à 88. Ces accès duraient environ une minute. Dans les intervalles des accès, la malade ouvrait les yeux et pouvait s'asseoir sur son lit ; elle regardait autour d'elle. 16 centigrammes de curare lui furent injectés sous la peau et en six fois en vingt-quatre heures ; il se produisit alors une abondante diaphorèse avec élévation du pouls et de la température, et, dès le lendemain, le trismus avait disparu, ainsi que la roideur musculaire.

La malade allait bien, aucun phénomène tétanique ne s'était plus montré, lorsque, par suite de la négligence des infirmiers, cette femme fut laissée en sueur dans un courant d'air et fut prise d'une pleuropneumonie qui l'emporta en trois jours.

L'autopsie faite par Villard, alors interne de mon service, nous apprit les particularités suivantes : Injection considérable dans certains points de la dure-mère spinale, et principalement à sa partie antérieure ; là où existait cette congestion, on voyait de très-nombreuses granulations miliaires transparentes, analogues à celles qu'on rencontre assez fréquemment dans les ventricules cérébraux. Ces granulations donnaient la sensation dite de langue de chat.

L'examen microscopique, fait par H. Liouville, démontra que ces granulations étaient formées : 1° par une enveloppe de tissu lamineux extrêmement fin ; 2° par une trame dans laquelle on voyait des vaisseaux à parois très-épaisses et jaunâtres, des noyaux ovoïdes de tissu conjonctif, des cristaux d'hématine, et quelques autres cristaux paraissant fendillés ; la moelle épinière n'était que peu congestionnée ; le cerveau présentait les lésions ordinaires de la paralysie générale.

OBSERVATION XXIX d.—La nommée Nol..., malade de mon service, présenta, vingt-quatre heures avant de mourir, des accidents tétaniformes : épistolhonos permanent, convulsions tétaniformes dans les membres, par intervalles ; pendant ces accès la bouche est ouverte, les deux commissures labiales tirées en bas et en dehors, paupières demi-abaissées, œil terne, etc.

Autopsie. — Outre les lésions ordinaires de la paralysie générale, il existe une vive hyperhémie de la moelle, surtout au niveau de la queue de cheval, et quelques fibromes arachnoïdiens au niveau des racines antérieures et des ganglions spinaux antérieurs.

OBSERVATION XXIX e. —J'ai observé des accidents analogues chez la nommée Boul..., malade de mon service. Vingt-quatre heures avant la mort, le toucher des membres, surtout des membres supérieurs, et en particulier des mains, ou bien l'extension forcée des membres contracturés, déterminaient de petites secousses de peu de durée ; le pouls était à 134, la température axillaire à 40°,2.

Autopsie.—Lésions diffuses de la moelle et dans le voisinage du bulbe, sclérose annulaire ; à ce niveau, la coupe de la moelle faisait voir la partie centrale de l'organe d'un brun rougeâtre, tandis que la partie périphérique était restée avec la couleur normale de façon à former un anneau blanc, large d'un millimètre, autour du cylindre rougeâtre central.

OBSERVATION XXIX f. — Autre cas : des attaques survenues dix-sept mois avant la mort, avaient aussi été accompagnées de roideur de membres persistante, et, à l'autopsie, on trouva une dégénérescence fibreuse bien localisée au niveau des pyramides antérieures, depuis la protubérance jusqu'au bec du calamus.

Calmeil (1) a parlé de cas où « les phénomènes convulsifs sont accompagnés d'une roideur tétanique des muscles de la mâchoire, des muscles du cou ; d'un état de contracture des muscles des bras, de contraction du poignet, de roideur des muscles des jarrets et d'une impossibilité absolue d'avaler. Presque toujours aussi l'urine tend à s'accumuler en grande abondance dans la vessie, pendant toute la durée de ces scènes convulsives. »

Lockhart Clarke (2) a observé un cas de tétanos survenu dans le

(1) Calmeil, *Maladies inflammatoires du cerveau*, vol. I.
(2) Lockhart Clarke, *Lancet*, 1ᵉʳ septembre 1873.

cours de la paralysie générale et en a décrit les lésions anatomiques :

« Dans un premier degré, il y a un ramollissement du tissu
nerveux ; on voit au microscope un grand nombre de fibres nerveuses plus ou moins altérées.

Au deuxième degré, la substance nerveuse devient plus molle,
un grand nombre de fibres sont entraînées dans le travail de
destruction, et les fragments de celles qui ont été les premières
détruites sont réduits en fines particules.

Au troisième degré, la substance est réduite à un état entièrement liquide.

Dans la région où siége la désagrégration granuleuse, les
artères sont fréquemment dilatées et on les voit entourées quelquefois par des granulations. »

Bref, la raideur prolongée dans les membres, l'opistothonos,
les contractures passagères, joints à une exagération du pouvoir
réflexe, sont des phénomènes qu'on peut observer dans le cours
de la paralysie générale et surtout à la fin de la maladie ; ces
complications pourraient bien être en rapport avec une lésion
spinale prédominante à la partie antérieure de l'axe rachidien ;
quoi qu'il en soit, elles paraissent toujours être d'un pronostic
éminemment grave.

Resterait maintenant à chercher la pathogénie de toutes ces
manifestations morbides et à rattacher chacune d'elles à telle et
telle lésion cérébrale. La chose est très-difficile ; tout ce que
nous pouvons faire, c'est d'étudier parallèlement les lésions qu'on
rencontre et de signaler les quelques rapports qu'on est parvenu
à saisir entre certaines manifestations et certaines lésions encéphaliques ou spinales.

De la congestion cérébrale. — C'est à des poussées congestives
atteignant tout l'encéphale ou seulement une partie de l'encéphale qu'il faut rapporter la plupart des accidents apoplectiformes et convulsifs que nous venons de décrire.

a. Congestion cérébrale générale. — Étudions d'abord les cas
où la poussée congestive atteint toute la masse encéphalique.

Ces poussées congestives accidentelles ne sont autre chose que
l'exagération du processus congestif qui constitue la lésion
essentielle de la paralysie générale. Elles surviennent souvent

sans cause appréciable, d'autres fois c'est à un excès de table, à une émotion morale vive qu'elles succèdent, sans qu'on puisse déterminer nettement la cause intime de ces phénomènes. Nous avons dit que les attaques apoplectiformes précédaient quelquefois le début de la paralysie générale. Elles sont presque toujours dues dans ces cas à des poussées congestives plus ou moins généralisées ; c'est ce que Calmeil a parfaitement déterminé et c'est ce qu'il a étudié dans son premier chapitre sous le nom de congestions encéphaliques à durée temporaire. C'est ce que Baillarger a décrit dans son mémoire sur la manie congestive. Ces phénomènes congestifs qui appartiennent à la période initiale peuvent donner lieu à une mort plus ou moins rapide ; d'autres fois, ils se terminent par une guérison complète ; le plus souvent on voit disparaître les phénomènes graves qu'on avait notés pendant les attaques, mais un certain affaiblissement de l'intelligence ou de la motilité leur succède ou bien le délire se manifeste, et la paralysie générale est déclarée.

Quant aux attaques qui méritent le nom de complications, c'est-à-dire qui surviennent dans le cours d'une paralysie générale déclarée depuis un certain temps, elles sont aussi dues, dans la majorité des cas, à des phénomènes congestifs ; c'est ce qui ressort de l'étude attentive du chapitre IV de Calmeil consacré à l'étude de la paralysie générale avec complications. Dans une première série de faits, Calmeil démontre, en effet, que les attaques comateuses ou convulsives sont dues incontestablement à la réplétion des capillaires encéphaliques. Dans sa troisième série de faits, qui porte sur l'étude des cas de paralysie générale avec complication où l'on a trouvé à l'autopsie des lésions de l'arachnoïde cérébrale (coagulations membraneuses), Calmeil rapporte aussi les attaques à des congestions encéphaliques, et non pas à la présence des lésions de l'arachnoïde.

De même, dans sa cinquième série de faits, ainsi, par exemple, à l'observation 93, Calmeil a trouvé, à l'autopsie, deux sortes de vessies pleines de sérosité, situées dans la cavité de l'arachnoïde de l'un et l'autre hémisphère, et, malgré la présence de ces deux vastes poches membraneuses, l'auteur pense que les attaques qu'il a observées pendant la vie ne sont dues qu'à des poussées congestives et que les deux vessies pleines de sérosité ne sont que consécutives; de même, dans l'observation 94, il y avait des fausses membranes contenant de la sérosité, mais Calmeil croit encore que ces poches pseudo-membraneuses n'étaient pas la cause des attaques épileptiformes qu'il observa, mais étaient simplement le résultat d'un travail inflammatoire antérieur à recrudescences successives.

Dans les cas où, au lieu de sérosité, il y avait dans les kystes séreux arachnoïdiens un liquide purulent (6ᵉ série de faits), Calmeil croit encore que c'est la congestion encéphalique qu'il faut incriminer et que c'est à elle qu'il faut rapporter les attaques et la mort. De même, lorsque, chez des paralytiques généraux, il existe des foyers inflammatoires de couleur rouge ou jaunâtre prédominant dans certains emplacements de l'encéphale (5ᵉ série de faits), ce n'est pas à ces foyers inflammatoires que Calmeil rapporte les accidents qui ont pu traverser le cours de la maladie, et c'est encore à la congestion encéphalique.

On voit que Calmeil fait jouer à la congestion de l'encéphale un rôle considérable, puisqu'elle expliquerait non-seulement la paralysie générale chronique, mais encore la paralysie générale aiguë, les divers accidents qui annoncent l'invasion de la maladie et la plupart des complications qui surviennent pendant son cours. Calmeil s'attache d'une façon toute spéciale à démontrer le rôle de la congestion encéphalique; nous aurons à discuter cette opinion quand nous étudierons la nature de la paralysie générale et sa pathogénie. Pour le moment, bornons-nous à faire remarquer que la théorie de Calmeil ne rend pas compte de tous les faits ; ainsi chez des paralysés qui n'ont présenté pendant leur vie aucun accident apoplectiforme ou convulsif, dont la maladie a évolué avec lenteur, on trouve cependant à l'autopsie des lésions congestives extrêmement considérables et très-diffuses, et il arrive, par contre, que chez des individus qui ont succombé à la suite d'accidents redoutables on ne rencontre pas de degré de congestion en rapport avec la violence des accidents notés pendant la vie. Ainsi donc, comme le pense Brierre de Boismont, il y a autre chose dans la maladie qui nous occupe que la congestion encéphalique, il y a quelque chose de plus inaccessible à nos investigations. Quoi qu'il en soit, la congestion encéphalique amène plus souvent des attaques épileptiformes

que des attaques apoplectiformes : elle a cela de commun avec
les hémorrhagies méningées; il est donc presque impossible, au
lit du malade, de déterminer si tel accident convulsif ou comateux est dû à une congestion cérébrale, ou à une hémorrhagie méningée, ou à une infiltration séreuse ; dans la plupart
des cas, on observe de la fièvre dès le début de l'attaque ; dans
l'un et l'autre cas, on peut observer de la déviation de la tête et
des yeux, des contractures : c'est ce qui rend si difficile le diagnostic anatomique au moment de l'attaque ; mais le diagnostic
devient possible au bout d'un certain temps, parce que les phénomènes dus à de simples poussées congestives généralisées
s'amendent d'habitude assez vite sous l'influence d'un traitement
antiphlogistique convenable ou même par les seules forces de la
nature, tandis que les accidents dus à des hémorrhagies ont
un plus haut degré de gravité ; ces hémorrhagies, en effet,
lorsqu'elles n'entraînent pas la mort, laissent après elles le plus
souvent des traces durables, telles que des paralysies persistantes.

   b. Congestion cérébrale partielle. — Après avoir étudié som-
mairement les cas où le processus congestif est généralisé à toute
la masse encéphalique, il nous reste à étudier ceux où il n'attaque
qu'une partie de l'encéphale, soit l'un des deux hémisphères, soit
seulement une partie de l'un des hémisphères.

   Dans les cas où un seul des hémisphères est atteint, on observe
cette variété d'attaques apoplectiformes que Aubanel désignait
sous le nom de variété hémiplégique. Le plus souvent cette
attaque hémiplégique diffère de celle qu'on observe dans l'hémorrhagie ou le ramollissement cérébral, parce que la paralysie
n'y est pas aussi nettement circonscrite, et parce que des phénomènes convulsifs se produisent ordinairement ; cependant il est
des cas où le diagnostic peut être extrêmement difficile ; c'est
alors que l'observation thermométrique, si l'on parvient à la
prendre à temps, peut être d'un secours immense pour préciser
le diagnostic.

   Nous savons en effet que, dans l'attaque apoplectiforme congestive, la température s'élève immédiatement, tandis que, dans
l'attaque due à une hémorrhagie ou à un ramollissement, la
température s'abaisse immédiatement après l'attaque, pour revenir quelques heures après à son chiffre normal.

C'est ce qui résulte des travaux de Charcot et Lépine (1).

Il est très-probable que les poussées congestives sont limitées dans certains cas à des départements de l'un ou de l'autre des hémisphères. Les poussées congestives, en effet, ne sont pas nécessairement généralisées dans un organe, car chaque département, tout en étant solidaire de ses voisins, a pour ainsi dire sa vie propre, sa nutrition indépendante dans une certaine mesure (2). Cette hypothèse ne peut pas être démontrée absolument, mais elle nous semble fondée sur les considérations suivantes :

1° Elle est démontrée par d'autres organes; pour le poumon, par exemple, chaque lobe pulmonaire a pour ainsi dire sa vie propre; un lobe peut être atteint de congestion, d'inflammation, de tubercules, alors que les autres parties du poumon resteront relativement saines : il doit en être de même pour le cerveau, car tous les organes sont construits d'après un plan uniforme.

2° Nous avons déjà vu que la congestion cérébro-méningée peut être manifestement prédominante dans l'un des hémisphères : c'est ce qui explique bon nombre des attaques à forme hémiplé · gique; cela étant, pourquoi ne pourrait-on pas la rencontrer plus limitée encore, ne portant, par exemple, que sur un lobule cérébral?

3° Un certain nombre d'autopsies, que nous avons faites, de fous paralytiques morts à des périodes peu avancées, nous ont montré des adhérences exactement circonscrites à quelques circonvolutions ou à des parties de circonvolutions ; or, comme toute adhérence suppose un processus hyperhémique antérieur, il est logique d'admettre que l'hyperhémie peut être circonscrite à telle ou telle partie de circonvolution.

C'est sans doute à ces congestions locales qu'il faut rapporter les infinies variétés d'accidents cérébraux qu'on observe dans le cours d'une folie paralytique et dont il est impossible de faire une description complète.

Le plus souvent, ces accidents consistent en une perte de connaissance complète, mais momentanée, qui peut même passer inaperçue ; ce sont des sortes d'absences accompagnées, le plus sou-

(1) Charcot, Soc. de biologie, 1856.
(2) Voy. *Mémoire* de Duret (*Archives de physiologie*, 1874, p. 60).

vent, de quelques phénomènes convulsifs ou de rougeur à la face.

D'autres fois, la perte de connaissance n'est pas complète, et une excitation plus ou moins vive fait sortir les malades de leur torpeur.

Dans certains cas, il y a de l'anesthésie localisée à un membre, à un bras, par exemple; dans d'autres, il y a paralysie du côté droit du corps avec aphasie momentanée. Cette aphasie peut durer un quart d'heure, une heure, un jour; elle est due sans doute à ce que la poussée congestive atteint les circonvolutions frontales gauches. D'autres fois, elle est persistante et elle dure alors que la paralysie du côté droit a complétement disparu. Elle est, dans ce cas, due à une lésion persistante des circonvolutions frontales gauches. Hanot en a rapporté un exemple qu'il a observé à la Salpêtrière dans mon service (1).

Et l'autopsie a démontré que dans ce cas, la lésion étant à son maximum sur les circonvolutions frontales de l'hémisphère gauche, surtout la deuxième et la troisième, « les circonvolutions étaient enfoncées, comme ratatinées, et offraient à la coupe une notable résistance ».

La plupart des variétés d'aphasie ou d'alalie étudiées jusqu'à ce jour peuvent se rencontrer dans les poussées congestives qui traversent le cours de la paralysie générale. C'est ainsi que tout récemment encore nous voyions une malade, atteinte la veille d'une congestion cérébrale, qui, à toutes les questions, répondait par le mot « chasseur »; au bout de cinq minutes, c'était un autre mot qui venait sans cesse à sa bouche, puis c'était encore un autre mot ou un autre membre de phrase.

La symptomatologie doit nécessairement varier suivant que tel ou tel département du cerveau est atteint; de là, la complexité des manifestations et l'impossibilité d'une description suffisante d'ensemble. Il est permis d'espérer que l'on connaîtra un jour assez les localisations cérébrales pour rapporter précisément un ensemble des symptômes observés chez un fou paralytique à la lésion de tel ou tel département de l'encéphale.

Recherche du rapport entre la lésion et le symptôme. — Nous avons compulsé toutes nos observations pour chercher s'il y avait

(1) Hanot, Note lue à la Société de biologie (30 novembre 1872).

un rapport certain entre telle lésion et tel symptôme; si la lésion prédomine manifestement sur une circonvolution par exemple, le nom de cette circonvolution se · trouve rapporté dans nos notes.

Eh bien, même quand les lésions étaient circonscrites, nous n'avons pu tirer de ce travail aucune donnée absolument confirmative de la doctrine nouvelle des localisations cérébrales; nous avons bien pu constater, ce qui était déjà connu, que l'aphasie était souvent liée à des lésions des circonvolutions frontales gauches, mais nous n'avons pas pu confirmer, d'une manière générale, l'opinion de Hitzig et Ferrier sur le siége des centres psycho-moteurs dans les circonvolutions pariétales et frontales ascendantes, non plus que les conclusions d'un travail présenté à l'Académie de Médecine par Foville; conclusions d'autant plus prématurées qu'elles ne sont appuyées sur aucune autopsie (1); sur trente observations qui me sont personnelles, de paralysie générale avec attaques épileptiformes, il n'en est qu'une où nous ayons noté que la lésion était nettement limitée au niveau des circonvolutions pariétales, surtout à gauche. En voici le résumé (2) :

Dans un cas tout récent nous avons encore trouvé des lésions confirmatives de l'opinion de Ferrier :

OBSERVATION XXX. — Il s'agit d'une femme de notre service de la Salpêtrière la nommée Mil... sur laquelle nous avions porté le diagnostic de mélancolie liée à des lésions inflammatoires de l'hémisphère gauche.

_____

(1) Foville, *Des relations entre les troubles de la motilité dans la paralysie générale et les lésions de la couche corticale des circonvolutions fronto-pariétales* (*Bulletin de l'Académie de médecine*, 5 décembre 1876, et *Annales médico-psychologiques*, janvier 1877).

(2) Une malade de notre service, la nommée Mat..., avait eu, trois ans avant sa mort et un an avant le début de la paralysie générale, des attaques épileptiformes, caractérisées par des battements des yeux, la perte de la connaissance, la pâleur de la face, la chute à terre, des convulsions toniques et cloniques.

Cette femme, devenue aliénée paralytique, a été prise d'une série d'attaques ayant duré un jour et dont voici les principaux symptômes : perte de connaissance, inclinaison de la tête à gauche, déviation en dehors de la commissure labiale gauche, secousses cloniques et soubresauts dans les quatre membres et dans la face, convulsions toniques alternant avec des convulsions cloniques, température axillaire 39 degrés, s'élevant en trois heures à 41 degrés. Le soir du même jour, pâleur et stertor, puis réapparition des convulsions et mort au bout de cinq heures. Apparition dans la journée de phlyctènes sur les deux jambes. L'autopsie révéla, entre autres lésions, une suffusion sanguine de la pie-mère nettement limitée aux circonvolutions pariétales, surtout à gauche et un foyer ocreux dans la capsule externe de l'hémisphère gauche ; c'est sans doute à ce foyer ancien qu'il faut rapporter les attaques épileptiformes datant de trois ans, et c'est à l'hyperhémie récente des circonvolutions pariétales qu'il faut attribuer les convulsions finales.

Sa maladie remontait à 10 mois, et avait été causée par les fatigues et les veilles qu'elle avait supportées pendant une longue maladie de son mari.

Les premiers symptômes ont consisté en excitation, en incohérence de langage, puis en embarras de la parole, en diminution de la mémoire, en faiblesse des jambes. Depuis le début, la malade n'a pas cessé d'être triste, très-pâle et très-maigre.

Ce qui frappe tout d'abord à notre première visite, c'est sa pâleur, son apparence cachectique et mélancolique.

Déviation de la pointe de la langue à gauche; parésie incomplète du membre supérieur droit.

La parole est lente, l'articulation des mots est embarrassée; du reste, les réponses sont justes, pas de délire.

Mort de pneumonie le 17 mars. Autopsie le 18. — Encéphale. Quantité anormale de sérosité dans l'arachnoïde; sérosité opaline abondante dans la cavité sous-arachnoïdienne; hyperhémie des méninges. — Hémisphère gauche. — Adhérences de la méninge avec la partie antérieure de la 1re frontale et avec la partie la plus postérieure de la 3e frontale, et avec la 2e circonvolution pariétale (classification Leuret et Gratiolet) dans la portion qui touche la 3e frontale.

Rien de particulier dans le reste de l'encéphale.

Dans toutes mes autres observations, les lésions étaient diffuses et ne prédominaient pas assez dans un département de l'encéphale pour qu'il fût permis de rien conclure sur les phénomènes de la localisation : une communication orale du docteur Luys est conforme à ces résultats. Le dépouillement des observations de Calmeil aboutit aux mêmes conclusions, qu'il s'agisse d'attaques épileptiformes, de trismus, de grincement de dents, de spasmes des lèvres, de catalepsie, de tremblements et de tressaillements convulsifs.

Dans les cas d'attaques épileptiformes en particulier, le seul état anatomique constant est une hyperhémie encéphalique généralisée.

Deux observations de Calmeil viennent même absolument à l'encontre de la théorie des localisations.

La première observation est celle d'un aliéné paralytique de quarante ans qui, dans les cinq derniers jours de sa maladie, fut pris de tressaillements involontaires et continus des mains. Or, à l'autopsie, Calmeil trouva que la pie-mère se séparait en général assez facilement de la substance corticale, qu'elle avait contracté néanmoins des adhérences assez marquées avec deux circonvolutions du lobule antérieur gauche. Il n'existait pas d'adhérences sur les circonvolutions frontales ascendantes et pariétales, quoique le malade eût présenté des tressaillements de mains.

La seconde observation est relative à un aliéné paralytique de soixante-cinq ans qui, jusqu'à la fin de sa maladie, ne présenta que des phénomènes mentaux, le trouble de la parole, un état d'épuisement et de marasme sans faiblesse prédominante d'un côté du corps. L'autopsie apprit que la pie-mère adhérait plus intimement qu'ailleurs à la couche corticale des lobules moyens du cerveau, à leur face externe.

Ainsi les circonvolutions que l'on désigne comme siége des centres moteurs étaient profondément altérées dans ces deux cas, sans qu'il y eût de paralysie ni de convulsions.

En résumé, presque toutes mes observations et celles de Calmeil, prises sans la moindre idée préconçue, mais avec précision et désignation des circonvolutions atteintes, me permettent de penser que l'étude des aliénés paralytiques ne peut pas conduire à formuler une opinion précisément favorable à la théorie de Hitzig, de Ferrier et d'Hughlings Jackson.

Je dis précisément favorable, parce que l'hyperhémie et les adhérences sont bien rarement limitées à ces circonvolutions spéciales. Mais, comme elles sont atteintes comme les autres par l'afflux sanguin et par les altérations qu'il entraîne à sa suite, l'irritation de leurs cellules peut déterminer des convulsions partielles, des attaques épileptiformes. Je pense que c'est en les excitant et en agissant comme le fait l'électricité, à la façon d'un effort de la volonté, que l'afflux sanguin produit ces manifestations.

Pour nous, en effet, les divers centres cortico-cérébraux sont des organes de la volonté et non des centres moteurs.

En ceci, nous pensons comme Schiff et Lussana (1).

Hémorrhagies méningées. — Étudions maintenant une *deuxième série de lésions anatomiques* capables d'amener les accidents apoplectiformes ou convulsifs : ce sont les *hémorrhagies méningées*. Nous insisterons avec un soin tout particulier sur leur siége et sur leur pathogénie; quant aux manifestations qu'elles produisent, elles ressemblent, à s'y méprendre, à celles qui reconnaissent pour cause une simple congestion de l'encéphale.

Calmeil les étudie dans son *Traité des maladies du cerveau*, au chapitre IV, consacré à l'étude de la paralysie générale incomplète à l'état de complication. La deuxième, la quatrième et la

(1) *Arch. de physiologie*, 1877, p. 126.

septième série de faits de ce chapitre sont relatives à des cas d'hémorrhagies méningées.

A. *Siéges différents de l'hémorrhagie.* — L'épanchement sanguin peut siéger dans les cavités arachnoïdienne cérébrale ou sous-arachnoïdienne; il peut être diffus ou enkysté. De là, plusieurs variétés, dont l'étude est surtout intéressante au point de vue de l'anatomie pathologique et dont le diagnostic est très-difficile, à cause des nombreuses lésions cérébro-méningées, qui résultent de la présence de l'épanchement.

B. *Siége de l'épanchement sanguin dans l'arachnoïde cérébrale à l'état diffus.* — Il arrive souvent qu'on ne peut pas déterminer la manière dont l'écoulement du sang a eu lieu : c'est ce que signale Calmeil dans sa 81ᵉ observation (p. 529). L'hémorrhagie reconnaît alors deux causes bien différentes : ou bien il s'est fait une turgescence de nature inflammatoire dans les vaisseaux méningés, ou bien l'hémorrhagie est due à l'altération du sang, dont j'ai parlé, page 160, et qui lui permet de s'échapper hors des vaisseaux.

Le liquide, dans ces cas, représente une couche qui entoure une plus ou moins grande partie du cerveau et du cervelet. Il est à noter qu'alors le raptus hémorrhagique s'étend à la face *externe* de la *dure-mère* spinale (Calmeil). La mort survient d'habitude avant qu'aucun travail d'organisation ait pu modifier l'aspect du sang. Dans un de ces cas j'ai vu survenir brusquement une somnolence qui a duré jusqu'à la mort, c'est-à-dire pendant cinq jours, avec pâleur de la face et épistaxis incoërcible.

Dans un autre cas, il s'agissait d'une femme de quarante ans, qui s'était signalée pendant l'insurrection de la Commune à Paris, en 1871, par une grande surexcitation, et qui fut amenée dans mon service dans un état d'excitation des plus violents; la face vultueuse, en proie à des hallucinations terrifiantes, gesticulant et vociférant.

Au bout de huit jours passés ainsi, elle fut prise d'une épistaxis abondante, puis succomba quelques instants après comme sidérée.

L'autopsie révéla une hémorrhagie méningée très-considérable et les lésions caractéristiques de la paralysie générale au début (1).

_____

(1) Voir mes *Leçons cliniques sur les maladies mentales*, 1876, p. 103.

C. Siége de l'épanchement sanguin dans la cavité sous-arachnoï-dienne cérébrale à l'état diffus. — Dans ce cas, le sang peut pénétrer dans les ventricules et dans la cavité sous-arachnoï-dienne du rachis, il est en contact avec le liquide céphalo-rachi-dien; de là, peut-être, sa facile dissémination. Bien souvent l'épanchement est moins abondant; il se traduit alors par des plaques rouges d'apparence ecchymotique, qui sont surtout fré-quentes sur le bord externe des hémisphères.

D. Siége de l'épanchement sanguin dans la cavité de l'arachnoïde cérébrale à l'état de kyste. — Ce sont de beaucoup les cas les plus fréquents dans les hémorrhagies méningées, liées à la paralysie générale, et c'est là un fait relativement heureux, car l'épanche-ment étant nécessairement limité expose moins immédiatement la vie des malades.

Dans ces cas, l'épanchement sanguin est toujours entouré d'une sorte de coque qui le limite.

Pathogénie des kystes arachnoïdiens. — De quelle façon se forme cette coque, qui n'est autre chose qu'une fausse mem-brane?

C'est une question importante à élucider.

La fausse membrane préexiste-t-elle ou est-elle consécutive à l'épanchement?

Les deux opinions ont été soutenues et elles sont vraies toutes les deux : dans certains cas, en effet, la fausse membrane préexiste; dans d'autres, elle se forme à la suite de l'épanche-ment.

Examinons ces deux séries de cas :

Première série : La fausse membrane préexiste.

Cette opinion a été défendue par Calmeil, Cruveilhier, Aubanel, Brunet, Lancereaux, Virchow, Hesch, Hasse.

La première question à se poser pour étudier cet ordre de faits est de savoir comment cette fausse membrane se forme ; puis nous aurons à chercher comment, étant formée, elle peut devenir le point de départ et le siége de l'hémorrhagie.

Or, pour expliquer comment cette fausse membrane se forme, Calmeil s'exprime en ces termes : « Nos cartons, dit-il, sont rem-plis de faits qui attestent la facilité avec laquelle les mouvements fluxionnaires suivis d'extravasations fibrino-sanguines sont susceptibles de s'accomplir à la surface de l'arachnoïde pariétale, dans les moments où la violence de l'inflammation tend à se ranimer dans les vaisseaux de la substance nerveuse encéphalique. »

« Alors les vaisseaux de la dure-mère et de l'arachnoïde restent pendant quelque temps gonflés et turgescents, après avoir fourni une première coulée de matière coagulable. Cette première coulée, après s'être coagulée, se renforce pendant plusieurs jours de nouvelles couches de fibrine liquide venues également de vaisseaux turgescents; de telle sorte que la fausse membrane arachnoïdienne se trouve finalement composée de lamelles superposées à la façon des feuillets d'un livre. »

Comment cette néo-membrane peut-elle devenir le siége d'épanchements sanguins?

C'est que, dans l'épaisseur de ce tissu plus ou moins solidement feutré, s'épanchent des globules sanguins et des cellules granuleuses; puis, au bout de quelques jours, on peut, en général, constater dans ces néo-membranes la présence de vaisseaux. Ces vaisseaux, parfaitement étudiés par Charcot et Vulpian [1], ont un volume relativement considérable et des parois très-peu épaisses. Ce sont, pour ainsi dire, des lacunes creusées par le sang au milieu de ce tissu mou de nouvelle formation, lacunes qui finissent par avoir une paroi et par communiquer avec les vaisseaux préexistants.

La texture de ces vaisseaux, le peu de consistance de la pulpe qui leur sert de support expliquent suffisamment la facilité des ruptures et des épanchements sanguins au milieu des fausses membranes; on conçoit aussi aisément la multiplicité des foyers hémorrhagiques.

La planche II (fig. 2) de cet ouvrage est bien propre à faire comprendre tout ce que nous venons de dire; on y voit, en effet, chez une femme à la première période de la paralysie générale et chez laquelle on a pu, pour ainsi dire, prendre sur le fait le travail pathologique, puisque cette femme est morte par suicide, on y voit, disons-nous, représentée, immédiatement accolée à la substance grise, une plaque d'exsudat, de consistance molle au sein de laquelle se forment des vaisseaux (Pl. II, fig. 3).

---

(1) Charcot et Vulpian, *Sur les néo-membranes de la dure-mère, à propos d'un cas d'hémorrhagie intraméningée* (*Gaz. hebdom.*, 1860, p. 823).

Dans l'épaisseur de cet exsudat existent des leucocytes (Pl. II, fig. 3, a, a). Lorsqu'on avait enlevé la pie-mère, on trouvait que la surface supérieure de cet exsudat happait pour ainsi dire, et présentait de très-nombreuses petites dépressions correspondant à de minces tractus cellulo-vasculaires. Eh bien, cet exsudat serait très-probablement devenu une pseudo-membrane si la malade eût vécu, et les grêles vaisseaux qu'il contenait auraient pu être le point de départ d'hémorrhagies ; telle est la théorie la plus généralement adoptée : c'est celle qui répond le mieux à la grande majorité des faits. Elle est cependant passible de plusieurs objections et c'est précisément pourquoi d'autres auteurs ont adopté une autre opinion.

La principale objection qu'on peut lui faire est la suivante : il existe des néo-membranes qui ne présentent aucune trace de vascularisation : elles ne peuvent donc pas être le point de départ d'hémorrhagies. Ceci est parfaitement vrai. Laborde (1), Brunet, Calmeil lui-même (pages 561 à 595) en ont rapporté des exemples.

Dans les cas où au-dessous de ces néo-membranes existent des épanchements sanguins, il faut bien admettre que le sang vient directement des vaisseaux de la méninge et que, ou bien il a repoussé devant lui un exsudat non vasculaire préexistant, ou bien il s'est entouré d'une coque pseudo-membraneuse, dont il a fourni lui-même les éléments.

Deuxième série : C'est précisément ce qui justifie la deuxième opinion qui nous reste à étudier, à savoir celle des auteurs qui pensent que la néo-membrane est consécutive à l'épanchement sanguin.

C'est là l'opinion que Baillarger a soutenue dans sa thèse (1837) et qu'ont adoptée Lelut, Parchappe, Serres, Rostan, Longet, etc. ; elle est l'expression de la vérité dans un certain nombre de cas, car on sait qu'à la périphérie des kystes sanguins arachnoïdiens on trouve des traces d'organisation solide donnant lieu à des tractus d'aspect fibreux, où il est permis de constater des filaments en voie d'organisation, et enfin dans la couche la plus superficielle de l'enveloppe kystique des noyaux embryoplastiques s'effilant déjà par leurs extrémités pour donner lieu à la véritable organisation plastique (Laborde).

D'ailleurs, les épanchements sanguins peuvent, dans le cer-

(1) *Bulletin de la Soc. anatomique*, 1861, p. 520.

veau comme partout ailleurs, s'entourer d'une coque fibrineuse formée aux dépens des éléments épanchés. Ce mode de formation de la coque a été bien constaté dans certains cas d'hématocèles pelviennes. Nous en avons nous-même cité un cas parfaitement net dans notre thèse de doctorat et dans l'ouvrage que nous avons publié en 1860 (1).

Ainsi donc, dans le plus grand nombre des cas, la fausse membrane préexiste, est vasculaire, et ses vaisseaux sont le point de départ d'un épanchement sanguin ; dans d'autres cas, plus rares, la fausse membrane ne préexiste pas et est consécutive à l'épanchement sanguin qui se fait par les vaisseaux méningés.

Il existe enfin des cas mixtes, dans lesquels la fausse membrane préexiste et dans lesquels l'hémorrhagie se fait cependant par les vaisseaux méningés; ces cas s'observent, par exemple, quand la fausse membrane préexistante ne contenait pas de vaisseaux.

Nous avons dit que les épanchements de sang enkystés ou non enkystés dans les méninges se traduisent par des attaques apoplectiformes ou épileptiformes, mais il peut arriver que ces épanchements sanguins, lorsqu'ils existent dans l'épaisseur d'une fausse membrane, soient pour ainsi dire tolérés par le cerveau et que leur présence ne donne lieu à aucun symptôme ; Brunet cite dix-huit de ces cas curieux, Calmeil en rapporte un (2); il s'agit dans ce dernier cas d'un homme chez lequel, bien qu'on n'ait noté aucun phénomène apoplectiforme ni aucun symptôme de recrudescence inflammatoire pendant la vie, on trouva néanmoins à l'autopsie un vaste kyste à parois vascularisées.

Cette remarquable tolérance du cerveau pour les corps étrangers s'observe d'ailleurs dans d'autres circonstances; c'est ainsi que chacun sait que des corps étrangers, venus du dehors, que des tumeurs peuvent séjourner longtemps dans la masse encéphalique sans amener d'accident.

C'est ainsi qu'on peut voir dans les cavités arachnoïdiennes chez des aliénés paralytiques des collections séreuses qui ne donnent

---

(1) Auguste Voisin, *Des hématocèles rétro-utérines.* Paris, 1860, p. 220.
(2) Calmeil, *Maladies inflammatoires du cerveau,* t. I, p. 596.

lieu à aucun phénomène pendant la vie ; Calmeil en cite un cas (1).

« Chez un cuisinier, atteint de démence et affecté de périencéphalite chronique, mais qui n'avait jamais offert de phénomènes cérébraux antérieurs, je trouvai, dit Calmeil, dans chaque cavité arachnoïdienne, vis-à-vis de la partie convexe des hémisphères cérébraux, une vaste plaque couenneuse résistante et solide. Chacune de ces couennes avait été séparée, dans une étendue de plusieurs pouces, du feuillet séreux pariétal qui lui avait donné naissance, par un dépôt de sérosité assez considérable ; il existait en même temps une collection séreuse assez abondante entre la face inférieure des fausses membranes et l'arachnoïde viscérale ; on ne remarquait aucune apparence de vaisseaux dans cette double coagulation, et l'on fut porté à penser que la sérosité qui l'enveloppait de toutes parts avait été fournie par les feuillets arachnoïdiens. Ce fait prouve qu'il peut se former des désordres de la dernière gravité à la périphérie du cerveau dans les cas d'inflammation chronique, sans qu'on en soit nécessairement averti ou par des attaques comateuses ou par des manifestations extérieures importantes ; les cas de ce genre, bien que les plus rares, doivent être signalés avec soin à l'attention des observateurs. »

Des néo-membranes de la dure-mère. — Dans le cerveau des fous paralytiques, on rencontre quelquefois de simples néo-membranes de la dure-mère, sans hémorrhagies dans leur intérieur. Il est utile de pouvoir reconnaître leur présence.

Nous n'avons rien à ajouter sur ce que nous venons de dire dans le précédent chapitre relativement à leur pathogénie.

Bornons-nous à étudier les moyens d'en faire le diagnostic, quoiqu'il paraisse avoir été regardé comme impossible par Calmeil, Baillarger, Rilliet et Barthez. Legendre a tellement associé l'élément hémorrhagique et l'élément néo-membraneux qu'il est difficile dans sa description de définir la part de l'un ou de l'autre. Brunet, qui les a étudiés spécialement dans sa thèse inaugurale, dit qu'il lui semble impossible, non-seulement de déterminer le moment précis de la formation des néo-membranes, mais même de connaître leur présence pendant la vie.

_____

(1) Calmeil, *Traité des maladies inflamm. du cerveau*, t. I, p. 615.

Il est certain que la détermination de cette lésion est chose difficile, mais nous croyons qu'on peut arriver à en reconnaître la présence par les symptômes suivants que nous avons observés dans un grand nombre de cas (1) :

Les néo-membranes de la dure-mère se traduisent alors par une forme spéciale de convulsions.

Les malades sont atteints brusquement ou après avoir ressenti l'approche du mal assez à temps pour pouvoir s'appuyer sur un lit, un meuble, etc. L'accès débute par une perte plus ou moins complète de connaissance et par de la contracture ; la raideur porte tantôt sur les membres d'un même côté, tantôt sur tous ; quelquefois le malade conserve assez de connaissance pour rester cramponné pendant toute la durée de l'accès à un barreau de lit ou à un pied de meuble. Quelques-uns ont un véritable épistothonos. Les contractures sont suivies de convulsions cloniques se produisant dans les mêmes parties que les premières. La face n'est nullement grimaçante, mais rouge. Les globes oculaires ne sont pas, chez ces aliénés, agités de mouvements convulsifs. La crise se termine au bout d'une demi-minute à une minute par le relâchement des parties convulsées, le retour plus ou moins complet à l'intelligence et la sortie d'un peu d'écume par la bouche.

Les accès se reproduisent quelquefois toutes les quatre ou cinq minutes, au point qu'un de nos malades a pu en présenter devant nous quinze en une heure, et que, chez un autre, les infirmiers ont pu en compter plus de cent en vingt-quatre heures. Dans les intervalles, les aliénés restent égarés, peuvent quelquefois marcher, mais ils vacillent sur leurs jambes comme des gens ivres. Aucun d'eux n'était hémiplégique du mouvement ; mais la sensibilité à la douleur et au toucher était sinon nulle, du moins très-obtuse.

En résumé, la caractéristique de ces accès nous a paru consister dans leur durée remarquablement courte, leur succession rapide, la prédominance de la contracture sur les convulsions cloniques, l'absence de convulsions des globes oculaires et la localisation des phénomènes dans un membre ou un côté du corps.

(1) Auguste Voisin, *Bulletins de la Société anatomique* (décembre 1861).

Nous savons que ces phénomènes peuvent être parfois observés chez les aliénés paralytiques.

De l'hydropisie ventriculaire. — Nous avons dit que, dans certains cas exceptionnels, la température du corps baissait chez les malades atteints d'attaques épileptiformes.

Ces faits sont relativement rares, mais il est permis de se demander à quoi peut tenir cette exception à la règle générale.

Dans ces cas, non-seulement la température s'abaisse immédiatement après le début de l'attaque, mais encore elle continue à baisser jusqu'à ce que la mort survienne. C'est ainsi que, dans une observation rapportée par Hanot et dont nous avons parlé à propos de l'aphasie, la température rectale était descendue à 28°,8 au bout de trois jours, quelques heures avant la mort. Ces attaques n'ont pas absolument le même aspect que celles qui sont dues aux hémorrhagies méningées ou aux congestions cérébrales ; ainsi la connaissance n'est pas perdue complétement, les malades sont assoupis et on peut les faire sortir momentanément de leur torpeur ; il y a de l'obtusion de la sensibilité, mais il n'y a pas d'anesthésie proprement dite. Cependant, comme quelquefois il y a des convulsions et des contractures, le diagnostic ne laisse pas que d'être souvent très-difficile ; on voit alors de quelle utilité peut être l'observation thermométrique. Le thermomètre, en effet, indique qu'il y a dans ces cas les mêmes modifications qu'on observe dans les cas d'urémie, et la loi thermique indiquée par Bourneville dans les attaques urémiques pourrait bien leur être applicable.

En d'autres termes, il est permis de se demander si ces attaques apoplectiformes avec abaissement de la température ne sont pas tout simplement des attaques urémiques survenant dans le cours d'une paralysie générale ; examinons la question à ce point de vue.

Les lésions des reins, comme celles des autres viscères, sont fréquentes dans la paralysie générale ; souvent on trouve une adhérence intime entre le rein et la capsule qui l'entoure, sans parler des lésions microscopiques qui appartiennent à la néphrite atrophique.

Conséquemment l'hypothèse d'accidents urémiques vient de suite à l'esprit de l'observateur qui assiste à une de ces attaques avec chute de la température, surtout s'il observe de l'albumine dans l'urine; mais jusqu'à quel point cette théorie allemande de l'intoxication urémique est-elle conforme à la vérité?

Voilà le point de pathologie générale que nous allons examiner très-sommairement: il est bien étonnant que les lésions des reins, qui sont si fréquentes, amènent si rarement des accidents urémiques. Il est bien étonnant encore que ces accidents urémiques parviennent à se dissiper alors que la lésion des reins persiste. Il est également curieux de voir que certains malades, les hystériques, par exemple, peuvent rester pendant de longs jours sans uriner et sans avoir d'accidents urémiques. Pour toutes ces raisons, la théorie allemande ne nous semble pas irréprochable et nous nous rattachons plus volontiers à l'ancienne théorie française, à celle qui existait bien avant les travaux de Traube, et qui attribuait non pas à l'intoxication urémique, mais à l'hydropisie cérébrale, les accidents éclamptiques que l'on observe chez certains albuminuriques.

La question, somme toute, n'est pas encore jugée; de nouvelles recherches sont encore nécessaires. Pour ce qui concerne les paralysés généraux, ce qu'il faudra surtout rechercher, c'est la présence d'une hydropisie cérébrale dans les cas où l'on observera des attaques avec abaissement de température; si l'on trouve constamment alors du liquide, soit dans les ventricules, soit dans les cavités arachnoïdiennes, soit de l'œdème cérébral, on sera en droit de se rallier à la théorie française. Si, au contraire, étant donné que l'observation porte sur un nombre suffisant de sujets, on ne trouve pas d'hydropisie cérébrale, on sera bien forcé d'admettre la théorie allemande, c'est-à-dire l'intoxication urémique.

CHAPITRE XI

Lésions spinales dans la paralysie générale.

Un grand nombre de troubles spinaux méritent le nom de complications, puisque *ce sont des phénomènes morbides secondaires, développés sous l'influence d'une maladie préexistante.*

Mais tous les troubles spinaux ne peuvent pas être comptés

parmi les complications; il en est, en effet, qui sont antérieurs à la paralysie générale.

Il en est qui surviennent en même temps que les troubles d'origine encéphalique, qui font pour ainsi dire partie de l'ensemble symptomatique, et qui sont plutôt des symptômes que des complications.

Aussi, pour éviter des distinctions qui pourraient devenir subtiles, nous n'imposerons aux phénomènes spinaux ni le nom de symptôme, ni celui de complications; nous les étudierons suivant qu'ils précèdent, qu'ils accompagnent, ou qu'ils suivent le début de la périencéphalite diffuse.

Le plus souvent, dans la paralysie générale, les troubles psychiques dominent tellement la scène morbide que les phénomènes qui sont dus à des lésions médullaires, passent inaperçus; c'est ce qui explique pourquoi l'étude des lésions spinales et des troubles qui en résultent a été longtemps laissée à l'arrière-plan.

Mais, à mesure que l'intéressante maladie que nous étudions a été mieux connue, on a vu apparaître des travaux destinés à éclairer cette obscure question des lésions spinales dans la paralysie générale. Les travaux de Westphal, Charcot, Meynert, Lubinoff, Magnan, ont fait ressortir ce point trop négligé de pathologie.

L'étude clinique fait ressortir trois séries de faits :

Première série. — Les troubles médullaires et les troubles encéphaliques ont été observés simultanément.

Deuxième série. — Les troubles médullaires sont antérieurs aux troubles encéphaliques.

Troisième série. — Les troubles médullaires sont postérieurs à l'apparition des troubles cérébraux.

PREMIÈRE SÉRIE

Cas où les troubles médullaires et les troubles cérébraux sont observés simultanément.

Ces cas ne sont pas très-rares, et ils seraient certainement plus fréquemment signalés s'il était donné à des médecins connaissant bien la maladie d'observer les individus atteints de paralysie générale dès le début des accidents; malheureusement ces deux conditions sont bien rarement remplies, car : 1° nous savons que les malades sont rarement adressés au médecin dès le début de la maladie; 2° il faut bien dire que peu de praticiens ont l'idée d'aller rechercher les troubles médullaires chez les fous paralytiques au début, bien peu surtout osent attribuer à une lésion de la moelle les symptômes, vagues, mobiles, peu marqués, dont les malades rendent difficilement compte, et qui appartiennent cependant à une lésion incontestable de l'axe rachidien; les douleurs dont se plaint l'aliéné sont dites rhumatoïdes quand elles ne sont pas traitées d'imaginaires.

Teissier père, de Lyon, a fait à ce sujet, et tout récemment, une communication intéressante sous le titre de *Névralgies et névroses viscérales dans les maladies cérébro-spinales* (1).

Quant aux résultats que peut fournir l'exploration de la motilité, de la sensibilité, ils sont viciés par l'état intellectuel du sujet; c'est à cause de toutes ces raisons que les manifestations spinales sont si rarement signalées au début de la paralysie générale.

C'est sans doute à la lésion spinale, lorsqu'elle débute en même temps que la lésion cérébrale, qu'il faut attribuer une partie des symptômes que nous avons étudiés au chapitre 2, tels que les tremblements des mains, l'inhabileté manuelle, le trouble de l'écriture, la plupart des phénomènes ataxiques, certains troubles de la sensibilité; la perte de conscience musculaire, par exemple, et aussi l'hyperesthésie, les douleurs, le priapisme ou l'anaphrodisie, la constipation qui accompagnent parfois le début de la paralysie générale.

Ces douleurs sont parfois sourdes et continues, d'autres fois vives et passagères; il est bien rare qu'alors la pression pratiquée le long de la colonne vertébrale ne révèle pas l'existence de points fixes douloureux.

Parfois aussi on observe alors de véritables phénomènes de paralysie; les malades supportent difficilement une pression sur les épaules; ils ressentent un affaiblissement général, arrivent rapidement à l'incontinence de l'urine et des matières fécales.

La contractilité électro-musculaire est aussi sensiblement amoindrie chez eux; ils diffèrent donc des autres aliénés paralytiques exempts de complication spinale. En effet, chez ces der-

(1) *Association française pour l'avancement des sciences* (session de 1876, tenue à Clermont-Ferrand).

niers, ainsi que nous l'avons dit et répété, les phénomènes paralytiques ne sont qu'apparents, à toutes les périodes de la maladie.

Pour préciser ce point de doctrine, nous redirons encore : 1° que chez les malades désignés sous le nom d'aliénés paralytiques, il n'y a qu'exceptionnellement de la paralysie ; 2° que la paralysie, quand elle existe, est due à une lésion des parties antérieures de l'axe spinal ou à des altérations des corps striés et qu'elle est rarement produite par des lésions corticales ; 3° que toutes les lésions spinales n'amènent pas la paralysie, parce qu'elles ont une tendance très-nette à n'envahir que la partie postérieure de l'axe rachidien.

Quelquefois, les douleurs qui annoncent le début de la paralysie générale révèlent la forme de névralgies sciatiques ; de là, la possibilité d'erreurs très-regrettables ; quand la sciatique est bilatérale, l'attention doit être immédiatement éveillée ; mais quelquefois la sciatique est unilatérale. Ces douleurs sciatiques paraissent dues à une méningite spinale postérieure (1) ; elles sont accompagnées de fièvre et le plus souvent de délire et d'agitation ; il faut opposer à ces états dès le début une médication révulsive extrêmement active : c'est le seul moyen de calmer les souffrances et d'empêcher la lésion de s'étendre.

L'ataxie locomotrice et la paralysie générale débutent quelquefois ensemble chez le même individu ; c'est ce qui résulte de plusieurs observations éparses dans la science, dues surtout à Westphal, à Magnan ; Eisenmann en rapporte un cas (*Die Bewegungs Ataxie*, p. 144), Hoffmann un autre (*Zeitschrift für Psychiatrie*, XIII, p. 209), de même Steindhall.

Mais les deux maladies ne suivent pas parallèlement leur évolution ordinaire, comme si elles existaient séparément sur deux individus ; bien au contraire, leurs symptômes s'intriquent ; il faut bien dire, en outre, que cette association est assez rare et qu'il en existe peu d'observations concluantes.

Le plus souvent, ce qu'on observe au début de la paralysie générale, ce sont des phénomènes ataxiformes que nous avons suffisamment étudiés dans la symptomatologie.

Ces troubles médullaires paraissent être en rapport avec un

_____
(1) Aug. Voisin, *Union méd.*, 1867,

état congestif diffus de la moelle et des méninges spinales ; la diffusion de la lésion rend compte de la variabilité des symptômes. L'anesthésie en particulier paraît aussi reconnaître pour cause une sorte d'œdème aigu de la moelle en provoquant l'hypertrophie momentanée et la compression ; c'est ce qui ressort des recherches de M. Bouillaud.

Il y a enfin une classe de paralysies générales que l'on peut dire suraiguës et dans lesquelles les lésions de la moelle et du cerveau sont simultanées. Elles consistent alors dans un ramollissement diffus et presque généralisé de l'axe cérébro-spinal et se manifestent par un collapsus des membres presque complet, par la paralysie des sphincters, par des eschares humides en même temps que par la suspension graduelle et rapide des facultés intellectuelles et par un délire dépressif, le plus souvent hypocondriaque ; dans ces cas, la maladie a une évolution extrêmement rapide ; aussi peut-on dire que chaque fois qu'il survient simultanément du collapsus, du délire hypocondriaque et de la fièvre, le pronostic est excessivement grave et la mort imminente.

Nous avons donné dans notre mémoire (1) des observations qui le démontrent.

DEUXIÈME SÉRIE

Cas où les troubles médullaires sont antérieurs aux troubles encéphaliques.

La deuxième série de faits que nous avons à exposer a été plus étudiée ; elle est relative aux cas où les symptômes médullaires ont été observés longtemps avant l'apparition des symptômes encéphaliques chez les paralysés généraux.

Les matériaux sont si nombreux, que nous allons être forcé d'établir des subdivisions basées cette fois sur l'anatomie pathologique.

Premier groupe de faits. — Les lésions médullaires et les lésions encéphaliques n'ont entre elles aucune relation, mais elles surviennent successivement sur un terrain préparé à l'avance ; en d'autres termes, la même cause qui produira plus tard la folie

---

(1) A. Voisin et Burlureaux, *De la mélancolie dans ses rapports avec la paralysie générale*, 1875.

paralytique produit d'abord la myélite diffuse circonscrite ou généralisée.

Deuxième groupe de faits. — Il est logique d'admettre qu'un certain nombre de périencéphalites chroniques ou aiguës sont dues à des lésions médullaires préexistantes. Il y aurait dans ces cas un rapport de causalité entre la lésion de la moelle et la lésion du cerveau, et la lésion encéphalique s'opérerait par voie réflexe; cette hypothèse n'a rien d'inadmissible, si l'on tient compte de l'influence de la moelle sur les phénomènes vaso-moteurs et du rôle des vaso-moteurs dans les congestions des organes.

TROISIÈME SÉRIE

Cas où les troubles médullaires sont postérieurs aux troubles cérébraux.

Les lésions médullaires, en se propageant à l'encéphale, amènent par continuité de tissu les lésions caractéristiques de la périencéphalite diffuse chronique, et aux symptômes de la myélite diffuse s'ajoutent ceux de la folie paralytique. A cet ordre de faits appartiennent : les cas de périencéphalite consécutive aux lésions des cordons postérieurs, à la sclérose en plaques, à la paralysie ascendante, à la méningite spinale postérieure, à la paralysie générale spinale subaiguë de Duchenne. On peut faire rentrer dans ce troisième groupe les paralysies générales consécutives aux lésions des nerfs encéphaliques décrites par Foville, sous le titre de paralysies générales par propagation.

Nous allons étudier successivement les trois groupes.

a. Simultanéité des troubles médullaires et cérébraux. — Les lésions médullaires et les lésions encéphaliques surviennent successivement sur un terrain préparé à l'avance, sans qu'il y ait entre les deux ordres un rapport de contiguïté ou de causalité.

Ces cas sont nombreux; si l'on interroge avec soin les antécédents des fous paralytiques, on se rend compte de la fréquence de troubles médullaires essentiellement variés et variables, précédant de cinq ans, de dix ans même, l'apparition des troubles psychiques.

Requin a décrit en quelques lignes ces troubles médullaires qui s'observent assez souvent dans les hôpitaux ordinaires.

Calmeil, dans sa 72ᵉ observation, rapporte le cas d'un homme très-prédisposé par suite de l'hérédité, qui, deux ans avant de devenir aliéné paralytique, éprouva des symptômes de myélite chronique. C'était une sensation de fourmillement dans les orteils, accompagnée de crampes dans les mollets et d'une certaine gêne de la démarche ; cet état de souffrance n'empêchait pas le malade de vaquer à ses occupations journalières ; mais, deux ans après, il devint aliéné paralytique.

Lorsqu'il mourut, c'est-à-dire un an plus tard, l'autopsie put expliquer les troubles d'origine médullaire qui avaient précédé l'invasion des troubles intellectuels ; en effet, les faisceaux blancs de la moelle étaient d'une fermeté remarquable.

« On pouvait les disséquer, les tirailler longtemps sans les rompre, et la substance grise de cette même moelle était d'un rouge vif. Ces modifications de consistance et de couleur se rattachaient évidemment à l'existence d'un travail inflammatoire ancien. »

Un fait analogue est cité dans l'observation 102 du livre de Martinet et Parent-Duchâtelet (1).

Nous avons décrit en 1867 (2) des phénomènes de méningite spinale précédant de deux ans l'explosion de la maladie. Les membres supérieurs étaient agités d'un tremblement presque continuel qui rendait difficiles l'écriture et la préhension d'objets usuels.

M. Magnan a insisté sur les troubles spinaux qui peuvent précéder l'apparition des troubles intellectuels (3).

C'est sans aucun doute à ce groupe de faits, comprenant les cas de lésions successivement médullaires et encéphaliques, qu'il faut rapporter l'observation de M. Baillarger (4), et que nous signalons à l'attention des lecteurs parce que c'est à propos de ce cas et de deux autres qu'il a été question pour la première fois des rapports qui existaient entre l'ataxie locomotrice et la paralysie générale.

Dans cette observation les symptômes ataxiques duraient déjà

(1) Martinet et Parent-Duchatelet, *Rech. sur l'inflam. de l'arachnoïde*, p. 476.
(2) Voisin, *Union médicale*, 1867.
(3) *Gazette des hôpitaux*, 24 septembre 1870
(4) *Gazette des hôpitaux*, 1861, p. 558.

depuis quatre ans et Duchenne avait diagnostiqué une ataxie
locomotrice progressive à la première période, lorsque apparurent
les troubles intellectuels caractéristiques de la paralysie générale,
et à partir de ce moment les symptômes ataxiques disparurent,
tandis que la démence paralytique s'accentua de jour en jour. Il
ne s'agissait donc pas là d'ataxie locomotrice progressive, mais
bien de troubles ataxiques chez un sujet prédisposé à l'inflammation de tout l'axe cérébro-rachidien.

Les symptômes spinaux de la paralysie générale des aliénés
ont encore des rapports avec ceux de la paralysie spinale diffuse subaiguë de Duchenne.

Dans la paralysie spinale diffuse subaiguë de Duchenne
les douleurs apparaissent habituellement au début; elles précèdent ou accompagnent la parésie ou la paralysie musculaire;
elles s'exagèrent par paroxysmes; elles persistent pendant des
années, quelquefois jusqu'à la fin de la maladie. Elles ne sont
pas fulgurantes; elles ont un caractère de continuité qui les
distingue de celles de l'ataxie musculaire progressive. Elles
siégent souvent un certain temps dans des trajets nerveux,
avant l'invasion des phénomènes paralytiques et atrophiques, et
prennent alors l'apparence des névralgies, ou bien elles occupent des masses musculaires et même des jointures, et augmentent par la pression; elles sont quelquefois prises alors pour
de simples douleurs rhumatismales.

Les douleurs s'irradient quelquefois dans les doigts et les
orteils, où se font sentir déjà primitivement des fourmillements
et des engourdissements; elles remontent dans les membres, ou
dans des segments de membres.

Lorsque les membres inférieurs sont atteints par la paralysie,
les fonctions de la vessie et du rectum sont souvent troublées à
leur tour. En même temps arrivent des désordres fonctionnels
génésiques, une excitation immodérée ou l'impuissance accompagnée quelquefois d'un priapisme douloureux pendant le sommeil. Enfin, dans une période ultime, apparaissent des eschares
au sacrum.

Il est bien certain que pour porter un diagnostic précis,
pour dire si tels ou tels troubles médullaires appartiennent à la
paralysie générale des aliénés ou à la paralysie spinale sub-

aiguë (affection localisée absolument à la moelle), il faut une finesse d'observation qu'on ne peut acquérir que par une longue expérience. La difficulté du diagnostic et du pronostic est encore augmentée par ce fait que la folie paralytique peut très-bien survenir chez un malade atteint de paralysie spinale subaiguë ; aussi la question des rapports qui existent entre la paralysie générale des aliénés à forme spinale et la paralysie spinale de Duchenne est-elle un des points les plus controversés et les plus difficiles à élucider de la pathologie nerveuse (1).

b. *Antériorité des troubles médullaires*. — Nous avons dit qu'il y avait des cas où la péri-encéphalite paraissait reconnaître pour cause une maladie de la moëlle préexistante ; alors la lésion spinale aurait amené par voie réflexe la lésion cérébrale. Il est certain que dans une question aussi complexe l'imagination peut se donner carrière, qu'on ne peut faire que des hypothèses et qu'une pareille proposition ne peut pas se démontrer d'une façon rigoureuse. Cependant nous sommes porté à admettre que dans certains cas la folie paralytique reconnaît pour cause une maladie de la moëlle préexistante depuis longtemps et dont le symptôme le plus saillant consiste en névralgies prolongées et rebelles ; souvent des malades sont affectés de névralgies persistantes et généralisées, mobiles, extrêmement pénibles, rendant quelquefois la vie insupportable et au bout de quatre, cinq ans, dix ans quelquefois on voit ces malades devenir aliénés paralytiques. Il est possible que ces maladies amènent par action réflexe un trouble dans la vascularisation du cerveau, et que ce trouble aboutisse à une inflammation lente, chronique, à une péri-encéphalite diffuse ; nous aurons occasion de revenir sur ce point délicat et de compléter cet article au chapitre consacré à la pathogénie de la folie paralytique.

Notre deuxième groupe de la deuxième série de faits relatifs aux cas où les lésions médullaires amènent par propagation, par continuité de tissu, les lésions encéphaliques de la paralysie générale, paraît de prime abord plus facile à étudier que tous ceux que nous avons vus jusqu'ici.

C'est à propos de cas analogues que Calmeil écrivait les lignes suivantes :

(1) Voy. la discussion à la Société de médecine de Paris (*Gaz. Hebdomad.*, 1852).

« La phlegmasie marche d'habitude de haut en bas, mais nous l'avons vue suivre une marche précisément inverse sur un certain nombre de malades. Il existe certainement des cas où l'inflammation débute dans le mode chronique vers la moelle spinale, où les mouvements et la sensibilité sont d'abord seuls lésés, où les facultés morales et intellectuelles sont ensuite compromises à leur tour, et où ces derniers dérangements fonctionnels sont la conséquence d'une périencéphalite chronique diffuse; nous nous empressons de signaler ces faits à l'observation, vu que l'inflammation procède dans ces cas de bas en haut et qu'on pourrait prendre ces faits exceptionnels pour la règle. »

Pour pénétrer plus avant dans cette étude, il y a lieu d'envisager séparément les cas où la périencéphalite est consécutive à la lésion de tel ou tel cordon de la moelle ou à la lésion diffuse de cet organe.

Commençons par étudier les paralysies générales consécutives, *par voie de propagation, à la sclérose des cordons postérieurs.*

La science renferme très-peu d'observations parfaitement concluantes.

Westphal en a bien cité quelques-unes; ainsi il parle d'un malade entré dans son service le 7 janvier 1858, qui avait depuis plusieurs années des douleurs lancinantes dans les membres inférieurs; qui avait eu, quatre ans et demi avant son entrée, du strabisme qui disparut, qui enfin avait depuis deux ans de la faiblesse de la vue, de l'incertitude dans la marche, de l'incontinence d'urine. Or cet homme était entré dans le service d'aliénés comme atteint de manie aiguë. A l'autopsie, faite vingt mois après son entrée, on constata, entre autres lésions médullaires, celles de l'ataxie locomotrice progressive.

Malheureusement, dans ce cas, il n'est pas fait mention de l'état anatomique du cerveau; mais il est à présumer qu'il s'agissait bien là d'un cas de paralysie générale survenant consécutivement à l'ataxie locomotrice.

Dans une autre observation du même auteur, on voit la *démence paralytique* survenir quatre ans et demi après le début de l'ataxie locomotrice; mais ce cas ne représente pas encore le cas type que nous voudrions trouver pour la démonstration, car les lésions du cerveau ne sont pas nettement décrites.

Foville en a également cité quatre observations, mais qui ne nous semblent pas non plus être absolument concluantes (1).

D'ailleurs ce dernier auteur garde une certaine réserve, car il s'exprime ainsi relativement aux paralysies générales par propagation, succédant à l'ataxie locomotrice :

« Il les *admet* comme *à peu près démontrées*. »

Pour nous, nous croyons pouvoir être plus affirmatif depuis que nous avons observé, au moyen du microscope, la propagation d'une lésion des cordons postérieurs dans l'épaisseur même des hémisphères cérébraux (2).

Il s'agissait, dans ce cas, d'une malade ayant présenté pendant sa vie des symptômes très-nets d'ataxie locomotrice sans troubles intellectuels. A l'autopsie, nous pûmes constater que le processus inflammatoire avait dépassé la moelle, qu'il avait gagné les pédoncules cérébraux, qu'il s'irradiait le long de ces pédoncules dans l'épaisseur de la substance blanche du cerveau et qu'il s'arrêtait brusquement à une certaine distance de la périphérie de l'organe. Cette malade, disons-nous, n'avait offert aucun symptôme de folie paralytique, mais il est infiniment probable que si elle eût vécu, le processus inflammatoire que nous avons pu pour ainsi dire suivre à la trace aurait continué à s'étendre, qu'il aurait fini par atteindre la périphérie du cerveau et qu'il aurait alors déterminé les troubles intellectuels.

Quant aux autres faits de paralysie générale par voie de propagation, quelques-uns ont été décrits par Foville, qui a surtout étudié les cas où la lésion initiale siégeait dans les nerfs optiques. Il en a cité trois observations concluantes.

Il paraît aussi y avoir des paralysies générales consécutives à la sclérose en plaques, à la méningite spinale postérieure, à la paralysie ascendante, à la myélite chronique diffuse, circonscrite ou généralisée ; mais nous n'avons pas de documents assez précis sur ces divers cas excessivement rares pour pouvoir nous étendre davantage sur cette question, d'autant plus qu'on est toujours en droit d'objecter que la paralysie générale peut être survenue accidentellement chez des malades atteints de ces diverses lésions spinales, et qu'on peut aussi objecter que quelques-unes de ces

(1) Foville, *De la paralysie générale par propagation* (*Ann. méd.-psych.*, janvier 1873).
(2) Voir Burlureaux, thèse, 1874.

manifestations spinales étaient l'expression première d'une paralysie générale en voie d'évolution.

c. *Antériorité des troubles cérébraux.* — Cette série de faits est surabondamment démontrée par l'observation journalière : chez tel individu atteint depuis un an de folie paralytique et qui n'avait présenté aucun symptôme de lésion médullaire, on voit survenir peu à peu des tremblements des membres, des douleurs généralisées, de la contracture, des crampes, des fourmillements, des phénomènes ataxiformes, etc., toutes manifestations qui indiquent que la moelle a été atteinte après le cerveau.

Pour introduire quelque ordre dans cette étude, nous prendrons pour base l'anatomie pathologique et nous étudierons quatre séries de faits :

1° Les cas où la lésion ayant pour point de départ l'encéphale s'est étendue consécutivement aux méninges spinales postérieures ou aux cordons postérieurs de la moelle ;

2° Les cas où les cellules des cornes grises antérieures et les méninges antérieures ont été affectées ;

3° Les cas où l'on a pu constater les symptômes et les lésions d'une myélite diffuse généralisée ;

4° Ceux où la myélite diffuse a été circonscrite.

Ces diverses lésions spinales sont fréquentes, et il est rare que l'axe rachidien reste indemne lorsque la paralysie générale a eu le temps d'accomplir les diverses phases de son évolution. Ainsi, on peut estimer que sur cent malades pris au hasard et arrivés au commencement de la troisième période, il existe environ quatre-vingt fois des lésions médullaires.

d. *Prédilection de la lésion pour la partie postérieure de la moelle et les méninges postérieures.* — Mais ces lésions ne sont pas également réparties ; pour fixer les idées, nous dirons que, sur quatre-vingts cas, on peut soixante-quinze fois rapporter la lésion à la partie postérieure de l'axe rachidien et aux méninges postérieures ; c'est dire que la lésion des autres parties de la moelle est à peu près exceptionnelle. Cette sorte de sélection du processus morbide, cette prédilection pour la partie postérieure de l'axe rachidien nous semble très-intéressante à noter, mais encore inexplicable ; il y a sans doute des relations soit anatomiques, soit fonctionnelles entre la partie antérieure du cerveau et la partie postérieure de la moelle, puisque, dans la paralysie générale, la lésion atteint tout spécialement ces parties de l'axe cérébro-rachidien; il y aura pour seconder cette notion à rechercher si dans d'autres maladies la même relation s'observe. Pour le moment nous ne pouvons que la constater et la signaler à l'attention des chercheurs.

Ceci étant, on peut presque dire que l'ataxie fait partie de la symptomatologie ; mais cette ataxie a une physionomie toute spéciale, nous l'avons dit à propos de l'étude symptomatique.

Pour rappeler encore l'attention sur ce point important, nous transcrivons ici la description suivante, empruntée à Calmeil (1).

Quelques mois après le début de la paralysie générale, « la démarche de la malade E... recommence à attirer l'attention par la bizarrerie de son mécanisme. Chaque fois que la malade E... veut marcher, elle se lève brusquement de son siége et oscille pendant quelques secondes, comme si elle allait tomber; ses jambes finissent cependant par se mettre en mouvement, mais la malade E... chancelle à chaque pas, comme si elle était prise de vin. Il y a dans l'action des jambes un défaut complet d'équilibre, ou plutôt une désharmonie qui rappelle ce qui se passe dans la danse de Saint-Guy, ou chez les animaux dont on a endommagé le cervelet ; les membres se fléchissent, puis se redressent d'une manière brusque, s'écartent l'un de l'autre, puis se rapprochent en se heurtant, en se poussant mutuellement, si bien que la malade E... est obligée de s'asseoir en toute hâte, après avoir parcouru un certain espace et décrivant mille sinuosités. On a cru remarquer néanmoins que l'état comme convulsif des membres abdominaux finissait parfois par devenir moins tranché lorsque la malade était livrée à elle-même, exempte d'émotions, et en train de marcher seule depuis quelques instants. »

De même que cette ataxie ne ressemble que de loin à celle du *tabes dorsalis*, de même les lésions spinales diffèrent sensiblement suivant qu'on a affaire au tabes dorsalis ou à la paralysie générale. Chez les paralysés, en effet, la dégénérescence grise scléreuse des cordons postérieurs est superficielle; les éléments nerveux sont détruits par places, aussi bien dans les racines postérieures de la substance grise que dans les cordons postérieurs.

Cette ataxie des membres est sujette à des variations chez les mêmes individus : elle peut s'exagérer, comme elle peut diminuer momentanément.

L'ataxie des muscles de la face et de la langue, le tremblement

(1) Calmeil, *Maladies inflammatoires* (observation 118.)

de la parole qui en résulte, reconnaissent également pour cause
une lésion des éléments nerveux qui siégent à la partie postérieure
de l'axe rachidien, au niveau de l'origine du facial et de l'hypoglosse (A. Voisin, *Arch. de médecine*, janvier 1876).

Quant à la *méningite spinale postérieure*, elle accompagne constamment la sclérose des cordons ; elle revêt le plus souvent la
forme chronique ; mais elle est susceptible d'avoir de véritables
poussées aiguës.

Nous allons l'étudier à ces deux points de vue.

La méningite chronique se manifeste par des douleurs plus ou
moins vives, par des sensations indescriptibles qui pourraient
bien donner lieu à certaines idées hypocondriaques ; c'est sans
doute à elles qu'il faut rapportér les douleurs en ceinture qu'on
observe quelquefois dans la paralysie générale, comme dans
l'ataxie locomotrice.

Elle se démontre à l'autopsie par les lésions suivantes :

A un premier degré : vascularisation de la pie-mère et de l'arachnoïde qui recouvrent la face postérieure de l'axe médullaire ;
ces membranes sont parsemées de granulations miliaires transparentes, constituées par une enveloppe fine de tissu conjonctif,
par des vaisseaux à parois épaisses, et par des noyaux ovoïdes de
tissu conjonctif.

A un deuxième degré il y a épaississement des méninges, adhérences de l'arachnoïde et de la pie-mère; les méninges forment
une sorte de manchon, non-seulement autour de l'axe spinal,
mais encore autour des nerfs qui émergent; ces manchons résis-
tants pénètrent même à travers les trous de conjugaison, et c'est
sans doute en comprenant les nerfs sensitifs qu'ils donnent lieu à
ces douleurs dont nous avons parlé.

La pie-mère épaissie envoie dans la moelle des tractus plus
volumineux, plus serrés qu'à l'état normal. Elle arrive même à
contracter des adhérences avec les cordons postérieurs.

A une période plus avancée, on peut voir dans l'épaisseur de
l'arachnoïde, à sa face viscérale, de petits corps étoilés, blanchâtres, ayant la consistance et l'aspect de fibro-cartilages lisses
sur leur face postérieure et rugueux sur leur face antérieure; ces
corps étoilés sont formés par de nombreuses couches de tissu conjonctif et ont une structure fibrillaire; ils sont susceptibles à

la longue de s'incruster de matières calcaires, ordinairement
empruntées aux sels de chaux que renferme le liquide céphalo-
rachidien et même de corpuscules qui ressemblent à s'y méprendre à des ostéoplastes. Ces tumeurs arachnoïdiennes sont en
somme comparables aux plaques que l'on rencontre dans la
plèvre et dans le péritoine à la suite d'inflammation lente de ces
séreuses. Leur nombre est parfois considérable; on peut en
compter jusqu'à cinquante; mais ils sont petits, et leur surface
dentelée dépasse rarement celle d'une lentille. Ces lésions
suffisent pour expliquer les symptômes variables de la méningite
spinale postérieure chronique.

   Quant à la méningite spinale aiguë, elle survient d'habitude chez
des fous paralytiques offrant depuis quelque temps des symptômes
de méningite chronique. Elle débute brusquement, souvent par
un frisson, presque toujours par une grande agitation et par des
vomissements. L'intelligence en éprouve un contre coup fâcheux;
le délire s'accentue et atteint parfois les proportions d'un véritable accès maniaque; il existe une douleur très-vive à une
région de la colonne vertébrale, douleur que la pression digitale
ou l'impression du froid exagère. La fièvre est l'une des manifestations les plus importantes de cette complication. En effet,
même si la méningite est localisée à une partie limitée, la température atteint 39 à 40 degrés.

   Cette méningite spinale annonce le plus souvent une complication d'origine cérébrale. C'est ainsi que des attaques épileptiformes peuvent suivre de près les accidents spinaux.

   La méningite spinale aiguë est une complication, qui donne
de la gravité au pronostic : elle n'entraîne la mort immédiate
qu'exceptionnellement.

   Mais après que les accidents aigus ont disparu, on peut toujours noter une aggravation de l'état morbide antérieur. La démence s'accentue, la parole est plus anonnée et plus tremblée;
l'ataxie est plus forte, bref, cette complication, comme les complications d'origine cérébrale, semble donner un coup de fouet à
la maladie et précipiter l'issue fatale.

   Lésions des cellules des cornes antérieures de la moelle. Atrophie
musculaire aiguë. — On devine de suite qu'il s'agit d'atrophie
musculaire, car les travaux de Duchenne, Charcot et Vul-

pian, Boyer, Damaschino, Joffroy, Pierret, Gombault, etc., ont très-nettement établi la relation qu'il y avait entre les lésions des cellules des cornes antérieures et l'atrophie musculaire.

Nous devons dire que ces faits d'*atrophie musculaire* sont rares chez les aliénés paralytiques. Nous en avons observé deux cas (1).

Un troisième a été observé par Mac-Dowall à Inverness (2); bien que l'autopsie manque, il y a tout lieu de croire qu'il s'agit bien de folie paralytique avec atrophie musculaire aux membres supérieurs.

Jolly, de Wurtzbourg (3), dit que des atrophies musculaires s'observent assez souvent dans le cours de la paralysie générale, soit sur un membre, soit sur plusieurs, mais il n'en a donné aucune observation.

Dans les deux cas précités qui nous appartiennent, l'atrophie musculaire est survenue rapidement et à la suite d'une attaque congestive; elle a été partielle, n'attaquant qu'un bras et les mollets : elle s'est manifestée par de la flaccidité des muscles atteints et par une diminution sensible de leur contractilité électrique. Des parcelles de ces muscles recueillies avec le harpon de Duchenne et examinées au microscope ont montré la dégénérescence granulo-graisseuse et les autres altérations qu'on observe dans l'atrophie musculaire protopathique.

Dans un cas, la mort a suivi de près; dans l'autre, les muscles malades ont pu reprendre peu à peu leurs propriétés électriques; mais l'autopsie pratiquée quelque temps après nous a néanmoins révélé des lésions identiques dans l'un et dans l'autre cas. Les cellules des cornes antérieures étaient altérées de la façon suivante : dans chaque groupe antérieur et externe, les cellules malades apparaissaient irrégulièrement mélangées aux cellules saines, en proportion variable, sur les coupes faites à différents niveaux; sur certaines coupes, le nombre des cellules transformées était sensiblement plus considérable sur la corne droite; en moyenne, il y avait environ deux cellules modifiées sur trois; les cellules étaient en outre plus ou moins profondément altérées; à un premier degré, elles étaient pigmentées et

---

(1) A. Voisin et Hanot, *Mém. sur deux cas d'atrophie musculaire.* Société de Biologie, 1872.
(2) Mac-Dowall, *Mental science*, 1872.
(3) *Arch. für Psychiatrie.* Berlin, 1872.

remplies de granulations jaunâtres que ne colorait pas la teinture
de carmin ; à un second degré, elles étaient en outre modifiées
dans leurs formes, elles avaient perdu tout ou partie de leurs
prolongements ; à un troisième degré elles étaient atrophiées et
avaient perdu leur noyau et leur nucléole. Les cellules des cornes
postérieures avaient été respectées ; dans le bulbe, quelques cellules de l'hypoglosse présentaient des lésions ; les fibres musculaires de la langue avaient subi consécutivement une dégénérescence granulo-graisseuse (nous avons dit que le mutisme des
aliénés paralytiques paraissait dans certains cas avoir pour cause
une semblable dégénérescence des muscles de la langue). Ces
lésions, si elles avaient été localisées à la partie supérieure de
l'axe rachidien, auraient amené les symptômes de la paralysie
glosso-labio-laryngée dans le cours d'une péri-encéphalite diffuse ;
ce serait là une complication d'origine *bulbaire*, on n'en a pas
encore cité d'exemple. Il nous a été donné une fois d'observer une
lésion spinale analogue à celles que Hallopeau a décrites sous le
nom de *sclérose diffuse peri-épendymaire* (1). Malheureusement
il y avait aussi d'autres lésions spinales chez cette malade, elle
avait présenté des accidents tétaniformes ; à l'autopsie on trouva :
1° un ramollissement de la moelle dans toute son étendue, surtout à la portion dorso-lombaire, et une sclérose péri-épendymaire
au niveau de la région cervicale ; « une tranche de moelle présentait à sa partie centrale une teinte brun-rougeâtre, et à la circonférence un anneau de un millimètre de large resté intact. »

Lésions spinales diffuses; myélite diffuse généralisée. — Nous
venons de signaler dans la paralysie générale quelques-unes de
ces lésions spinales que Vulpian appelle systématiques.

Étudions maintenant les cas où la lésion spinale n'affecte plus
régulièrement certains faisceaux déterminés ; supposons, pour
préciser, que la lésion porte à la fois sur tous les éléments d'une
même tranche de moelle ; cette tranche pourra être plus ou
moins épaisse ; si elle est peu épaisse, nous aurons affaire à une
lésion en foyer (c'est la myélite diffuse circonscrite des auteurs) ;
si, au lieu de porter sur une tranche, la lésion affecte l'axe rachidien suivant toute sa hauteur, nous aurons affaire à la *myélite*

(1) Hallopeau, *Archives générales de médecine*, 1871 et 1872.

diffuse généralisée des auteurs : commençons par étudier cette dernière.

C'est elle qu'ont principalement eue en vue Westphal, Magnan, Hayem, Hallopeau (1). C'est celle de toutes les lésions spinales qui s'observe le plus fréquemment dans le cours de la paralysie générale; elle se voit dans le mode chronique et dans le mode aigu; Calmeil la connaissait très-bien; il la signale dans son observation 108. « La moelle dorsale, dit-il, est consistante, dure même sur quelques points; elle est comme tassée et atrophiée d'un bon tiers. Le bulbe lombaire est comme renflé et très-résistant; à la coupe il résiste comme le ferait un fromage desséché, tous les filaments nerveux dont la réunion constitue la queue de cheval sont rouges comme s'ils avaient macéré dans un liquide colorant; au microscope, on trouva que les fibres de la moelle cervicale sont amples, humectées par un liquide trouble, charriant des globules sanguins ; de très-grandes cellules grenues, de couleur grise, se voient dans l'interstice de ces fibres ; les cellules sont bien multipliées dans certaines préparations, etc. »

« Dans cette circonstance, l'inflammation de la moelle spinale avait affecté une marche chronique. »

Dans d'autres cas, la lésion est aiguë et ne survient que peu de jours avant la mort; dans ce cas, on trouve à l'autopsie que toute la moelle depuis sa portion cervicale est transformée en bouillie; nous en avons observé plusieurs exemples. Calmeil en cite un très-net (2). Enfin, pour en finir avec les lésions spinales, disons un mot des cas où la lésion est en foyer; c'est d'habitude un foyer de ramollissement plus ou moins étendu qu'on rencontre dans les autopsies; nous n'avons pas souvenance d'avoir rencontré de foyers d'induration. Ces foyers peuvent exister à la région cervicale, comme à la région dorsale où à la région lombaire.

Chez une de mes malades, la nommée No..., un foyer très-nettement circonscrit occupait cette portion de l'axe rachidien qu'on nomme centre ciliospinal; il en était résulté des troubles oculo-pupillaires très-intéressants (3).

(1) Hallopeau, *Arch. de méd.*, 1871 et 1872.
(2) Calmeil, *Journal des progrès des sciences et institutions médicales.* Paris, 1828, t. XI, p. 77 et t. XII, p. 133.
(3) Voy. Burlureaux, Thèse, Paris, 1874.

Un fait absolument identique a été publié par Calmeil, longtemps avant la connaissance du centre cilio-spinal de Budge (1).

C'était un aliéné paralytique, chez lequel, six mois après l'explosion du délire
on put noter les phénomènes suivants : « Un matin, on remarque une altération
profonde dans la physionomie, le teint du visage est livide ; A... demeure
cramponné au grillage d'un poêle et refuse de manger. La chaleur générale
est diminuée, le pouls est fréquent mais difficile à explorer ; *étroitesse excessive
des pupilles,* agitation commençante, embarras de la langue beaucoup plus
intense que la veille, affaiblissement des jambes, qui rend la progression à
peu près impossible ; le lendemain l'agitation est excessive.
» Pourtant A... est dans l'impossibilité de soulever ses membres abdominaux, qu'il parvient seulement à traîner à la surface du lit. Il porte facilement
les bras à sa tête ; les mains sont à peu près insensibles, ainsi que les cuisses
et les jambes ; état fébrile, danger imminent. Mort le soir.
» A l'autopsie, on trouva un ramollissement de la moelle, *à partir de la
quatrième cervicale ;* l'altération siége surtout dans les faisceaux postérieurs,
mais pénètre jusqu'aux faisceaux antérieurs qu'elle intéresse, mais légèrement ; la *substance médullaire,* sans être précisément diffluente *comme le
serait du pus liquide,* s'éloigne de sa fermeté habituelle ; cette altération
diminue d'une manière graduelle et ne descend pas au delà de la huitième
vertèbre. »

Ainsi les altérations les plus profondes de la moelle peuvent se
rencontrer chez les aliénés paralytiques, et tous ces faits ne font
que confirmer cette vérité qu'il y a entre le cerveau et la moelle
des rapports qu'il ne faut pas un instant perdre de vue.

RÉSUMÉ.

Les troubles d'origine spinale qu'on est à même d'observer dans la folie
paralytique peuvent être considérés soit comme symptômes, soit comme complications. Nous les étudierons en trois séries :
1. Suivant qu'ils surviennent en même temps que les troubles encéphaliques ;
2. Lorsqu'ils surviennent avant les troubles encéphaliques ;
3. Lorsqu'ils surviennent après les troubles encéphaliques.
1° Les troubles d'origine spinale qui surviennent en même temps que les
troubles intellectuels sont extrêmement variés. — Notons particulièrement les
douleurs névralgiques, la sciatique uni ou bilatérale, les symptômes d'ordre
ataxique, et, dans certains cas exceptionnels, les symptômes de l'ataxie locomotrice progressive.

(1) Calmeil, *Traité de la paralysie chez les aliénés,* p. 250, et *Traité des maladies inflammatoires du cerveau,* t. II, p. 87.

Dans une forme particulière de la folie paralytique, dans ce qu'on pourrait appeler la paralysie générale suraiguë ou galopante, les troubles spinaux débutent en même temps que les troubles encéphaliques.

2° Pour l'étude des troubles spinaux qui surviennent avant les troubles encéphaliques, il y a lieu d'introduire plusieurs groupes de faits :

Premier groupe. — Les lésions médullaires et les lésions encéphaliques peuvent survenir successivement chez un individu, par cela seul que son axe cérébro-rachidien, depuis les lobes frontaux jusqu'à la queue de cheval, est prédisposé à l'inflammation. Dans ces cas, l'inflammation attaque la partie inférieure avant d'attaquer la partie supérieure de l'axe; mais il ne paraît y avoir entre la maladie de la moelle et la maladie du cerveau ultérieure aucun rapport de cause à effet, ni même aucun rapport bien net de contiguïté de tissus.

Deuxième groupe. — Dans d'autres cas, il est permis de penser que la maladie de la moelle est la cause de la maladie ultérieure du cerveau ; c'est lorsque la maladie de la moelle a pour manifestation principale des douleurs névralgiques excessivement tenaces et pénibles.

Troisième groupe. — Dans un troisième groupe de cas, l'inflammation, qui siège d'abord dans une partie quelconque de la moelle ou dans toute l'étendue et dans toute l'épaisseur de cet organe, s'étend de proche en proche, jusqu'au moment où elle atteint la périphérie de l'encéphale ; on pourrait alors arriver à suivre pas à pas l'envahissement du processus inflammatoire. C'est de cette façon qu'on peut expliquer certains cas de folie paralytique consécutive, par voie de propagation, à la sclérose des cordons postérieurs de la moelle.

3° 80 fois sur 100, on voit survenir dans le cours de la folie paralytique des troubles variés d'origine médullaire, dus à des lésions souvent bien déterminées. C'est ainsi qu'on observe :

1. L'ataxie, ou plutôt les symptômes ataxiformes, en rapport avec une lésion de la *partie postérieure* de l'axe spinal ;

2. De la méningite spinale postérieure chronique avec ses divers degrés ;

3. De la méningite spinale postérieure aiguë ;

4. Exceptionnellement, une lésion des cellules des cornes antérieures, entraînant l'atrophie musculaire progressive ;

5. La myélite diffuse, circonscrite ou généralisée, et des foyers de ramollissement.

CHAPITRE XII

Diagnostic.

La connaissance des symptômes de la paralysie générale, des diverses formes cliniques qu'elle peut revêtir, des complications qui en traversent le cours, peut permettre de reconnaître la para-

lysie générale confirmée, à quelque période qu'elle soit de son évolution ; nous avons aussi insisté suffisamment sur les phénomènes
prodromiques et sur ceux de la période intermédiaire qui permettent à un observateur exercé de prévoir l'invasion prochaine
de la maladie ; nous n'avons donc pas à insister beaucoup sur le
diagnostic proprement dit.

Nous nous contenterons de répéter que la paralysie générale est caractérisée par deux groupes de manifestations qui
coexistent toujours, mais qui peuvent être plus ou moins saillantes : ce sont des manifestations d'ordre psychique et d'ordre
somatique.

Causes de la difficulté du diagnostic. — Il est un certain
nombre d'affections qui ressemblent plus ou moins à la paralysie
générale, soit à l'état simple, soit à l'état de complication ; le diagnostic alors est souvent difficile, il est même quelquefois impossible ; et comme il est très-important, il nous semble nécessaire
d'étudier avec soin tout ce qui concerne le diagnostic différentiel.

Si la maladie revêt la forme chronique, trois cas peuvent se
présenter :

1° Ou bien les troubles psychiques prédominent, et on sera
alors exposé à confondre la paralysie générale avec d'autres
formes d'aliénation mentale.

2° Si les troubles d'origine médullaire sont les plus saillants,
il peut arriver qu'on méconnaisse la paralysie générale, et qu'on
songe à une maladie de la moelle, plus ou moins bien déterminée.

3° Enfin, si les troubles psychiques et somatiques coexistent,
on peut encore être embarrassé ; ainsi, dans l'encéphalopathie
syphilitique on peut observer simultanément des troubles psychiques et somatiques.

On voit donc combien est difficile ce diagnostic différentiel et
combien son étude est variée, puisque, pour bien reconnaître la
paralysie générale, il faut connaître à fond toute la pathologie
mentale, les affections de la moelle, les accidents syphilitiques
tertiaires, etc., sans compter les tumeurs cérébrales de toute
nature.

Quand la paralysie générale revêt la forme aiguë, il est encore
nécessaire, pour la reconnaître, de bien savoir la pathologie

interne ; on pourrait en effet confondre, soit avec le rhumatisme cérébral, soit avec la fièvre typhoïde, soit avec l'alcoolisme aigu, soit même avec la pneumonie avec délire. Bref, tout s'enchaîne en médecine, et pour bien connaître la pathologie, il faut nécessairement connaître le chapitre de la paralysie générale ; réciproquement, pour bien connaître la paralysie générale, il faut bien savoir le reste de la pathologie.

Ces préliminaires établis, voyons d'abord les cas où la paralysie générale est chronique ; ce sont de beaucoup les plus fréquents. Dans un certain nombre, disons-nous, les troubles intellectuels prédominent tellement, qu'on peut se croire autorisé à considérer les malades comme des aliénés ordinaires ou aliénés par vésanie ; dans d'autres cas la démence prédomine ; dans une dernière catégorie les troubles somatiques sont dominants.

Il y a donc à étudier ces trois groupes :

Groupe 1er. — Ou bien les *troubles intellectuels revêtent la forme d'un véritable délire*, et alors on peut se figurer avoir sous les yeux des malades atteints de vésanie ;

Groupe 2e. — Ou bien les *troubles intellectuels consistent dans l'affaiblissement de l'intelligence sans délire* proprement dit, et alors il y a lieu de différencier la paralysie générale d'avec la démence ;

Groupe 3e. — Ou bien les *troubles somatiques dominent, sans paraître être accompagnés de troubles intellectuels ni de démence.*

PREMIER GROUPE.

§ 1. *Prédominance des troubles psychiques ; existence d'un véritable délire.* — Les *troubles intellectuels* revêtent alors la *forme* d'un *véritable délire*, et les troubles somatiques sont si peu apparents qu'ils passent inaperçus ; disons de suite que le plus souvent les troubles somatiques passent inaperçus parce qu'ils ne sont pas suffisamment recherchés. Avant de rechercher ces troubles, dont la constatation permet d'asseoir le diagnostic, il est bon de remonter aux antécédents ; de demander si les malades n'ont pas eu, avant de devenir aliénés, des symptômes de fièvre cérébrale, la fièvre typhoïde accompagnée de délire, des attaques de congestion cérébrale ; et on trouvera que cinquante fois sur cent il y a eu de ces attaques plus ou moins durables, avec perte de connaissance, embarras de la parole consécutif ; il faut demander si les malades qui sont aujourd'hui aliénés n'avaient pas eu auparavant de fréquentes migraines, des vertiges, de la céphalalgie, des éblouissements, des tintements d'oreilles.

La profession qu'ils exerçaient peut amener aussi quelques indications ; leur âge surtout est important à noter, car on sait que la paralysie générale est surtout fréquente de trente-cinq à quarante ans.

Il faut encore s'enquérir des états diathésiques, des habitudes antérieures ; pénétrer jusqu'à un certain point dans les secrets de la vie privée du malade ; rechercher s'il a eu pendant long-temps des causes persistantes de chagrin, des fatigues intellec-tuelles excessives ; s'il a éprouvé des revers de fortune, etc.

Il faut, en somme, faire d'abord le diagnostic étiologique ; l'on établira ensuite définitivement le diagnostic d'après les symptômes : c'est le diagnostic symptomatique.

On recherchera avec un soin tout spécial les troubles somatiques, qui parfois sont si peu marqués qu'ils passent inaperçus ; nous avons assez insisté sur leur description pour qu'il n'y ait plus à y revenir. Répétons seulement que ceux des troubles somatiques qu'on rencontrera le plus souvent dans ces cas difficiles sont la perte de l'odorat, les tremblements fibrillaires, le tremblement des mains et un certain embarras de la parole momentané ou persistant, la marche de la température.

Si l'on arrive à constater un certain nombre de ces signes somatiques, quel que soit par ailleurs le caractère du délire, le diagnostic sera définitivement établi.

Si l'on n'arrive pas à reconnaître nettement des signes soma-tiques, il faudra suspendre provisoirement le diagnostic et étu-dier avec soin le malade. Il est bien rare qu'au bout d'une quin-zaine de jours, dans les cas les plus difficiles, on n'ait pas pu percevoir de signes somatiques.

On voit par ce qui précède que pour arriver au diagnostic de la paralysie générale, nous mettons au second plan les caractères tirés du délire. La plupart des médecins aliénistes procèdent d'une façon inverse.

Ce n'est pas que nous négligions le moins du monde d'étudier les formes du délire : toutes les sources, en effet, doivent être explorées, tous les procédés d'investigation doivent être mis en usage ; et, sans aucun doute, les caractères tirés du trouble psychique sont d'une haute valeur pour établir le diagnostic.

Certains troubles psychiques suffisent pour faire prévoir l'invasion de la paralysie générale, et leur constatation corrobore de la façon la plus précieuse le diagnostic fondé sur l'existence des troubles somatiques.

Les troubles psychiques qui permettent de présumer l'invasion prochaine de la paralysie générale ont été étudiés avec détails à l'article II, *Période intermédiaire*, pages 21 et suivantes.

Ceux qui appartiennent le plus spécialement à la paralysie générale confirmée sont les suivants : idées mobiles, multiples, contradictoires, mal liées entre elles ; conceptions absurdes, incohérentes. En outre, le délire revêt le plus souvent la forme ambitieuse, avec idées de satisfaction, de grandeur, de richesse ; ou bien parfois la forme dépressive, avec conceptions hypochondriaques ; idées de petitesse, de pauvreté ; idées de persécution.

Il est une forme de délire que nous n'avons encore rencontrée absolument que dans la paralysie générale : c'est le *délire micromaniaque*. Mais ce n'est qu'exceptionnellement que le délire revêt cette forme véritablement spéciale. Nous ne l'avons encore observé que cinq fois.

Et dans tous ces cas, sauf un seul, il était survenu à une période tellement avancée qu'il n'était plus utile pour poser le diagnostic.

Le délire de la paralysie générale a donc le plus souvent un cachet particulier qui fait qu'on peut le reconnaître entre tous, dans les cas bien tranchés ; mais il peut arriver que l'on commette une erreur, surtout lorsqu'on n'a pas une grande habitude des maladies mentales : c'est pourquoi nous insistons avec tant de persistance sur la recherche des phénomènes somatiques, qui trompent moins et dont la connaissance est plus à la portée des médecins ordinaires.

Les différentes formes de délire avec lesquelles on est le plus exposé à confondre la folie paralytique, sont :

1° La folie simple ou vésanique, avec excitation ou manie ;

2° La folie simple ou vésanique, dépressive ou mélancolie ;

3° La folie congestive.

Passons-les rapidement en revue.

1° *Diagnostic différentiel entre la folie paralytique et la folie simple avec excitation, ou la manie.* — Ce qu'on appelle la *manie* est souvent confondu avec la paralysie générale au début. Les malades atteints de ce qu'on appelle la manie sont agités, ont des idées incohérentes qui s'enchaînent de telle façon que leurs rapports nous échappent le plus souvent ; ils peuvent avoir des idées ambitieuses, comme des idées de persécution ; ils sont parfois violents, indomptables ; bref, leur délire peut ressembler à s'y méprendre à celui de certains aliénés paralytiques ; comment faire le diagnostic ? C'est par la seule constatation des troubles somatiques ; dans les cas où on a affaire à la paralysie générale à forme maniaque, on aura toujours une élévation de la température centrale et on pourra toujours constater d'autres troubles somatiques ; dans les cas, au contraire, où il s'agira de cette forme mentale qu'on appelle la manie, et que nous préférons de beaucoup appeler *folie simple avec excitation*, il n'y aura pas d'élévation de la température centrale, ni d'embarras de la parole ; la peau pourra être couverte de sueur ; la face pourra être vultueuse, congestionnée ; à la suite des vociférations et des efforts faits par les malades, il pourra y avoir de l'hyperthermie des parois de la tête, mais la température centrale ne sera pas augmentée. Le diagnostic est donc possible et il est extrêmement important. Si, en effet, il est prouvé qu'on a affaire à une paralysie générale, le pronostic devient immédiatement grave et le traitement le mieux dirigé ne peut pas toujours enrayer la maladie ; si, au contraire, il s'agit d'une *folie simple avec excitation*, des vésicatoires appliqués successivement sur la tête et l'administration ultérieure de la morphine pourront guérir le malade d'une façon définitive en l'espace de quelques mois.

On doit comprendre maintenant pourquoi nous désirons voir disparaître du langage scientifique cette classification établie par Esquirol, qui a été très-utile à un moment donné pour introduire quelque lumière à travers le chaos, mais qui aujourd'hui est absolument insuffisante et défectueuse. En effet, étant donné une malade qui présente le délire qu'on appelle *la manie*, cette malade peut être une aliénée paralytique, elle peut aussi être atteinte de *folie simple* (*folie hystérique*, par exemple), elle peut être atteinte de délire alcoolique, elle peut être en proie à une attaque de folie congestive. Ceci étant, que nous importe de savoir qu'elle présente de la *manie!* Cette notion ne nous fournit aucune indication, ni pour le diagnostic, ni pour le pronostic, ni pour le traitement. Pour que le mot manie subsistât sans inconvénient, il faudrait en changer la signification, il faudrait en faire le synonyme de *folie simple avec excitation,* c'est-à-dire folie ne reconnaissant pour cause aucune lésion définitive du cerveau (*folie hystérique,* par exemple); mais on ne change pas d'un jour à l'autre la signification d'un mot, surtout quand ce mot a été consacré par une autorité comme celle d'Esquirol. Aussi voudrions-nous, non pas le changer, mais le supprimer, de la même façon qu'en chirurgie on supprime tous les jours des instruments qui ont été remplacés par des instruments meilleurs, sans pour cela que le mérite des premiers inventeurs soit le moins du monde atténué.

Ce que nous disons de la manie s'applique exactement aux autres formes décrites par Esquirol, à la lypémanie par exemple.

Il est des lypémanies qui sont liées à un état névropathique; nous voudrions les entendre appeler : *folies simples avec dépression.* Il en est d'autres qui sont liées à la péri-encéphalite chronique. On devrait les appeler paralysies générales des aliénés, ou folies paralytiques à forme dépressive. Or, la fâcheuse habitude qu'ont la plupart des médecins de ne considérer que les troubles intellectuels fait que beaucoup, en face d'un fou paralytique avec délire lypémaniaque, ne voient qu'un aliéné lypémaniaque. Nous avons déjà développé cette idée, avec preuves à l'appui.

2° *Diagnostic différentiel entre la folie paralytique et la folie simple dépressive.* — Il est des cas où la constatation du trouble intellectuel ne peut fournir absolument aucune donnée pour le diagnostic : c'est alors qu'il est essentiel de rechercher les troubles somatiques, qui sont le plus souvent peu marqués, parce que la maladie est à son début : nous voulons parler des cas où on rencontre de la *stupeur*, avec impossibilité de faire parler les malades et d'obtenir d'eux aucune espèce de renseignement (1).

Si cet état de stupeur ne durait que quelques jours, on pourrait

---

(1) Voy. plus haut la description du délire mélancolique avec stupeur, p. 86.

attendre et faire le diagnostic ultérieurement ; mais il n'en est pas
ainsi ; parfois on voit la période de stupeur se prolonger pendant des
semaines et des mois. Il est donc essentiel de faire le diagnostic le
plus tôt possible, parce que du diagnostic découle le traitement à
employer ; et en effet, qu'on suppose une malade atteinte de stupeur
mélancolique, refusant absolument de manger et de parler, et cela
pendant une longue suite de jours ; si cette malade est une aliénée
simple (une hystérique, par exemple), il faudra l'alimenter, et de
force, s'il le faut, la tonifier, la traiter de bonne heure par la morphine ; on pourra ainsi en un temps limité faire disparaître les hallucinations qui causaient sa stupeur. Si, au contraire, cette femme
est une paralysée générale, sa stupeur est due à un travail encéphalique de nature inflammatoire, et il faut employer un traitement antiphlogistique énergique (1) et se garder de donner une
alimentation substantielle.

3° *Diagnostic différentiel entre la folie paralytique et la folie
congestive.* — Nous avons cherché, dans nos leçons faites à la
Salpêtrière en 1869 (2) à distinguer la folie congestive de la paralysie générale, et en particulier de la folie congestive telle que
l'entend Baillarger (3), que nous regardons comme déterminée par
de la méningo-encéphalite ; tandis que dans les autopsies que
nous avons faites d'aliénés atteints de ce que nous appelons folie
congestive, les lésions diffèrent de celles de la méningo-encéphalite (4). Les altérations ne sont pas de nature inflammatoire, il
n'y a pas d'adhérences cérébro-méningées.

Ces malades ont la physionomie altière, le regard méprisant,
les yeux égarés, les gestes vifs, et un caractère de dignité dans le
maintien. La parole est vive, brève, scandée, rapide ; il existe des
hallucinations multiples qui conduisent à des idées de persécution
et à des idées délirantes qui concordent avec l'habitude extérieure ; l'ensemble de l'aliéné est pour ainsi dire homogène. Le
délire dans la folie congestive diffère de celui de la paralysie gé-

---

(1) La mélancolie et la stupeur vésaniques peuvent s'accompagner de congestion transitoire primitive ou secondaire ; on la reconnaîtra par l'exploration thermométrique des
parois de la tête, par l'aspect de la face. Le traitement doit être institué en vue de combattre cet élément congestif (voir mon Mémoire, *Bull. de thérapeutique*, janvier et février 1876), avant d'employer une médication antispasmodique.
(2) *Union méd.*, 16 septembre 1869.
(3) Appendice au traité de Griesinger, p. 676 à 736.
(4) *Union médicale*, 16 septembre 1869, p. 402.

nérale, en ce qu'il est coordonné, en ce qu'il est en harmonie avec l'habitus extérieur. Le fou congestif a conservé la syllogistique. La démence ne se produit que lentement, comme dans la folie par vésanie.

Chez eux, la mémoire est absolument conservée; ils se rappellent exactement toutes les circonstances de leur vie avant leur maladie, et celles qui se sont présentées depuis son début.

Cette particularité les distingue essentiellement des paralysés généraux; de temps en temps, et ceci les différencie des *folies névropathiques*, ils ont de petites poussées congestives suivies de phénomènes apoplectiformes et de petites attaques épileptiformes caractérisées à peine par un grimacement et une perte légère de connaissance; c'est là un des symptômes communs à la *folie congestive* et à la *paralysie générale*.

Dans la *folie congestive*, les autres symptômes somatiques de la paralysie générale manquent absolument; ainsi on ne constate ni embarras de la parole, ni tremblement des lèvres, ni inégalité pupillaire, ni fièvre, ni perte de l'odorat. Mais la folie congestive et la paralysie générale présentent comme caractère commun l'hyperthermie des parois de la tête. En effet, il nous est arrivé fréquemment d'observer chez des malades atteints de folie congestive et de paralysie générale, et qui n'avaient pas de fièvres, les températures suivantes : Bregmatique, 38 degrés (la normale maximum est 36 degrés). Post-auriculaire, 37°,8 (la normale maximum est 34 degrés). Temporales, 38 degrés (la normale maximum est 35 degrés). Iniaque, 41 degrés (la normale maximum est 36 degrés.

Ces malades se font remarquer par l'intensité et la constance des hallucinations, et par une sorte d'éréthisme et d'émotivité singulière. C'est ainsi qu'on ne peut pas faire de bruit, remuer brusquement une chaise, sans qu'ils tressaillent; ils sont impressionnés comme s'ils recevaient des commotions électriques; c'est de là que naît chez eux si facilement la croyance à des pratiques de physique; ils expliquent par l'électricité, par le magnétisme, les sensations bizarres qu'ils ressentent.

En cela ils se rapprochent de certains aliénés simples.

Ces malades sont extrêmement difficiles à soigner; ils sont quelquefois dangereux; ils détestent profondément les médecins qui les traitent, méditent et préparent de mauvais coups, n'ont que des paroles d'injures pour les personnes chargées de les soigner ou de les garder, quelle que soit la douceur avec laquelle on procède ; ils diffèrent en cela des aliénés simples, qui résistent parfois aux traitements, mais qui n'ont pas de ces haines vigoureuses et persistantes ; ils diffèrent bien plus des paralysés généraux, qui se laissent d'habitude soigner sans résistance, qui se laissent apaiser par des paroles de conciliation.

La folie congestive ainsi comprise diffère essentiellement de la paralysie générale. Elle n'est pas la folie simple ou vésanique, elle est encore moins la première période de la paralysie générale. Le diagnostic n'est pas toujours facile, mais il est ordinairement possible après un certain temps d'observation. On s'appuiera pour le poser sur les caractères du délire, sur la conservation de la mémoire, sur l'absence, sauf l'hyperthermie crânieuse, de signes somatiques, et sur l'absence de fièvre, sur la lenteur d'évolution de la maladie et l'apparition tardive de la démence. La folie congestive, en effet, a une durée indéfinie, tandis que la paralysie générale évolue dans un temps donné.

DEUXIÈME GROUPE.

§ 2. *Prédominance de la démence sans délire proprement dit.* — Il est un certain nombre de maladies mentales qui sont caractérisées par de la démence *sans délire proprement dit;* on peut les confondre avec la paralysie générale, dans les cas où la paralysie générale revêt la forme de démence paralytique et dans ceux où elle revêt la forme sénile. Nous avons suffisamment insisté au chapitre VIII sur la description de ces deux formes de paralysie générale ; nous avons vu qu'on pouvait parvenir à les différencier l'une de l'autre, d'autant plus facilement que la forme sénile est extrêmement rare.

Voyons maintenant s'il est possible de les différencier d'avec :
1° La démence aiguë ;
2° L'hypochondrie intellectuelle ;
3° La démence symptomatique ;
4° La démence simple ;
5° La démence sénile.

1° *Démence aiguë*. — Éliminons rapidement le cas de démence aigüe. La démence aiguë d'Esquirol n'est autre chose, en effet, que ce que nous avons étudié déjà sous le nom de *stupeur mélancolique*.

Nous avons déjà dit que la *folie simple avec stupeur* pouvait se différencier de la *paralysie générale*.

2° *Hypochondrie intellectuelle*. — Passons aussi rapidement sur l'*hypochondrie intellectuelle*, qu'on pourrait peut-être confondre avec la paralysie générale au début.

Par *hypochondrie intellectuelle*, il faut entendre cette tendance qu'ont certains malades à se plaindre de l'affaiblissement de leur intelligence, tout comme ils se plaignent de troubles somatiques variés, sans que rien justifie leurs assertions.

Ces malades, qui sont en général *névropathiques*, accusent leur mémoire de devenir infidèle; ils se plaignent plus rarement de leur esprit; cependant il en est qui affirment que leur jugement a perdu de sa sûreté, que leur imagination était autrefois plus vive, qu'ils se sentent au-dessous d'eux-mêmes.

Ces diverses affirmations sont parfois dues à une coquetterie inconsciente, et d'autres fois à un état d'hypochondrie qui se manifeste par d'autres préoccupations; de sorte que le diagnostic est le plus souvent facile.

Il est rare que dans la *paralysie générale* les malades aient ainsi conscience de leur état; ils sont, au contraire, portés à se croire plus intelligents que jamais.

D'ailleurs, la connaissance des antécédents pourra être d'un grand secours, de même que la recherche des troubles somatiques.

3° *Démence symptomatique*. — Arrivons enfin aux cas où existe véritablement de la démence.

La démence appartient-elle à la péri-encéphalite chronique diffuse, ou à toute autre cause?

On sait que la démence, c'est-à-dire l'affaiblissement des facultés psychiques : 1° s'observe à la suite de lésions cérébrales localisées; 2° qu'elle peut être d'origine épileptique, alcoolique ; 3° qu'elle est le plus souvent la période ultime des diverses formes de folie simple; 4° qu'elle est liée à la sénilité (démence sénile).

Comment établir le diagnostic?

C'est souvent extrêmement difficile si on se contente d'examiner les troubles psychiques ; c'est pourquoi, dans ce cas comme dans tous les autres, il faut rechercher avec le plus grand soin les troubles somatiques.

Mais, dira-t-on, vous-même avez écrit que quand la paralysie générale affecte la forme de démence paralytique (3ᵉ variété, p. 181) les troubles somatiques sont en général peu marqués.

C'est vrai, et c'est précisément pourquoi le diagnostic est si difficile. Mais en cherchant bien, on pourra arriver à constater dans la démence paralytique de l'inégalité pupillaire (c'est le signe somatique le plus fréquent dans cette forme) ; on pourra en outre constater que la démence, chez les paralysés, est parfois traversée par des conceptions délirantes qui ne se rencontrent pas dans les autres formes de démence.

Un dément paralytique qui n'aura pendant longtemps témoigné d'aucune idée ambitieuse, viendra un jour à marmotter les mots de millions et de châteaux ; ou encore des conceptions hypochondriaques à caractère spécial peuvent venir éclairer le diagnostic.

Une paralysée générale qui était en démence depuis longtemps nous disait récemment qu'elle était enceinte, que ses pieds et ses mains étaient extrêmement petits, que son cœur était sorti de sa poitrine, etc. Chez cette femme le diagnostic était posé depuis longtemps ; mais en admettant que nous l'ayons vue pour la première fois et que nous n'ayons pas pu constater chez elle de troubles somatiques, ces idées hypochondriaques auraient pu nous mettre sur la voie du diagnostic.

L'étude attentive des antécédents pourra aussi aider à porter le diagnostic ; si le malade a eu des poussées congestives ; s'il a présenté, avant de devenir dément, quelques-unes de ces manifestations que nous avons consignées dans l'étude des prodromes, on pourra le plus souvent poser le diagnostic de démence paralytique (1).

Dans la *démence consécutive* à des *lésions cérébrales en foyer*, deux cas peuvent se présenter :

_____

(1) Voy. la thèse de Falret, pour le diagnostic différentiel.

1° Ou bien une inflammation lente ayant pour point de départ la lésion localisée primitive s'est étendue à la périphérie de la masse encéphalique, et alors la démence peut très-bien revêtir les caractères de la démence paralytique ; il peut même, dans ces cas, y avoir plus que de la démence : il peut en effet survenir du délire absolument semblable à celui de la paralysie générale ; dans ces cas, il est impossible d'établir un diagnostic différentiel, car on ne peut pas différencier deux états qui se traduisent par les mêmes symptômes et qui aboutissent aux mêmes lésions.

Il faut nécessairement conclure à leur identité ; ceci étant, lorsque, à la suite d'une hémorrhagie cérébrale par exemple, on verra que les malades restent avec un affaiblissement de l'intelligence pendant un certain temps, on pourra craindre chez eux l'évolution ultérieure de la paralysie générale ; si cet affaiblissement intellectuel va croissant, si surtout il s'y joint des lueurs de conceptions ambitieuses ou hypochondriaques, on pourra estimer qu'on a affaire à de la démence paralytique consécutive à un foyer hémorrhagique.

2° Dans d'autres cas, la démence qui est consécutive à des lésions en foyer diffère de la démence paralytique par la fréquence de rires, de pleurs non motivés, par l'absence de toute conception délirante spéciale à la paralysie générale, ainsi que par l'absence des troubles somatiques propres à la paralysie générale.

3° Dans certains cas, enfin, le diagnostic est très-embarrassant : c'est lorsque la démence est due à des *tumeurs cérébrales*. Nous nous rappelons à cet égard un fait très-intéressant. Il s'agissait d'un malade, M. L..., âgé de trente-deux ans (1), sur les antécédents duquel nous n'étions pas bien fixé ; ce malade était apathique ; on lui faisait répondre ce qu'on voulait aux questions qu'on lui posait ; il ne répondait d'ailleurs que par monosyllabes. Il gâtait, il se tenait à peine sur ses jambes. Pendant les trois mois que nous l'observâmes, nous étions très-embarrassé pour formuler un diagnostic, et le diagnostic qui nous semblait le plus admissible était celui de démence paralytique. Or, à l'autopsie, nous vîmes qu'il ne s'agissait nullement de démence paralytique, mais que la démence était liée à des gommes syphilitiques mul-

(1) Burlureaux, Thèse, Paris, 1874.
A. VOISIN. Paralysie.

18

tiples qui siégeaient à la périphérie du cerveau. Voilà bien un
cas de pseudo-paralysie générale ; mais le diagnostic, du vivant
du malade, n'était certes pas facile à établir. De même nous
avons observé depuis deux mois un malade qui a une grande
débilité intellectuelle, sans délire ; qui reste toute la journée sur
une chaise, à rien faire ; qui, malgré les symptômes facilement
appréciables qu'il présente, ne se doute pas de la gravité de son
état ; il a de l'ataxie dans les mouvements, du tremblement des
mains ; pas de tremblement de la langue ni de la parole. Or, un
médecin versé dans la connaissance des maladies mentales prétend que ce malade est atteint de démence paralytique, tandis
que nous, nous croyons plutôt que ce malade a dans le cerveau
des productions syphilitiques. Ce malade, en effet, a eu la syphilis,
et l'aspect qu'il présente est absolument identique à celui
qu'offrait M. L..., que nous avons signalé un peu plus haut. Le
docteur Müller pense que, dans certains cas, il est impossible de
faire un diagnostic différentiel, et qu'un essai de traitement anti-
spécifique peut seul éclairer la situation ; il cite à l'appui le cas
très-concluant d'un individu atteint de paralysie générale typique,
et regardé comme perdu, lorsque tout à coup une exostose du
sternum vint montrer à quelle affection on avait affaire : un
traitement à l'iodure de potassium fut institué, et le malade
guérit complétement (1).

On voit donc combien, dans certains cas, le diagnostic est épi-
neux, et combien il est important ; car, s'il s'agissait, comme
nous le croyons, d'une syphilis cérébrale, le traitement spécifique
pourrait peut-être enrayer le mal, tandis que s'il y a une véritable
paralysie générale, la mort est imminente et le traitement spécifique inutile.

Ce sont là des difficultés cliniques qui exigent des recherches
approfondies (2).

La démence liée *à l'épilepsie* se reconnaîtra facilement, si l'on a
des renseignements sur les antécédents.

On sait que ce sont les vertiges épileptiques fréquemment
répétés et prolongés qui ont le plus de tendance à amener la
démence.

(1) Müller, *Syphilis cérébrale (Correspondenz-Blatt*, 1873).
(2) Comparer avec l'observation de Labr., p. 389.

Le dément épileptique se reconnaîtra aussi du dément paralytique, par le facies :

Le premier a l'air abruti, fatigué ; le second a le plus souvent la figure épanouie, riante, en rapport avec les idées de bonheur qui se rencontrent le plus souvent, quoique fort vagues, au fond du trouble mental. Le dément épileptique présente souvent des traces de contusions, de plaie sur la face, de morsure de la langue. Il a des instincts sales, dégradés.

La *démence alcoolique* ressemble aussi bien mieux que la démence paralytique à ce qu'on appelle l'abrutissement ; même les personnes étrangères à la médecine s'y tromperont peu, ainsi que le dit Lasègue dans une étude sur l'alcoolisme et la paralysie générale (1). D'ailleurs la démence alcoolique est presque toujours accompagnée de troubles somatiques ; nous aurons donc à revenir sur le diagnostic à propos de l'alcoolisme chronique.

4° *Démence simple.* — La démence simple survient quelquefois sans être précédée par la folie ; par exemple chez les individus adonnés à l'onanisme.

Cette variété de démence pourrait se confondre avec la paralysie générale au début ; mais l'âge des malades, joint aux autres signes, peut permettre le diagnostic différentiel. Ainsi cette démence est une sorte d'idiotie acquise qui survient plus spécialement dans l'adolescence.

La démence consécutive aux diverses formes de *folie simple* se reconnaîtra assez facilement d'avec la démence paralytique.

En effet, si l'on a connu les malades depuis longtemps, il a été facile de poser antérieurement le diagnostic ; et lorsque la période de démence sera survenue, on pourra affirmer que dans tel cas il s'agit de démence simple consécutive à une folie simple ; que dans tel autre cas, au contraire, il s'agit de démence paralytique.

Supposons maintenant que l'on n'ait pas connu les malades avant qu'ils soient arrivés à la démence ; les quelques caractères que nous avons décrits comme appartenant plus spécialement à la démence paralytique devront être utilisés pour arriver au diagnostic.

Ces caractères ne se rencontrent pas dans la démence consé-

_____
(1) Lasègue, Thèse d'agrégation, 1853, p. 49.

cutive aux folies simples. Dans ces dernières les troubles somatiques font défaut ; l'engraissement est plutôt la règle, quoique
certains de ces déments deviennent cachectiques ; l'état général
est bon ; ordinairement les fonctions sont régulières ; les malades
ont des tics, des habitudes : ils répètent toujours le même mot
dénué de sens, il y a dans toute leur existence une monotomie
qu'on ne rencontre pas dans la démence paralytique.

5° *Démence sénile*. — Abordons enfin une autre question, celle
des rapports qu'il y a entre la démence paralytique et la démence
sénile, pour arriver au diagnostic différentiel entre ces deux
variétés de démence.

La démence sénile et la paralysie générale sont deux états qui
diffèrent sensiblement l'un de l'autre, si l'on a affaire à des cas
bien tranchés. Marcé (1) affirme qu'on peut, dans le plus grand
nombre des cas, les distinguer l'un de l'autre par la seule observation clinique. On se fondera, dit-il, sur les considérations suivantes :

L'âge du sujet ; l'hémiplégie plus rare et moins accentuée,
moins durable dans la paralysie générale que dans la démence
sénile. Il en est de même de la déviation de la langue. Les contractions fibrillaires ne se rencontrent qu'exceptionnellement
dans la démence sénile ; l'inégalité des pupilles ne se rencontre
presque jamais.

La parole est plutôt confuse, mal articulée dans la démence ;
elle est plutôt scandée et hésitante dans la paralysie générale.

La diminution des forces dans la paralysie générale est plutôt
apparente que réelle, du moins dans les premières périodes. Chez
les déments, au contraire, il y a une diminution réelle de l'énergie
musculaire.

L'affaiblissement de la mémoire et de toutes les facultés intellectuelles ; le délire maniaque avec un caractère tout particulier
d'incohérence dans les actes et dans les paroles, avec hallucinations ; la *folie mélancolique*, le *délire hypochondriaque* lui-même,
sont communs à la démence et à la paralysie générale, bien que
beaucoup plus fréquents dans cette dernière affection ; mais le délire des grandeurs est si rare dans la démence sénile et si fréquent

_____

(1) Marcé, *Recherches cliniques et anatomo-pathologiques sur la démence sénile* (*Gaz.
méd. de Paris*, 1863).

dans la paralysie générale, que sa constatation est un symptôme de la plus haute valeur au point de vue du diagnostic différentiel.

Tout ceci est exact et trouve son application dans le plus grand nombre des cas ; mais il en est d'autres qui établissent une transition entre la paralysie générale et la démence sénile. Telles sont, par exemple : *la paralysie générale à forme sénile, la paralysie générale ayant la forme dite démence paralytique, la démence apoplectique.* C'est pourquoi nous croyons que *beaucoup de cas de démence dite sénile appartiennent à la paralysie générale des vieillards.*

Nous appuyons cette opinion sur des considérations théoriques, mais surtout sur les données de l'observation clinique et anatomique. Théoriquement, n'est-il pas séduisant de considérer certains cas de démence sénile comme autant de cas de paralysie générale devant leurs caractères particuliers à l'âge des individus qui en sont affectés ? Cette hypothèse n'a rien d'inadmissible, car on sait que les maladies changent d'aspect suivant l'âge des sujets qui en sont porteurs. La pneumonie des vieillards, par exemple, n'est pas la même que la pneumonie des adultes ; pourquoi la paralysie générale des vieillards ne serait-elle pas différente de celle de l'adulte ? Pourquoi n'affecterait-elle pas la forme de démence sénile ? De cette façon, un certain nombre de cas de démence sénile pourraient rentrer dans le cadre de la paralysie générale.

C'est de la même manière que l'on peut dire qu'un certain nombre de cas d'idiotie appartiennent à la paralysie générale des enfants.

Les données de l'observation, avons-nous dit, portent également à étendre le cadre de la paralysie générale au détriment de celui de la démence sénile ; en effet, au point de vue symptomatique la chose n'est pas discutable, et Marcé lui-même a été bien forcé d'avouer que le diagnostic était parfois excessivement difficile.

Au point de vue anatomique certains faits viennent corroborer notre opinion ; c'est ainsi que, d'après Hayem (1), un certain travail phlegmasique ne serait pas étranger à la production de la démence sénile. Les traces de ce travail inflammatoire seraient les

(1) Hayem, *Sur les Encéphalites.* Thèse, 1868, p. 96.

suivantes : les méninges sont épaissies ; l'arachnoïde est opaline, blanchâtre, la dure-mère présente souvent des néo-membranes
avec des extravasations sanguines plus ou moins développées.
Vient-on à enlever les méninges avec précaution, on trouve
quelquefois de petits points adhérents, au niveau desquels la
couche corticale offre des exulcérations analogues à celles que
l'on voit dans la paralysie générale ; mais elles ne sont pas aussi
étendues ni aussi caractéristiques que dans cette dernière maladie. Dans un cas où le malade avait présenté pendant la vie
de l'excitation maniaque, les circonvolutions offraient en plusieurs points un aspect un peu framboisé et une certaine dureté.
Au microscope, on trouva des lésions complétement analogues à
celles qui ont été données comme caractéristiques de la paralysie
générale, c'est-à-dire une multiplication, quelquefois très-abon-
dante de noyaux le long des capillaires et dans le tissu intermédiaire.

« Nous sommes donc porté à croire, ajoute l'auteur, que dans
certains cas de démence sénile, ceux surtout qui ont été remar-
qués par des symptômes d'excitation maniaque, il existe un
certain nombre de caractères pouvant faire admettre une périencéphalite, je ne dis pas analogue à celle de la paralysie générale,
mais très-voisine ; et ce n'est pas sans raison que les aliénistes, et
particulièrement Marcé, ont fait de si grands efforts pour bien
établir le diagnostic différentiel entre la démence sénile et la
paralysie générale. »

Nous adoptons cette manière de voir, et sans vouloir étendre
démesurément le cadre de la paralysie générale, nous croyons que
ce groupe nosologique doit empiéter sur le groupe constitué par
la démence sénile (1).

C'est, dira-t-on, compliquer encore le diagnostic, c'est possible ;
mais la vérité scientifique doit passer, avant tout, d'autant plus
que d'un bon diagnostic découlent des considérations thérapeutiques importantes.

Ainsi, dans les cas où la démence dite sénile paraîtra se rappro-

---

(1) J'ai fait récemment l'autopsie d'une nommée Mat..., atteinte de démence sénile avec
agitation. Il existait des adhérences entre les méninges épaissies et les circonvolutions
frontales. Des examens microscopiques m'ont montré des noyaux en très-grande quantité
dans les vaisseaux, et le long des vaisseaux, des cristaux hématiques et les plus fins capillaires gorgés de globules.

cher de la paralysie générale, on évitera toutes les causes susceptibles d'augmenter l'état congestif, on insistera même sur les
révulsifs et les antiphlogistiques. On réservera le diagnostic au
point de vue de la durée de la maladie.

Dans les cas, au contraire, où la maladie paraîtra se rapprocher
davantage de ce que Marcé a si bien étudié sous le nom de
démence sénile, on pourra espérer que de longs jours sont encore
réservés aux malades ; on pourra leur imposer une thérapeutique
moins sévère.

TROISIÈME GROUPE.

§ 3. *Prédominance des troubles somatiques.* — On voit, par ce
ce qui précède, que les signes diagnostiques tirés des troubles
psychiques sont la plupart du temps insuffisants pour permettre
de reconnaître la paralysie générale, et qu'il faut de toute nécessité y adjoindre les signes somatiques.

Mais des difficultés tout aussi grandes se rencontrent lorsque
les troubles somatiques existent seuls, sans être accompagnés
soit de délire, soit d'affaiblissement intellectuel.

On se trouve alors en face de ce qu'on a appelé la *paralysie générale sans aliénation*. Nous serions rejeté dans un chaos de plus
en plus profond, si nous voulions, à côté des nombreuses variétés
de paralysie générale qui méritent ce nom, placer les prétendues
paralysies générales sans aliénation. Nous l'avons dit lors de l'étude
de notre quatrième variété, nous rejetons absolument toute
espèce de paralysie générale sans aliénation. Et par aliénation,
nous entendons soit le délire, soit la démence à ses divers degrés.

Tout malade qui présentera même le plus grand nombre des
troubles somatiques décrits au chapitre II, sans présenter en même
temps du délire ou de l'affaiblissement intellectuel, est pour nous
un sujet atteint d'une maladie de la moelle ou du cervelet (*sclérose en plaques, paralysie générale spinale, subaiguë*, etc.). Si ce
même sujet arrive au bout d'un certain temps à avoir des troubles
encéphaliques, nous dirons alors, mais alors seulement, qu'il est
atteint de paralysie générale.

Notre conviction est entière à cet égard.

Admettre des paralysies générales sans aliénation, c'est introduire dans le diagnostic, surtout pour les médecins qui n'ont pas l'habitude de ces maladies, des difficultés inextricables.

Beaucoup d'auteurs ont rejeté la soi-disant paralysie générale sans aliénation.

Citons en première ligne M. Baillarger, que l'on accuse tout à fait à tort d'avoir admis cette maladie hybride.

M. Baillarger a dit qu'il pouvait y avoir des paralysies sans délire, mais non pas sans quelques troubles intellectuels (1). Ces troubles intellectuels constants sont du ressort de la démence; or la démence devenant toujours par ses progrès une véritable aliénation mentale, l'auteur n'a jamais admis de paralysies générales parcourant toutes ses phases sans que le malade devînt aliéné. Il n'y a donc jamais eu pour M. Baillarger de paralysie générale sans aliénation.

Falret, Delasiauve, qui cherchent autant que possible à restreindre le cadre de la maladie que nous étudions, devaient naturellement éliminer la paralysie générale sans aliénation.

Parchappe (2) pense aussi que, dans la paralysie générale, « l'intelligence est constamment altérée dès le début de la maladie, et que *le plus souvent* l'altération a le caractère du délire ».

Brierre de Boismont est aussi porté à mettre en doute l'existence de la paralysie générale sans aliénation; c'est ce qui ressort d'une importante communication faite par lui à la Société médico-psychologique, le 27 décembre 1858.

Marcé n'admet pas non plus la paralysie générale sans aliénation (3); selon lui, « cette séparation n'est nullement fondée, et s'appuie uniquement sur un examen insuffisant et incomplet des malades; on les observe pendant quelques jours, pendant quelques semaines; on constate qu'ils n'ont pas d'idées fausses, qu'ils ne disent aucune extravagance, et on affirme qu'ils n'ont aucune altération de l'intelligence. Mais les personnes qui vivent dans leur intimité et les connaissent depuis longtemps s'aperçoivent chaque jour des graves transformations qui s'opèrent dans leur état mental, de l'invasion de la démence. Et d'ailleurs, en suivant longtemps les malades, il est bien rare

---

(1) *Annales médico-psycol.* (Séance du 22 novembre 1858.)
(2) Parchappe, *Société médico-psychologique*, séance du 28 décembre 1857.
(3) Marcé, *Maladies mentales*, p 429.

qu'à un moment donné, ne fût-ce que pendant quelques jours, on n'arrive pas à constater des nuances de délire ambitieux. »

Parmi les auteurs qui croient devoir admettre la paralysie générale sans trouble intellectuel, nous devons mentionner C. Pinel (1). Il cite des malades atteints, suivant lui, de paralysie générale et ayant conservé jusqu'aux derniers instants la conscience de leur état : de même Delaye, Prus, Rostan, Trousseau, Hervez de Chegoin, Lunier, Guislain, ont cité des cas où ils virent « des paralysies de tout le système musculaire affecter une marche lente et progressive, aboutir à la mort, sans que jamais, durant le cours de la maladie, il y ait eu à noter de désordres intellectuels (2). »

Requin (3) a cru qu'il y avait lieu d'admettre la paralysie générale sans troubles intellectuels, et de lui donner le nom de paralysie générale progressive.

Récemment le docteur Campani appela de nouveau l'attention sur ces faits en rapportant l'observation d'un malade atteint de myélite et dont le cerveau présentait en outre les lésions habituelles de la péri-encéphalite diffuse, sans que pendant les vingt-deux jours que ce malade passa à l'hôpital de Milan on eût pu noter le moindre trouble intellectuel.

Diagnostic entre la folie paralytique et les paralysies nerveuses. — Un mot sur le diagnostic de la paralysie générale et des paralysies dites nerveuses.

Landouzy (4) s'étonnait que ce diagnostic fut si souvent laissé de côté.

Sandras, dans son *Traité des maladies nerveuses* (t. II, p. 6), admet plusieurs variétés de *paralysies générales nerveuses*.

Une première variété se rencontre chez les hystériques.

Dans ces cas la paralysie a une durée essentiellement variable. Elle persiste une heure, deux heures, quelquefois même quelques jours. Il n'y a évidemment rien de commun entre ces paralysies et la paralysie générale que nous étudions; nous n'en parlons que pour signaler la défectuosité de l'épithète *générale*, et la confusion que ce terme peut introduire dans cette étude.

---

(1) C. Pinel, *Annales médico-psychologiques*, 1858.
(2) Guislain, *Maladies ment.*, t. I, p. 338.
(3) Requin, *Société de médecine de Paris*, 20 février 1846, et *Pathologie interne*.
(4) Landouzy, *Traité de l'anesthésie*, p. 105.

Cette première forme de paralysie, décrite par Sandras, serait bien plus justement qualifiée sous le titre de : *paralysie généralysée*.

La deuxième forme, admise par Sandras, ressemble tellement à la paralysie générale des aliénés, à *la péri-encéphalite de forme chronique* de Calmeil, « qu'on ne saurait, sans démonstration plus ample, lui accorder le nom d'une espèce morbide particulière, ni lui donner le nom distinctif de *paralysie générale nerveuse* » (Axenfeld).

Nous avons vu que, dans certains cas, les troubles intellectuels caractéristiques de la folie paralytique survenaient chez des sujets qui avaient eu préalablement des myélites plus ou moins généralisées, plus ou moins diffuses. Dans ce cas on a affaire à cette variété que nous avons indiquée sous le nom de *variété spinale*.

Dans d'autres cas, les troubles intellectuels qui surviennent à la suite des *maladies de la moelle* n'ont rien de caractéristique ; alors le diagnostic est difficile ; ainsi, dans la sclérose en plaques de la moelle, il arrive parfois que des troubles intellectuels font tardivement leur apparition (1) ; c'est lorsque des *plaques de sclérose* se sont étendues au cerveau, surtout à la périphérie ; alors on peut être embarrassé dans le diagnostic. En effet, on rencontre à la fois des troubles intellectuels parmi lesquels domine la démence et en même temps du tremblement de la parole, et d'autres signes ataxiques qui peuvent faire dévoyer le diagnostic ; mais la connaissance exacte du début de la maladie et l'évolution ultérieure permettront le plus souvent d'affirmer qu'il s'agit de sclérose en plaques de la moelle avec affaiblissement intellectuel consécutif.

On sait, en effet, que dans la sclérose en plaques, le début est relativement brusque et que la maladie a une évolution lente qui oscille entre six et dix ans.

Il peut encore arriver qu'on ait à poser un diagnostic entre la paralysie générale des aliénés et *certaines affectious cérébelleuses*. Andral (2) a en effet noté chez quelques sujets atteints d'affections cérébelleuses, une pusillanimité considérable, une sorte d'imbé-

---

(1) Valentin, *Deutsche Klinik*, 1856. Leube, 1870. Charcot, *Archives de physiologie, passim*.
(2) Andral, *Clinique*, t. V.

cillité. De même, Luys (1) a signalé ces troubles intellectuels presque constants dans les maladies du cervelet. Ces troubles auraient certains rapports avec ceux de la paralysie générale; c'est précisément pourquoi ce savant est assez porté à rechercher dans le cervelet le siége de la paralysie générale.

Déjà, en 1846, Bouillaud avait entrevu un rapport entre les troubles de la locomotion chez les aliénés paralytiques, et une lésion cérébelleuse; il l'expose dans sa *Nosographie médicale* (1846).

Mais trop de différences existent entre les symptômes de la paralysie générale et les manifestations cérébelleuses, pour que nous puissions adopter cette manière de voir; nous pensons, au contraire, que le diagnostic entre la paralysie générale et les affections cérébelleuses est possible.

1° La titubation, la démarche saccadée, vacillante, qu'ont si bien étudiée Bouillaud, Duchenne de Boulogne (*Gaz. hebdom.*, 1864), ne se rencontrent pas avec les mêmes caractères dans la paralysie générale, non plus d'ailleurs que la tendance au recul, les mouvements d'entraînement latéral.

2° Grande fréquence des troubles de la vue, 59 fois sur 100 (Luys), dans les affections cérébelleuses.

3° Intensité considérable de la céphalalgie, qui occupe le plus souvent le derrière de la tête (on sait, au contraire, que dans la paralysie générale, la céphalalgie est au sommet de la tête (Falret).

4° Les vomissements incoercibles existent à peu près dans la moitié des cas d'affections cérébelleuses.

Diagnostic entre la folie paralytique au début et entre l'encéphalopathie syphilitique secondaire et tertiaire. — Ces cas complexes nous amènent tout naturellement à parler de ceux où existent simultanément des troubles somatiques et intellectuels qui pourraient faire penser à la paralysie générale alors qu'il s'agit de tout autre chose.

Certaines tumeurs, les encéphalopathies cérébrales syphilitiques et saturnines, se présentent parfois avec des troubles somatiques et intellectuels tels que le diagnostic avec la paralysie générale des aliénés au début n'est pas toujours facile.

Il y a lieu de considérer séparément la *syphilis secondaire* et la *syphilis tertiaire*.

(1) Luys, *Recherches sur le système nerveux cérébro-spinal*, 1865.

Disons de suite que les bases les plus solides du diagnostic différentiel sont la connaissance des antécédents, l'existence concomitante des manifestations syphilitiques non douteuses, et les
résultats obtenus par le traitement antisyphilitique. Dans les cas
incertains, le traitement mercuriel et ioduré est une véritable pierre
de touche, car il agit d'une façon presque certaine et très-rapide
lorsqu'il s'agit de syphilis secondaire ; il donne également de bons
résultats dans la plupart des cas de syphilis tertiaire.

Mais le diagnostic symptomatique est-il possible ? Il l'est dans
l'immense majorité des cas ; mais il est très-difficile parfois,
et cette difficulté se comprend, si on réfléchit que la syphilis se
traduit quelquefois par de l'endartérite (1), de la pachyméningite et par de la méningo-encéphalite diffuse.

L'étude sommaire qui va suivre, des manifestations nerveuses
de la syphilis à la seconde et à la troisième période, démontrera
la réalité de ce que nous disons.

Syphilis secondaire. — Les manifestations de la syphilis secondaire qui pourraient induire en erreur et faire soupçonner une
paralysie générale au début, alors qu'il s'agit d'une simple syphilis,
sont beaucoup plus fréquentes chez les femmes que chez les
hommes ; elles sont même extrêmement nombreuses, et leur fréquence, ignorée jusqu'en ces derniers temps, justifie les détails
dans lesquels nous allons entrer ; c'est ce que démontrent encore
les récents travaux de A. Fournier (2) et Lancereaux.

Toutes les fonctions de l'axe cérébro-rachidien peuvent être,
d'après Fournier, troublées profondément par le fait seul de la
syphilis secondaire, à peu près de la même manière qu'elles le
sont dans certaines formes de paralysie générale au début :

Ainsi, la sensibilité, la motilité, l'intelligence, l'innervation
vaso-motrice, peuvent être lésées des diverses façons suivantes :

a. *Troubles de sensibilité :*

On observe souvent, à la période secondaire de la syphilis, une
céphalée entraînant parfois une sorte d'hébétude, s'accompagnant

---

(1) Heubner, *Ueber die Hirnerkrankung der syphilitischen* (*Archiv. der Heilkunde*, t. XI,
1870 ; Hanot, *Revue des sciences médicales*, 1877.

(2) Fournier, *Leçons sur la syphilis*, 1873 ; Lancereaux, *Traité de la syphilis ;* voyez aussi
Mauriac, *Leçons sur les accidents nerveux à forme intermittente* (*Gaz. hebd.*, 1876, n°s 4, 6,
7, 8, et numéro du 7 avril).

d'étourdissements et de vertiges, de troubles de la vue, et quelquefois d'un véritable délire.

Cette céphalée profonde revêt ou bien le type continu avec exacerbations, ou bien le type intermittent ; elle peut durer des jours, des semaines et des mois.

Il y a aussi à noter, surtout à une époque peu avancée de l'affection, une insomnie opiniâtre : le malade ne dort pas, sans avoir aucune raison pour ne pas dormir, si bien qu'il se lève plus fatigué le matin que la veille au coucher, également impropre à un travail de corps ou d'esprit.

Comme autres troubles de la sensibilité, il y a encore et fréquemment de l'analgésie, quelquefois de l'anesthésie, quelquefois simultanément de l'analgésie et de l'anesthésie généralisée ou partielle, par îlots ; l'analgésie est souvent localisée à la face dorsale de la main ; elle est habituellement superficielle, mais quelquefois la sensibilité musculaire elle-même est atteinte : ces accidents durent le plus ordinairement plusieurs mois.

Chacun connaît la fréquence dans cette maladie des névralgies occupant les rameaux de la cinquième paire, le nerf sus-orbitaire, les nerfs occipitaux, le nerf sciatique. Il y a aussi des douleurs internes profondes, névralgiformes, et des douleurs musculaires, ou myosalgies, localisées le plus souvent, exagérées par la pression ou siégeant surtout dans les masses musculaires des cuisses et des jambes, dans le deltoïde, dans les muscles de l'avant-bras (fléchisseurs spécialement), dans la portion cervicale des trapèzes, dans les masses lombaires ; douleurs accompagnées d'endolorissement, de courbature. On observe encore parfois l'engourdissement nocturne des membres.

b. *Troubles de motilité*. — Parmi les troubles de la motilité qui appartiennent à la syphilis secondaire, il faut citer un affaiblissement quelquefois très-marqué de la force musculaire ; cette manifestation, qui, au dire de Fournier, se rencontrerait dans les deux tiers des cas, pourrait induire en erreur les personnes qui pensent encore que la paralysie est un des symptômes les plus importants et les plus précoces de la maladie appelée paralysie générale : cet affaiblissement musculaire est perceptible au dynamomètre dans la syphilis.

Pour nous, qui savons que le dynamomètre n'indique jamais

d'affaiblissement musculaire dans les premières périodes de la
paralysie générale, que la sensation de fatigue et d'affaiblissement accusée quelquefois par les malades est purement subjective, nous ne nous laisserons pas tromper par ce symptôme : celui
que nous allons étudier à l'instant pourrait plus justement être
considéré comme appartenant à la paralysie générale ; heureusement il s'observe rarement dans la syphilis : nous voulons parler
du tremblement.

Ce tremblement de la syphilis secondaire (1) débute brusquement, et toujours par les mains ; il ne s'accompagne presque
jamais de tremblement de la langue ; il procède souvent par
accès, il peut durer pendant cinq et six mois ; il peut être assez
prononcé pour compromettre les travaux manuels quelque peu
délicats.

Dans les troubles de motilité, il nous faut faire rentrer les
phénomènes de paralysie et les attaques épileptiformes.

Ces deux ordres de faits sont importants pour le diagnostic
différentiel, puisque nous savons qu'ils s'observent quelquefois
au début de la paralysie générale ; alors il peut n'y avoir encore
aucun trouble intellectuel saillant.

Nous devons dire que dans la syphilis secondaire les paralysies
sont rares ; elles peuvent affecter la forme hémiplégique ; mais
alors elles restent toujours incomplètes et surviennent insidieusement.

Dans la plupart des cas, la paralysie est bien plus localisée ;
elle atteint alors soit le nerf de la septième paire, soit celui
de la troisième, soit celui de la sixième.

Il paraît que l'atrophie musculaire progressive elle-même se
rencontre exceptionnellement, il est vrai, dans la syphilis (2).

« Quant aux phénomènes épileptiformes, il est incontestable,
dit Fournier, que la syphilis secondaire détermine parfois des
crises épileptiformes, qui, à les considérer seulement au point de
vue des symptômes, sont absolument identiques aux accès convulsifs de l'épilepsie ; les crises, une fois produites, se répètent
à intervalles variables pendant un temps plus ou moins long, en
affectant toujours les mêmes caractères ; si bien que n'était l'âge

_____

(1) Voy. Aparicio, *Étude sur le tremblement syphilitique*. Thèse, Paris, 1872.
(2) Voy. Rodet de Lyon, *Union médicale*, 1859.

des malades, on pourrait croire à l'invasion de l'épilepsie la plus franche. »

c. *Troubles de l'intelligence.* — L'examen des fonctions intellectuelles ne suffit pas pour établir le diagnostic entre la paralysie générale au début et la syphilis secondaire; car il arrive que dans la syphilis, comme dans la paralysie générale au début, l'intégrité de l'intelligence soit quelque peu compromise.

d. *Troubles de l'innervation vaso-motrice.* — Il est certains troubles d'innervation vaso-motrice qui, joints aux autres que nous venons de passer en revue, pourraient égarer le diagnostic; car ces phénomènes s'observent presque constamment au début de la paralysie générale, ainsi que nous avons cherché à l'établir : nous voulons parler des poussées congestives, des poussées sudorales et de la fièvre syphilitique.

Il n'est pas rare, en effet, d'observer à la période secondaire de la syphilis des bouffées de chaleur qui se portent tout à coup à la tête et se répandent « comme des vapeurs », en différentes parties du corps. Ces sortes de « congestions », comme les appellent les malades, se produisent d'une façon inopinée, soit pendant l'exercice, soit au repos, soit même au lit; elles sont toujours très-passagères, mais elles fatiguent et inquiètent les malades par leurs répétitions fréquentes.

A ce phénomène il faut joindre les sueurs et les poussées sudorales partielles et généralisées.

Quant à la fièvre syphilitique, elle existe chez la femme au moins une fois sur trois. Elle n'appartient qu'à la période secondaire; elle est incomparablement moins fréquente chez l'homme.

Elle n'est que rarement symptomatique; le plus souvent elle est essentielle; Hunter l'avait entrevue, cette fièvre *essentielle :* elle est très-fréquente dans les syphilis non traitées, bien plus rare dans les cas où le traitement est intervenu de bonne heure. Elle peut affecter le type intermittent, et alors, dans sa forme la plus parfaite, l'accès ressemble assez à l'accès palustre; mais il est moins complet, en ce sens que c'est surtout le stade de chaleur qu'on observe; les malades qualifient leurs accès sous les noms de fièvre en chaud, — de chaleurs, d'ardeurs nocturnes qui les dévorent; la sensation de chaleur continue est passagèrement entrecoupée de frissons intermittents.

Ces accès, d'ailleurs, varient d'un jour à l'autre chez le même
malade, quant à leur forme et à leur durée; ils reviennent d'habitude quotidiennement, et surtout la nuit, —peuvent disparaître
pendant quelques jours pour revenir ensuite; ils se jugent spontanément, ou cèdent en quelques jours à l'action du mercure; ne
paraissent pas justifiables du sulfate de quinine.

Plus rarement la fièvre est continue, avec ou sans paroxysmes.
— Elle peut alors durer plusieurs septenaires, et alterner avec
des accès intermittents.

Dans tous les cas, l'exploration thermométrique indique une
élévation de la température, qui est ordinairement modérée, mais
qui peut atteindre jusqu'à 40 degrés. Mais ce qui différencie cette
fièvre syphilitique de la fièvre inflammatoire, c'est que le visage,
loin d'être injecté et vultueux, est le plus souvent pâle et décoloré : le pouls n'est jamais ample, fort développé; il est souvent,
au contraire, petit, faible et dépressible; — la langue reste à peu
près normale et l'appétit se conserve.

Syphilis tertiaire. — Quant à la syphilis tertiaire, il est d'habitude facile de la différencier de la paralysie générale, parce que l.s
lésions syphilitiques sont circonscrites et non diffuses (1) ; cependant on rencontre des cas douteux, ce sont ceux dans lesquels il
y a dans la couche corticale du cerveau de nombreuses tumeurs
gommeuses syphilitiques (2); l'intelligence subit alors une déchéance telle qu'on croirait avoir affaire à cette variété que nous
avons décrite sous le nom de démence paralytique, et l'existence
de phénomènes ataxiques et paralytiqes vient encore compliquer
le diagnostic.

Comme exemple de cette difficulté de diagnostic, nous rapellerons
une observation de Todd Tompson qui attribue à la paralysie
générale un cas terminé par la guérison, et que nous croyons
plutôt appartenir à la syphilis cérébrale (3).

L'observation suivante montre quelques caractères communs
à la syphilis cérébrale et à la paralysie générale des aliénés, et
nous paraît encore intéressante par les troubles moteurs qui

(1) Lancereaux, *Annales de syphiligraphie*, p. 153, 1878.
(2) Burlureaux, *Considérations sur le siége, la nature et les causes de la folie paralytique.*
Thèse de doctorat, Paris, 1874. Hubert Rodrigues a cité des faits semblables.
(3) *Arch. de méd.*, 1848, t. XVIII, p. 463.

étaient en rapport avec le siége de la tumeur dans les circonvolutions pariétales gauches.

OBSERVATION XXXI. — La nommée Labr... (Marie), couturière, âgée de
trente-trois ans, entre dans mon service de la Salpêtrière le 28 septembre 1878.

Pas de renseignements sur sa famille. On nous apprend que depuis
dix-huit mois elle se plaint de maux de tête siégeant au synciput, qu'elle est
entrée il y a trois mois à la maison Dubois pour se faire traiter, qu'elle en est
sortie pour raison d'argent vers le 20 septembre, et qu'elle est entrée à La-
riboisière dans le service de M. Grancher. Au bout de cinq jours, elle a été dirigée sur Sainte-Anne, parce que, dit son certificat d'entrée, elle troublait
par ses cris le repos de la salle.

On nous dit encore qu'elle a eu, il y a quinze ou dix-huit mois, une attaque de
nerfs ; qu'elle est accouchée il y a sept ans pour la dernière fois. Elle menait une
vie sobre, régulière, travaillait chez elle. Son caractère était bon, serviable,
un peu vif, mais sans rancune. Depuis un an, on aurait remarqué un peu de
changement dans sa manière d'être, de l'exagération dans ses idées, surtout
depuis deux mois. Elle se tourmentait pour peu de chose, craignait que son
travail ne lui permît pas de gagner de quoi se suffire.

29 septembre. — La physionomie est fatiguée, les yeux battus, la malade
se plaint de douleurs syncipitales, pas continues, mais très-vives, qui lui cau-
sent « un mal affreux ».

La vue est bonne, les pupilles inégales, la droite un peu plus large, l'ouïe
saine, mais il y aurait eu des bourdonnements d'oreille dans les commence-
ments de la maladie ; à l'odorat, elle ne peut pas reconnaître du poivre. Pas
d'ataxie de la langue ni des lèvres, mais la parole est fréquemment hésitante,
bégayée, et la malade a parfaitement conscience de ce trouble.

L'auscultation ne révèle rien de particulier dans le cœur ni dans les poumons. Les ganglions cervicaux postérieurs ne sont pas engorgés ; la nuque
présente la trace de trois vésicatoires. Pas de douleur spinale spontanée ou
provoquée, de même que dans les régions intercostale et lombaire. La force
musculaire des membres est insuffisante, la peau fraîche, sans anesthésie ni
hyperesthésie, mais les chairs sont molles, flasques et les membres notablement amaigris. On explore les organes génitaux internes sans rien y découvrir d'anormal. Menstruation le 20. Pas de leucorrhée ni d'engorgement des
ganglions inguinaux, pas de douleur iliaque.

La malade nous raconte qu'elle est veuve depuis six ans, qu'une de ses
tantes s'est chargée de ses enfants, que le chagrin qu'elle a eu de la mort de
son mari est la cause de sa maladie. Depuis cette époque elle a toujours
traîné, dit-elle. Elle serait sujette à se mettre en colère, et alors « le sang lui
monte à la tête. Nous sommes d'une famille à être emportés ». Son père est
mort accidentellement et sa mère d'une maladie aiguë avec délire. Elle ne
peut pas nous dire le nom de l'hôpital d'où elle vient. Elle sait le jour où nous
sommes, mais elle prononce : sa-sa-samedi ; de même elle dit ne pas avoir
perdu la ca-arte. Elle reconnaît d'ailleurs que sa mémoire a beaucoup diminué
et en attribue la cause à ses contrariétés.

Je pose le diagnostic de méningo-encéphalite circonscrite, probablement
de cause syphilitique.

1er octobre. — Hier, pendant toute la journée elle a eu un tremblement
général avec cris très-forts et souvent répétés ; apparence de souffrance extrême, vomissements de matière bilieuse, mais sans oppression ni perte de
connaissance. Ce matin elle est abattue, ne répond que très-peu à nos questions, nous dit pourtant souffrir beaucoup de la tête. Nous prenons sa température, mais pour cela il faut lutter avec elle ; elle résiste en poussant de
véritables hurlements.

> Température axillaire. . . . . 37° 8
> Au synciput. . . . . 35° 8

TRAITEMENT. — Chaque jour, 4 gr. de bromure de potassium en lavement,
1 cuillerée à bouche de sirop de Gibert. Vésicatoire au synciput rasé.
   2. — Le vésicatoire n'a pas déterminé d'ampoule, mais seulement de
l'œdème du tissu cellulaire. La physionomie est égarée, les yeux hagards, les
traits tirés, pourtant les phénomènes nerveux ont un peu diminué d'intensité.
On note aujourd'hui, pour la première fois, un léger prolapsus de la paupière supérieure gauche.
   4. — La malade est plongée dans la stupeur, se plaint sans cesse et son
corps est couvert d'une sueur abondante.

> Température axillaire . . . . 38°
> Derrière l'oreille gauche. . . . . 35° 2

Nouveau vésicatoire, à l'occiput rasé.
   6. — Ce matin, perte de connaissance avec collapsus, pâleur de la face,
mutisme. Nous la trouvons encore abattue, sa physionomie exprime la souffrance ; elle se plaint d'une soif vive. Elle a, devant nous des secousses rapides dans le tronc et les membres supérieurs. Je lui fais tirer la langue et je
remarque que la commissure labiale gauche est tirée en dehors, que la joue
correspondante se creuse de rides.

> Température axillaire . . . . 36° 4
> Derrière l'oreille gauche. . . . . 35°

   8. — Grande amélioration, moins de céphalalgie. Plus de prolapsus de la
paupière supérieure gauche, ni de contracture dans la commissure labiale
correspondante. La malade manifeste de la confiance à notre égard et répond bien à nos questions. La parole est plus nette, moins troublée, mais
elle est lente.

> Température axillaire. . . . . 37° 4
> Derrière l'oreille gauche. . . . . 35°

   11. — Hier, accès d'agitation de courte durée. Elle est assoupie et on a
de la peine à la tirer de son sommeil.

> Température axillaire . . . . 37°
> Derrière l'oreille gauche. . . . . 34°

12 octobre. — Très-assoupie. Suppression du lavement au bromure de potassium.

15. — La malade a laissé aller sous elle. Elle est toujours assoupie, l'œil hagard. Elle ne peut pas se tenir debout.

Température axillaire. . . . . 37°,4
Derrière l'oreille gauche. . . . . 34°,5

16. — La malade est de plus en plus affaissée. La figure est enluminée, couverte de sueur, les pupilles au-dessous de la moyenne, la langue blanche.

Pouls. 138
Température rectale. . . . . 38°,4
Derrière l'oreille gauche. . . . . 38°

17. — L'état comateux est tout à fait accentué.

Les membres sont dans le collapsus, les paupières fermées et collées, les pupilles au-dessous de la moyenne ; sueur abondante, gingivite pultacée. Pas de convulsions.

Pouls 140
Mouvements respiratoires 32
Température axillaire.. . . . . 39°,5
Derrière l'oreille gauche. . . . . 38°,4

Nouveau vésicatoire à l'occiput. Compresses d'eau glacée sur le front. Matin et soir, un lavement avec ergotine, 10 centigrammes.

La cuillerée de sirop de Gibert a été continuée.

18. — Un peu d'amélioration.

Pouls. 120
Température axillaire.. . . . . 38°,4
Derrière l'oreille gauche. . . . . 36°,2

19. — Mieux, mais faiblesse extrême. La peau n'est ni sudorale, ni brûlante.

Pouls. 120
Température axillaire. . . . . 38°
Derrière l'oreille gauche. . . . . 35°,4

Lavement à l'ergotine. Potion éthérée. Sirop de Gibert. Compresses froides sur le front.

20. — Son état s'est bien amélioré ; elle nous le dit d'elle-même.

Pouls. 96
Température axillaire. . . . . 37°
Derrière l'oreille gauche. . . . . 35°,4

21 octobre. — L'amélioration persévère.

Pouls.   84
Température axillaire. . . . .   37°
Derrière l'oreille gauche. . . . .   35°,2

22. — Le mieux continue. Plus de douleur syncipitale. Pupilles égales. Pas d'ataxie de la langue ni des lèvres.

Température axillaire. . . . .   37°,2
Derrière l'oreille gauche. . . . .   35°,4

23. — On remarque depuis quelques jours que la malade a de la peine à trouver le nom des objets et qu'elle se trompe souvent : c'est ainsi qu'elle me dit « cuisse » en parlant de ses bras. Par moments, la parole est ânonnée, dans d'autres elle est assez rapide. Elle me manifeste beaucoup de reconnaissance et montre une conscience parfaite de son état de maladie. Elle me rappelle ses douleurs de tête « qui la faisaient traiter de folle par les sœurs ». Devant nous elle marche, en trébuchant cependant, et sent bien le tapis sur lequel elle pose les pieds. La sensibilité au pincement est très-nette dans les membres ; il n'y existe ni picotements ni fourmillements. Plus de prolapsus de la paupière supérieure gauche.

31. — La malade va très-bien maintenant et me demande même à sortir. Elle me dit que, depuis quelques jours, elle éprouve, environ toutes les heures, comme une sensation de montée de lait dans le sein gauche, avec sentiment de pression forte, qui dure environ cinq minutes et qui est analogue aux sensations qu'elle a éprouvées pendant l'allaitement de ses quatre enfants. Cette sensation ne monte pas au cou, ne gagne pas l'épigastre. La malade avait ses règles lorsqu'elle est entrée il y a un mois.

6 novembre. — Hier, attaque d'environ dix minutes avec perte de connaissance ; chute à terre, bouche contracturée, pronation des mains.

Pouls.   96
Température axillaire. . . . .   38°

10. — La douleur syncipitale est revenue depuis hier.
Nouveau vésicatoire à l'occiput, lavement avec 40 centigrammes d'ergotine. On supprime le sirop de Gibert.

17. — Douleurs de tête très-vives, vomissements biliaires. La parole est lente, défectueuse. Elle dit : méloire, encréier, cervette, pour mémoire, encrier, cervelle, et ne peut pas prononcer confection, constitutionnellement.

1 pilule de 1 centigramme d'extrait de belladone en augmentant de 1 centigramme par jour.

24. — Mêmes douleurs et vomissements. *Tremblement fin dans le bras droit*, suivi d'un frissonnement général. Un peu d'hébétude, de lenteur de la parole, d'abattement. La dose de belladone est de 7 centigrammes. Les pupilles se dilatent. Pas de sécheresse de la bouche.

26. — Hier, dans la matinée, accès d'agitation ; dans l'après-midi assoupissement, mutisme qui a duré toute la nuit. Ce matin nous la trouvons dans une sorte d'ébriété, calme, les pupilles dilatées, accusant de la sécheresse buccale, de la soif, ne paraissant pas souffrir. Pouls : 72. Elle se souvient

avoir reçu hier la visite d'une amie. Pour dire qu'elle a la bouche sèche, elle dit : j'ai la poigne sèche. 5 pilules d'extrait de belladone chacune de 1 centigramme.

27 novembre. — Hier soir, après avoir pris 4 centigrammes d'extrait de belladone, elle est retombée dans la somnolence. Nous l'y trouvons encore ce matin; les pupilles sont dilatées et immobiles à la lumière artificielle. Pouls à 72.

28. — Je supprime la belladone. La malade a de *petites secousses sponta-nées dans le membre supérieur droit.*

' Elle meurt le 29 dans le coma, sans avoir eu d'attaque ni de stertor.

AUTOPSIE. — Poids de l'encéphale, 1520 grammes.

Le crâne ne présente rien de particulier, non plus que la dure-mère.

Très-peu de sérosité arachnoïdienne. Les membranes cérébrales ont une apparence sèche, pâle et semblent fortement appliquées sur le cerveau.

Hémisphère gauche. — Les méninges adhèrent intimement à la substance corticale du lobule temporal dans toute son étendue et dans plusieurs endroits de cet hémisphère. Ce lobule présente une fluctuation notable que l'on constate dans toute sa largeur et dans une étendue antéro-postérieure de 12 centimètres. A la partie la plus inférieure, sa circonvolution la plus interne est comme ulcérée suivant un diamètre d'une pièce de 20 centimes, et il suffit d'écarter un peu la substance pour se trouver dans le ventricule latéral; à cet endroit la substance grise a été arrachée par suite d'adhérences avec la dure-mère.

A la partie externe et inférieure de cet hémisphère, on remarque une tumeur assez dure, du volume d'une noisette, d'une teinte jaunâtre, à laquelle adhèrent les méninges, et qui siège en arrière de la troisième frontale, à la partie la plus inférieure de la première pariétale de Leuret, Gratiolet et Longet, ou frontale ascendante. En arrière de cette tumeur, on trouve une tuméfaction résistante, au niveau de laquelle la pie-mère est hyperhémiée, et une saillie molle qui occupe la partie la plus inférieure et externe de la deuxième pariétale de Gratiolet, ou première pariétale de la classification actuelle. A ce dernier endroit, les méninges adhèrent intimement à la substance corticale qui est d'un jaune gras dans une étendue antéro-postérieure de 2 centimètres et de 1 centimètre et demi de haut en bas. Fendue dans toute sa longueur, la deuxième pariétale offre sa substance blanche transformée dans toute son épaisseur en une sorte de bouillie blanchâtre, diffluente.

La tumeur a envahi le lobule de l'insula qui présente du ramollissement et un état de diffluence considérable. En le fendant, on arrive sur le noyau extra-ventriculaire du corps strié, ou noyau lenticulaire, qui apparaît décoloré et comme infiltré de sérosité, tandis que le noyau intra-ventriculaire, ou noyau coudé, et la capsule interne ont une couleur et une apparence normales.

Un ramollissement blanc occupe toute la couronne de Reil depuis et y compris le lobule frontal, le pariétal et une partie de l'occipital.

L'hémisphère droit et le cervelet n'offrent rien de particulier.

Les méninges interpédonculaires sont épaissies au niveau du moteur oculaire commun du côté gauche, qui est comme bridé et offre à ce niveau une légère teinte grisâtre.

La tumeur présente à la coupe une certaine résistance. Elle ne contient pas de pus, elle crie sous le scalpel et la tranche offre un pointillé avec taches d'un gris jaunâtre et apparence lardacée. Au microscope on y découvre des noyaux très-nombreux que le carmin colore, serrés les uns contre les autres, mesurant 5 à 6 millimètres, qui résistent à l'acide acétique. On n'y trouve pas de fibres conjonctives. Beaucoup de vaisseaux gorgés de sang.

Lorsqu'il se joint des accidents épileptiques ou épileptiformes, le diagnostic devient encore plus embarrassant.

Ces accidents épileptiques ont été étudiés par Fournier (1). Au début ils ressemblent à l'épilepsie pure et simple, sans mélange, sans association d'autres phénomènes; mais au bout de peu de temps, de quelques mois, l'épilepsie prend le caractère des épilepsies symptomatiques.

Nous ne saurions mieux faire que de transcrire les passages des leçons de Fournier relatifs à ces divers phénomènes.

1° En première ligne par ordre de fréquence, deux sortes de troubles de mémoire se produisant l'un ou l'autre et souvent aussi l'un et l'autre; ou bien l'affaiblissement progressif de la mémoire qui va s'altérant, diminuant peu à peu.

Ou bien l'affaiblissement saccadé de la mémoire qui reste subitement débile à la suite de chaque crise convulsive.

Nulle fonction n'est peut-être plus intimement liée que la mémoire à l'épilepsie syphilitique; nulle fonction n'est plus fréquemment troublée par elle, et plus gravement, plus rapidement altérée.

2° Viennent en seconde ligne les troubles intellectuels. Ceux-ci sont variés de forme. Le plus commun est une hébétude progressive; la vivacité de l'esprit devient moindre. L'acuité de l'intelligence s'émousse par degrés, les conceptions sont moins rapides, moins nettes, le travail intellectuel plus laborieux, plus pénible, etc.

Cet état va progressant d'une façon lente, et la décadence intellectuelle aboutit graduellement à ce qu'on appelle l'hébétude; quelques étapes en plus peuvent conduire le malade à la démence.

En même temps que se produisent ces phénomènes d'ordre intellectuel, l'état *moral* se modifie.

On remarque simultanément un changement notable dans le *caractère* et un affaiblissement graduel de la volonté. D'une part, en effet, les malades se montrent moroses, sombres, concentrés.

(1) Fournier, *Union méd.*, 1875.

D'autre part, ils deviennent indécis, souples, singulièrement dociles, indifférents à ce qui les entoure, à ce qu'on leur dit ou leur propose ; ils semblent ne plus vivre que d'une vie automatique ; ils se laissent faire, comme on dit vulgairement, ils se laissent conduire, mener comme des enfants. Puis, par un contraste curieux, ces mêmes malades, à volonté si remarquablement débile ou éteinte, redeviennent par instant irascibles, méchants, intraitables, et éclatent tout à coup en colères, en violences non motivées.

J'ai eu longtemps sous les yeux un malade de ce genre, qui, à la suite de nombreuses crises épileptiques d'origine spécifique, était tombé dans le singulier état de décadence intellectuelle et morale dont je viens de parler. Lui, que j'avais connu autrefois avec un esprit des plus distingués, avec une activité et une vivacité de conception peu communes, avec une verve et un entrain vraiment remarquables, je le vis devenir peu à peu sombre, triste, lent, paresseux, silencieux, concentré, puis niais, enfant, hébété. Grand causeur jadis, il n'ouvrait plus la bouche que pour répondre aux questions qu'on lui posait. A table par exemple, il mangeait sans mot dire, au milieu d'une conversation générale. Indifférent à tout ce qui l'avait le plus vivement intéressé naguère, il ne s'occupait plus de rien, ou ne s'occupait que d'enfantillages.

C'est ainsi que, pendant des heures entières, il lisait ou semblait lire des contes à l'usage des plus jeunes enfants. Prenant un journal (et quelquefois un journal de vieille date) il ne le quittait plus, il le lisait d'une façon pour ainsi dire indéfinie, et comme il avait la mémoire très-affaiblie, il lui arriva souvent de lire à haute voix le même article trois ou quatre fois de suite.

Tantôt il avait des épanchements affectueux, des tendresses enfantines, qui surprenaient son entourage, et tantôt il était pris d'impatiences, de colères, de violences, qui rentraient moins encore dans son caractère habituel. Finalement il tomba dans un état voisin de la démence.

En d'autres cas plus rares, les troubles intellectuels, consécutifs à l'épilepsie spécifique, prennent une forme plus aiguë, celle de l'*excitation maniaque* par exemple, de l'aliénation temporaire, sous tel ou tel des types que nous aurons à étudier plus loin.

C'est ainsi que le malade dont je viens de vous entretenir devint véritablement fou, pendant quelques jours, à la suite de plusieurs crises épileptiques rapprochées et violentes : il tenait les propos les plus incohérents avec une loquacité incessante, il se promenait nu dans sa chambre, voulait descendre sur la voie publique, se disait empoisonné, injuriait son frère que cependant il chérissait tendrement, il le maltraitait même, et chercha un jour à l'étrangler.

3° Il est très-habituel enfin que les crises épileptiques de la syphilis cérébrale, après avoir duré un certain temps, se compliquent d'autres phénomènes cérébraux, tels que :

Accès plus ou moins violents de céphalée ;

Vertiges et autres symptômes d'ordre congestif ;

Accès aphasiques ;

Et surtout paralysies ; — paralysies, non plus seulement passagères (comme celles qui succèdent ou peuvent succéder immédiatement à la crise convulsive), mais durables, permanentes. Tantôt, ce sont des paralysies partielles qu'on observe en pareil cas ; exemples : paralysie d'un nerf moteur de l'œil, paralysie d'un sens, de l'ouïe ou de la vue notamment, hémiplégie faciale, etc. ;

Tantôt, et non moins souvent, c'est une paralysie étendue qui se produit, telle qu'une hémiplégie complète ou incomplète. La paralysie incomplète d'une moitié du corps est un symptôme des plus communs à la suite de l'épilepsie syphilitique.

Des cas analogues de syphilis cérébrale ont été étudiés par Mauriac à l'hôpital Saint-Louis ; dans ces cas, les accidents nerveux avaient une forme intermittente (1).

Malgré ces nombreuses analogies, nous pensons, comme nous le disions plus haut, que, dans l'immense majorité des cas : 1° les anamnestiques et la constatation d'autres manifestations syphilitiques ; 2° l'absence du délire et des troubles de la parole propres à la paralysie générale ou leur existence fugace ; 3° l'évolution de la maladie ; l'apparition de symptômes indiquant une lésion circonscrite, à foyer ; 4° les résultats heureux et rapides du traitement spécifique, permettront bien d'établir le diagnostic (2).

---

(1) Mauriac, *Gazette hebdom.*, 1876, n°s 4, 6, 7, 8 ; et numéro du 7 avril 1876.

(2) La syphilis, d'après quelques auteurs, donne naissance à la paralysie générale (Rollet). — Kjelberg prétend même que la paralysie générale des aliénés ne se développe jamais dans un organisme indemne de syphilis soit héréditaire soit acquise. (Kjelberg, *Nagra fall of paralysis gen. pa. Upsala hospital*, 1868.)

Diagnostic entre la folie paralytique et l'encéphalopathie satur-nine.—L'encéphalopathie saturnine pourrait aussi, mais bien plus rarement, être confondue avec la paralysie générale des aliénés au début (1) ; l'évolution des symptômes varie dans les deux affections, de sorte qu'un examen attentif, aidé par la connaissance des anté-cédents, permettra toujours d'arriver au diagnostic.

Falret a relaté dans sa thèse une observation (obs. 7) dans laquelle le diagnostic n'était vraiment pas facile.

Mais ces cas sont, comme nous le disions, tout à fait exception-nels, et la paralysie générale saturnine nous semble devoir être rayée du cadre nosologique.

C'est à peine si elle mérite le nom de pseudo-paralysie générale, que Delasiauve (2) lui a donné. Le terme encéphalopathie sa-turnine nous semble meilleur et donne lieu à moins de confusion.

Diagnostic entre la folie et l'atropinisme. — L'intoxication lente obtenue par l'atropine donnée à doses progressives pourrait quelquefois faire croire à une paralysie générale au début.

C'est ainsi que Michéa (3), ayant essayé l'atropine à doses progressives et prolongées de 1 à 10 milligrammes dans le traite-ment de l'épilepsie, a été frappé de l'analogie qui existait entre les troubles produits par cet alcaloïde et les symptômes de la para-lysie générale au début : hésitation dans la parole, gêne dans l'ar-ticulation de certains mots, légère titubation, maladresse manuelle, légère anesthésie, apathie morale et obnubilation in-tellectuelle.

Ce fait n'a pas un grand intérêt pratique ; nous l'avons énoncé pour être aussi complet que possible.

De même, l'intoxication lente par l'*oxyde de carbone* peut donner lieu à certaines manifestations quelque peu analogues à celles de la paralysie (4).

Diagnostic entre la folie paralytique et l'intoxication par l'opium. — L'intoxication lente produite par l'opium ne nous pa-raît pas donner lieu à des symptômes qu'on puisse confondre avec ceux de la paralysie générale.

(1) Desvouges, *Ann. méd.-psychol.*, 1850.
(2) Delasiauve, *Ann. méd.-psychol.*, 1851.
(3) Michéa, *Gazette des hôpitaux*, 1861.
(4) P. Moreau (de Tours), *Intoxication lente par le gaz oxyde de carbone*, Paris. 1876.

Ainsi, les fumeurs d'opium finissent, à la vérité, par éprouver des troubles nerveux, mais qui n'ont rien de semblable à ceux qui sont symptomatiques de la périencéphalite diffuse; c'est du moins ce qui ressort des communications faites à ce sujet par Griesinger et par Moreau (de Tours), qui ont longtemps séjourné en Orient. Les malades qui, pour des névralgies par exemple, s'habituent à prendre de la morphine à doses progressives, finissent aussi par éprouver divers troubles nerveux, c'est du moins l'opinion courante. Mais jamais, dans les descriptions qui ont été données de ces troubles nerveux, nous n'avons rien rencontré qui ressemblât aux symptômes de la périencéphalite diffuse. D'ailleurs, nous sommes convaincu qu'on a beaucoup exagéré l'importance des troubles nerveux produits par la morphine, et qu'on a attribué au médicament des manifestations qui étaient du ressort de la maladie pour laquelle la morphine était employée. Nous avons en traitement bon nombre de malades qui prennent, depuis longtemps, des doses considérables de morphine (de 8 à 70 centigrammes par jour en injections sous-cutanées), qui trouvent dans l'emploi de ce remède un soulagement précieux, sans en avoir éprouvé le moindre inconvénient, soit au point de vue des facultés intellectuelles, soit au point de vue des fonctions de leurs organes (1). Tous ceux qui suivent les hôpitaux du centre de Paris ont pu voir le nommé Caron, atteint de pneumatose intestinale, qui ne peut se passer de 1 à 2 grammes de morphine par jour, depuis quinze ans, et qui a conservé toute sa lucidité intellectuelle et une écriture merveilleusement nette.

Diagnostic entre la folie paralytique et le bromisme. — L'intoxication lente par le bromure de potassium peut présenter les caractères de la paralysie générale au début.

L'observation suivante en est un exemple bien probant (2) :

OBSERVATION XXXII. — Un malade m'avait été adressé par un médecin de province, comme atteint de folie simple.

Je trouvai, à ma première visite, ce malade dans une chambre d'hôtel, en proie à une agitation furieuse, criant à l'assassin, appelant le commissaire.

— Il avait des hallucinations terrifiantes de l'ouïe, entendait la voix d'un

---

(1) Voy. mes mémoires, *Bulletin de thérapeutique*, 1872 et 1874.
(2) A. Voisin, *De l'emploi du bromure de potassium* (*Mémoires de l'Académie de médecine*, 1871, p. 68).

homme qui lui parlait par le trou du mur, sentait de la pluie l'inonder, voyait des cordes que l'on tendait auprès de son lit, ne reconnaissait plus les siens, se désespérait et avait cherché à se suicider. Dans un moment d'exaltation, il avait jeté des meubles par la fenêtre.

Ce malade était traité comme épileptique depuis plusieurs mois. Le bromure de potassium avait été porté, depuis quelques mois, aux doses de 6 à 8 grammes. Dix jours avant le développement de ces accidents, il était survenu de l'abattement; le caractère était devenu très-méchant, et il avait perdu peu à peu la conscience de son état.

Deux heures après l'état d'exaltation que je viens de décrire, je trouvais ce malade abattu, ayant l'œil terne, les mouvements lents, la marche difficile, un peu titubante, les mains très-tremblantes lorsqu'elles étaient détachées du corps; le lancement des pieds, le port en avant des doigts, se faisaient en zigzag au lieu d'être précis et droits; la langue était tremblante ainsi que les lèvres et les sillons naso-labiaux; lorsque le malade ouvrait la bouche et tirait la langue, la parole était gênée, bredouillée. — La sensibilité au tact et à la douleur était entière, mais la nausée et le larmoiement produits par le contact d'un corps étranger sur l'épiglotte étaient absents; il en était de même du larmoiement, de l'éternuement en titillant le nez avec les barbes d'une plume.

L'apyrexie était complète. — La mémoire était absente ainsi que tout sentiment d'affection et de famille. — Le caractère était très-ombrageux. — Il avait encore des hallucinations, entendait que l'on complotait contre lui, se refusait à manger, à boire, parce qu'il croyait qu'on voulait l'empoisonner.

Le médecin dans la maison duquel je le fis placer et deux internes des hôpitaux pensèrent que ce malade était atteint de paralysie générale, et refusèrent d'admettre tout d'abord le diagnostic que je portais : à savoir, que nous avions affaire à une variété de bromisme, et que, dans dix jours, cet individu serait guéri.

Mon diagnostic se fondait sur les antécédents du malade, la marche rapide des phénomènes, sur la prédominance de l'état d'abattement, sur les caractères du regard, sur la démarche titubante, l'apparence de l'ivresse, l'absence de l'inégalité pupillaire.

Le traitement fut fait en conséquence : bains de vapeur sèche, lavements fréquents d'eau simple, un purgatif, alimentation tonique, café noir, eau rougie.

Sept jours après, les hallucinations, le délire, l'amnésie, l'abattement, la titubation, l'ataxie, avaient complétement disparu, et treize jours après être arrivé à Paris, ce malade retournait guéri dans sa province.

Diagnostic entre la folie paralytique et l'alcoolisme chronique. — *Le diagnostic différentiel entre la paralysie générale et l'alcoolisme chronique*, alors qu'il existe simultanément des troubles somatiques et intellectuels, n'est pas encore parfaitement élucidé (1).

---

(1) Voy. Burlureaux, *Considérations sur le siége, la nature et les causes de la folie paralytique*. Thèse, 1874, p. 56; et au sujet du diagnostic différenciel lorsque le délire revêt la forme dépressive, le mémoire de Voisin et Burlureaux présenté à l'Académie en 1875.

Quelques médecins croient à une paralysie générale alcoolique c'est-à-dire causée uniquement par les abus alcooliques (Magnan.)

D'autres s'efforcent d'établir une distinction tranchée entre ces deux états (Lasègue, Falret).

Les premiers fondent leur opinion sur l'existence de symptômes communs entre ces deux maladies, de quelques lésions communes, sur l'observation quotidienne d'alcoolisés venant faire dans les asiles d'aliénés, deux, trois, quatre séjours temporaires, mais de plus en plus prolongés, finissant enfin par y entrer définitivement et par y mourir paralysés généraux. La thèse de Gambus (août 1873) contient plusieurs observations de cas semblables.

Les auteurs qui prétendent établir une ligne de démarcation entre la paralysie générale et l'alcoolisme chronique sont en nombre plus considérable encore. L'intoxication alcoolique confirmée, disent-ils, n'a qu'un petit nombre de points de contact avec la paralysie générale, à ses dernières périodes ; leur marche a plus de dissemblances que d'analogies ; et même au début, une observation fine peut permettre de distinguer des différences.

Lasègue (1) a tracé à grands traits un parallèle entre les symptômes des deux affections. Pour garder à ce tableau toute sa fidélité, il nous faudrait le retracer en entier, mais nous n'en pouvons ici signaler que quelques points :

» Tandis que dans la paralysie générale, l'hésitation de la » parole est très-rarement le précurseur des autres troubles ner- » veux, l'affaiblissement musculaire, qui est ordinaire chez les » alcooliques, n'est pour ainsi dire qu'apparent chez les paralyti- » ques, qui, quand ils peuvent le régler, conservent toute l'éner- » gie contractile de leurs muscles. »

Les troubles de la sensibilité, anesthésie, hyperesthésie, sont plus accentués chez les alcooliques.

Les accidents généraux, tels que étourdissements, vertiges, existent des deux côtés au début ; mais peut-être pourrait-on dire, avec raison, qu'à la suite de l'ivrognerie, l'état vertigineux se rapproche plus de la syncope, tandis qu'au commencement de

_____

(1) Lasègue, *Arch. de méd.*, 1858.

la paralysie générale, il paraît être sous la dépendance de congestions cérébrales plus ou moins intenses ; l'étourdissement du buveur serait modifié d'une manière désavantageuse par des émissions sanguines, tandis qu'il en est autrement des vertiges des paralysés généraux.

Les rêves, les hallucinations de la vue, paraissent être plus fréquents chez les alcoolisés ; par contre, l'absence de l'odorat, l'inégalité pupillaire, sont plus fréquentes chez les paralysés.

« Le trouble de l'intelligence provoqué par l'abus des spiri» tueux consiste dans un affaiblissement beaucoup mieux carac» térisé par l'expression populaire d'abrutissement que par toutes
» les dénominations scientifiques ; le malade, tout en étant
» préservé d'un véritable délire, reste obtus sans devenir indiffé» rent. Il a conscience de son infériorité, il se rend à peu près
» compte des choses qui l'entourent, il conserve des antipathies
» et des désirs.

» Si l'intelligence est émoussée, la sensibilité est modifiée moins
» profondément : le malade se plaint de ses souffrances ; s'il en
» abrége le récit, c'est uniquement par paresse, et il suffit de le
» replacer sur ce terrain pour qu'il rende compte des moindres
» sensations.

» Il y a loin de là au délire du paralytique, chez lequel la raison
» est au début plus désordonnée qu'impuissante, chez lequel plus
» tard l'indifférence absolue et le contentement sont deux signes
» si fréquents. A mesure qu'on pénètre dans les délicatesses de ce
» sujet et qu'on en approfondit davantage les détails, les obscu» rités s'accroissent, surtout s'il vient s'ajouter à la démence
» alcoolique quelques idées ambitieuses, comme cela arrive
» parfois (1). » Cependant nous croyons qu'on peut dire qu'il y a
un ensemble symptomatique permettant, en général, de distinguer
la folie paralytique de l'alcoolisme chronique.

Diagnostic de la paralysie générale aiguë. — Jetons maintenant
un coup d'œil rapide sur le diagnostic de la folie paralytique aiguë,
et sur les maladies avec lesquelles on pourrait la confondre. Nous
avons déjà presque suffisamment traité cet article à propos de la
description de la paralysie générale aiguë, qu'il nous suffise donc
de répéter qu'il faut bien se garder de confondre la paralysie géné-

(1) A. Voisin, *De l'état mental dans l'alcoolisme aigu et chronique (Ann. méd.-psych.*, 1862).

rale aiguë avec la *manie aiguë*, ou avec la *mélancolie* (voy.
page 266 à 268). L'erreur serait moins préjudiciable au malade,
s'il arrivait qu'on confondît la paralysie générale aiguë avec certaines formes de *fièvre typhoïde*.

Il faut aussi se garder de confondre la folie avec l'*alcoolisme
aigu* (1) et un certain nombre d'autres intoxications aiguës.

La *pneumonie*, surtout celle du sommet, s'accompagne aussi
quelquefois de délire (2), et si l'on n'avait pas soin d'examiner de
près tous les organes, on pourrait commettre des erreurs regrettables.

Il est bien difficile de différencier la paralysie générale aiguë
de certaines formes de *méningite* qu'on rencontre dans les
hôpitaux ordinaires; en effet, presque tous les malades qui
sont atteints de ce qu'on appelle *méningite* ont toujours de
l'encéphalite en même temps. C'est ce qui ressort des études de
Senn (3), Charpentier (4), Piet (5).

L'encéphalite concomitante est surtout prononcée chez les malades qui succombent à la *méningite cérébro-spinale épidémique*
(Broussais, Bernet (6), Rollet) (7).

Elle existe encore chez les sujets atteints de méningite tuberculeuse (Valleix, *De la méningite tuberculeuse chez les adultes*,
in *Archives de médecine*, janvier 1838, p. 12).

On conçoit par conséquent la difficulté qu'il y a dans certains
cas à différencier la méningo-encéphalite diffuse aiguë qui constitue la paralysie générale aiguë des aliénés, d'avec les diverses
méningo-encéphalites. Seules, la méningite cérébro-spinale épidémique et la méningite tuberculeuse se reconnaissent à coup
sûr à cause de leurs symptômes propres et des conditions dans
lesquelles elles apparaissent; mais les maladies avec lesquelles
il sera possible de confondre la paralysie générale aiguë restent
très-nombreuses.

Ce sont : Le délire aigu étudié par Brierre de Boismont ;

---

(1) Voisin, *Loc. cit.*
(2) Voy. à ce sujet : *Des complications méningées dans la pneumonie;* Vaillard, *Recueil
de mémoires de médecine ou de chirurgie militaires*, 1876.
(3) Senn, *Recherches sur la méningite aiguë des enfants*. Paris, 1875.
(4) Charpentier, *Nature et traitement de l'hydrocéphale aiguë*, 1837.
(5) Piet, *Recherches sur la maladie connue sous le nom de méningite*, 1837.
(6) Broussais, *Histoire des méningites cérébro-spinales épidémiques*. Paris, 1842, p. 43.
(7) Rollet, *Mémoires de l'Académie de médecine*, t. X, p. 29.

Ce qu'on appelle la fièvre cérébrale (la méningite des adultes),
la fièvre chaude, la fièvre maligne, la fièvre comateuse;

La méningite franche des enfants; — la démence aiguë des
vieillards, l'hydrocéphale aiguë;

Certaines variétés d'éclampsie; — la manie rhumatismale avec
fièvre, la folie des nouvelles accouchées, et un certain nombre
d'affections dites ataxiques.

CHAPITRE IX

Étiologie. — Pathogénie.

Tout ce que nous avons déjà vu prouve surabondamment que
la paralysie générale est liée à un état congestif ou inflammatoire
de l'axe cérébro-spinal, prédominant dans la masse encéphalique.
En effet : 1° L'anatomie pathologique nous a démontré que dès le
début il y avait dans les capillaires cérébraux de la fluxion, et qu'il
se faisait une exsudation autour des vaisseaux congestionnés; qu'à
une période plus avancée le processus atteint les limites d'une
véritable inflammation avec formation même de fausses membranes. Lorsque la maladie évolue suivant le mode aigu, l'inflammation peut être telle, qu'en quelques jours un ramollissement
très-étendu et très-profond en soit la conséquence, telle qu'il y a
même et rapidement de la méningite suppurée. En un mot, tous
les degrés qui existent entre la simple congestion et l'inflammation
la plus aiguë se rencontrent dans la paralysie générale, suivant
qu'on a affaire aux formes lentes ou aux formes rapides, ou qu'on
étudie la maladie à ses diverses périodes.

Les symptômes de la paralysie générale indiquent également une
affection inflammatoire. Sans parler des attaques de congestion
cérébrale qui ont été si souvent notées, longtemps même avant le
début de la folie paralytique, il nous suffit de passer en revue les
principaux symptômes de la maladie confirmée, pour prouver
qu'ils appartiennent bien à une affection d'origine inflammatoire.
L'existence de la fièvre, même dans les formes chroniques, est de
tous les symptômes le plus important pour la démonstration.

2° Presque toutes les complications sont en rapport avec des

poussées congestives, nous l'avons suffisamment répété et démontré.

3° L'utilité incontestable d'un traitement antiphlogistique plus
ou moins sévère, suivant les formes de la maladie, mais applicable
à tous les cas, surtout au début, est encore une preuve en faveur de
l'opinion que nous soutenons, opinion qui est d'ailleurs acceptée
et défendue depuis longtemps par la plupart des auteurs qui ont
étudié la paralysie générale.

4° Les noms de *périencéphalite* (Calmeil), d'*arachnitis*, de
méningite chronique (Bayle), de *cérébrite*, d'*encéphalite interstitielle diffuse* (Magnan), etc., etc., prouvent que tous les auteurs
ont reconnu dans la paralysie générale un processus inflammatoire. Aucun n'admet plus maintenant la paralysie générale en
tant que simple névrose, comme le faisait Lélut. Broussais, Lallemand, Parchappe, Guislain, Baillarger, Lasègue, Meyer, ont aussi
reconnu cette vérité scientifique, qui nous semble incontestable.
Marcé paraît porté à admettre plutôt une congestion chronique
qu'une véritable inflammation ; mais ce sont là des nuances, car,
en somme, la congestion n'est souvent que le premier stade du
processus. Seuls, certains auteurs allemands, Salomon, Meschede,
considèrent la paralysie générale comme due à une dégénérescence.

Il est certainement très-intéressant de savoir que toutes les
manifestations dont l'ensemble constitue la paralysie générale des
aliénés sont en rapport avec un élément inflammatoire. Or, quelle
est la cause de ce processus congestif ou inflammatoire ? quelles
sont les causes de ses recrudescences, de ses disparitions momentanées ? Pourquoi dans tel cas le processus a-t-il une activité telle,
qu'il amène soit une véritable sidération, soit une mort rapide,
tandis que dans d'autres circonstances il sera susceptible d'une
évolution lente avec des temps d'arrêt ? Voilà ce qu'il serait très-
intéressant de savoir ; c'est là le problème pathogénique que nous
voudrions pouvoir élucider.

Pour aborder avec quelque fruit cette étude, il faut partir des
données que nous fournit la pathologie générale sur l'hyperhémie,
c'est-à-dire qu'il faut pour un instant laisser de côté l'encéphale
et considérer l'hyperhémie dans les divers tissus qu'elle peut
atteindre.

C'est la meilleure façon de bien comprendre ce phénomène et d'en saisir les *lois*.

Une fois que nous aurons entrevu les lois, nous tâcherons d'en étudier le mécanisme, et ensuite nous nous efforcerons d'arriver à la notion des causes intimes.

Après avoir fait cette excursion dans le domaine de la pathologie générale, nous reviendrons sur notre terrain et nous nous attacherons à atteindre les causes de l'hyperhémie encéphalique.

La phrase suivante d'Andral peut nous conduire à la connaissance des lois de l'hyperhémie; on croirait, à le lire, qu'Andral avait en vue la congestion encéphalique, et cependant il ne s'occupe que de l'hyperhémie active en général.

« L'hyperhémie, dit Andral (1), peut n'avoir qu'une courte durée et se dissiper complétement peu de temps après qu'elle a pris naissance. Mais, le plus souvent, elle a de la tendance à se reproduire là où elle a une première fois existé. » Qu'on applique cette donnée à la pathologie cérébrale, on s'expliquera ces poussées congestives qui préparent la paralysie générale et que Calmeil a si bien étudiées (2).

« L'hyperhémie, dit encore Andral, peut disparaître sans laisser de traces, mais le plus souvent elle laisse à sa suite des altérations dans la texture et dans les fonctions des organes. » Nous savons que cette phrase s'applique très-bien à l'encéphale, puisque nous avons insisté sur l'existence des lésions d'origine vasculaire, et puisque nous avons longuement décrit les troubles fonctionnels qui surviennent à la suite de ces congestions à durée temporaire.

« A la suite des hyperhémies, les tissus, tout en restant lésés dans leur organisation, cessent souvent de recevoir plus de sang que dans l'état normal; ils en reçoivent même quelquefois moins; ils ne sont pas pour cela à l'abri des congestions ultérieures, revenant à intervalles plus ou moins éloignées. Ces retours d'hyperhémie rendent souvent manifestes des lésions organiques qui, pendant l'absence de la congestion sanguine, ne s'annoncent que par des symptômes très-obscurs; chaque fois que revient ainsi cette hyperhémie, elle tend à imprimer une marche plus rapide à l'altération chronique. De là l'utilité des émissions sanguines; elles

_____

(1) Andral, *Anat. path.*, t. 1, p. 22 et suiv.
(2) Calmeil, *Traité des maladies inflammatoires du cerveau*, passim.

n'enlèvent pas, elles ne font même pas rétrograder la lésion organique, mais elles diminuent l'activité de la nouvelle congestion
sanguine, elles ramènent ainsi la maladie à son état stationnaire,
et font disparaître les symptômes d'affection aiguë qu'avait produits le retour de l'hyperhémie. »

N'est-ce pas là l'explication des rémissions, des intermissions,
des temps d'arrêt, des poussées, qui font reprendre à la maladie
son évolution ralentie, des complications qui en traversent le
cours?

Ainsi donc, dans les poussées congestives qui appartiennent à la
paralysie générale ou qui la précèdent, il n'y a rien de spécial ; la
pathologie cérébrale et la pathologie des autres organes sont absolument soumises aux mêmes lois ; la nature ne varie pas beaucoup ses procédés. En pathologie, les effets sont complexes, mais
les moyens sont simples ; c'est une vérité que l'on ne saurait trop
faire ressortir.

Quels sont donc ces moyens qu'emploie la nature pour provoquer un afflux plus considérable de sang dans tel ou tel organe,
dans tel ou tel département d'un même organe?

Nous voici arrivé à l'étude du mécanisme des congestions
actives. Ici le livre d'Andral ne peut plus nous être utile, car
Andral n'avait fait que soupçonner ce que nous expliquons
aujourd'hui d'une façon presque satisfaisante (1).

Influence des nerfs vaso-moteurs. — C'est aux recherches de
Cl. Bernard, Brown-Séquard, Waller, Schiff, Vulpian, etc., sur
les *nerfs vaso-moteurs*, qu'il faut demander des explications
relativement à ce mécanisme. Leurs recherches ont appris que
les vaisseaux sanguins de moyen et de petit calibre étaient munis
de fibres musculaires animées par des nerfs spéciaux désignés par
Stilling sous le nom de *vaso-moteurs*. Sous l'influence de ces
nerfs, les muscles des vaisseaux sont dans un état permanent de
contraction qui n'est autre que le tonus musculaire ; si ces nerfs

(1) Voici ce qui nous fait penser qu'Andral avait soupçonné dans des phénomènes de
circulation une influence indépendante de celle du cœur. « Les hyperhémies de l'état sain et
morbide, dit-il, prouvent indubitablement que le sang parvenu dans les systèmes capillaires
est soustrait à l'influence du cœur, qu'il s'y meut, qu'il y afflue en quantité variable sous
l'influence de forces inhérentes aux vaisseaux capillaires. Le système nerveux modifie souvent l'action de ces forces, comme le démontre la coloration des joues par suite d'une
émotion morale. Ce même système nerveux joue-t-il aussi un rôle dans la production des
congestions pathologiques? »

viennent à être excités, les muscles qu'ils animent se contractent et les vaisseaux se rétrécissent. Si, au contraire, l'action de ces nerfs vient à être momentanément suspendue, les vaisseaux se dilatent et il se produit des phénomènes de congestion. Il paraît en outre y avoir des filets nerveux spécialement destinés à dilater les vaisseaux ; ce seraient eux qui agiraient dans l'hyperhémie active.

Ce qu'il importe de bien savoir, c'est que l'action des nerfs vaso-moteurs n'est pas nécessairement suspendue dans tous les organes à la fois. Chaque organe a pour ainsi dire son centre propre d'innervation. Les nerfs vaso-moteurs, en effet, ne naissent pas d'un centre unique; ils paraissent tirer leur origine de toute l'étendue de la substance grise de la moelle.

La paralysie vaso-motrice n'atteint donc le plus souvent que tel ou tel département du corps humain ; de là, la possibilité des congestions locales.

Ceci étant, quelle est la cause de la dilatation vasculaire amenant l'hyperhémie encéphalique ? Quelles sont, d'une façon générale, les influences qui provoquent la paralysie vaso-motrice ou, si l'on veut, la congestion active dans les divers organes ?

§ 1. — C'est le plus souvent une influence insaississable que ne revèlent ni le scalpel, ni le microscope, ni le raisonnement, ni l'expérimentation. C'est cette influence occulte qui provoque, sans qu'on sache pourquoi, des congestions dans le poumon, dans le cerveau. C'est contre elle que cherchait à lutter l'école italienne au moyen de la médication contro-stimulante.

§ 2. — Dans d'autres circonstances, il est possible de rapporter les phénomènes vasculaires à une irritation siégeant dans la partie du corps qui va être atteinte ou qui est atteinte de congestion.

§ 3. — Dans d'autres circonstances enfin, l'irritation qui va déterminer la congestion d'un organe ou qui l'a déjà déterminée, siége dans une partie du corps plus ou moins éloignée de cet organe.

C'est dans ces derniers cas que la congestion est dite réflexe.

C'est sous ces trois chefs que nous essayerons de grouper toutes les influences capables d'amener l'hyperhémie encéphalique.

Étiologie. — On peut estimer que, une fois sur dix, l'*étiologie*

de la paralysie générale échappe à toute espèce d'interprétation ;
l'analyse la plus minutieuse ne peut pas pénétrer la cause de la
maladie. Sur un relevé de 60 observations prises à la Salpêtrière,
nous avons compté 18 cas dans lesquels l'étiologie nous échappe
absolument.

Mais nous sommes convaincu que s'il était donné de connaître les malades dans leur vie antérieure, ou d'obtenir des
parents des renseignements ou des aveux complets, on verrait ce
rapport diminuer beaucoup et ne pas s'éloigner sensiblement du
chiffre 1/10.

Hérédité. — Le plus souvent il existe chez les malades qui
deviennent aliénés paralytiques une prédisposition héréditaire.

Les avis sont partagés à ce sujet.

Calmeil prétend qu'on rencontre l'hérédité dans le tiers des
cas, c'est-à-dire que dans le tiers des cas on rencontre parmi les
ascendants des paralysés généraux, des aliénés de toutes sortes, maniaques, monomaniaques, paralysés généraux, épileptiques, etc.

Marcé est du même avis.

D'autres auteurs nient cette influence. La paralysie générale,
disent-ils, arrive à un âge où les influences héréditaires n'ont plus
une importance capitale ; ils s'appuient aussi sur des statistiques.
La statistique est une arme dont on doit peu se servir dans les
questions relatives à la paralysie générale, et voici pourquoi : une
statistique n'est bonne qu'à la double condition de porter sur de
grands nombres et sur des unités de même nature.

Or, la loi des grands nombres peut être à la rigueur observée,
mais la deuxième condition est difficile à remplir, à cause de toutes
les pseudo-paralysies générales, à cause de la difficulté du diagnostic de la véritable à ses diverses périodes.

L'hérédité joue, dans tout ce qui a rapport au système nerveux,
un rôle si important, qu'il nous semble logique de conclure à priori
qu'elle n'est pas étrangère à la paralysie générale ou au moins à la
tendance aux congestions encéphaliques. D'autre part, le dépouillement de nombreuses observations nous permet d'affirmer l'influence considérable de l'hérédité.

Les influences capables d'amener vers le cerveau un travail
fluxionnaire qui produira à la longue la folie paralytique sont

extrêmement nombreuses ; leur étude est un chapitre d'hygiène sociale et touche de très-près à la philosophie.

Nous étudierons spécialement l'influence d'une mauvaise *hygiène morale, intellectuelle,* l'*influence du milieu social* et *celle du milieu cosmique.* Il y aura aussi lieu d'étudier l'influence d'un état antérieur d'*aliénation mentale ;* mais ce sujet mérite des développements étendus.

Les chutes et les coups sur la tête, l'exposition au soleil ou à la chaleur des fourneaux, les attaques répétées d'épilepsie, produisent encore assez directement la congestion chronique ou aiguë de l'encéphale ; toutes ces influences seront passées en revue après l'étude des influences morales.

Mauvaise hygiène morale. — Au point de vue de ce que nous appelons l'hygiène morale, il y a lieu d'entrer dans quelques considérations délicates.

Une bonne hygiène morale, c'est le développement harmonieux de la partie sensible de notre être, c'est moins une science qu'une vertu. Il ne faut pas, pour qu'elle existe, qu'un sentiment quelconque prédomine à l'excès sur les autres et atteigne le degré d'une véritable passion.

Cette égalité d'humeur qui est la condition *sine quâ non* d'une bonne hygiène morale est le plus souvent un don naturel transmis par l'hérédité, mais c'est aussi le résultat d'une éducation soignée et d'une vie régulière. Il est donc possible de l'acquérir. Les événements de la vie lui impriment également une direction dont il faut tenir compte. Ce sont là autant de points qu'il nous faut développer.

Il est certain qu'une mauvaise hygiène morale entre grandement en ligne de compte dans l'étiologie de la paralysie générale ; l'observation quotidienne le démontre, tous les auteurs l'ont admis. « La tourmente des passions, dit Calmeil, les chagrins minants de la jalousie, les contrariétés amoureuses, les regrets de l'ambition déçue, de l'orgueil impuissant, les transes de la crainte, la peur d'un danger imminent ou imaginaire, la soif des richesses, la perte de sommes considérables, la perspective des privations et de la misère après qu'on a tenu un rang dans le monde et vécu dans l'aisance, suffisent à eux seuls pour donner lieu à la manifestation des phénomènes de la périencéphalite chronique diffuse. »

Chez presque tous les aliénés paralytiques, on peut en effet trouver dans les antécédents des causes morales à action lente, mais continue, qui par leur persistance ont amené le désordre irrémédiable des facultés intellectuelles.

Ces diverses influences ont, soit un caractère expansif, soit le plus souvent un caractère dépressif.

a. *Causes morales ayant un caractère expansif.* — Au groupe des *influences à caractère expansif* nous rapporterons : 1° les colères violentes et souvent répétées ; 2° les sentiments amoureux lorsqu'ils atteignent le degré de la passion ; 3° l'ambition démesurée dont sont atteints à notre époque un si grand nombre d'individus appartenant à toutes les classes de la société. Cette tendance ambitieuse est incontestablement plus répandue dans notre siècle qu'elle ne l'était autrefois. Balzac a étudié cette endémie et l'a décrite de main de maître (1). Lefebvre (de Louvain) lui attribue la fréquence actuelle de la paralysie générale, qu'il appelle la maladie du siècle. Cette tendance ambitieuse si généralisée provient de ce que chacun, actuellement, voit la possibilité d'arriver à des degrés de plus en plus élevés de l'échelle sociale : toutes les carrières sont ouvertes à l'intelligence et à l'activité ; de là des efforts louables, mais souvent pernicieux. Il est possible encore que ces tendances ambitieuses développées chez les ascendants, se transmettent par hérédité, de sorte que si l'on n'y apporte pas de remède, le mal fera des progrès incessants.

Ce qu'il y a de regrettable dans cet état de choses, c'est que souvent les ambitions ne sont pas légitimes ; elles dérivent, non plus d'une saine appréciation, mais d'une vanité condamnable. Elles ont parfois pour mobile la jalousie, la convoitise ; elles sont alors d'autant plus pernicieuses pour l'individu et pour ses descendants.

b. *Causes morales ayant un caractère dépressif.* — Les *influences* qui dérivent de cette ambition malsaine ont quelque chose de dépressif ; elles établissent la transition avec celles qui nous restent à étudier. Le plus souvent ce sont les idées dépressives

(1) Balzac, *Comédie humaine*, *la Vie parisienne*, *la Fille aux yeux d'or.*

prolongées qui amènent la paralysie générale : les pertes de fortune, les changements dans les conditions sociales, les pertes d'êtres aimés. C'est ainsi que bon nombre des aliénés paralytiques qu'on observe actuellement à Paris ont été éprouvés par les douloureux événements de 1870-1871. Le travail de Lunier sur l'influence de ces événements, aboutit à des conclusions différentes (1) ; mais nous ferons remarquer que la paralysie générale est une maladie à longue échéance, et que d'ailleurs les renseignements précis fournis par les familles de nos malades à cet égard, ne nous laissent aucun doute, malgré les résultats contraires fournis par la statistique.

Il est encore une série d'influences morales qui jouent un rôle considérable, nous voulons parler des dissensions dans l'intérieur des familles. Les enquêtes que les médecins aliénistes peuvent faire à ce sujet leur dévoilent bien des misères inconnues. Le plus souvent, à la vérité, ces dissensions sont l'effet d'une prédisposition maladive ; elles sont pour ainsi dire symptomatiques, mais malheureusement elles sont aussi parfois la cause d'un trouble intellectuel ultérieur chez des individus parfaitement équilibrés.

Si l'on songe à la multiplicité des froissements qui surviennent inévitablement entre deux conjoints dont l'humeur est incompatible, on comprendra l'importance de cette étiologie.

Ainsi donc, nous venons de voir que les influences morales prolongées, agissant dans le mode chronique, ont une certaine importance dans l'étiologie de la paralysie générale, surtout si elles surviennent chez des individus prédisposés par l'hérédité.

Est-il admissible qu'une influence de peu de durée, si violente qu'elle soit, amène le même résultat ? Certainement, si le sujet est très-notablement prédisposé à la folie, une influence très-vive, bien qu'unique et de peu de durée, suffira pour amener soit la folie paralytique, soit la folie simple. Elle jouera le rôle d'une étincelle qui suffit pour mettre le feu à des matériaux combustibles.

Mais dans l'immense majorité des cas, ce n'est pas ainsi que les choses se passent. On peut à la rigueur observer d'autres formes

Lunier, *Influence des événements de 1870-1871.* (*Ann. méd.-psych.*, 1875).

de folie naissant subitement à la suite d'une violente frayeur, d'une désolante nouvelle, bien que ces cas ne soient pas aussi fréquents que les romanciers se sont plu à le faire croire ; mais la paralysie générale reconnaissant des causes d'ordre affectif ne naît qu'à la suite d'impressions souvent répétées.

Mais, dira-t-on, comment établissez-vous scientifiquement des relations entre les influences morales et le processus inflammatoire ou congestif ?

Ces relations existent, mais avouons-le tout de suite, nous n'en connaissons pas le mécanisme, ou, comme le disait un de nos élèves (1) : « Nous ne prétendons pas trancher l'éternelle question des rapports du moral et du physique, ni dire que les influences morales n'agissent qu'en paralysant les vaisseaux de l'encéphale, ou qu'en augmentant l'impressionnabilité cardiaque de telle façon que l'équilibre entre la pression sanguine et la résistance vasculaire soit rompu ; il est sage, dans des problèmes si complexes, de compter avec tous les éléments, et l'élément dynamique n'est sans doute pas le moins important (2). »

Cependant, il est bien permis de supposer que les influences morales, les passions, amènent dans telles ou telles parties de l'encéphale des congestions passagères, tout comme elles en amènent dans les capillaires de la face.

Schroëder van der Kolk a noté le rapport qui existe entre la rougeur du nez et des oreilles et l'hyperhémie cérébrale. D'autres auteurs ont prétendu, au contraire, qu'il existait une sorte de balance entre l'hyperhémie cérébrale et l'anémie de la face ; cette dernière assertion nous semble à priori devoir être inadmissible. Mais, somme toute, nous sommes bien forcé de conclure que nous ne savons rien d'absolument précis sur le mécanisme des congestions encéphaliques consécutives à des impressions morales.

Il est une autre objection qu'on pourrait nous faire, nous l'ac-

(1) Burlureaux, *Folie paralytique*, thèse Paris, 1874, p. 34.

(2) Voy. à ce sujet :

Cabanis, *Rapports du physique et du moral*, 8ᵉ édition augmentée de notes par L. Peisse. Paris, 1844. — Maine de Biran, *Nouv. considérations sur les rapports du physique et du moral*, 1834.— Bérard (de Montpellier), *Doctrine des rapports du physique et du moral.* — Schroëder van der Kolk, *Path. und Ther. der Geisteskrankheiten auf anat.-physiologische Grundlage* (Braunschweig, 1863).

cepterons avec le même esprit éclectique, car ce que nous cherchons, ce n'est pas d'établir une théorie matérialiste ou spiritualiste, nous ne faisons pas de la philosophie, mais bien de la médecine. Comment se fait-il, pourrait-on nous objecter, que les influences morales qui amènent la paralysie générale sont précisément les mêmes qui amènent la folie simple? Tout le monde, en effet, sait que les passions violentes, les contrariétés prolongées, les désillusions, les peines de cœur, les pertes de fortune, survenant chez un individu prédisposé, sont les causes vulgaires de la folie simple. Cette objection a une certaine valeur: nous ne pouvons pas la résoudre d'une façon rigoureuse; nous ferons cependant remarquer qu'entre la folie simple et la paralysie générale il y a un rapport que nous allons tâcher de faire entrevoir. La folie simple et la paralysie générale sont les deux notes extrêmes de la gamme ; c'est bien le cas de répéter ici, et sans la moindre intention paradoxale, que les extrêmes se touchent. La folie simple s'accompagne très-fréquemment d'un état de sthénie vasculaire, caractérisé par de la pâleur de la face, du refroidissement des extrémités et du nez, par un pouls petit et serré, tous phénomènes en rapport avec un état de constriction des vaisseaux sanguins.

La folie paralytique, au contraire, s'accompagne d'un état de turgescence des vaisseaux : la figure est souvent vultueuse, la résistance au froid est considérable, le pouls indique une faible tension artérielle. Or, y a-t-il deux états plus voisins que ceux de la sthénie et de l'asthénie vasculaires? Ne voit-on pas à chaque instant le second succéder au premier par une sorte de réaction, et même n'observe-t-on pas, comme nous l'avons dit (page 7), un état nerveux cérébral intense se compliquer de phénomènes fluxionnaires et d'hyperthermie crânienne? Il est certain pour nous qu'une impression morale est capable d'amener successivement le spasme vasculaire et l'hyperhémie encéphaliques.

Si le spasme vasculaire persiste seul, c'est à la folie simple qu'on a affaire; si l'hyperhémie survient rapidement, on peut redouter la folie paralytique. On peut ainsi s'expliquer comment les mêmes causes produisent des effets tout à fait opposés, comment il est possible que les mêmes impressions morales amènent chez telle personne de l'anémie et de la névropathie cérébrales, tandis que chez telle autre elles auraient donné lieu à un processus congestif, et même comment un individu peut être atteint de folie simple avant de l'être de folie paralytique (1).

Mais dans quel cas y aura-t-il folie simple ? Dans quel cas surviendra la folie paralytique ? Nous pouvons encore répondre dans une certaine mesure : *C'est une affaire d'âge, de sexe et de tempérament.*

a. *Influence de l'âge*. — La paralysie générale est une maladie de l'âge adulte et paraît exclusivement appartenir à la période moyenne de la vie. C'est de trente-cinq à quarante-cinq ans qu'elle se rencontre le plus communément (Marcé, Calmeil, Lasègue, etc.). De sorte que telle série d'impressions morales, qui, chez un homme de vingt ans, aurait pu amener la folie simple, amènera plutôt la folie paralytique, si elle survient chez un homme de trente-cinq ans.

b. *Influence du sexe*. — Au point de vue du *sexe*, tous les auteurs sont également d'accord pour affirmer que les hommes sont plus sujets que les femmes à la paralysie générale.

Les proportions indiquées par les auteurs sont les suivantes. Sur 100 malades atteints de paralysie générale, on trouverait :

        8 femmes d'après Marcé.
       10   —   Ducheck.
       11   —   Calmeil.
       13   —   Esquirol.
       20   —   Parchappe.
       22   —   Lasègue.
       24   —   Hoffmann.
       30   —   Foville.

Cette inégalité tend à disparaître quand les femmes sont arrivées à l'époque de la ménopause.

Il résulte de cette influence de sexe qu'une série d'impressions morales, qui chez un homme donnera lieu à la paralysie générale, donnera plutôt lieu chez la femme à une folie névropathique.

c. *Influence du tempérament*. — L'influence des tempéraments est encore mal étudiée ; nous croyons cependant que la paralysie

(1) Voy. plus loin sur le même sujet.

générale est le plus souvent l'attribut des tempéraments sanguins.

Nous voilà bien éloigné, à ce qu'il me semble, de ce que nous
avons l'intention d'étudier sous le nom d'hygiène morale ; mais
le retour au point de départ est facile, et l'on peut résumer ces articles en disant qu'une mauvaise hygiène morale est souvent le
fait d'une prédisposition à la folie, mais qu'elle est également la
source de troubles intellectuels variés, et que, suivant les conditions de l'individu, il en résulte soit un état de sthénie vasculaire
qui se traduit par la folie simple, soit un état d'hyperhémie qui
joue un rôle essentiel dans les manifestations ultérieures de la
folie paralytique.

Influence du travail intellectuel exagéré. — Cette influence a
été gravement incriminée (Calmeil, Contesse (1), etc.). A notre
avis elle n'est dangereuse : 1° que quand le travail est mal dirigé ;
2° quand le travail intellectuel n'est pas contre-balancé par l'exercice parallèle des autres modes d'activité psychique ; 3° en dehors
de ces conditions, le travail de l'intelligence, même poussé à un
degré considérable, n'est jamais dangereux ; bien au contraire,
c'est le meilleur préservatif contre la folie ; 4° mais il ne faut pas
que le travail intellectuel soit opéré par un cerveau déjà malade
ou fortement menacé de le devenir.

Voilà quatre propositions qu'il va s'agir de développer et de
démontrer.

Mauvaise direction du travail intellectuel. — Le travail intellectuel, pour produire le meilleur rendement et pour ne pas être
nuisible, est soumis à certaines lois qui sont relatives à sa quantité
et à sa qualité. *Relativement* à sa *quantité*, il y a une sorte de
point de saturation qu'il faut atteindre de près, qu'il ne faut
jamais dépasser. Ce point de saturation varie suivant les individus : 1° par le fait des aptitudes héréditaires ; 2° par le fait des
aptitudes acquises.

1° Il y a en effet des enfants qui apportent, pour ainsi dire en
naissant, des aptitudes singulières pour le travail intellectuel.
D'autres, au contraire, sont réfractaires jusqu'à un certain âge.

---

(1) Contesse, Thèse, Paris, 1862.

De même chez les adultes, il en est qui ont le travail facile et
d'autres qui ne l'ont pas, il en est qui peuvent travailler trois
heures sans fatigue, tandis qu'au bout d'une heure d'autres seront
à bout de forces. Parmi les personnes qui consacrent leur vie aux
travaux intellectuels, des différences semblables s'observent : les
uns, en effet, auront le travail rapide, mais seront épuisés au bout
d'une heure ; d'autres, au contraire, travailleront lentement, mais
pourront, sans ressentir le moindre malaise, fournir une somme
considérable de travail. Il faut évidemment compter dans tous
les cas avec les dispositions naturelles, et il est impossible de fixer
une commune mesure qui puisse convenir à préciser quelle doit
être la quantité du travail intellectuel.

2° Cette quantité qui doit varier suivant les aptitudes héréditaires, pourra encore varier par le fait des aptitudes acquises.
C'est ainsi qu'il existe un véritable entraînement pour le travail
intellectuel comme pour le travail musculaire. De même que le
boxeur anglais arrive à dépenser sans fatigue énormément de
force musculaire, de même le travailleur de l'esprit, lorsqu'il s'y
est habitué, arrive à produire beaucoup, sans en ressentir aucune
fâcheuse influence.

A la question des aptitudes acquises se rattache encore le
problème pédagogique. Il y a en effet une façon de procéder qui
permet de fournir sans fatigue une somme considérable de travail.
L'homme qui sait travailler éloigne pour ainsi dire à volonté le
point de saturation dont il a été fait mention plus haut. Malheureusement tout le monde ne sait pas travailler, et il n'y a encore
aucun bon traité d'hygiène intellectuelle basé sur des notions
sérieuses et scientifiques, à notre connaissance du moins.

Ce n'est pas à nous à l'entreprendre. Nous insisterons seulement sur la nécessité qu'il y a d'introduire de la diversité dans
le travail. L'esprit arrive rapidement à se fatiguer et à s'amoin-
drir alors qu'il s'exerce toujours sur le même thème. C'est ce
que nous allons développer rapidement, puisqu'il est dans notre
programme de donner quelques considérations sur la qualité
du travail au point de vue de l'étiologie de la folie paralytique.

Qualité du travail. — Relativement aux connaissances à
acquérir, aux matériaux à assimiler, la variété dans le travail

est la meilleure condition pour éloigner le point de saturation.

Un mathématicien, par exemple, au bout de trois heures d'études mathématiques pourra paraître épuisé; mais que ce savant se livre, même immédiatement après ces trois heures de travail, à l'étude de l'histoire, de la littérature, etc., il y trouvera une diversion, une récréation utile, et il pourra ainsi acquérir sans fatigue de nouvelles connaissances; que dans la même journée il étudie les langues, il s'assimilera comme par surcroît de nouveaux matériaux.

Pour beaucoup acquérir sans danger, il faut beaucoup varier les travaux; de même, pour beaucoup produire, il est essentiel d'avoir des connaissances variées. Le principe de la division du travail et des spécialités, qui s'applique si bien à tout ce qui concerne la production industrielle, est absolument contraire à l'hygiène de l'esprit.

Des phénomènes propres à avertir que la limite physiologique a été dépassée. — On voit, d'après ces données, que rien n'est plus variable que la limite à laquelle il convient de pousser le travail intellectuel; atteindre cette limite, sans jamais la dépasser, est le principe fondamental d'une bonne hygiène intellectuelle. Y a-t-il donc un critérium qui puisse indiquer que la limite est atteinte? Oui, il y en a un; le voici. On est averti qu'il faut diminuer, et au plus vite, la dose du travail intellectuel : 1° lorsque les fonctions somatiques s'en ressentent, que les digestions sont laborieuses, que le sommeil est agité, lorsqu'il survient de la céphalalgie ou un sentiment pénétrant de fatigue intellectuelle, un certain vague dans les idées et des conceptions bizarres qui ne sont pas encore pathologiques, mais qui sont sur le point de le devenir. Une fois cette limite atteinte, il serait imprudent de surmener le cerveau, ce serait risquer d'en détendre le ressort.

En résumé, le travail intellectuel n'est dangereux que quand il est exercé par un cerveau déjà malade, quand il est poussé à des limites *excessives*, et surtout quand son influence n'est pas contre-balancée. En dehors de ces conditions, le travail est un élément de conservation non-seulement pour l'intégrité intellectuelle, mais peut-être aussi pour la santé physique.

Mauvaise influence de l'hyperactivité physique. — Nous avons
passé en revue ce qui était relatif à la partie affective et à la
partie intellectuelle de l'être psychique, il nous reste à étudier le
rôle de l'activité physique.

La vie hyperactive a été très-souvent notée chez les individus
qui sont devenus plus tard aliénés paralytiques. Tout ce que nous
avons décrit à propos des prodromes n'est en effet, habituellement,
que l'exagération maladive des habitudes d'activité qu'avaient
présentées les malades; mais faut-il conclure de là qu'une
vie très-active est une cause de folie paralytique? Pas le moins du
monde, à la condition que l'activité physique soit réglementée et
qu'elle ait un contre-poids.

Le contre-poids de l'activité somatique, c'est l'hygiène morale
et l'activité intellectuelle. Un homme qui fait travailler en même
temps son esprit et qui peut trouver les conditions propres au
développement de la partie affective de son individu, pourra pousser impunément le travail musculaire à des limites considérables.
Nous en avons la preuve en regardant autour de nous, par exemple,
les médecins en renom, qui mènent forcément une vie extrêmement fatigante, qui déploient une activité incroyable, et
qui cependant ne deviennent pas aliénés paralytiques. Nous
croyons donc que l'activité somatique peut être poussée très-loin
impunément si son influence est contre-balancée. Dans ces conditions l'activité somatique est plus qu'inoffensive, elle est utile et
elle constitue sans aucun doute un élément de conservation pour
le corps comme pour l'esprit; c'est ce qu'ont parfaitement compris les ordres monastiques, qui n'ont jamais manqué de joindre
aux travaux intellectuels et aux exercices de piété des travaux
manuels parfois très-pénibles.

Si au contraire l'activité physique n'est pas contre-balancée,
elle peut devenir dangereuse; c'est ainsi que les hommes qui,
sont toute la journée en mouvement, occupés de leurs affaires
commerciales, qui s'imposent des veilles prolongées pour mettre
en ordre la nuit les affaires de la journée, ou pour jouir de la vie
factice du monde, ces hommes, qui n'ont ni paix ni trêve, ni
jours fériés ni vacances, qui n'ont pas ou qui ne prennent pas
le temps de s'occuper de leur famille, qui, en un mot, négligent
de développer simultanément la partie affective et la partie in-

tellectuelle de leur individu, s'exposent gravement à devenir aliénés paralytiques. Il en était de même autrefois de bon nombre d'officiers de l'armée, qui menaient, par le fait de leur profession, une existence active sans exercer parallèlement les autres fonctions de leur cerveau, et qui joignaient à cette mauvaise hygiène des excès préjudiciables.

Quelle est la limite à laquelle on peut pousser l'activité somatique, en admettant qu'elle soit suffisamment contre-balancée ? A notre avis, le meilleur critérium est la qualité du sommeil.

L'homme qui travaille avec mesure par le corps et par l'esprit et qui a une bonne hygiène morale doit avoir un sommeil calme ; il ne doit pas se rappeler, même vaguement, les rêves de la nuit.

L'homme qui ne fait pas assez travailler son esprit a le sommeil traversé par des rêves, comme si la fonction intellectuelle, laissée pendant le jour dans un repos forcé, prenait sa revanche la nuit.

L'homme qui ne fait pas travailler son corps a également des rêves, des cauchemars, surtout s'il travaille de l'esprit pendant la soirée. C'est qu'alors la fonction intellectuelle est surexcitée et que le mouvement acquis persiste pour ainsi dire pendant le sommeil.

En tous cas, il est bien facile à chacun de se rendre compte du mode d'activité qui est trop surmené et de sentir les rectifications nécessaires ; malheureusement, beaucoup les sentent sans les exécuter et se contentent de traduire le vers d'Ovide :

..... *Video meliora proboque*
Deteriora sequor .....

Quittons cet ordre de considérations philosophiques, malgré l'intérêt qu'elles présentent, et continuons la nomenclature des diverses influences qui, combinées entre elles et ajoutant leur action, finissent par congestionner l'encéphale et par déterminer la folie paralytique.

Abus de régime. — Il y a lieu de signaler les abus de coït, mais comme ces derniers agissent surtout par voie réflexe, nous les étudierons plus loin.

Les abus de coït, d'ailleurs, vont rarement seuls. Ils s'accompagnent le plus souvent d'abus alcooliques, d'excitations de toutes sortes. La question est donc complexe. Il est vrai qu'on observe

que les paralysés généraux, avant d'être nettement malades,
sont fort enclins à des abus de coït; mais cette propension n'est-
elle pas plutôt l'effet de la maladie existant déjà en germe, que la
cause de la maladie ? Question difficile à résoudre, car la paralysie générale reconnaît souvent une période prodromique bien
longue. D'ailleurs, cette considération a peu d'importance au
point de vue qui nous occupe, car ces abus de coït, fussent-ils
l'effet de la maladie, n'en réagissent pas moins sur l'encéphale et
deviennent ainsi cause à leur tour.

Le sommeil après le repas, surtout dans une atmosphère
chaude, nous semble aussi très-dangereux au point de vue des
congestions encéphaliques. Il suffit, pour s'en rendre compte, de
considérer combien ce sommeil est lourd, combien il laisse après
lui de pesanteur de tête, de congestion de la face, d'hyperhémie
oculaire. On sait, d'ailleurs, combien il est dangereux chez
les vieillards, et quel rôle il joue dans la production des hémorrhagies cérébrales.

Les abus alcooliques répétés sont également capables de congestionner l'encéphale. Bien que nous nous soyons efforcé, au
chapitre précédent, d'établir une différence très-nette entre
l'alcoolisme chronique et la paralysie générale, nous ne pouvons
pas nous défendre de croire que les excès d'alcool soient une
cause prédisposante de paralysie générale.

« L'inflammation des méninges et de la substance corticale périphérique, écrivait Calmeil (1), est des plus fréquentes chez les débi-
tants de vin et d'eau-de-vie, chez les épiciers, les distillateurs,
les marchands de tabac, les cafetiers, et en général chez tous
les individus dont la profession rend les excès alcooliques faciles.
Elle est très-répandue chez les officiers qui s'habituent à fré-
quenter les cafés, à boire avant la fin de chaque journée un
nombre plus ou moins considérable de verres de vin sucré, de
rhum ou d'eau-de-vie ; mais, dans les dernières campagnes
d'Afrique, c'est surtout l'abus des liqueurs préparées avec l'absinthe qui a entraîné la perte d'un nombre considérable de militaires, que rien n'a pu soustraire à l'invasion de la démence et de
la paralysie générale incomplète.

(1) Calmeil, *loc. cit.*, p. 269.

« Elle est commune sur les cuisiniers, qui sont exposés à l'ardeur d'un feu altérant, aux émanations de l'oxyde de carbone, et qui se laissent entraîner à boire de préférence des vins liquoreux et du rhum.

Comme les causes qui viennent d'être mentionnées exercent surtout leur influence dans les grands centres de population, dans les cités opulentes, on doit s'attendre à rencontrer la périencéphalite chronique diffuse bien plus souvent qu'ailleurs à Paris et à Londres, par exemple, c'est en effet ce qu'on est à même de constater journellement; mais les habitants de la vraie campagne que les travaux de la fenaison et de la moisson exposent pendant l'été à l'ardeur d'un soleil brûlant, n'échappent point complétement à ses ravages.

Influence des abus de tabac. — L'influence des abus du tabac à fumer nous semble également incontestable. Le tabac est un poison, c'est là un fait incontestable; qu'on interroge à cet égard, sans aller plus loin, les personnes qui commencent à fumer, et elles pourront donner des renseignements suffisants.

On s'y accoutume, mais l'abus doit être évidemment nuisible, il finit par être toléré. Ce n'est vrai que dans une certaine mesure, car l'action du tabac se fait sentir même chez les habitués, lorsqu'ils sont placés dans des conditions spéciales : lorsqu'ils fument à jeun, par exemple, ou lorsque, après un repas copieux accompagné de libations abondantes, ils ajoutent à ces influences excitantes celle du tabac à fumer, ils sentent alors très-bien que leur tête se trouble davantage et qu'une cause de congestion est venue s'ajouter; même chez les fumeurs habitués, il arrive que des excès passagers produisent de véritables vertiges et un malaise général; c'est ce qui prouve bien l'influence nuisible de cet agent.

Il est certain également que les abus de tabac diminuent la mémoire et amènent des troubles de la vue (Sichel, Hutchinson, Mackensie, Warlomont, *De l'amaurose consécutive aux abus du tabac*). C'est donc qu'ils agissent puissamment sur les centres nerveux et qu'ils peuvent jouer un rôle dans l'étiologie de la folie paralytique.

Nous n'avons pas plus longtemps à insister sur cette opinion qui a déjà été suffisamment défendue.

M. le docteur Jolly (1) a attaché son nom à la poursuite des abus
de tabac; Vleminckx, Lefebvre, Masoin, Guislain, en Belgique, ont
brillamment continué la campagne, et la cause du tabac ne peut
plus aujourd'hui trouver que des défenseurs intéressés.

Nous devons cependant reconnaître qu'il y a des personnes et
même des populations tout entières qui supportent, sans en ressentir de fâcheux effets, l'usage même immodéré du tabac à fumer,
par exemple les Allemands. On a dit que cette immunité tenait à
la petite quantité de nicotine contenue dans leur tabac.

Toutes les influences que nous avons étudiées jusqu'ici, c'est-
à-dire les influences morales, celle du travail exagéré, celle de
l'activité somatique excessive, celle des abus du coït, d'alcool et
de tabac, pourraient être réunies en un seul groupe sous le titre
d'*influences du milieu social*. Nous évitons de prononcer le nom
d'influences de la civilisation, parce que ce n'est pas la civilisation qu'il faut incriminer, mais bien les écarts qui n'ont rien de
commun avec elle ou avec le progrès, ou du moins qui n'en sont
pas les conséquences nécessaires.

Influence du milieu social. — L'influence du milieu social a
beaucoup préoccupé l'Académie de Belgique en 1873-1874, et
Lefebvre (2) a insisté avec détail sur cette influence qu'il croit
devoir appeler *influence de la civilisation*. Nous ne voulons même
pas chercher à résumer les nombreuses et vives discussions qui
ont été soulevées par cette étude; répétons seulement que l'influence du milieu social sur l'aliénation est d'autant plus marquée
dans les divers pays que la civilisation est plus avancée.

C'est l'opinion de Brierre de Boismont (3), de Desgenettes,
de Griesinger, qui ont observé en Égypte, d'Alexandre de Hum-
boldt, qui a vu de près les peuplades de l'Amérique du Sud, de
Ruchs, professeur de Philadelphie (1872), de Guislain (1840), de
Moreau (de Tours), qui a observé en Orient, de Smeth (thèse sur
la Mélancolie), de Masoin (Belgique), de Morel.

Or, ce qui est vrai de la folie en général l'est surtout pour la folie
paralytique. Il est intéressant de rechercher à cet égard quelle est

(1) Jolly, *Le tabac et l'absinthe*. Paris, 1877.
(2) Lefebvre, *Étiologie de la folie paralytique* (*Gaz. hebdomad.*, 1874).
(3) Brierre de Boismont, *Ann. méd.-psych.*, 1852.

la fréquence relative de la folie paralytique. « Ce n'est plus, dit Calmeil, ce n'est plus dans la proportion d'un quinzième, qui me paraissait déjà considérable autrefois, mais bien dans la proportion d'un quart à un tiers que les cas d'encéphalite chronique diffuse se comptent parmi les hommes qui entrent chaque jour dans les asiles d'aliénés de nos grandes villes ; il en est à peu près de même, d'après les renseignements que j'ai pu recueillir, dans la plupart des grands établissements d'Angleterre. »

Ainsi, d'après Calmeil, sur 100 admissions il y aurait environ 30 cas de folie paralytique ; mais remarquons qu'il base son calcul sur les admissions des hommes et dans les établissements des grandes villes.

Or, voici les chiffres que Bertillon (1) a extraits d'une très-bonne monographie de Dufour (2). Par 10,000 habitants de chaque sexe et de chaque catégorie d'état civil, on trouve : chez les célibataires mâles, 3.95 aliénés ; 2.17 chez les hommes mariés, et 3 chez les veufs. De même, par 10,000 femmes, on trouve 3.4 folles chez les filles, 1.9 chez les épouses, et 3.13 chez les veuves. Si l'on prend les deux sexes ensemble, les trois rapports précédents deviennent : 3.68 chez les célibataires, 2.02 chez les époux, et 3.01 pour les veufs et veuves. Ainsi, la préservation que l'association conjugale exerce contre la folie est si puissante, qu'elle réduit le danger à près de moitié (environ dans le rapport de 0.55), quoique l'âge d'élection pour la folie soit précisément l'âge probable des époux. Il y a là, au profit du mariage, une *influence préservatrice* évidemment très-considérable, mais que le manque d'ensemble dans les documents nous empêche malheureusement de mesurer avec précision.

Il est surtout fâcheux, au point de vue qui nous occupe, que la statistique n'ait pas différencié l'une de l'autre les diverses formes de folie ; c'est un travail à faire, qui montrera sans doute que la paralysie générale est de beaucoup plus fréquente chez les célibataires ou chez les veufs que chez les hommes mariés. Le suicide, qui n'est souvent que le dénoûment d'une maladie mentale,

---

(1) Bertillon, article MARIAGE du *Dictionnaire* de Dechambre.
(2) Dufour, *De l'encombrement des asiles d'aliénés*, p. 14. Paris, 1870. — Consultez : *Compte rendu du Congrès méd. de Lyon*, 1864, et *Gaz. hebd.* 1864, p. 738.

est deux fois moins fréquent chez les individus mariés que chez
ceux qui ne le sont pas.

C'est tout ce que nous savons de précis sur cette importante
question.

Marcé est encore porté à élever le chiffre proportionnel; il le
fixe à tout près de 50 sur 100, mais il ne parle que des hommes
et il défalque de ses relevés statistiques les idiots et les épileptiques.

Les statistiques belges indiquent les proportions suivantes. Sur
100 cas de folie il y en aurait :

14 de folie paralytique pour l'asile d'Ypres;

16 pour celui d'Anvers;

19 pour celui de Froidmont (population exclusivement mas-
culine);

9.3 pour la colonie de Gheel (statistique de 1873).

Il faut bien se rappeler qu'à Gheel il y a beaucoup d'idiots, et
qu'on n'y dirige que le moins possible d'aliénés paralytiques.

19 pour Louvain (établissement pour hommes);

2 pour Louvain (établissement de femmes), — soit 10 en
moyenne;

16 pour Stephansfeld (asile pour hommes);

4 pour Stephansfeld (asile de femmes), — soit 10 en
moyenne;

16 pour Bicêtre et la Salpêtrière réunis;

12 pour l'asile de Vienne;

18 pour celui de Florence;

3.12 pour Saint-Yon (asile de femmes);

18, statistique générale de Lunier, avant les événements de
1870-1871;

19 pour celui de Quatre-Mares (asile d'hommes, Dumesnil);

46 pour Charenton (hommes, Materne);

6.5 pour Charenton (femmes, Materne), — soit 26 en
moyenne.

On voit, d'après tous ces chiffres, que la fréquence relative de
la folie paralytique est considérable, et elle est bien certainement
en rapport avec l'influence du milieu social.

Quelques mots sur la folie paralytique dans l'armée. — Chez les officiers, la paralysie générale représente au moins les trois quarts des cas d'aliénation (1). Or, l'aliénation d'une façon générale est relativement fréquente chez les officiers : tandis, par exemple, que chez les soldats elle est de 0,31 pour 1000, chez les sous-officiers la fréquence est exprimée par le rapport 0,61 pour 1000 (2), et chez les officiers le rapport atteint 1,31 pour 1000. C'est le résultat de l'influence de l'âge et aussi de l'influence du milieu social; mais, comme nous l'avons vu, cette influence du milieu social n'est pour ainsi dire qu'une résultante.

Et voici, d'après L. Colin, les éléments qui ont le plus d'importance dans la pathogénie de la folie paralytique dans cette classe de la société :

1° En première ligne les abus de travail, notables surtout chez les officiers des armes spéciales : il arrive souvent en effet que l'autorité confie à ces officiers des travaux délicats, qu'ils tiennent à honneur d'accomplir aussi parfaitement que possible.

2° Il faut aussi compter avec les changements de situation que traversent les officiers de l'armée : c'est ainsi que ceux qui sont appelés à prendre la direction d'un service, après avoir été longtemps subalternes, éprouvent, par le fait de cette situation nouvelle, une modification qui peut être fâcheuse, d'autant que la responsabilité qui leur incombe s'accroît dans une notable proportion et donne lieu à des préoccupations insolites.

De là l'apparition de la paralysie générale chez les officiers qui sont chefs sur place, même chez ceux qui sont aux derniers degrés de la hiérarchie et qui exercent leurs fonctions sans contrôle immédiat et voisin, comme dans la gendarmerie, par exemple, et dans le train des équipages (L. Colin).

Le délire chez ces malades revêt le plus souvent un caractère en rapport avec les préoccupations habituelles : aussi beaucoup d'officiers paralytiques ont-ils de la tendance à inventer des engins susceptibles de rendre à notre armée son ancienne supériorité, c'est peut-être ce qui les fait échouer en si grand nombre au

---

(1) L. Colin, communication orale, et article MORBIDITÉ MILITAIRE du *Dictionnaire encyclopédique* de Dechambre.

(2) La dernière statistique donne des chiffres qui s'éloignent peu de ceux-là :

1.05 pour 1000 officiers.
0,72 — sous-officiers.
0,33 — soldats.

Val-de-Grâce, parce que les officiers en province sollicitent des congés pour venir exposer à Paris leurs prétendues découvertes ou inventions.

C'est à tort que l'on croirait que cette terrible affection est dans l'armée en voie d'augmentation ; le fait est loin d'être démontré.

Influence du milieu cosmique. — Quant aux influences du milieu cosmique, elles sont encore mal élucidées, et nous ne pouvons que répéter ce qu'écrivait Marcé en 1862 :

« On a dit que les climats exerçaient une action réelle sur le développement de la maladie et qu'elle était rare dans les pays méridionaux. J'ai la conviction que ces différences tiennent presque uniquement à des erreurs de diagnostic. Beaucoup de médecins étrangers, et des plus instruits, méconnaissent la paralysie générale là où nous n'hésitons pas à l'affirmer, et ne consentent à l'admettre que lorsque la maladie est franchement entrée dans sa seconde période ; il en résulte, au point de vue de la statistique, des différences de nombre considérables dont j'ai reconnu plus d'une fois la cause en visitant des asiles étrangers ; là, je pouvais sans peine reconnaître les symptômes paralytiques chez des sujets considérés simplement comme aliénés. »

D'autres causes sont encore capables d'amener directement une inflammation aiguë ou chronique de l'encéphale. Elles agissent alors d'une façon moins obscure que les diverses influences que nous venons de passer en revue ; cependant nous ne les avons étudiées qu'en seconde ligne, parce que ce n'est que rarement que la paralysie générale leur peut être attribuée.

Nous aurons à signaler dans cet article :

Les chutes et les coups sur la tête, l'insolation, les accès souvent répétés d'épilepsie.

Coups et chutes sur la tête. — L'influence des coups et chutes sur la tête est aujourd'hui hors de doute : tous les auteurs l'admettent sans contestation.

Citons entre autres Meyer [1] qui raconte l'histoire d'un homme,

(1) Meyer, *Arch. für Psychiatrie und Nervenkrankheiten*, 1868, p. 279.

ayant soulevé avec sa tête un poids considérable, qui devint mélancolique, puis paralysé général.

Marcé (1) exprime ainsi son opinion sur l'influence des traumatismes de la tête :

« Je ne veux pas parler, dit-il, du délire nerveux à forme maniaque ou de la méningite qui complique les plaies de tête et même les simples commotions cérébrales, mais des troubles intellectuels survenant après une période prodromique assez longue, chez des individus ayant fait une chute grave. Pendant plusieurs mois, plusieurs années après l'accident, les sujets éprouvent de la céphalalgie, des vertiges, leur intelligence s'affaiblit ; ils ont des moments d'absence et sentent eux-mêmes quelque chose d'anormal, puis un jour la folie éclate sans qu'on puisse lui assigner une cause occasionnelle bien manifeste. Dans la plupart des cas de ce genre, l'aliénation mentale revêtait une forme mal définie et offrait des alternatives irrégulières de stupeur, d'agitation et de lucidité imparfaite, sans idées délirantes systématisées, jamais la guérison n'a été complète ; plusieurs de ces malades sont arrivés progressivement à la démence.

» J'ai vu deux cas de paralysie générale dans lesquels les premiers symptômes remontaient à un violent coup porté sur la tête, la maladie suivit son cours sans offrir aucune notable particularité ni dans sa marche, ni dans ses symptômes. »

Baillarger (2) a cité l'observation suivante :

La femme M..., âgée de quarante-cinq ans, devint aliénée à la suite d'une chute faite sur la glace et ayant porté sur la tête.

Dès le *lendemain*, on a observé une loquacité inaccoutumée qui a toujours été en augmentant, jusqu'à aboutir à un délire complet accompagné d'insomnie ; la chute est la seule cause que le mari assigne à la maladie.

La maladie a évolué en vingt-huit jours, il n'est donc pas étonnant que l'autopsie n'ait pas révélé de lésions profondes et anciennes ; mais ce cas appartient néanmoins, de la façon la plus incontestable à notre avis, à la folie paralytique.

Calmeil (3) relate l'observation très-intéressante d'un homme

---

(1) Marcé, *Traité des maladies mentales*, p. 128.
(2) Baillarger, *Appendice* au Traité de Griesinger, p. 714.
(3) Calmeil, *Traité de la paralysie chez les aliénés*, p. 250. *Maladies inflammatoires de 'encéphale*, 119° obs.

qui, ayant reçu dans son enfance un coup violent sur le pariétal gauche, avec perte de substance de l'os, eut dans son adolescence des attaques d'épilepsie, et à l'âge de cinquante-deux ans tous les symptômes de la paralysie générale des aliénés ; l'autopsie vint d'ailleurs confirmer le diagnostic. Or Calmeil, à ce propos, fait les réflexions suivantes :

« Le professeur Lallemand, dont les travaux ont répandu un si grand éclat sur la pathologie du système nerveux, pense avec raison que la cicatrice qui existait depuis l'enfance dans le cerveau du malade dont on vient de lire l'observation, ne dut pas rester étrangère à la manifestation des attaques d'épilepsie que ce charpentier éprouva à une époque plus avancée de sa vie ; mais on peut supposer avec non moins de fondement que cette même cicatrice ne resta pas étrangère non plus au développement de l'inflammation cérébrale diffuse, dont il commença à présenter les premiers signes vers l'âge de cinquante-deux ans, car, si son influence irritative ne s'est d'abord fait sentir sur les régions circonvoisines de la substance grise qu'à de rares intervalles, elle a cependant pu, à la longue, s'exercer dans un rayon plus étendu, et contribuer finalement à fixer d'une manière définitive l'activité maladive à la périphérie du cerveau. »

Lasègue a également cité un cas de ce genre.

Voici enfin une observation qui m'est personnelle :

OBSERVATION XXXIII. — J'ai dans mon service de la Salpêtrière une nommée D..., âgée de quarante-six ans, qui est atteinte de paralysie générale depuis un accident de voiture survenu il y a huit mois. Elle est tombée sur le front, est restée sans connaissance pendant quarante-huit heures, et fut conduite à Saint-Louis, où l'on a reconnu une fracture du crâne. Depuis l'accident il est survenu un strabisme convergent. La paralysie générale a la forme dite *démence paralytique*.

Insolation. — L'insolation est parfois la cause déterminante. Ainsi chez la malade dont parle Baillarger, « cette jeune femme était dans un état de santé parfaite, elle n'était en proie à aucun chagrin, lorsque, par une journée des plus chaudes, elle voulut assister à une revue. *Dès le lendemain* elle eut un violent mal de tête et le délire éclata bientôt. Il revêtit le caractère ambitieux, et, bien que la malade ait guéri, nous ne mettons pas en doute l'existence chez elle d'un commencement de folie paralytique. »

OBSERVATION XXXIV. — Nous observons en ce moment (février 1877) à la Salpêtrière une malade, manifestement folle paralytique, sur les antécédents de laquelle nous avons les renseignements les plus précis, et qui devint aliénée à la suite d'une insolation. Cette jeune femme, blanchisseuse de profession à Suresnes, était autrefois d'un caractère parfait, très-bonne mère de famille. La cruelle maladie dont elle est atteinte à l'heure qu'il est reconnaît pour cause unique une insolation; c'est huit jours après cet accident que les premiers troubles intellectuels se sont manifestés.

De même le séjour prolongé dans un air confiné, au-dessus de fourneaux, est très-propre à *préparer* le terrain pour l'éclosion de la folie paralytique ; cette étiologie est absolument incontestable. Moreau fils (de Tours) a étudié la folie qu'on pourrait appeler la folie des cuisiniers, et qui n'est pas sans avoir certains rapports avec la folie paralytique.

La *pellagre* a avec la paralysie générale des rapports encore inexpliqués, qui sont contestés.

Baillarger (1) a insisté sur la fréquence de la folie paralytique chez les pellagreux, et il estime que la pellagre doit être rangée parmi les causes de la paralysie générale des aliénés.

Avant lui, quelques personnes avaient soupçonné ce rapport. C'est ainsi que plusieurs auteurs avaient signalé la fréquence des troubles intellectuels chez les pellagreux (Marchant (2), Calès, Guislain, Ferrus, Brierre de Boismont, Roussel (3), Morel), que d'autres avaient noté chez les aliénés pellagreux des lésions analogues à celles de la paralysie générale. En 1830, Brierre de Boismont (4) avait signalé ces lésions.

Plusieurs avaient également noté la fréquence de phénomènes de paralysie, de phénomènes choréiformes (Willemin) (5); mais personne avant Baillarger n'avait démontré que très-souvent

---

(1) Baillarger, *Appendice* au Traité de Griesinger.

(2) Marchant, *Doc. sur la pellagre des Landes* 1847, p. 12.

(3) Théoph. Roussel, *Traité de la pellagre et des pseudo-pellagres*, ouvrage couronné par l'Institut. Paris, 1866.

(4) Brierre de Boismont, *Mémoire* lu à l'Institut *sur la pellagre et la folie pellagreuse*, inséré dans le *Journal complémentaire des sciences médicales*, publié par Panckoucke. — Ce mémoire fut édité pour la seconde fois en 1834.

(5) Willemin, *Arch. de méd.*, 1847.

ces divers phénomènes intellectuels et somatiques appartenaient à une même unité morbide : à la paralysie générale des aliénés.

Bonacossi (de Turin) et Girelli (de Brescia) avaient entrevu ce rapport, mais à Baillarger revient le mérite d'avoir poursuivi cette étude et de l'avoir publiée.

Dans une première communication à l'Académie (1), cet auteur signale l'extrême analogie qui lui paraît exister entre la paralysie des pellagreux et celle des aliénés.

Dans un second mémoire (2), Baillarger en démontre l'identité, il prouve en effet que bon nombre d'aliénés pellagreux ont, tout comme les aliénés paralytiques qu'on rencontre dans nos asiles de France : 1° du délire ambitieux ; 2° de l'embarras de la parole ; 3° du grincement des dents ; 4° du mâchonnement ; 5° de la démarche vacillante ; que souvent la folie revêt chez les pellagreux le caractère de la démence aiguë. De là, ajoute-t-il, la fréquence des suicides chez les pellagreux.

Baillarger prouve encore que les lésions cérébrales sont les mêmes chez beaucoup d'aliénés pellagreux et chez les paralysés généraux de nos asiles.

L'identité est donc incontestable aux yeux de ce savant auteur.

En 1864, Benevesti confirma cette opinion : sur quarante autopsies de pellagreux, il relate parmi les lésions les plus importantes : 1° les inflammations et les adhérences des membranes de l'encéphale et de la moelle ; 2° les altérations constantes de la moelle, consistant le plus souvent en un ramollissement de la portion dorso-lombaire.

Diabète. — Marchal de Calvi (3) prétend que la *diathèse diabétique* étend souvent son action à l'axe cérébro-spinal.

« Les accidents qui manifestent cette action, dit-il, se rapportent à une espèce de pathologie formelle, telle que la congestion cérébrale, l'apoplexie, la *paralysie générale*, ou ils sont indéterminés. »

Cet auteur incline à penser que, dans la plupart des cas, les symptômes sont en rapport avec un processus inflammatoire, mais

---

(1) Baillarger, *Bulletin de l'Académie de médecine*, t. XII, séance du 3 août 1847.
(2) Mémoire lu dans la séance du 14 décembre 1847.
(3) Marchal de Calvi, *Recherches sur les accidents diabétiques*, 1864. p. 349. 381.

que le sucre pourrait peut-être avoir encore une action purement dynamique ; qu'il peut enfin arriver que des accidents cérébraux soient occasionnés par une albuminurie concomitante. C'est une opinion discutable. Malgré l'assertion de Marchal de Calvi, nous ne croyons pas que, dans les diverses observations qu'il a citées, il y ait un seul cas de véritable paralysie générale des aliénés. Ces observations d'ailleurs n'insistent pas assez sur les caractères du délire ; elles ne constatent qu'une chose : c'est que, chez les diabétiques, il y a parfois des troubles nerveux variés.

Arrivons à l'influence des attaques d'épilepsie ; elle est bien mieux établie et bien plus facile à interpréter.

Épilepsie. — La question des rapports qui existent entre l'épilepsie et la folie paralytique est intéressante à étudier. Nous avons déjà parlé dans ce chapitre des complications épileptiformes survenant dans le cours de la méningo-périencéphalite.

Nous avons dit que ces phénomènes accidentels revêtaient parfois à s'y méprendre les caractères de l'épilepsie idiopathique, et que dans certains cas il pouvait être difficile de dire si l'épilepsie était essentielle, ou symptomatique d'une périencéphalite diffuse (1). Ces faits prouvent qu'il y a entre l'épilepsie franche et la paralysie générale un certain rapport ; ce rapport devient plus évident quand on voit l'épilepsie franche donner lieu, à la longue, à la folie paralytique.

Est-ce à dire que toutes les folies qui surviennent à la longue chez les épileptiques sont des folies paralytiques ? Loin de nous cette idée.

Il existe en effet chez les épileptiques diverses formes d'aliénation mentale (folie épileptique et démence consécutive à l'épilepsie) qui n'ont rien de commun avec la folie paralytique. Mais à côté de cet ordre de faits, il y a lieu de considérer les cas où l'épilepsie donne lieu à la folie paralytique ; ces faits, pour être rares, n'en sont pas moins incontestables.

Calmeil en cite plusieurs cas ; malheureusement, dans ces observations le délire n'a pas toujours les caractères du délire de la paralysie générale, et c'est surtout d'après les lésions trouvées

---

(1) Voy. l'observation 120ᵉ du livre de Calmeil sur les *Maladies inflammatoires du cerveau.* Paris, 1859, t. II.

à l'autopsie qu'on est en droit d'affirmer qu'il s'agissait bien de
paralysie générale. Les deux faits 270 et 274 du livre de Parchappe nous semblent plus concluants, parce qu'on peut mieux
reconnaître dans le délire les caractères de la folie paralytique; il
est fâcheux que les détails ne soient pas plus complets.

Burlureaux a relaté dans sa thèse une observation empruntée
à mon service de Bicêtre et rédigée par Liouville (1), observation
qui montre nettement la transition entre l'épilepsie et la paralysie
générale :

OBSERVATION XXXV. — Un malade avait eu pendant vingt et un ans des
attaques d'épilepsie franche, sans troubles intellectuels considérables, attaques relativement espacées. Interné à Bicêtre, ce malade eut des attaques
de plus en plus fréquentes ; après chacune d'elles l'intelligence éprouvait un
trouble passager, mais de plus en plus long à se dissiper. On assista peu à
peu à l'apparition d'illusions et d'hallucinations; on put suivre la déchéance
croissante des facultés intellectuelles et l'évolution de la folie paralytique avec
délire des grandeurs. L'autopsie montra les caractères de méningo-encéphalite chronique avec adhérences.

Dira-t-on que dans ce cas, comme dans ceux de Calmeil et de
Parchappe, il y avait une simple coïncidence, et que ces faits ne
prouvent qu'une chose, à savoir que l'épilepsie ne met pas à l'abri de
la folie paralytique ? Il nous semble qu'il y a plus qu'un rapport
de coïncidence, et l'on pourra s'en convaincre en considérant
quelles sont les lésions qu'on rencontre chez les épileptiques.
Étant donnée l'anatomie pathologique de l'épilepsie, on ne doit
pas être étonné de voir cette maladie amener une congestion
chronique du cerveau, qui, dans certains cas, pourra devenir la
cause de la paralysie générale. Il résulte, en effet, des études
faites par Luys et moi (2) sur les lésions cérébrales qu'on rencontre chez les épileptiques, que les attaques épileptiques répétées
ont *pour conséquence* une congestion intense du cerveau, du
cervelet, du bulbe, la formation de taches ecchymotiques sur les
méninges ainsi que sur la surface corticale; qu'à la suite des
attaques épileptiques répétées existent sur la surface antérieure
du quatrième ventricule une teinte grisâtre, des ecchymoses,
surtout sur la ligne médiane, des vaisseaux turgides; qu'à

(1) Burlureaux, *Considérations sur le siége, la nature, les causes de la folie paralytique.*
Paris, 1874, thèse, p. 71.
(2) *Archives générales de médecine*, décembre 1869.

l'union du bulbe et de la protubérance, il existe presque constamment un demi-collier jaunâtre; que le cervelet a des méninges épaissies, opalines, quelquefois adhérentes; que les corps rhomboïdaux présentent des dilatations vasculaires avec épanchements d'hématosine; que le cerveau lui-même n'est pas épargné; que la substance grise présente tantôt des taches jaunâtres ambrées, tantôt des *adhérences* avec les méninges, adhérences nettement localisées; que la corne d'Ammon est malade une fois sur deux (Charcot); que le corps strié est très-souvent atteint des mêmes altérations que le cervelet.

Des troubles si importants de la circulation capillaire dans l'encéphale doivent produire, dans de certaines conditions, la paralysie générale, et c'est ce qui a lieu. La plupart des épileptiques, au contraire, pourront avoir des accès nombreux pendant un temps fort long, sans avoir de troubles intellectuels qui ressemblent à ceux de la paralysie générale.

Maladies aiguës. Influence réflexe. — Abordons enfin un autre groupe de causes : celles qui, *par voie réflexe*, amènent la folie paralytique. A ce groupe appartiennent : 1° les diverses maladies aiguës qui, se compliquant de troubles cérébraux, donnent lieu à la périencéphalite soit aiguë, soit chronique; 2° les abus de coït; 3° les diverses affections chroniques qui donnent la périencéphalite chronique : ce sont surtout les douleurs névralgiques prolongées, qu'elles soient ou non symptomatiques d'une lésion des centres nerveux. Nous étudierons seulement ici celles qui ne paraissent pas être symptomatiques d'une lésion des centres nerveux et qui sont justifiables du traitement par la morphine.

1° Paralysie générale consécutive aux maladies aiguës.

La folie paralytique due à la congestion chronique ou à l'inflammation cérébrale reconnaît encore pour causes diverses maladies aiguës, telles que l'érysipèle, la pneumonie, la fièvre typhoïde. L'état puerpéral, la suppression de la sueur, de la menstruation, de l'allaitement, rentrent dans cet ordre de causes. Toutes ces maladies aiguës peuvent donner naissance à la folie, mais à diverses espèces de folies; voilà ce qu'il ne faut pas perdre de vue.

En premier lieu, toutes ces maladies laissent à leur suite une anémie notable; elles produisent une détérioration considérable qui peut retentir sur le fonctionnement cérébral; c'est cette partie de la question que Gubler (1) a si bien étudiée. Nous n'avons pas à nous en occuper, rappelons seulement que c'est à la fin de la maladie que se produisent ces troubles nerveux, que ces troubles nerveux sont le plus souvent passagers et qu'ils cèdent à l'usage d'une alimentation réparatrice, enfin qu'ils ne s'accompagnent pas de fièvre.

C'est à cette anémie cérébrale que se rapporte la folie des nourrices à la fin de la lactation, comme d'ailleurs bon nombre de folies survenant pendant le cours de la grossesse; c'est encore à cette origine qu'il faut rapporter bon nombre de manies rhumatismales, ainsi que nous le dirons plus loin.

Les troubles cérébraux que nous avons à étudier ici sont absolument différents par leur cause; ils tiennent à un processus congestif résultant de la fièvre. La fièvre donne lieu à des phénomènes vasculaires que tout le monde connaît; ces phénomènes vasculaires sont transitoires ou permanents : de là deux grandes catégories. Ils troublent d'une façon plus ou moins durable le fonctionnement de l'organe qu'ils atteignent, suivant sans doute que le terrain est ou n'est pas prédisposé. Pour prendre un exemple dans la pathologie ordinaire, examinons ce qui peut se présenter du côté de la poitrine dans le cours et à la suite des maladies aiguës. Il est beaucoup plus fréquent qu'on ne le croit de rencontrer des signes de congestion pulmonaire dans la fièvre typhoïde, même au début; heureusement le plus souvent ces congestions se dissipent sans laisser de traces; d'autres fois elles persistent et donnent lieu à la formation de produits hétérogènes dans le poumon, de telle façon qu'au bout d'un certain nombre de mois le malade, guéri depuis longtemps de la fièvre typhoïde, finit par mourir phthisique. De même dans d'autres maladies aiguës, dans la rougeole par exemple, chacun sait qu'une des suites les plus graves de la maladie est l'évolution

(1) Gubler, Arch. de méd., t. XV, p. 257 et suiv., 5ᵉ série.

d'une maladie de poitrine qui finit par emporter les malades
devenus phthisiques au bout d'un certain temps.

Le même ordre de faits s'observe lorsque la fluxion due à la
fièvre envahit le cerveau; elle donne lieu alors à un délire qui est
le plus ordinairement passager, mais qui peut aussi devenir persistant. La fluxion le plus souvent se dissipe lorsque la fièvre a
cessé, mais d'autres fois elle persiste et devient inflammatoire.
De même que le travail pathologique a pu amener la phthisie
quand c'était le poumon qui était en cause, de même il peut
amener la méningo-encéphalite quand c'est le cerveau qui est en
jeu. Dans l'un comme dans l'autre cas il est permis de penser
que la prédisposition joue un rôle, et qu'il faut compter avec la
partie douée de moins de résistance (*pars minoris resistentiæ*) ou
habituée à l'excitation.

Cette influence est généralement admise lorsqu'il s'agit de
maladies cérébrales. C'est ainsi que Trousseau prétendait que le
rhumatisme ne portait son action sur le cerveau que lorsque l'individu était prédisposé à la folie soit par l'hérédité, soit par des
habitudes d'alcoolisme. Quoi qu'il en soit, les faits prouvent de la
façon la plus incontestable que le processus inflammatoire amenant la folie paralytique est parfois le résultat d'une affection
aiguë. (Nous n'admettons, bien entendu, comme folies paralytiques reconnaissant pour cause une maladie aiguë, que celles qui
surviennent immédiatement après la guérison de la maladie
aiguë ou même pendant son cours, de telle façon que les relations de cause à effet soient indiscutables.)

Érysipèle. — Parmi les causes déterminantes de la paralysie
générale il faut citer, d'après Baillarger (1), l'érysipèle de la face
et du cuir chevelu. Cette affection agirait en produisant de la
congestion cérébrale. Baillarger cite à l'appui de son assertion
trois observations concluantes. J'ai un cas analogue dans mon
service. La forme de la maladie chez cette dernière aliénée est la
démence paralytique.

Pneumonie. — La pneumonie se complique quelquefois de
méningo-encéphalite. Parent-Duchâtelet et Martinet (2), An-

(1) Baillarger, *Annales méd.-psychol.*, 1849, p. 477.
(2) Parent-Duchâtelet et Martinet, *Recherches sur l'inflammation de l'arachnoïde cérébrale
et spinale*. Paris, 1821.

dral (1), Chomel (2), Briquet (3), Grisolle (4), Requin (5), Bouillaud (6), Verneuil (7), ont signalé ce fait. Vaillard (8) a cité une
observation très-concluante de pneumonie compliquée de délire : le sujet avait perdu la conscience de sa personnalité,
et présentait d'autres troubles intellectuels qu'on rencontre dans
la paralysie générale aiguë. L'autopsie montra que, pendant
les douze jours qu'avait duré la maladie, les méninges cérébrales avaient eu le temps de s'épaissir, de s'opacifier, de
contracter des adhérences à certains points avec la substance
grise sous-jacente ; cette dernière était ramollie, plus rouge qu'à
l'état normal. Pour l'interprétation de ces phénomènes congestifs, portant sur la périphérie de l'encéphale, nous adoptons
les idées de Vaillard, c'est-à-dire que nous les attribuons
à une modification réflexe du jeu des vaso-moteurs. C'est de la
même façon qu'on peut se rendre compte de la rougeur, avec
élévation de la température locale, que Gubler a signalée sur la
joue, du côté correspondant à la pneumonie ; c'est de la même
manière qu'on peut expliquer la différence de température entre
les deux côtés du corps chez les pneumoniques (Lépine) (9). Le
trouble d'innervation est quelquefois même assez prononcé, du
côté correspondant à la pneumonie, pour qu'on voie survenir des
abcès (Lépine) (10). C'est à des troubles réflexes, modifiant la
circulation encéphalique, que de très-bons esprits ont attribué
la mort subite à la suite de la thoracocentèse, les attaques d'épilepsie à la suite des injections faites dans la poitrine (11).
L'analogie permet donc d'admettre l'hyperhémie encéphalique
réflexe, à la suite de la pneumonie. Cette hyperhémie peut disparaître rapidement ; le délire, dans ces cas, disparaît également
vite. Elle peut être tellement intense, qu'elle cause une mort
très-rapide. D'autres fois elle pourra n'amener la mort qu'au

(1) Andral, *Clinique*, t. III, p. 444 ; t. V, p. 18.
(2) Chomel, *Leçons de clinique méd.*, t. III, p. 327.
(3) Briquet, *Arch. gén. de méd.*, 1840, t. II, p. 25.
(4) Grisolle, *Traité de la pneumonie*, 1845.
(5) Requin, *Traité de pathologie*, 1846, t. II, p. 152.
(6) Bouillaud, *Nosographie méd.*, 1846, t. II, p. 37.
(7) Verneuil, Thèse de Paris, 1847.
(8) Vaillard, *Recueil de mém. de méd. et de chir. mil.*, juillet 1876.
(9) Lépine, *Mém. de la Soc. de biologie*, 1867.
(10) Lépine, *Union méd.*, févr. 1876.
(11) *Union méd.*, 1875 (juin, juill., oct., nov. 1876).

bout d'une dizaine de jours, et alors donner lieu aux symptômes de la paralysie générale aiguë; enfin il doit se rencontrer des cas où elle donne lieu à la paralysie générale chronique ; malheureusement nous n'en avons pas encore observé et nous ne pouvons qu'attirer l'attention sur ce sujet.

Fièvre typhoïde. — Une observation de Parchappe est relative à un homme atteint de fièvre typhoïde, à la suite de laquelle il resta mélancolique et mourut par congestion cérébrale. Les lésions trouvées à l'autopsie indiquent une paralysie générale d'ancienne date. Nous-même avons recueilli plusieurs observations analogues. Cependant nous devons dire que la paralysie générale, à la suite de la fièvre typhoïde, n'a pas été rencontrée par Nasse (1) sur 2000 cas de fièvre typhoïde suivis 43 fois de folie. Nous avons fait remarquer ailleurs que ce que Beau considérait comme de la paralysie générale aiguë, à la suite des fièvres typhoïdes, n'appartenait pas à la paralysie générale des aliénés.

Rhumatisme articulaire. — On a déjà beaucoup écrit sur la folie rhumatismale. Bon nombre d'auteurs, Lorry, Guislain, Ferrus (2), Mesnet (3), Griesinger, Ball (4), Leloutre (5), Vaillard (6), considèrent la folie chez les rhumatisants comme une forme de l'affection rhumatismale, comme une complication viscérale du rhumatisme, méritant le nom de *folie rhumatismale*. D'autres affirment que les désordres de l'intelligence, observés dans le cours ou dans la convalescence du rhumatisme, n'ont absolument rien de caractéristique, et qu'ils sont dus, soit à la fièvre intense (Giraud) (7), (Simon) (8), soit à la douleur longtemps prolongée (Christian) (9), soit à l'anémie consécutive.

(1) *All. Zeit. für Psych.*, 1870, p. 2.
(2) Ferrus, article RHUMATISME du *Dict.* en 30 vol.
(3) Mesnet, *Arch. de méd.*, 1856.
(4) Ball, Thèse d'agrégation, 1866.
(5) Leloutre, Thèse de Paris, 1866.
(6) Vaillard, *Gaz. hebdom.*, 1876, et *Recueil de mémoires de médecine et de chirurgie militaires*, janv. et nov. 1876.
(7) Giraud, *Du délire dans le rhumatisme*. Paris, 1871.
(8) Simon, *Arch. für Psychiatrie und Nervenkrankh.* Berlin, 1875.
(9) Christian, *Folie consécutive aux maladies aiguës* (*Arch. de méd.*, 1873).

Sans vouloir pousser trop loin l'esprit d'éclectisme, nous n'hésitons pas à dire qu'à notre avis les deux opinions sont fondées en raison, parce que la folie chez les rhumatisants revêt divers aspects.

Dans certains cas, en effet, il faut compter avec l'élément rhumatismal ayant son génie propre, « produisant dans la substance nerveuse une modification obscure, insaisissable » (Trousseau). La fréquence relative de la folie chez les rhumatisants est le meilleur argument qu'on puisse apporter pour soutenir cette opinion; mais le plus souvent c'est à des lésions organiques indépendantes du vice rhumatismal qu'il faut rapporter le délire chez les rhumatisants. Tantôt c'est l'anémie cérébrale et l'épuisement nerveux qui sont en jeu; c'est lorsque la folie survient pendant la convalescence sans être accompagnée de fièvre, comme dans un cas rapporté par Delioux de Savignac (1) et dans un autre publié par Laveran (2). Ces formes sont susceptibles de guérison spontanée; une bonne alimentation en fait souvent justice. Dans d'autres cas, au contraire, et ce sont ceux qui nous intéressent ici, le délire est certainement lié à la congestion cérébrale : il y a alors de la fièvre, un amaigrissement rapide, et quand la mort survient on trouve, à l'autopsie, les lésions habituelles de la congestion cérébrale, comme dans les cas cités par Vaillard; quand la maladie au contraire évolue plus lentement, elle donne lieu à la méningite chronique de la convexité (Jaccoud), à la folie paralytique. Contesse (3) a insisté sur cette influence du rhumatisme au point de vue de l'étiologie de la folie paralytique.

Suite de couches. — Chez les nouvelles accouchées, le délire a certainement pour cause un état congestif de l'encéphale; le plus souvent ce délire disparaît avec l'état congestif dont il était symptomatique. Parfois il revêt d'emblée les caractères de la folie paralytique : ce fait n'a rien d'étonnant; parfois il ne les revêt qu'au bout d'un certain temps : on peut alors dire qu'il révèle la période intermédiaire. Parchappe en a cité un bel

(1) Delioux de Savignac, *Arch. de méd.*, 1857.
(2) Laveran, *Union méd.*, 1878.
(3) Contesse, Thèse.

exemple dans son observation 236 (1). Que si l'on nous demande
pourquoi nous croyons chez les nouvelles accouchées à un processus congestif, nous répondrons : 1° que l'observation clinique
le démontre surabondamment (existence de fièvre, de tremblement de la langue, bons effets du bromure de potassium,
déplorables effets de l'opium, etc.) ; 2° qu'en outre il est logique
de penser qu'il se passe dans le cerveau ce qui se passe dans les
autres organes chez les nouvelles accouchées. Chacun ne sait-il
pas la fréquence des néphrites, des pneumonies, des congestions
pulmonaires, surtout chez les femmes qui, avant leurs couches,
avaient quelques tubercules dans les poumons? Ajoutons que
les femmes qui n'allaitent pas sont bien plus exposées que les
autres à ces accidents congestifs.

*Suppression de la sueur des pieds, de la menstruation, de
l'allaitement.* — La suppression de la sueur des pieds a été citée
comme cause de paralysie générale; nous n'avons à ce sujet
aucune observation concluante, mais il est bien possible que cette
cause ne soit pas dénuée de fondement. Il est certain, en effet,
que la suppression brusque de la sueur des pieds provoque des
phénomènes d'ordre congestif, tels que vertiges, éblouissements,
céphalalgie. Nous connaissons un monsieur qui, ayant essayé
pendant quelque temps de tarir une hyperhydrose des pieds,
extrêmement incommode, dut se hâter de rétablir cet exutoire,
tant il éprouvait de malaise, de céphalalgie et de poussées congestives à la tête.

La suppression de la menstruation, celle de l'allaitement, peuvent aussi avoir une influence sur le développement de la folie
paralytique. Baillarger a rapporté à ce sujet deux faits probants (2).
Lorsqu'une femme allaite, il est imprudent de suspendre brusquement et hâtivement l'allaitement, surtout si cette femme a
une constitution pléthorique; c'est l'exposer à des accidents
variés, et la suppression brusque de cette importante fonction
retentit parfois d'une manière fâcheuse sur le cerveau. De là un

(1) Voy. encore observ. 19 de Parchappe, *Traité de la folie*, 1841.

(2) Baillarger, *Ann. méd.-psych.*, 1857, t. III, p. 304.

certain nombre de cas de folies, dites folies des nourrices (1).
On peut, dans une certaine mesure, se rendre compte de l'influence de la suppression de la lactation si l'on songe à l'importance de cette fonction. Ne sait-on pas, en effet, que cette
fonction brusquement supprimée entraîne, par exemple, un diabète passager (2)? C'est qu'elle retentit puissamment sur toute
l'économie.

Les mêmes accidents congestifs qu'entraîne la suppression
brusque de l'allaitement se produisent chez les femmes qui
n'allaitent pas du tout, surtout si ces femmes ont allaité à leurs
couches précédentes. Nous avons observé trois faits qui démontrent bien ces propositions. Pour n'en citer qu'un, il s'agissait
d'une dame à constitution vigoureuse, qui avait nourri trois
de ses enfants, mais qu'on ne laissa pas allaiter son quatrième. Or, quinze jours après la naissance de ce dernier
enfant, la mère fut prise brusquement d'agitation, de délire
ambitieux; elle se mit à faire des achats inconsidérés, présenta de
l'inégalité pupillaire, de l'hésitation de la parole et une diminution notable de la mémoire. Elle est aujourd'hui atteinte de
paralysie générale à la troisième période.

OBSERVATION XXXVI. — *Absence de l'allaitement. Délire de richesses, démence, incohérence.* — Madame C..., âgée de trente-deux ans, est mère de
trois enfants; elle a nourri les deux premiers; la dernière est née il y a
quinze jours, elle ne l'a pas nourrie.

Au bout de quinze jours elle a été prise de céphalalgie, d'étourdissements,
de nausées, d'insomnie, puis successivement de loquacité, de conceptions
délirantes, consistant à se croire très-riche; elle a commis quelques actes
irréfléchis et extravagants, entre autres elle est entrée au théâtre du Châtelet
en bonnet et en robe de chambre; elle a acheté une table sculptée dont le
prix dépassait ses moyens; elle est allée vendre des objets en or; elle a cessé
de s'occuper de son intérieur, de ses enfants; elle passait son temps à aller
et venir, à descendre l'escalier.

A la première visite que je fis à cette dame, je constatai l'état suivant :
femme fortement constituée, d'un tempérament sanguin. La physionomie est
très-mobile, la face est enluminée. Pupilles inégales. Pas d'ataxie de la

_____

(1) La folie des nourrices est de nature congestive lorsqu'elle survient par le fait de
la suppression brusque et hâtive de l'allaitement; elle est de même nature que la folie
des nouvelles accouchées. Lorsqu'elle survient à la fin de la lactation, elle est due à l'épuisement, à l'anémie : elle est alors de même nature que la folie des femmes enceintes,
qui est due à l'anémie fréquemment inséparable de l'état de gestation.

(2) De Sinéty, *Progrès médical*, 1876.

langue ni des lèvres. Par moments la parole est un peu ânonnée ; exubérance de paroles. Elle me raconte qu'elle va donner un grand dîner de 500 couverts, qu'elle fera servir un poisson d'or, que l'on aura les mets les plus recherchés, etc., etc. La mémoire des noms, des dates, est diminuée d'une façon notable. Madame C... n'a aucune conscience de son état, elle soutient qu'elle a le plus grand soin de son ménage. Il existe de la fièvre.

Madame C... est placée dans la maison de santé du docteur G..., où j'ai continué à lui donner des soins pendant plusieurs mois. Le traitement a consisté en applications de vésicatoires permanents à la nuque, en prise de digitaline, d'ergotine, de bains de pieds.

Le traitement a été impuissant ; le désordre des paroles et des actes a persisté, sauf pendant quelques moments, mais la démence et le délire de richesses se sont accentués. Au bout de six mois la malade a été prise d'incontinence d'urine et des fèces. Elle est aujourd'hui dans la maison d'aliénées de Cl... La maladie en est à la troisième période.

En résumé, cette malade, d'un tempérament sanguin, qui avait déjà nourri deux de ses enfants, a été prise de paralysie générale qui a coïncidé avec l'absence d'allaitement de son troisième enfant ; le début de l'affection a présenté tous les signes de la congestion cérébrale.

Ces cas ont beaucoup de rapports avec ceux que nous avons mentionnés sous le titre de paralysie générale chez les nouvelles accouchées : c'est qu'en effet le fait de ne pas allaiter ses enfants nous semble être une des causes de la folie des nouvelles accouchées, folie de nature éminemment congestive.

2° Influence des abus de coït.

Les abus de coït nous semblent également jouer un certain rôle dans l'étiologie de la paralysie générale, et leur influence nous semble être d'origine réflexe.

Il est certain que, pendant l'acte de coït, il se produit des congestions encéphaliques temporaires, dont la répétition trop fréquente doit prédisposer à la périencéphalite chronique.

Pendant le coït, en effet, la face est congestionnée, il est donc probable que l'encéphale l'est également. On connaît des exemples de morts subites survenues pendant le coït, accidents dus sans aucun doute à la congestion cébrébrale. On sait que le coït produit chez les individus à tempérament sanguin, surtout s'ils le pratiquent souvent et après le repas, des vertiges, de la céphalalgie. On sait enfin qu'après le coït il y a physiologiquement

une sorte de tremblement ataxique qui empêche, par exemple,
d'écrire aussi nettement qu'en temps ordinaire, et qui prouve un
retentissement passager, mais profond, sur tout l'axe cérébro-
spinal ; chacun connaît les inconvénients du coït pratiqué
debout.

Il est donc infiniment probable que des congestions aussi répétées entrent en ligne de compte dans l'étiologie de la paralysie
générale. C'est Lallemand qui a commencé la croisade contre les
abus du coït. Imbu de ces idées, Cavalier, professeur à Montpellier, médecin de l'asile des aliénés, prétendait que la paralysie
générale reconnaît pour cause *exclusive* les abus du coït, qu'elle
était aussi bien plus fréquente chez les hommes que chez les femmes, qu'on ne la rencontrait absolument que chez les femmes qui
avaient fait des abus prolongés, plus particulièrement chez les
femmes en carte, et moins fréquemment chez les prostituées des
maisons de tolérance.

Cette opinion nous paraît exagérée, car nous avons eu maintes
occasions de voir atteints de paralysie générale des femmes à vie
régulière, des femmes mariées, et des hommes qui n'abusaient pas
des plaisirs sensuels.

Les auteurs qui attribuent cette importance exagérée aux abus
de coït oublient peut-être que l'activité génésique est surexcitée
le plus souvent au début de la paralysie générale, et arrivent
ainsi à prendre pour une cause de la maladie ce qui n'en est
qu'une manifestation.

3° De la folie paralytique consécutive aux névralgies généralisées ayant duré longtemps.

Il y a souvent lieu de remarquer dans les antécédents des
malades devenus aliénés paralytiques l'existence de névralgies
généralisées, parfois très-rebelles, très-pénibles, et nous ne sommes pas éloigné de penser que ces névralgies ont une certaine
part dans l'étiologie de la folie paralytique.

Dans notre mémoire présenté à l'Académie en 1875, nous
avons signalé ces faits et rapporté six observations de paralysie
générale précédée longtemps à l'avance de douleurs névralgiques, le plus souvent très-tenaces, d'autres fois assez mobi-

les (1). Il n'est pas impossible, à notre avis, que ces douleurs aient fini par amener une lésion vasculaire de l'encéphale; les expressions : être affolé de douleur, devenir fou de douleur, doivent aussi bien s'appliquer à la douleur physique qu'aux peines morales.

Qu'on songe en effet au trouble intellectuel que produit une simple névralgie dentaire prolongée, empêchant le sommeil, persistant sans rémission, et l'on comprendra comment une névralgie plus intense, plus généralisée, plus persistante, plus pénible en un mot, peut finir par amener un trouble persistant du fonctionnement cérébral et des lésions appréciables de l'organe ainsi vicié dans son fonctionnement.

Sizaret partageait à peu près les mêmes idées lorsqu'il se demandait si les violentes et longues épreuves auxquelles les dentistes soumettent les nerfs dentaires pour la pose et le maintien des dents artificielles, n'étaient pas pour quelque chose dans l'étiologie de la paralysie générale (2).

De là, à notre avis, la nécessité qui s'impose au médecin de calmer à tout prix les douleurs chez les individus qui, sans avoir le moindre dérangement intellectuel, ont des névralgies rebelles et persistantes; c'est dans ces cas que le traitement par la morphine, prolongé pendant des mois et des années s'il le faut, trouve une de ses plus formelles indications. Notre conviction à cet égard est inébranlable; il faut calmer la douleur, parce que d'abord c'est là le rôle essentiel du médecin, ensuite parce que la douleur mène à la folie.

Pour calmer la douleur, ce qu'il y a de plus sûr, c'est, tout en administrant la médication anti-diathésique, l'usage immédiat de la morphine; tous les autres moyens thérapeutiques, la cautérisation transcurrente elle-même, recommandée par Valleix, qui a si bien étudié ces névralgies générales, tous les moyens, disons-nous, échouent le plus souvent. La morphine, au contraire, réussit dans l'immense majorité des cas, à la condition d'être employée à doses suffisantes. Il n'y a pas lieu de fixer un

(1) Voy. observ. 29, 30, 57, 60, 101, 104. — Voy. à ce sujet : Valleix, *De la névralgie générale* (*Union méd.*, et *Bull. de thér.*, 1868); Krishaber, *Névropathie cérébro-cardiaque* (*Union méd.*, 1872); Peter, *Clinique médicale de l'Hôtel-Dieu*, de Trousseau, 1874.
(2) Sizaret, *De l'inconvénient des dents artificielles chez les aliénés* (*Ann. médico-psych.*, janvier 1875).

chiffre pour la dose à employer. Il faut tout simplement arriver à
produire certains effets physiologiques que nous avons déjà
signalés (1) : chez certaines personnes ce résultat sera obtenu
avec 1 milligramme en injections sous-cutanées, chez d'autres il
faudra 5 centigrammes, chez d'autres il en faudra 10. Qu'importe ! A dose suffisante, la morphine amènera presque toujours
la cessation momentanée des douleurs névralgiques (à la condition, bien entendu, que ces douleurs ne seront pas symptomatiques
d'un état congestif de l'axe cérébro-rachidien). Nous disons la
cessation momentanée; c'est qu'en effet, même avec la morphine
convenablement employée, il ne faut pas se flatter de guérir définitivement ces névralgies rebelles, on les fera disparaître pour
vingt-quatre, pour douze heures ; c'est déjà un résultat immense :
il suffit pour s'en convaincre de demander l'avis des malades
atteints de ces névralgies. Quand l'action de la morphine sera
épuisée, soit au bout de douze, soit au bout de vingt-quatre heures, on renouvellera l'administration du médicament, et l'on donnera ainsi de douze à vingt-quatre nouvelles heures de repos aux
patients. Le grand point à obtenir, c'est d'arriver à supprimer
l'habitude morbide ; c'est là un fait qui nous semble être très-
important. L'économie en effet prend facilement des habitudes
morbides, et le fait seul d'avoir souffert est une cause de souffrances nouvelles. De même, le fait d'avoir eu des convulsions
entraîne une certaine tendance de l'économie à en éprouver indéfiniment. C'est précisément pourquoi il est si important, chez les
enfants par exemple, de supprimer les convulsions. Si on laisse
l'enfant avoir des convulsions pendant un certain temps, c'est en
vain plus tard que l'on fera disparaître la cause qui a produit la
première fois les convulsions. Dans le cas, par exemple, de convulsions dues à des vers intestinaux, un vermifuge pris dès l'apparition des premières convulsions fera disparaître à jamais et les
vers et les convulsions. Si au contraire ce vermifuge n'est pris que
tardivement, il fera bien disparaître les vers intestinaux, mais il
pourra se faire que les convulsions persistent au moins un certain
temps. C'est que l'économie aura pour ainsi dire pris une
fâcheuse habitude.

_____

(1) A. Voisin, *Bull. de thérapeutique*, 1872 et 1874.

En pathologie nerveuse, l'axiome « *sublata causa, tollitur effectus* » n'est pas rigoureusement vrai, par cette raison que la cause originelle, quelquefois diathésique (dartre, arthritis), produit des tendances, des habitudes, des états dynamiques ou même des lésions qui jouent à leur tour le rôle de causes secondaires.

Ainsi donc, chez les individus tourmentés par des névralgies, la morphine calme la douleur et atténue ou supprime l'habitude morbide.

Mais, dira-t-on, le malade finira par ne plus pouvoir se passer de ce remède. Eh bien, qu'importe encore? Nous pouvons affirmer que la morphine, même à doses considérables, n'a pas les effets délétères que certains esprits prévenus se sont plu à lui attribuer. Sans avoir suffisamment étudié le fait, nous ne savons pas, et pour cause, ce que produirait la morphine administrée pendant des mois et des années à des individus *sains*, mais nous savons très-bien que chez les malades atteints de névralgies généralisées, ainsi que chez ceux qui sont atteints de folie simple (par sthénie vasculaire par exemple), la morphine peut être employée pendant longtemps, sans danger pour l'état général. Elle calme les douleurs, elle fait surtout disparaître ce malaise inexprimable que ressentent les individus atteints de névralgies généralisées, cet état de vague qui les empêche le plus souvent de vaquer à leurs occupations, et cela sans amener de troubles sérieux.

Nous soignons depuis deux ans un monsieur qui prend par jour 8 centigrammes de morphine en quatre doses, par injections sous-cutanées. Ce malade, pour qui l'existence était un véritable fardeau auparavant, pour qui le travail intellectuel était devenu très-pénible, peut depuis deux ans travailler ; sa tête est libre lorsqu'il est sous l'influence de la morphine et ses douleurs sont supportables. Il y a tout lieu de penser que ces douleurs finiront par s'amender et qu'on pourra arriver à supprimer l'usage de la morphine ; mais dussions-nous continuer pour ainsi dire indéfiniment l'usage de ce médicament, nous le ferions sans hésiter, puisqu'il n'en résulte pour le malade aucun inconvénient sérieux (1). D'ailleurs il nous est arrivé plusieurs fois déjà de

(1) Consultez, au sujet de l'administration prolongée de la morphine, mon mémoire publié dans le *Bulletin de thérapeutique*, janvier 1874.

mener à guérison définitive des malades atteints de névralgies généralisées; nous pouvons citer entre autres le cas d'un monsieur qui, depuis dix ans, avait par intervalles des douleurs qui lui faisaient pousser des cris; après six mois de traitement ce malade était parfaitement guéri, sans être pour cela l'esclave de la médication par la morphine.

Ainsi donc, calmer les douleurs chez les sujets atteints de névralgies généralisées nous semble être une excellente chose à différents points de vue, et en particulier parce qu'il se peut que ces douleurs longtemps prolongées finissent par amener un trouble mental définitif. Ce trouble mental sera, soit la folie simple, soit la folie paralytique avec inflammation lente de la couche corticale du cerveau.

Si nous cherchons à nous expliquer le rapport entre l'inflammation cérébrale et les douleurs névralgiques, nous serons obligé de recourir à l'hypothèse du mécanisme réflexe.

Nous allons prouver qu'à chaque instant, en pathologie, cette hypothèse est mise en avant pour expliquer des faits analogues. Nous avons donc droit d'y avoir recours, quitte à l'apprécier ensuite.

Coïndet, Senn, Requin, accordent certaine valeur à l'influence de la dentition sur les convulsions chez les enfants. A ce propos Requin ajoute cette phrase que nous notons en passant :

« Une influence (la dentition) qui peut ordinairement produire des convulsions *avec hyperhémie encéphalique*. C'est là un point incontestable.... Ne peut-elle pas, d'autres circonstances aidant, concourir à faire... *une encéphalite et une méningite bien confirmées ?* »

Andral rapporte dans sa *Clinique médicale* (tome I) le fait d'une couturière âgée de vingt-huit ans, qui, ayant été blessée de propos outrageants, éprouva une suppression suivie d'un frisson de vingt-quatre heures. Le lendemain, boule hystérique; le troisième et le quatrième jour, vomissements bilieux, cessation des symptômes d'hystérie ; le cinquième jour, tête renversée en arrière, douleur spinale ; le dixième jour, la mort survint. A l'autopsie, on trouva du pus à la surface interne de l'arachnoïde et dans tout le rachis. Or, dans ce cas, le célèbre clinicien est fort porté à regarder « les premiers symptômes comme nerveux, contre lesquels, ajoute-t-il, les narcotiques auraient fait merveille (1). »

J'ai donné mes soins à une dame très-nerveuse, enceinte de trois mois, qui, à la suite de violentes douleurs utérines, a eu des vomissements incoercibles, en outre, une fluxion avec éréthisme et dureté considérable des deux mamelles, et une congestion de la muqueuse de l'arrière-gorge accompagnée de muguet. Or tous les accidents ont cédé rapidement : les vomissements au bromure de potassium, la congestion des mamelles et de l'arrière-gorge à l'application de quatre sangsues (2).

Il s'agissait bien là de congestion réflexe.

Trousseau a insisté avec le plus grand soin sur ces faits et sur la nécessité qu'il y a, dans la douleur abdominale par exemple, de calmer l'élément névralgique pour empêcher l'inflammation de survenir (3).

Marrotte a signalé l'influence des névralgies lombo-sacrées ou lombo-abdominales, influence se traduisant par des congestions et des hémorrhagies utérines (4). Valleix attribue souvent le flux leucorrhéique à la névralgie lombo-abdominale.

Le même auteur explique certains cas d'hématocèle rétro-utérine par la paralysie vaso-motrice due à des névralgies utérines (5).

Woillez a décrit les congestions pulmonaires à formes névralgiques (6).

Bourgeois a parlé également dans sa thèse (1870) de cette forme de congestion. C'est cette donnée qui a fourni à Jansen (7) l'idée de proposer les inhalations de chloroforme et l'usage du chloral dans le traitement de la pneumonie.

Cahen a parlé dans son mémoire sur les névroses vaso-motrices de ces congestions intermittentes de l'œil, qui sont sous la dépendance des névralgies sus-et sous-orbitaires (8).

D'ailleurs, les altérations organiques de l'œil produites par la

---

(1) *Union méd.*, 12 septembre 1876.
(2) Dans la thèse de Burlureaux, Paris, 1874.
(3) Trousseau, *Clinique médicale de l'Hôtel-Dieu*, t. II, p. 411.
(4) Marrotte, *Arch. de méd.*, 1860, t. II, p. 385.
(5) *Union méd.*, 1874.
(6) Woillez, *Traité des malad. des voies respiratoires*, p. 7
(7) Jansen, *Bulletin méd. du Nord*, 1873.
(8) Cahen, *Arch. de méd.*, 1863.

perturbation névralgique sont connues depuis longtemps. Ainsi la *Gazette de Strasbourg* de 1857 relate un exemple d'hypopion consécutif à une névralgie prolongée. Dans le même recueil de 1858, il est cité un cas d'opthalmorrhagie sous l'influence névralgique.

Félix Guyon a décrit avec soin tous les troubles nerveux qui peuvent être la conséquence d'une simple carie dentaire, mais qui sont dus le plus souvent à l'inflammation de l'antre d'Highmore. Ces troubles se rencontrent dans la folie paralytique. Les principaux sont l'inégalité pupillaire, les attaques épileptiformes et une perversion notable des idées (1).

Joly, Mazades, ont aussi insisté sur ces phénomènes réflexes provoqués par des troubles *sine materia*.

Pour revenir à la pathogénie de la paralysie générale, étudions principalement les phénomènes vaso-moteurs qui ont pour siége la tête et la face (2).

Il serait utile tout d'abord de connaître l'origine de ces nerfs vaso-moteurs. Malheureusement cette question d'anatomie n'est pas encore complétement élucidée, et les physiologistes émettent à ce sujet des opinions très-variées. C'est ainsi que Schiff et beaucoup d'Allemands prétendent que les vaso-moteurs de la tête et de la face tirent leur origine du buble rachidien.

Budge croyait que le centre en question était dans la même région que les autres centres d'origine des nerfs de l'iris. Claude Bernard affirme que le foyer d'origine des vaso-moteurs de la tête se trouve au niveau de la troisième dorsale. Brown-Séquard (3), observant que les lésions de la moelle à la huitième et même à la neuvième dorsale peuvent encore déterminer des modifications vasculaires dans la tête, a été porté à rejeter une localisation précise dans tel ou tel point de l'axe cérébro-spinal. Vulpian partage cette manière de voir, et il prétend que les nerfs vaso-moteurs de la tête ne sont pas tous contenus dans le cordon cervical du sympathique (puisque l'extirpation du ganglion cervical supérieur produit une paralysie vaso-motrice bien plus marquée que la simple section du cordon cervical du sympathique).

---

(1) Guyon, *Dictionnaire de médecine* de Dechambre, article MAXILLAIRE.

(2) V. Nothnagel, *Arch. für pathologische Anatomie* de Virchow, 1865, *Des nerfs vaso-moteurs du cerveau.*

(3) Brown-Séquard, *Brit. med. Journal*, février et mars 1871.

Cette diversité d'opinions suffit pour faire voir que la question anatomique est encore loin d'être résolue.

Mais admettons qu'un jour on parvienne à préciser avec une rigueur scientifique le véritable centre des vaso-moteurs encéphaliques, aura-t-on élucidé la question qui nous préoccupe ? arrivera-t-on par cette voie expérimentale à la connaissance de la pathogénie de la folie paralytique ? Pas le moins du monde, on n'aura pas résolu le problème pathogénique.

Certainement les influences vaso-motrices ont une haute importance pour tout ce qui concerne les phénomènes d'ordre congestif, et la dilatation *active* des capillaires de l'encéphale est la condition *sine qua non* du processus congestif. Mais en est-ce bien la cause ? Nous ne le croyons pas. La connaissance des phénomènes vaso-moteurs ne fait que reculer la difficulté. Elle ne nous apprend qu'une chose, à savoir : comment se produisent les phénomènes congestifs ; mais pourquoi ils se produisent, c'est ce que n'expliquent encore ni la physiologie, ni les hypothèses plus ou moins brillantes proposées par les meilleurs esprits.

Quoi qu'il en soit, les faits n'en subsistent pas moins, et la fréquence des névralgies généralisées chez les sujets qui deviennent plus tard aliénés paralytiques est un fait indiscutable et qui mérite de fixer sérieusement l'attention.

Il est une chose curieuse à observer, qui a d'ailleurs déjà été signalée par Calmeil et Brierre de Boismont : c'est la disparition fréquente des phénomènes douloureux, des névralgies, des migraines, lors de l'apparition du délire. Ce fait a été également signalé par Baillarger (1). Doit-on comparer ce qui se passe dans ces cas à ce qu'on observe dans la fluxion dentaire, dont l'apparition suffit pour faire cesser ou du moins pour amender la névralgie qui lui avait donné naissance, ou bien doit-on dire que les douleurs disparaissent chez les aliénés à cause de l'anesthésie générale qu'on observe à la première période, à cause d'un vice dans la perception des sensations ? C'est une question qu'il est difficile de résoudre et que des observations ultérieures pourront sans doute élucider. Quoi qu'il en soit, cette disparition des douleurs névralgiques prouve bien que ces douleurs n'étaient pas symptomatiques d'une

---

(1) Baillarger, *Appendice* au Traité de Griesinger, obs. XLII, p. 724.

lésion médullaire fixe qui aurait précédé l'apparition de la paralysie générale. Quant aux névralgies symptomatiques d'une lésion
médullaire existant avant l'apparition de la folie paralytique, nous
les avons signalées au chapitre consacré à l'étude des troubles
médullaires. Elles ne sont pas aussi nettement justiciables de la
morphine ; les vésicatoires réussissent bien mieux contre elles, et
elles sont d'un pronostic éminemment plus grave.

Nous venons de rechercher avec soin toutes les causes capables
de provoquer la folie paralytique ou de préparer le terrain favorable à son élection ; mais nous ne voulons pas terminer cet article
sans faire remarquer que ces causes peuvent se surajouter les
unes aux autres, de sorte qu'il est quelquefois difficile de préciser
quelle part revient à chacune d'elles dans l'étiologie de la folie
paralytique.

*De la folie simple ou vésanique passant à l'état de folie para-
lytique.* — La ligne de démarcation entre la folie simple et la
folie paralytique n'est pas aussi nettement tranchée qu'on pourrait le croire ou le désirer : lorsqu'on lit dans les auteurs classiques la description de la folie paralytique et qu'on la compare
à celle des autres formes de folie, on est frappé par l'extrême
différence des manifestations symptomatiques ; de même lorsqu'on
jette un coup d'œil sur les descriptions anatomo-pathologiques, on
se figure aisément que les lésions de la paralysie générale n'ont
rien de commun avec celles de la folie simple.

1° *Points de contact entre ces deux états morbides.* — Nous
avons vu cependant que les causes morales amenaient la folie
simple et la folie paralytique ; que l'hérédité avait, dans l'un
et dans l'autre cas, une influence considérable ; que les manifestations étaient à peu de chose près les mêmes pendant l'incubation de la folie simple et de la paralysie générale, et pendant
la période intermédiaire de la paralysie générale ; qu'il y avait
quelquefois de l'hyperthermie partielle dans la folie simple ; que
la folie simple s'accompagnait de phénomènes fluxionnaires et
d'hyperthermie crânienne qui pouvaient induire en erreur, et qu'il
n'était possible de poser sûrement le diagnostic que lorsque la
paralysie générale était arrivée à sa première période.

Nous savons encore que les lésions sont les mêmes au début de certaines formes de folie simple et au début de la paralysie générale, tellement que, même dans la folie simple avec excitation, nous ne manquons jamais tout d'abord de faire appliquer de larges vésicatoires sur la tête. Ces vésicatoires ont pour effet d'amender les phénomènes fluxionnaires qui se produisent même chez les aliénés purement névropathiques ; et ce n'est qu'après une huitaine de jours au plus que nous recourons aux anti-spasmodiques, qui réussissent beaucoup mieux une fois l'élément fluxionnaire disparu.

Cette parenté incontestable qui existe entre la folie paralytique et la folie simple va certainement introduire dans l'esprit du lecteur un doute regrettable ; l'édifice, si laborieusement élevé, pourrait se trouver ébranlé par sa base, et tout le soin que nous avons pris pour établir que la paralysie générale était une affection distincte des autres formes de folie, pourrait être à l'instant et pour un instant considéré comme un travail inutile.

Nous ne pouvons cependant pas, pour faciliter l'étude d'une maladie, passer sous silence des vérités incontestables, et il est de notre devoir d'insister sur la parenté qui existe entre la folie simple et la folie paralytique, dût cet aveu introduire du trouble dans l'esprit du chercheur. Donc, ce que nous croyons être la vérité, c'est qu'au début la folie simple avec excitation, ou la manie, et la folie paralytique à la période intermédiaire ont entre elles de telles ressemblances qu'il est impossible d'affirmer le diagnostic (1).

L'expérience nous a d'ailleurs démontré que le même traitement révulsif devait être employé dans l'un et dans l'autre cas. A mesure que la maladie évolue, nous voyons la folie paralytique revêtir un caractère tout spécial, tandis que la folie simple devient également reconnaissable, et alors seulement les deux maladies exigent un traitement différent ; mais avant ces périodes avancées, la ressemblance de beaucoup parmi ces états tient, à mon avis, à ce que la folie simple s'est compliquée, dans certains cas aigus, de phénomènes fluxionnaires ; et, comme nous le disions dans notre mémoire (prix Lefèvre, 1875),

(1) Ce sont quelques-uns de ces cas de diagnostic difficile qui ont fait dire à M. Baillarger que la paralysie générale s'accompagnait quelquefois des symptômes de la folie simple.

ce sont ces phénomènes fluxionnaires qui trompent souvent les médecins. Ils diagnostiquent à tort une paralysie générale là où le fond de l'état morbide est primitivement névropathique, tandis que ce n'est que plus tard, lorsque la fluxion n'a pu être arrêtée, qu'il peut se produire de la périencéphalite aiguë.

Baillarger pense que la ressemblance de ces cas tient à ce que la paralysie générale est accompagnée, dans ces cas, des mêmes troubles dynamiques cérébraux que la folie simple. Nous croyons que l'explication que nous donnons, et qui est tirée de l'observation clinique, répond mieux au *desideratum* que formulait M. Baillarger dans un mémoire récent (1).

Il nous est impossible d'aller plus avant dans la question. En face de ces difficultés inextricables, nous ne sommes consolé de notre impuissance que par l'observation de ce qu'on rencontre à chaque pas en pathologie, où nous voyons la confusion s'introduire sitôt qu'on aborde le diagnostic différentiel au début des maladies. Quel est en effet le médecin qui, dans tous les cas, reconnaîtra une tuberculose aiguë d'une fièvre typhoïde ou d'un simple embarras gastrique fébrile ?

Mais laissez au médecin ordinaire quelques jours d'observation, et il arrivera à ce diagnostic différentiel; de même laissez au médecin aliéniste quelques jours, et il arrivera à établir le diagnostic. Que fait le médecin ordinaire pendant ces quelques jours d'observation qui lui sont nécessaires pour établir son diagnostic ? Il doit se contenter d'un traitement symptomatique et non perturbateur, qui sera le même s'il s'agit de tuberculose, ou de fièvre typhoïde, ou d'embarras gastrique fébrile.

De même le médecin aliéniste emploiera un traitement à peu près identique lorsqu'il s'agit de folie simple avec excitation, ou soit qu'il ait affaire à une paralysie générale; il emploiera les révulsifs, les dérivatifs, jusqu'au jour où le diagnostic sera définitivement établi.

Nous avons choisi, pour établir ce parallèle, un exemple vulgaire, en ce sens que les trois maladies qu'il s'agit de différencier au début sont extrêmement fréquentes.

Eh bien ! malgré cette fréquence, malgré les efforts qu'on a faits

---

(1) *Annales méd.-psychol.*, 1875.

pour introduire de la clarté, l'obscurité règne encore sur la question. Que serait-ce s'il s'agissait d'une maladie moins commune et moins bien étudiée, comme l'est la paralysie générale ? « Somme toute, il ne faut pas demander à la pathologie mentale une précision qu'on ne rencontre pas dans la pathologie ordinaire (1). »

Ce qui introduit un élément de confusion de plus dans la question des rapports entre la folie vésanique et la paralysie générale, c'est que ces deux maladies ont pour siége le même organe ; la tuberculose aiguë, la fièvre typhoïde, ont pour siége des organes différents. Il n'est donc pas étonnant qu'au bout de quelques jours, la maladie se localise pour ainsi dire et qu'alors le diagnostic devienne possible. Mais quelles difficultés surgissent dès qu'il s'agit de deux affections siégeant dans le même organe, lorsqu'il faut les différencier l'une de l'autre, et surtout lorsqu'il faut apprécier les rapports qu'elles peuvent avoir l'une avec l'autre ! Prenons pour exemple deux maladies du poumon : la pneumonie franche et la tuberculose aiguë à forme pulmonaire ; ce sont incontestablement deux maladies bien différentes, au moins autant que la folie simple est différente de la paralysie générale. Eh bien, cependant, que d'erreurs de diagnostic ! Et s'il s'agit d'apprécier les rapports de la pneumonie franche avec la tuberculose chez un sujet ayant présenté au début de la pneumonie, et devenu plus tard phthisique, que de confusions ! que de discussions ! Les uns se figurent que la pneumonie peut être symptomatique et qu'elle est produite par une irritation due à la présence antérieure des tubercules ; les autres considèrent la pneumonie comme primitive et comme ayant servi d'épine pour l'évolution de la tuberculose. L'autopsie elle-même ne parvient pas à lever tous les doutes ; s'agit-il en effet de pneumonie caséeuse ou de tuberculose, le microscope est également hésitant, et plus nous étudions la question, plus nous sommes convaincu de la difficulté qu'il y a à l'élucider.

Une des causes de cette obscurité, c'est certainement l'identité du siége des lésions. Eh bien, cette fâcheuse condition se rencontre également pour l'étude des maladies cérébrales.

_____

(1) Burlureaux, Thèse, p. 17.

De là la haute difficulté de la solution que nous recherchons et que nous allons néanmoins immédiatement aborder.

Quels sont les rapports qui existent entre la folie paralytique et les autres formes de folie ?

Y a-t-il entre ces deux classes de maladies une différence de fond, ou bien la folie paralytique n'est-elle que le résultat de l'évolution de la folie simple ou vésanique ?

Nous sommes convaincu qu'il y a une différence de fond, de même qu'il y a une différence fondamentale entre la pneumonie franche et la tuberculose aiguë du poumon.

Cependant, de même que chez les individus prédisposés, la pneumonie franche nous semble servir de point de départ à l'évolution de la tuberculose subaiguë ou chronique, de même la folie simple nous paraît être parfois le point de départ de la paralysie générale, de même la folie congestive nous semble pouvoir être considérée, dans certains cas, comme cause de la folie paralytique.

Voilà deux propositions qu'il s'agit de démontrer ; le dépouillement de plusieurs centaines d'observations nous permettra de le faire avec une précision suffisante, à ce que nous croyons.

2° *Évolution insidieuse de la folie paralytique.* — Voici de quelle façon judicieuse Calmeil comprend les rapports qui existent entre la folie simple et la folie paralytique. Dans sa pensée il faut bien se garder de dire que la folie simple finit toujours par amener la paralysie générale ; mais il faut se souvenir cependant que quelquefois la folie simple se convertit en folie paralytique. L'erreur des personnes qui penseraient que la folie simple finit toujours par amener la folie paralytique serait une erreur grossière ; on la voit souvent commettre par des débutants qui ne savent pas différencier la folie paralytique à forme de démence paralytique d'avec la démence simple consécutive à la folie simple chronique.

Par contre, l'erreur qui consisterait à regarder la folie simple et la folie paralytique comme deux maladies ne pouvant pas présenter des points de contact, ni se transformer l'une dans l'autre, pourrait être préjudiciable aux malades, car les malades seraient ainsi privés du bénéfice d'une médication antiphlogistique qui, au début de la paralysie générale, pourrait leur rendre de véritables services.

Voici d'ailleurs les propres paroles de Calmeil :

« On s'est figuré, à une certaine époque, et l'on a mis une certaine affectation à me faire dire que la périencéphalite chronique était toujours la terminaison d'une maladie mentale primitivement simple ; j'ai vu trop d'aliénés et trop de cas de paralysie générale incomplète pour avoir jamais conçu et avancé une proposition pareille.

» L'encéphalite chronique diffuse peut se déclarer sur un individu aliéné d'ancienne date. On peut hésiter pendant quelque temps d'abord à rattacher à l'existence d'une périencéphalite suffisamment confirmée certaines nuances de délire, certaines manifestations intellectuelles, qu'on sera conduit à y rattacher sans hésitation par la suite ; mais on ne peut pas partir de là pour avancer que la paralysie générale incomplète n'est qu'une terminaison nécessaire de la folie invétérée ; ainsi il faut protester contre une telle erreur.

» Quelques médecins professent encore aujourd'hui que la manifestation de la périencéphalite chronique diffuse est des plus fréquentes dans les cas d'aliénation mentale ancienne simple. C'est une erreur que j'ai combattue de bonne heure, et à laquelle les faits qui m'ont passé journellement sous les yeux depuis trente ans donnent un démenti formel.

» Par contre, quelques pathologistes paraissent se figurer que les aliénés chez lesquels la parole est d'abord restée libre, la démarche ferme et assurée, et chez lesquels les fonctions de l'intelligence sont d'abord seules lésées, n'ont jamais à redouter l'invasion de la paralysie générale incomplète ; cette dernière opinion est tout aussi erronée que celle dont j'ai d'abord fait mention.

» Il nous arrive souvent d'explorer avec la plus grande attention, pendant cinq à six mois, des aliénés que nous sommes tout étonné de ne pas voir guérir, attendu que les caractères de leur délire nous paraissent des plus simples. Quelquefois l'explosion brusque d'une attaque de congestion cérébrale, ou la manifestation d'une gêne évidente de la prononciation, vient ruiner nos espérances en nous indiquant qu'un travail inflammatoire s'est

maintenant établi vers les centres nerveux intracrâniens de ces
malades.

» Les aliénés non paralytiques qu'on s'obstine si souvent à rendre à la liberté avant leur entier rétablissement, et qui sortent
des asiles au commencement de leur convalescence, rentrent souvent plus tard dans ces mêmes établissements dans des conditions
de paralysie générale affligeantes ; l'inflammation est venue alors
chez plusieurs d'entre eux s'installer à la périphérie de l'appareil
nerveux encéphalique.

» De pareils faits prouvent qu'on ne saurait trop se tenir en
garde contre le développement de l'inflammation cérébrale, même
alors que le dérangement des facultés mentales ne s'est d'abord
manifesté que sous une forme simple. »

À ce propos, Calmeil cite quatre observations dont deux sont
parfaitement concluantes et montrent la transformation d'une
folie simple d'ancienne date en folie paralytique.

Dans l'observation 69, il s'agit d'un homme de cinquante-cinq
ans qui, pendant quatre ans, eut du délire ambitieux sans les
signes somatiques de la paralysie générale ; peu à peu on remarqua
moins de fécondité dans l'imagination ; enfin les symptômes somatiques apparurent à leur tour, et l'autopsie démontra qu'il s'agissait bien à la fin d'une périencéphalite diffuse.

Cette évolution est surtout remarquable dans le fait de
M. Eugène (1).

La parenté qui existe entre la folie simple et la paralysie générale des aliénés n'avait pas non plus échappé à Parchappe (2).
Voici en effet ce que disait en 1858, à cet égard, cet éminent
aliéniste : « La maladie débute fréquemment par un trouble
intellectuel exempt de toute complication paralytique, qui ne
peut être rapporté qu'à la folie, et pendant des jours et des
semaines le malade, qui sera peut-être atteint de paralysie
générale, ne peut être à aucun égard considéré et traité que
comme atteint de folie.

» Les phénomènes paralytiques ne se développent quelquefois
qu'après une longue durée de la folie simple. »

Et c'est précisément à cause de ces étroites relations que

(1) Calmeil, *Mal. infl. de l'encéph.*, t. I, p. 439.
(2) Parchappe, *Ann. méd.-psychol*, séance du 26 avril 1858, p. 475.

Parchappe avait tenu à conserver à la maladie qui nous occupe, la qualification de folie, en l'appelant folie paralytique. Déjà en 1841 Parchappe avait la même manière de voir, car il étudie, dans un chapitre spécial, les cas de folie paralytique consécutive à la folie simple.

Nous-même, dans ce travail, avons déjà fait pressentir les nombreux rapports qu'il y avait entre la folie simple et la folie paralytique, puisque nous avons insisté sur ce fait que les mêmes causes produisaient les deux affections, suivant qu'elles agissaient sur tels ou tels individus, suivant l'âge, le sexe, le tempérament et les diathèses.

Dans un autre ouvrage (1), nous avons cité bon nombre d'observations de folie mélancolique simple, dégénérant à la longue en folie paralytique à caractère soit dépressif, soit expansif.

Un de nos élèves a également étudié cette question en 1874 (2), en citant deux observations concluantes, tirées de notre service.

3° *Intervention de l'élément durée dans le diagnostic de la folie simple ou vésanique et de la folie paralytique.* — De plus, pour bien élucider les rapports qu'il y avait entre la folie simple et la paralysie générale, nous avons cru devoir introduire une division factice reposant sur l'élément *durée*, et voici les limites que nous avons adoptées : toute folie qui dure plus de deux ans, avant l'apparition des symptômes somatiques de la périencéphalite, est considérée par nous comme folie simple, et si la paralysie générale survient après ces deux ans nous disons que la folie simple est *devenue* folie paralytique ; si au contraire la folie ne dure pas deux ans et que la paralysie générale survienne, nous considérons la phase de folie comme appartenant *depuis son début* à la paralysie générale.

Dans le cas où une rémission viendrait séparer le délire primitif de l'apparition des symptômes somatiques et de l'apparition d'un certain degré de démence, nous disons que, si cette rémission dure plus de deux ans, il faut considérer le délire primitif et la paralysie générale ultérieure comme étrangères l'une à l'autre.

---

(1) Voisin et Burlureaux, *De la mélancolie dans la paralysie générale*, prix Lefèvre, 1875.
(2) Burlureaux, Thèse, 1874.

Ainsi, supposons un délire datant de trois ans, suivi d'une rémission qui durerait deux ans et un jour, suivi enfin de paralysie
générale, nous disons que le délire primitif et la paralysie générale n'ont entre eux aucun rapport de causalité autre qu'une prédisposition aux affections mentales. Si la rémission au contraire
ne durait qu'un mois, nous dirions que la folie simple primitive,
qui avait duré trois ans, s'est transformée, après un mois, en folie
paralytique.

Si l'on voulait bien adopter ces limites ou toutes autres, à la
condition que la commune mesure serait d'un emploi général, on
arriverait plus facilement à s'entendre sur cette question si controversée des rapports qui existent entre la folie simple et la folie
paralytique ; on ne parlerait plus de folie simple amenant, après
huit ans de rémission, une folie paralytique ; il ne serait plus
question de paralysie générale dont la période prodromique aurait
eu quinze ans de durée, etc.

Nous pensons même que tous les faits semblables à ceux que
M. Baillarger (1) a réunis dans un chapitre, sous le nom de *faits
difficiles à classer*, trouveraient une place bien définie dans le
cadre que nous proposons.

Parchappe avait probablement senti ce *desideratum*, car dans
l'article qui résume ses observations de folie passant à l'état
paralytique, il écrit : « J'ai rapproché et réuni dans une catégorie
distincte treize observations qui, à la rigueur, auraient dû être
classées dans l'une ou l'autre des catégories jusqu'ici examinées.»
Par contre, le même auteur étudie dans d'autres catégories des
faits très-nets de folie simple passant à la folie paralytique.

Voici comment nous proposons de classer les faits pour élucider définitivement cette question ; il y aurait trois catégories :

1° Le délire initial serait le premier signe de la paralysie
générale.

2° Le délire initial, après avoir duré moins de deux ans, serait
compliqué ensuite, sans qu'il y ait eu de rémission notable, des
troubles somatiques propres à la paralysie générale.

3° Le délire initial serait séparé de l'époque d'apparition des
troubles somatiques par un intervalle de temps considérable,
deux ans au moins ; dans ce cas, on serait en droit de dire que la

(1) Baillarger, *Appendice* au Traité de Griesinger.

folie simple primitive et la paralysie générale ultérieure n'ont entre elles aucun rapport de cause à effet.

Pour préciser les faits, prenons, par exemple, les observations de Parchappe que chacun pourra consulter et étudier d'autant plus facilement qu'elles sont très-courtes et très-précises.

Voici comment les observations se classeraient dans nos trois catégories : à la *première* appartiendrait la plus grande partie des observations.

En effet, les observations 215 à 241 du livre de Parchappe sont relatives à des malades chez lesquels la folie avait existé pendant une durée variable avant qu'il se manifestât aucun symtôme de lésion de la motilité; puis la maladie avait pris les caractères de la folie paralytique. Dans tous ces cas, les signes somatiques sont survenus sans qu'aucune rémission ait séparé le délire primitif de la paralysie générale confirmée; en outre, le délire initial sans lésion somatique n'a jamais eu plus de *deux ans* de durée, sauf peut-être dans l'observation 229.

Nous croyons donc que, dans tous ces cas, le délire primordial doit être considéré comme appartenant à la période intermédiaire de la paralysie générale.

De même, dans les observations 250 à 261, le délire initial est trop rapidement suivi des phénomènes somatiques pour que nous ne le regardions pas comme appartenant à la folie paralytique.

Ainsi, le dépouillement de ces observations nous apprend que dans l'observation 250, le délire n'avait qu'un mois d'invasion et s'était continué sans rémission par la folie paralytique.

Dans l'observation 251 le délire n'avait que 4 mois de durée.
	253	—	5	—
—	256	—	6	—
—	257	—	3	—
—	259	—	6	—

Dans les observations 252, 254, 258, 260 et 261, les renseignements ne sont pas suffisamment précis. Si l'on étudie bien ces cas de folie, que Parchappe considère comme autant de cas de folie simple devenant folie paralytique, on verra que le délire a presque toujours des caractères qu'on ne rencontre pas dans la folie simple et que nous avons déjà étudiés avec le plus grand soin. Il nous semble donc nécessaire de faire rentrer tous ces délires dans la catégorie des délires du début de la paralysie générale.

Si nous continuons à dépouiller le livre de Parchappe, nous verrons qu'à la *deuxième* catégorie appartiennent sept observations :

OBSERVATION 262. — Relative à un malade aliéné depuis sept ans et devenant peu à peu aliéné paralytique.

OBSERVATION 228. — Il y a trois ans, premiers symptômes d'aliénation mentale; depuis quelques mois, idées de grandeurs, lésions de la paralysie générale.

OBSERVATION 314. — Neuf ans avant l'entrée, cette malade devient aliénée. Six mois après l'entrée, symptômes de paralysie générale. Un an après, mort. L'autopsie révéla bien les lésions de la périencéphalite diffuse, compliquée de lésions médullaires très-avancées.

OBSERVATION 9. — Paralysie générale aiguë chez un homme qu'on croit depuis longtemps aliéné.

OBSERVATION 62. — Relative à un homme atteint de manie depuis dix ans, mort subitement par suite d'hémorrhagies cérébrales. Le cerveau présentait de la congestion de la pie-mère et de la substance corticale, et quelques adhérences avec épaississement des membranes.

OBSERVATION 72. — Accès passagers de folie depuis douze ans. Trouble mental continuel depuis un an. Ecchymoses sous-arachnoïdiennes; hyperhémie de l'encéphale.

OBSERVATION 94. — Il y a dix ans, atteint d'aliénation mentale. Mort par congestion cérébrale.

Enfin, à la *troisième* catégorie, relative à la folie paralytique survenant chez un individu atteint autrefois de folie simple, appartiennent les quatre observations ci-dessous mentionnées :

OBSERVATION 237. — Quatre ans avant la folie paralytique, accès d'aliénation mentale qui avait guéri après plusieurs mois.

OBSERVATION 175. — Un homme de trente-sept ans ayant eu, trois ans avant de devenir aliéné paralytique, un accès d'aliénation qui avait guéri après trois mois de séjour à l'asile.

OBSERVATION 132. — Il y a vingt-huit ans, première attaque d'aliénation mentale, suite de couches; il y a vingt-deux ans, seconde attaque; il y a huit ans, troisième attaque. La quatrième attaque de manie aiguë emporta la malade au bout de trois mois et demi.

OBSERVATION 152. — Il y a plusieurs années, attaques d'aliénation mentale. Séjour de plusieurs mois à Charenton.

Les faits de cette dernière catégorie sont intéressants, parce qu'ils montrent qu'une première attaque de folie simple est loin de mettre à l'abri de l'évolution ultérieure de la folie paralytique. — Dans tous ces cas il faut évidemment compter avec la qualité du terrain dans lequel se développent successivement les deux maladies. Ces faits prouvent une fois de plus que pour l'évolution de la folie paralytique, comme pour celle de la folie vésanique, la prédisposition aux maladies mentales joue un rôle qu'il ne faut pas négliger.

Voici deux observations personnelles qui démontrent la transformation possible de folie simple en folie paraltyique.

OBSERVATION XXXVII.—*Passage de la folie simple à la paralysie générale.* — Folie mélancolique simple, caractérisée par des idées de persécution, la croyance à des influences électriques, ayant duré six ans sans modification, et se terminant la sixième année par une apoplexie cérébrale.

La née V..., 66 ans, est entrée dans mon service il y a six ans, avant que j'en fusse le médecin, à la suite d'un certificat déclarant qu'elle était atteinte de délire de persécution, qu'elle se croyait sous des influences électriques, qu'elle était mélancolique et affaiblie dans son intelligence.

Pendant son séjour dans le service jusqu'au 7 août 1867, elle n'a pas cessé d'être plongée dans un état de torpeur profonde et de mutisme, elle se refusait le plus souvent à marcher, bien que la motilité des membres fût normale. Elle mangeait seule, elle était très-pâle; depuis un certain temps elle laissait souvent aller sous elle ; le 7 août 1867 je la trouvai étendue sur son lit, le visage pâle, ne parlant pas : œdème des membres inférieurs et des mains, de la face ; le deuxième claquement valvulaire est râpeux ; urine non albumineuse. — 20 septembre 1867 : Perte de connaissance absolue depuis hier matin, yeux fixes, respiration précipitée, collapsus des quatre membres, roideur au niveau des articulations, peau très-chaude, 120 pulsations, insensibilité complète, pupilles inégales, la gauche est du double plus large. Mort le soir.

Autopsie. — Le cœur s'est arrêté en diastole; le ventricule gauche est rempli de sang noirâtre, plaques calcaires sur la valvule mitrale.

Reins normaux, congestion hypostatique à la base des deux poumons.

Poids du cerveau : 1260 grammes.

Les nerfs crâniens sont un peu mous, ainsi que le bulbe et la protubérance.

Hyperhémie notable des méninges qui couvrent le lobe antérieur gauche, au niveau surtout de la première frontale et des première et deuxième pariétales.

Il est dans ce lobe des points où l'enlèvement des méninges ne peut se faire sans arracher la substance corticale qui apparaît alors d'une teinte lie de vin; la partie qui reste est ramollie. Cette dernière portion se dissocie sous un filet d'eau.

Dans ce même lobe antérieur gauche, je note que là où il n'y a pas d'adhérences, la teinte de la substance grise coupée perpendiculairement est d'un blanc jaunâtre et n'est pas traversée, comme ailleurs, par des vaisseaux gorgés de sang; dans l'hémisphère droit, même état de décoloration et teinte blanc jaunâtre; pas d'adhérences ni de ramollissement.

Pâleur extrême des corps striés, des couches optiques et des plexus choroïdes.

OBSERVATION XXXVIII. — *Paralysie générale*, consécutive à une folie

simple. Pachyméningite chronique, délire mélancolique, idées hypocondriaques, hallucinations très-intenses. — Autopsie.

La née W..., âgée de 69 ans, marchande de journaux, est entrée le
25 mai 1861, dans mon service, dirigé alors par M. Falret, atteinte de délire
de persécution, d'hypocondrie, d'hallucinations, et présentant entre autres
ce symptôme, qu'elle était persuadée qu'on lui jetait sur le corps *un ingré-*
dient qui la brûlait.

Lorsque je la vis, en 1869, elle présentait l'état suivant : traits réguliers,
vue faible par suite de cataractes commençantes, pupilles égales, ouïe et
odorat normaux, pas d'ataxie des lèvres ni de la langue. L'auscultation du
cœur permet de constater au deuxième temps, à la pointe, un bruit de souffle
rude ; la malade dit éprouver, à la tête et dans les bras, des sensations de
chaleur qu'on lui inspire, et qui disparaissent par la seule apposition des
mains. Lorsqu'elle parle, elle est prise d'une sensation qui lui entre par la
gorge, qui parcourt l'abdomen, et qui part du plafond ; *elle sait ce que c'est*
que la physique, elle l'a étudiée il y a 25 ans, c'est la physique qui produit
ses sensations. Elle parle de courants d'air qu'elle ressentait chez elle, qui
partaient de trous dans les papiers qu'avaient faits les locataires, et elle est
convaincue que c'était l'œuvre de la méchanceté des locataires qui ont toujours été jaloux d'elle et de sa famille, parce qu'elle avait obtenu une place
de marchande de journaux dans le Luxembourg. Lorsqu'elle était dans sa
guérite, des individus lui disaient des gros mots, des injures; et elle entendait près d'elle : « *Tu ne resteras pas, tu t'en iras.* »

Dans le service, elle se plaint qu'on veut l'empêcher de manger, qu'on
l'empêche d'avoir de l'ouvrage ; elle n'a aucune conscience de son état de
maladie.

Son père est mort d'une congestion cérébrale, un de ses frères est origi-
nal, un autre est mort épileptique. La maladie a conservé le même caractère
de folie lypémaniaque avec hallucinations jusqu'en janvier 1871, époque à
laquelle elle a été prise d'une péricardite aiguë à laquelle elle a succombé en
trois jours, malgré des applications de ventouses scarifiées et de vésicatoires.

Autopsie. — Injection très-forte des parties médianes de la dure-mère, à
droite et à gauche, la couleur de cette membrane est d'une teinte rouge
intense qui est due à une néo-membrane qui tapisse la face interne de la dure-
mère dans presque toute son étendue, jusqu'au niveau des bosses frontales,
jusqu'à l'étage inférieur du rocher et jusqu'aux fosses sphénoïdales.

Elle est composée de plusieurs feuillets entre lesquels il y a du sang liquide
et en caillots, la cavité arachnoïdienne renferme une cuillerée à bouche de
sérosité rougeâtre, en plusieurs points de la cavité sous-arachnoïdienne et,
en particulier, au niveau de la partie postérieure de la deuxième pariétale,
les veines méningées inférieures et supérieures sont turgides.

Cerveau symétrique ; il pèse 1180 grammes, y compris le cervelet. A la
partie postérieure du lobe occipital gauche existe dans la cavité sous-arachnoïdienne une certaine quantité de sang. Il n'existe en ce point aucune adhérence entre la méninge et la substance corticale. Des coupes de toutes les
circonvolutions supérieures montrent un piqueté fin dans la plus grande
partie de la substance grise, et en particulier dans celle des première frontale, deuxième pariétale et première occipitale gauches, des première et
deuxième frontales droites.

Pas de lésions à l'œil nu des paires crâniennes ; les os du crâne sont plus épais que normalement.

Le cœur s'est arrêté en diastole. Notable quantité de sérosité rougeâtre dans la cavité du péricarde, qui est granulé en plusieurs points et fortement arborisé.

La transformation de la folie vésanique en folie paralytique est donc un fait incontestable que l'autorité du témoignage des auteurs met hors de doute, mais dont l'explication laisse encore à désirer.

On peut bien admettre que la paralysie générale doit se produire plus facilement chez un individu dont le cerveau est déjà préalablement altéré, sinon dans ses éléments, du moins dans ses fonctions, que chez un individu parfaitement sain.

On peut encore comprendre qu'un état névropathique préalable finisse par amener un état inflammatoire : c'est ainsi que les douleurs névralgiques amènent une fluxion localisée ; que certains phénomènes névropathiques appartenant à l'hystérie finissent par amener des lésions inflammatoires de la moelle. Charcot a cité, entre autres faits, un cas de sclérose des cordons latéraux occupant toute la hauteur de la moelle chez une hystérique atteinte depuis une dizaine d'années de contractures des quatre membres : à diverses reprises cette femme avait vu la contracture céder temporairement, mais après un dernier accès, elle devint définitive. On voit là une lésion de nature inflammatoire consécutive, soit à un simple trouble fonctionnel, soit à des altérations qui devaient être bien minimes, puisque les symptômes qu'elles produisaient étaient capables de disparaître tout à coup et à plusieurs reprises.

Jusqu'au jour où ces altérations primitives pourront être observées et décrites, nous serons en droit de considérer les scléroses de la moelle chez les hystériques comme des altérations consécutives à des phénomènes névropathiques.

Pourquoi ce qui se passe dans la moelle ne se passerait-il pas dans le cerveau ?

Pourquoi un état névropathique tel que la folie vésanique n'amènerait-il pas à la longue un état inflammatoire se traduisant par la folie paralytique ?

Voici d'ailleurs des observations qui peuvent rendre compte, dans une certaine mesure, de la transformation de folie simple en folie paralytique. Dans ces cas de folie simple suraiguë, dans ce qu'on appelle l'état maniaque aigu, on peut noter souvent les caractères de l'hyperthermie crânienne, avec absence complète de fièvre générale ; ainsi le thermomètre appliqué en arrière des oreilles indique une température de 36°,6 à 37°,6, tandis que la température axillaire est de 36°,4 à 37°,2 ; or, chez un homme sain, la température post-auriculaire est de 32 degrés en moyenne et de 34 degrés au maximum.

Les observations suivantes en font foi ; ces recherches, qui me sont personnelles, ont quelque relation avec celles de Samuel Joly (1), Albert (2) et de Mendel (3).

OBSERVATION XXXIX. — *Folie simple ou vésanique. Phénomènes congestifs secondaires. Mort* (pl. XIV, fig. 5).

La née B..., femme B..., est entrée dans mon service le... Père ivrogne (vin), mère bien portante ; une tante paternelle morte aliénée dans un asile ; santé toujours délicate ; a eu des névralgies faciales très-intenses, il y a quinze ans ; caractère très-susceptible, très-colère ; elle pleurait pendant des heures entières à la suite de contrariétés ou de colères ; beaucoup d'ordre ; a deux enfants ; grossesses et accouchements bien supportés ; n'a pas nourri en raison de son peu de santé ; tendance à la dévotion depuis longtemps. Fin décembre 1872, étant à l'adoration perpétuelle à l'église de Saint-Cloud et voyant son enfant de douze ans dormir, elle l'a emporté à la sacristie en montant sur les chaises avec une rapidité extraordinaire ; à la sacristie elle s'est exaltée. Rentrée chez elle, elle s'est calmée. Elle n'a rien dit à son mari de ce qu'elle a éprouvé, a regretté seulement le trouble qu'elle avait causé. Le 1er janvier 1878, à la messe, elle est allée du bas de l'église à l'autel à genoux, en baisant le sol. On a voulu la ramener chez elle, elle a battu les personnes qui l'accompagnaient, les a frappées avec un christ qu'elle a décroché. Le 4, étant en sueur, elle a commencé à être méchante en sortant d'un bain, elle est devenue furieuse. La camisole de force a dû être appliquée. Le Dr Pietra Santa l'a fait conduire à la maison de Charenton.

La malade frappe tout de suite par son regard effrayé, par la fixité de ses yeux lorsqu'elle nous regarde, par la crainte qui règne dans tout son être.

Elle est encore dans un grand état d'agitation. Le front est bien fait, haut ; pupilles égales, moyennes, traits réguliers ; la parole est nette. La malade paraît bien voir. Il est impossible d'obtenir d'elle qu'elle montre sa langue. La bouche ouverte, on ne voit pas de tremblement de la lèvre supérieure.

---

(1) Samuel Joly (*Lancet*, Marsh 1857) a signalé l'élévation de température du côté du résultat cerveau affecté d'un état phlegmasique.

(2) Albert (*All. Zeitschrift. f. Psych.* Berlin, 1861, t. XVIII, p. 450) n'est arrivé à aucun utile.

(3) Mendel (*Sitz. der. Berl. med. psych. Gesellschaft*, 19 janvier 1869) a étudié le rapport de température entre le conduit auditif et l'aisselle chez les aliénés.

Du poivre mis sous le nez est très-facilement senti. Elle dit qu'elle a eu des bourdonnements d'oreilles, et paraît bien entendre le tic-tac de la montre.

J'arrive à tirer d'elle qu'on lui a fait du mal parce qu'elle voyait un aigle d'une grandeur énorme et d'autres oiseaux très-gros; elle le voyait venir sur elle. « Il était sur les toits, et je ne pouvais sauter sur lui; je ne l'entendais pas, mais il me semblait bien grand. » Elle dit qu'elle l'a senti en dedans, elle montre son ventre, et, comme je lui demande de me montrer l'endroit, elle me répond en me montrant la peau du ventre : « *Il faudrait que ce soit ouvert.* » Et puis elle ajoute : « *Pourquoi joue-t-on avec des filles.* » Et, en portant la main à la nuque : « *Pourquoi m'a-t-on mis du poison ?* »

Il est assez difficile de maintenir son attention sur le même sujet. Elle prend à plusieurs reprises la peau de son ventre et dit : *Hue ça. C'est toujours la même chose, tourment.*

La conformation des membres est bonne. Elle est maigre, pâle. Il n'existe rien de particulier aux sommets des poumons. Pas de souffle au cœur. Pouls, 120, régulier.

La peau des mains est fraîche.

Par moments on observe comme de l'angoisse respiratoire. Elle résiste autant qu'elle peut pendant l'application du thermomètre dans l'aisselle. Température axillaire : 36°,3.

En ce moment elle n'a pas ses règles.

Depuis son entrée elle est très-agitée, on l'entend qui crie : « Assez, assez; » puis après qu'elle a dit ces mots, on la voit trembler de tous ses membres.

L'agitation a continué malgré des applications vésicantes à la nuque, des antispasmodiques et des bains, et la malade a succombé au bout d'un mois à la suite d'une faiblesse excessive causée par la grande difficulté de l'alimentation que cette femme refusait, et par des eschares au sacrum. La mort est survenue doucement, sans convulsions ni râle pulmonaire.

Autopsie. — Cadavre très-pâle et maigre.

Pas d'altérations des parois ni des valvules du cœur. Le cœur renferme un sang fluide, peu coloré. Congestion légère de la base des deux poumons. Foie, rate pâles. État normal des reins, de l'utérus.

Congestion des intestins, pas d'ulcérations.

Le cerveau est d'une consistance au-dessous de la normale, son poids est de 1235 grammes.

Pas d'altérations des artères de la base. Hémisphères symétriques.

Quelques ecchymoses méningées au bord externe de l'hémisphère droit, dans la région pariétale. Pas d'adhérences méningées.

La grande majorité du cerveau, aussi bien dans les parties centrales que périphériques, est pâle, sauf une portion de l'hémisphère droit comprenant la couche optique à sa partie supérieure, la partie de couronne de Reil qui lui est superposée, et la deuxième pariétale de Gratiolet ou première pariétale de Meynert. On y voit une vascularisation considérable (1) qui tranche avec la pâleur du reste de l'hémisphère et de l'hémisphère gauche.

Rien de particulier dans les ventricules, la protubérance, le bulbe et les nerfs de la base.

_____

(1) Pl. XIV, fig. 5, *c, d.*

En résumé, cette malade, atteinte de folie névropathique récente, suraiguë, caractérisée par des hallucinations de la vue très-intenses, a présenté à l'autopsie une hyperhémie considérable du cerveau.

OBSERVATION XL. — *Folie simple ou vésanique. Phénomènes congestifs secondaires. Mort.* (Pl. XIV, fig. 4.)

La née G..., 44 ans, est entrée dans mon service le 13 février 1872.

Sa famille est extravagante, singulière. Son frère est extravagant. Son père, mort d'alcoolisme, était excentrique. Mère morte très-âgée. Mariée à 28 ans, avait à cette époque un caractère et des manières singulières, rudoyait son mari dès les premiers jours du mariage. Souvent agacée. Son caractère est resté le même jusqu'à ce jour.

A toujours été souffrante de palpitations, de douleurs dorsales. Pas de maladies graves, d'affections du ventre, d'utérus. Elle a perdu plusieurs fois connaissance et est tombée dans la rue. Chaque fois la perte de connaissance coïncidait avec des palpitations. Pas d'enfants.

Les premiers désordres intellectuels datent du bombardement de Paris par les Prussiens. Émotions, peurs, craintes que Paris ne brûle. Cet état a augmenté au moment de la Commune; elle habite Belleville.

Les massacres de la rue Haxo, les perquisitions faites dans sa maison par les insurgés pour rechercher son mari qui refusait de marcher avec eux, ont augmenté ses craintes. Pendant les deux mois suivants, elle dit à son mari : « *On va venir nous voler, emportons nos meubles;* » elle a négligé son ménage, ne faisait plus la cuisine de son mari ; cependant elle travaillait chez elle et prenait les repas.

Enfin, il y a six semaines, elle n'est pas rentrée chez elle à l'heure ordinaire, à neuf heures du soir. Elle ne voulait même pas rentrer et voulait aller se promener, puis elle s'est mise à parler de pétrole, a mis du pétrole dans la soupe de son mari et dans la sienne au lieu d'eau, et comme son mari avait des coliques, elle lui tira l'oreille. Puis elle a cassé des meubles, a déchiré des vêtements, a failli se jeter par la fenêtre, jouait avec des allumettes et risquait de mettre le feu. Puis elle s'est refusée à manger, et n'a presque rien pris depuis six semaines.

Traitée par des sinapismes et des bains sinapisés.

Depuis ce temps, elle a eu des hallucinations de l'ouïe, entendant des coups de canon, des hommes qui venaient pour la voler. A bout de fatigue, son mari l'a placée à la Salpêtrière.

13 février 1872. — État actuel : Femme grande et sèche, mal tenue, résistant à venir auprès de nous, mettant de la violence dans la résistance; parlant avec volubilité et déclarant qu'elle ne veut pas de médecin. Les lèvres sont sèches, l'inférieure un peu croûteuse; le bout du nez, la joue gauche présentent une teinte bistre. Joues creuses, pupilles égales mais petites, ayant au plus 0^m,0015 en diamètre. Sens de l'ouïe, de la vue conservés. L'étude de l'odorat est impossible à faire. A ma question : qui est ce qui la rend mécontente, elle me répond : « *Qu'est-ce que cela peut vous f... !* » Et comme je lui demande : « *Êtes-vous mariée? — M..., sale bête! Qu'est-ce que cela peut vous f...! — Avez-vous des enfants?* » Elle cesse de répondre sur les questions concernant son état civil, et lorsqu'on insiste, elle emploie la violence et injurie. Depuis son arrivée, hier au soir, elle a paru ma-

nifester des douleurs de ventre, n'a pas toussé, et elle a dit à l'infirmière de
ne pas s'occuper d'elle, qu'elle n'avait plus qu'un quart d'heure à vivre. Et
comme je lui dis qu'il va falloir lui examiner le ventre et que j'envoie chercher les filles de service, elle dit : « Ça m'est égal, puisque je suis morte. »
A son arrivée hier, on la mit au bain : elle a essayé de se noyer, ce qu'elle
aurait fait sans la baigneuse. Elle a prononcé ces paroles : « *Et si je n'avais
pas été là, je n'aurais pas vu l'incendie.* »

Signes physiques : Le foie ne déborde pas les fausses côtes ; la rate n'est
pas plus volumineuse qu'il ne faut ; le ventre est plat.

A la percussion, on constate qu'une sonorité tympanique que l'on
trouve dans toute la région iliaque du flanc droit se prolonge jusqu'à une
ligne verticale passant par l'ombilic et limitée par une ligne horizontale passant aussi par l'ombilic. Rien de semblable à gauche.. Cette sonorité se prolonge en bas jusqu'à une ligne allant de l'épine antéro-supérieure droite au
pubis. La palpitation déplace beaucoup de gaz. On ne sent pas de tumeur.
La vessie est vide. On sent des cybales dans le côlon ascendant. Pas de taches
sur les membres inférieurs autres que des traces d'ecchymoses. Pas d'œdème
des pieds ; ils sont froids ainsi que les genoux. Les mains sont violacées,
froides. Pouls très-petit, régulier, 88 pulsations. Inspirations, 20. Les battements du cœur sont réguliers. Pas de souffle veineux ni artériel au cou. État
normal du sommet des poumons en avant. Température axillaire gauche :
37°,2 ; droite : 37°,2. Température en arrière de l'oreille droite : 35°,8.

Il est très-difficile de bien ausculter en arrière, à cause du mauvais vouloir
de la malade qui fait tout ce qu'elle peut pour ne pas respirer. Quelques ganglions cervicaux postérieurs à droite.

Elle a été tranquille depuis qu'on a été chercher quatre infirmières ; elle
est restée dans l'immobilité, les paupières fermées, n'a pas dit un mot, ni n'a
fait la moindre résistance. On l'a fait asseoir et elle s'est tenue roide ; il est
difficile de la courber.

Je la pique sur tout le corps sans qu'elle manifeste de la sensibilité ; il n'y
a qu'au front où la piqûre détermine des contractions sur le visage. Je lui
enfonce une épingle dans les chairs, elle ne manifeste aucune sensibilité. Du
reste, les plus profondes piqûres n'amènent pas de sang. Je fais des plis à la
peau et je les traverse complètement : le sang ne sort pas aux membres
supérieurs et inférieurs.

La température rectale s'élève à 37°,4. L'électrisation des membres inférieurs détermine des contractions musculaires, mais aucun signe de sensibilité.
Avec le courant le plus fort, la face se contracte, sans que la malade manifeste
la moindre sensibilité. Hier soir, à son arrivée, elle a mangé une soupe, sans
trop de difficulté.

15 février. — Ce matin elle s'est refusée à rien prendre. Elle a eu des
phénomènes ressemblant à de l'épilepsie, avec de l'écume à la bouche, et
quelques instants après, nous lui trouvons le pouls bien développé et tota-
lement différent de celui de la veille. Hier elle s'est refusée à manger ; on lui
a administré ce matin avec la sonde œsophagienne un litre de bouillon et
de vin. Vésicatoire à la nuque, bain.

16 février. — Nous la trouvons furieuse. Elle a déchiré le drap avec ses
dents et cherche à le déchirer devant nous. Elle est excitée, parle de poudre,
du cœur de la Vierge Marie, et fixe la porte comme si elle avait une halluci-

nation. Elle cherche à avaler un petit morceau de linge qu'elle a pelotonné. Elle est méchante, nécessite la camisole.

17 février. — Apparence cachectique considérable. Inanition. Emploi de la sonde œsophagienne.

Morte le matin, après une agitation excessive.

Autopsie le 18 février. — À la surface des deux hémisphères, suffusions sanguines dans un grand nombre de points de la pie-mère. On observe des exsudats méningés blanchâtres le long de la scissure antéro-postérieure. Les veines y sont notablement dilatées, surtout au niveau de la deuxième cir-convolution pariétale gauche, à sa partie la plus interne (deuxième pariétale de Gratiolet, première pariétale de Meynert). Caillots blanchâtres dans le sinus longitudinal supérieur.

Assez grande quantité de sérosité dans la cavité sous-arachnoïdienne. Réplétion des veines occipitales droites. Au niveau des circonvolutions parié-tales gauches, il existait un kyste séreux arachnoïdien, adhérent à l'arachnoïde et à la dure-mère.

Une coupe horizontale qui enlève la partie supérieure de l'hémisphère gauche et de l'hémisphère droit, à 3 centimètres de leur partie la plus supé-rieure, montre une teinte ardoisée dans la partie la plus interne des circon-volutions directement inférieures aux premières circonvolutions pariétales (Gratiolet) ou frontales ascendantes, et cela sur une étendue de 3 centimètres d'avant en arrière, et de 1 centimètre transversalement.

Le cerveau est moins ferme que normalement ; quelques adhérences très-limitées entre la pie-mère et la circonvolution la plus postérieure du lobe occipital droit et la partie la plus antérieure de la première frontale supérieure gauche.

Épaississement des méninges qui couvrent les tubercules quadrijumeaux.

Piqueté abondant dans le tiers postérieur des deux couches optiques.

Granulations à la partie la plus postérieure des deux ventricules latéraux.

Un grand nombre d'examens microscopiques de la substance corticale montrent des vaisseaux cérébraux granulo-graisseux, des cellules pigmentées, graisseuses, des épanchements globulaires, des amas d'hématine dans la sub-stance intermédiaire et dans les canaux lymphatiques périvasculaires.

Il ne nous paraît pas étonnant qu'un état fluxionnaire de la tête finisse par se transformer, pour peu qu'il se répète souvent, en état inflammatoire ; que si l'on nous demande pourquoi la périen-céphalite n'arrive qu'exceptionnellement chez ces malades, pour-quoi cet état fluxionnaire ne passe pas toujours à l'état inflamma-toire, quelles sont, en d'autres termes, les conditions propices pour cette transformation, nous dirons que nous n'avons rien à ajouter aux considérations développées au chapitre précédent.

Les pathologistes seraient tout aussi embarrassés que nous si l'on venait à leur demander pourquoi telle fluxion dentaire se résout dans certains cas et pourquoi dans certaines autres elle aboutit à l'inflammation et à la suppuration.

Nous avons relaté récemment dans l'*Union médicale* quelques observations concluantes qui montrent la folie simple se transformant en folie paralytique; chez une malade, la paralysie générale prit même la forme aiguë, et l'autopsie nous permit de constater des lésions récentes; nous ne pouvons que renvoyer à cet article (voy. *Union médicale*, 1877, leçon rédigée par Burlureaux). Bref, nous ne saurions trop répéter que, malgré la différence de nature qu'il y a entre la folie simple et la folie paralytique, il existe entre elles des relations nombreuses.

OBSERVATION XLI. — *Folie hystérique. Hyperthermie crániennne. État maniaque. Mort.* — Mme P... était atteinte de la folie hystérique la plus franche; elle était depuis longtemps dans mon service et nous avons pu l'étudier de très-près; les accès, qui duraient de huit jours à un mois, se caractérisaient par une volubilité extrême avec propos obscènes et injurieux, sans délire proprement dit. En dehors de ces accès, la malade était parfaitement calme, raisonnant très-bien, se rendant compte de sa situation. — Vers le mois de septembre 1876, il y avait longtemps que cette femme n'avait eu d'accès et je crus pouvoir la faire sortir; mais son mari refusa de la recevoir et l'injuria grossièrement : de là, nouvelle perturbation mentale et retour immédiat de la malade dans mon service. Elle y rentra dans une agitation extrême et son état était absolument le même que celui que nous avions constaté huit mois avant sa sortie : volubilité, pas de délire proprement dit, pas d'apparence d'hallucinations. Nous espérions pouvoir, de nouveau, calmer cet état d'excitation cérébrale, comme nous l'avions déjà fait à quatre reprises différentes, au moyen de faibles doses de morphine, mais au bout de cinq semaines nous n'étions encore arrivé à aucun résultat, et la complication suivante qui survint, nous engagea à cesser le plus rapidement possible l'usage de la morphine.

Le 3 janvier nous pûmes remarquer que l'agitation était encore plus prononcée que d'habitude, et qu'en outre il existait un état d'hyperesthésie très-notable sur toute la surface cutanée : il était impossible de toucher un point de la peau des membres sans provoquer de la douleur et des cris; il y avait aussi une extrême hyperesthésie à la région ovarienne. Nous pensâmes tout de suite qu'il s'agissait d'une complication spinale.

Le 4 janvier, même état, plaintes continuelles, on ne peut toucher la malade sans provoquer des douleurs, la peau des membres et les masses musculaires sont surtout hyperesthésiées, la langue est sèche dans sa partie médiane, pas d'inégalité pupillaire, pupilles contractiles, pas d'ataxie de la langue et des lèvres, apparition d'une eschare à la fesse gauche, près de l'anus, sur une largeur de 6 centimètres au moins; température axillaire, 39 degrés. Application d'une bande vésicante depuis la nuque jusqu'à la région sacrée et sur le crâne, le long du sinus longitudinal supérieur; 2 granules de digitaline; la dose de morphine sera supprimée après-demain à cause de la fièvre.

Le 5 janvier, même état général, température axillaire, 39°,3, pas de troubles pupillaires, langue sèche avec papilles saillantes, de temps en temps, mêmes plaintes surtout lorsqu'on la touche; par moments, elle reconnait les personnes du service, d'autres fois, non.

Le 6 janvier, température axillaire, 38°,6. L'hyperesthésie est bien moins forte, surtout aux membres supérieurs, pupilles égales et dilatées, langue blanche, humide. La malade reconnaît les personnes du service, elle pleure et se plaint quelquefois; abaissement considérable de température, 36°,3; albumine dans l'urine. La morphine est supprimée; 2 granules de digitaline.

Le 8 janvier, engouement pulmonaire très-intense pouvant faire penser à une pneumonie; apparence un peu comateuse, les pupilles sont égales et excessivement dilatées, hyperesthésie à peu près la même sur la peau des membres, dysphagie, l'état de l'eschare est le même ; albumine dans l'urine.

La mort survint le 9, et l'autopsie révéla des lésions multiples, tout à fait semblables à celles qu'on rencontre à la suite des congestions cérébrales à durée temporaire, si bien décrites par Calmeil dans son premier chapitre sur les maladies inflammatoires de l'encéphale.

Rougeur vive, apparence ecchymotique de la partie de pie-mère qui couvre la partie inférieure des lobules frontaux et le bord externe du lobule temporal droit; injection des plus fins capillaires méningés; hyperhémie de la substance grise et blanche de tout le cerveau, prononcée surtout au lobe occipital droit et au niveau de la première pariétale droite; sang en nappe dans bon nombre de sillons. Sur l'hémisphère gauche, l'hyperhémie est plus marquée au tiers moyen de la frontale ascendante; quand on enlève la pie-mère au niveau des parties ainsi ecchymosées, on voit que la substance corticale sous-jacente est piquetée.

Dans la moelle, les lésions sont aussi nettes : hyperhémie des méninges surtout à la région lombaire; cette hyperhémie est telle, qu'on ne distingue pas la couleur de la moelle à travers la pie-mère et l'arachnoïde ; aux régions cervicale et dorsale, adhérences de la dure-mère et de l'arachnoïde par des tractus de nouvelle formation. Des coupes de la moelle montrent que les vaisseaux sont gorgés de sang, quelques-uns sont très-visibles à l'œil nu. — Rien de particulier à la protubérance, ni aux corps striés, ni au cervelet. — Le cœur était sain, le foie congestionné, les deux reins très-hyperhémiés avec adhérences entre la capsule et la substance corticale, les deux poumons très-congestionnés; aux deux sommets, noyaux crétacés en abondance.

Réflexions. — Chez cette jeune femme hystérique, ces troubles graves de la circulation cérébrale et médullaire sont survenus tout à fait inopinément dans le cours d'un état purement névropathique; ils ont immédiatement amené, comme c'est la règle en pareils cas, des désordres graves de la nutrition (eschare, engouement pulmonaire, hyperhémie rénale, etc.), en même temps qu'une aggravation dans l'état mental.

Sitôt que je me suis aperçu de la fièvre dont était atteinte la malade, je me suis empressé de diminuer la dose de morphine, de façon à pouvoir la suspendre rapidement. Il ne faut pas arrêter brusquement, même quand l'usage de la morphine n'est plus indiqué, parce que la suspension brusque du traitement a des inconvénients.

Le traitement antiphlogistique énergique auquel j'ai eu recours immédiatement n'a cependant pas eu assez de puissance; il arrive de rencontrer parfois de ces cas contre lesquels toute intervention est inefficace.

OBSERVATION XLII. —*Folie maniaque. Hyperthermie crânienne.* — Une malade, née A..., éprouvait depuis cinq ans des douleurs de tête continues parfois si intenses, qu'elle se frappait la tête contre les murs et voulait se jeter par la fenêtre. Elle avait eu, deux mois avant d'être aliénée, des attaques de nerfs avec trouble de la parole, perte complète de connaissance, convulsions cloniques et morsure de la langue; le délire ne datait que de sept jours.

Lors de son entrée dans mon service, le 30 avril 1874, elle était excessivement agitée, les cheveux en désordre, la voix enrouée, le langage incohérent; elle avait quelques idées de grandeur, ainsi elle disait que sa fille allait se marier avec le fils du maréchal de Mac-Mahon, mais elle ne présentait aucun autre signe qui pût faire affirmer le début d'une paralysie générale : ainsi elle avait les pupilles égales et contractiles, l'odorat normal, la parole nette, il n'existait pas d'ataxie des lèvres ni de la langue. Hallucinations de l'ouïe et de la vue, sensations électriques.

Remarquant que le front et l'occiput paraissaient à la main d'une chaleur anormale, nous prîmes la température derrière l'oreille et à l'occiput, le thermomètre indiquait 37°,4 derrière l'oreille, chiffre de beaucoup supérieur à la normale et qui indiquait une sorte de fièvre locale, nous fîmes alors prendre la température rectale, elle n'était que de 38°,7. — En présence de cet état nous prescrivîmes le traitement qui convient dans les cas où il y a lieu de redouter une inflammation encéphalique, avec l'espérance qu'une fois l'hyperthermie passée, qu'une fois la congestion active qui se faisait dans les vaisseaux encéphaliques complétement dissipée, le calme reviendrait et que la médication antispasmodique compléterait la guérison; en conséquence nous fîmes appliquer un large vésicatoire à l'occiput rasé et mettre la malade dans un bain à 20 degrés, dans lequel elle devait rester dix minutes; le lendemain la température rectale était à 38°,4, la température post-auriculaire à 37°,3 : nous fîmes renouveler le bain à 20 degrés; le lendemain 4 mai, l'agitation avait cessé, la température rectale n'était plus que de 37°,8, la température post-auriculaire restait encore très-élevée, 37°,2.

Le 6 mai, nous fîmes appliquer un autre vésicatoire sur la région fronto-occipitale préalablement rasée.

Le 7 mai, le discours était encore bien incohérent, les hallucinations multiples, mais l'hyperthermie avait disparu. En conséquence, nous crûmes pouvoir, le 8 mai, commencer les injections de morphine à la dose de 7 milligrammes, et le traitement fut continué, du 7 mai au 6 juillet, jusqu'à guérison complète. Mme A... a pu sortir le 18 juillet, dans un état de parfaite santé, après nous avoir rendu compte de tous les détails de sa maladie. La dose maximum de morphine a été de 9 centigrammes, quinze jours après le début du traitement. Notons seulement qu'au deuxième jour du traitement antispasmodique, il y a eu une poussée fébrile avec agitation et colère violentes, le thermomètre est monté dans le rectum à 39°,4.

Réflexions. — Cette malade n'était pas encore une paralysée générale lorsqu'elle est entrée à la Salpêtrière, mais elle était, à notre avis, gravement menacée de le devenir; elle avait eu, deux mois avant d'être aliénée, une attaque épileptiforme dont on sait la signification; si l'hyperthermie locale que nous avons constatée par l'exploration thermométrique post-auriculaire, si la fièvre n'avait pas cédé au bout de quelques jours, il est infiniment probable qu'il se serait fait dans le cerveau de Mme A... une inflammation contre laquelle la thérapeutique aurait été plus tard presque complètement désarmée ; mais nous avons pu lutter avec succès contre le processus qui menaçait l'intégrité de l'encéphale, parce que nous l'avons attaqué alors qu'il n'était encore qu'à la période fluxionnaire (il ne datait que d'environ neuf jours), et parce que nous l'avons attaqué vigoureusement. La guérison se maintient.

Dans des cas semblables, il n'y a pas à hésiter, et bien que le traitement par les bains froids et par les vésicatoires sur la tête soit rigoureux et pénible, la grandeur du résultat à attendre en légitime absolument l'emploi. Ce n'est que quand la fièvre a définitivement disparu qu'il faut recourir au traitement antispasmodique ; dans ce cas comme dans d'autres, le traitement par la morphine a amené une guérison complète au bout de trois mois.

OBSERVATION XLIII. — *Folie puerpérale. Hyperthermie crânienne.* — Début par folie inflammatoire, traitement antiphlogistique, une fois l'état inflammatoire dissipé, traitement antispasmodique, guérison complète au bout de cinq mois de traitement. La guérison se maintient depuis trois ans et demi.

Mme H... 21 ans, accouchée le 2 mai 1875, nourrissait son enfant et paraissait en voie de rétablissement, lorsque tout à coup, le 18, elle dit à son mari que son enfant n'avait plus besoin de manger et elle cessa de lui donner le sein, elle avait cependant du lait en abondance. Deux jours après, elle commença à s'agiter, à devenir très-verbeuse, puis à avoir des idées délirantes ; elle se mit à parler de bonheur futur, de richesses, « nous sommes riches, disait-elle, nous n'avons plus besoin de travailler, je rendrai tout le monde heureux. » Puis elle a cru qu'elle était la sainte Vierge, se mit à parler de religion, de la Trinité. Le mari la garda dans cet état pendant trois jours au bout desquels il se décida à la placer.

Quand nous vîmes cette femme, le 26 mai, elle était très-agitée, incohérente ; tout, dans sa tenue, dans ses propos, dans ses gestes, dans sa physionomie, se rapportait à ce qu'on décrit sous le nom de délire maniaque. Les idées ambitieuses signalées par le mari n'existaient plus, il n'y avait aucun des symptômes somatiques propres à la paralysie générale commençante : c'est-à-dire pas d'ataxie des lèvres et de la langue, pas de tremblement de la parole, pas d'inégalité pupillaire ; nous soupçonnâmes cependant chez cette malade un état inflammatoire de l'encéphale de causer ce délire si violent, et ce qui nous autorisait encore à le penser, c'est que cette malade avait accouché récemment. Or, nous savons que la folie des nouvelles accouchées et des nourrices, au début de l'allaitement, est presque toujours liée à un état inflammatoire, tandis que la folie des femmes grosses et celle des nourrices à la fin de l'allaitement ou à la suite d'un allaitement trop prolongé, est de nature différente ; nous prîmes donc la température axillaire qui était de 38°,4 ; dès lors nous nous efforçâmes, au moyen d'un purgatif violent (4 gouttes d'huile de croton) et d'un vésicatoire sur l'occiput, de combattre cet état inflammatoire.

Le surlendemain, la fièvre était tombée, température axillaire 37°,6, je crus pouvoir commencer les injections de morphine, mais je dus cesser au bout de trois jours, parce que la fièvre avait reparu (38°,4). Nous n'étions pas dans de bonnes conditions pour entreprendre le traitement par la morphine ; ce retour de la fièvre, bien que passager, l'état général de la malade, qui se refusait à manger et qu'on était obligé de nourrir à la sonde, nous imposaient une grande réserve. Cependant le 7 juin, nous reprîmes à très-petites doses le traitement antispasmodique ; le 5 juillet, nous ne pouvions encore donner que 6 centigrammes par jour. Mais le 12 juillet, la malade était plus calme, mangeait seule, la dose de morphine fut portée à 9 centigrammes ; en août, la dose quotidienne était de 24 centigrammes, l'état général était meilleur, mais il y avait encore beaucoup d'incohérence. A la fin d'août, elle reconnut avoir été malade, dit qu'elle « voyait des morts qui chantaient », qu'elle se rappelait tout ce qui lui était arrivé depuis son accouchement : diminution de la dose de morphine. En septembre, elle allait de mieux en mieux, je lui laissai voir son enfant qu'elle embrassa comme une mère raisonnable. A la fin de septembre, cessation du traitement, sortie fin d'octobre. J'ai revu cette femme en janvier 1875, bien portante ; elle est revenue me voir tout récemment, février 1877 et juillet 1878, elle a pu avoir un autre enfant sans accidents.

Réflexions. — Il est certain que cette femme, lors de son entrée, avait une folie inflammatoire ; l'inflammation encéphalique s'observe assez fréquemment en effet, à la suite des couches, tout comme la pneumonie, la néphrite, etc. D'ailleurs son délire se rapprochait beaucoup du délire qu'on rencontre plus spécialement dans la paralysie générale. Il est infiniment probable que si cet état inflammatoire n'avait pas été combattu et dès le début, cette folie inflammatoire aurait abouti à la folie paralytique. Il s'agissait dans ce cas de folie puerpérale inflammatoire.

Un certain nombre d'auteurs considèrent la folie des nouvelles accouchées comme liée à l'anémie qu'entraîne nécessairement la gestation, quelques autres font de la folie des nouvelles accouchées une forme spéciale d'aliénation mentale ; je crois que ces auteurs sont dans l'erreur (je ne parle ici que de la folie des nouvelles accouchées, je ne parle pas de celle des femmes en gestation). Pour être conséquents avec eux-mêmes, les accoucheurs qui considèrent la folie des nouvelles accouchées comme due à l'anémie cérébrale, s'empressent de donner de l'opium à hautes doses ; ils ont absolument tort, aussi il faut bien dire qu'ils perdent beaucoup de malades. Ce qui convient, dans ces cas de folie inflammatoire puerpérale, c'est tout d'abord un traitement antiphlogistique, les émissions sanguines doivent être faites avec beaucoup de réserve, à cause de l'état général, mais il faut employer le bromure de potassium, les purgatifs, l'ergotine et les révulsifs locaux. Ce n'est que lorsque tout état inflammatoire est dissipé qu'il faut s'adresser à la médication antispasmodique.

OBSERVATION XLIV. — *Folie avec délire général, idées religieuses. Hyper-thermie crânienne, guérison par l'application de vésicatoires et par la morphine.*

La née D..., âgée de trente-trois ans, est entrée dans mon service le 15 mai 1875, dans un état de manie aiguë survenue sans cause connue. Il y a quinze ans, accès de folie semblable.

Au début, survenu il y a quinze jours, elle dit à son mari qu'elle avait de l'ennui : elle s'est perdue dans Paris ; le lendemain, elle s'est exaltée sans raison et dit qu'elle allait mourir, a voulu se couper les cheveux.

Ses conversations roulaient sur la religion, les sœurs, la communion.

A son entrée je constatai une exaltation excessive, une incohérence extrême d'actes, de paroles : elle parlait de Jeanne d'Arc, de fantômes, de momies d'Égypte, etc. Température axillaire, 37°,8. Aucun signe somatique de paralysie générale ; je fais appliquer à l'occiput rasé un vésicatoire volant. Trois jours après, la température était descendue à 37 degrés, et l'agitation était la même.

20 mai. — Commencement des injections sous-cutanées de chlorhydrate de morphine, 3. milligrammes (matin et soir). — 23 mai. Dose, 12 milli-grammes (matin et soir). — 24 mai. Calme depuis hier ; elle se rappelle avoir été agitée, avoir entendu des voix qui lui parlaient distinctement, qui lui disaient qu'elle était heureuse d'avoir un mari comme le sien : dose, 18 milli-grammes (matin et soir).

8 juin. — Dose, 3 centigrammes (matin et soir).

A la fin de juin j'ai suspendu les injections de morphine, parce que la température de la tête m'indiquait l'imminence d'une nouvelle poussée con-gestive ; la température prise derrière l'oreille a, en effet, été pendant plusieurs jours de 37°,4 alors que la température axillaire n'était que de 37°,7.

Cette sorte de fièvre locale céda à l'emploi d'un autre vésicatoire et du seigle ergoté. Quand la température derrière l'oreille fut revenue à son chiffre normal, 32 degrés et quelques dixièmes, c'est-à-dire au commencement de juillet, je pus reprendre le traitement par la morphine, et la dose fut montée progressivement à 13 centigrammes (matin et soir).

7 août. — Les injections déterminent de l'assoupissement et ont amené un calme complet. N'a plus d'hallucinations ; peut être considérée comme guérie.

La dose est abaissée peu à peu à partir du 8 septembre, et la malade sort le 20 octobre, reconnaissant bien qu'elle a été malade, et racontant toutes les particularités de son délire. Elle nous remercie de nos soins et sort le 27. Je la revois bien portante le 17 avril 1876 et en février 1877.

OBSERVATION XLV. — *Folie générale, hallucinations, délire de richesses, de satisfaction, caractères de la démence aiguë. Phénomènes congestifs compli-quant l'état névropathique. Traitement initial par les révulsifs et les anti-phlogistiques ; médication secondaire par la morphine. Guérison. Dose maximum, 24 centigrammes par jour. Scarification des conjonctives.*

La nommée R..., âgée de vingt ans, journalière, est entrée le 10 avril 1874, dans mon service, dans un état de manie aiguë. Pas d'antécédents hérédi-taires. La maladie date de quinze jours et paraît être le résultat d'un chagrin de cœur. Pas d'attaques convulsives antérieures ; elle a commencé à dire qu'elle était riche, qu'elle voulait se marier avec un homme riche, qu'elle n'avait plus besoin de travailler, et qu'elle pouvait passer son temps à lire des journaux, des livres. Puis elle est tombée dans une vive agitation, elle s'est mise à casser les meubles, les vitres.

A son entrée, je la trouve très-agitée, parlant avec une grande incohérence. Les pupilles sont égales. Les conjonctives sont fortement injectées. L'injection s'arrête à 2 millimètres du bord de la cornée. Les papilles sont normales ; pas de flexuosités des artères centrales ; pas de turgescence des veines centrales. La vue paraît normale.

Pas d'ataxie de la langue, ni des lèvres, ni des mains.

Souffle continu, musical, dans les vaisseaux du cou ; enrouement consécutif à ses cris ; parole facile.

Pas de règles en ce moment.

La malade ne sait pas où elle est, ne peut dire les jours de la semaine, du mois.

Elle parle d'une foule de choses qu'elle a dû voir ou entendre.

Elle dit qu'elle est la plus belle de France, qu'elle a vu tous les soldats gardes nationaux du monde. Voici une partie de son récit raconté sans interruption :

« J'étais vivante, j'ai passé les trois jours, on a dit : il y a une sainte mère ; une disait : J'étais la plus belle, elle était dans le jardin ; je dirais tout ce que j'ai vu, le printemps va arriver. L'œil m'a fait voir M. Léon, on a donné le *Journal illustré*, il y avait là les plus belles parures de tout Paris. » Elle se retourne brusquement en arrière avec l'apparence de la frayeur, puis fixe le parquet comme si elle entendait parler sous elle. Température axillaire, 36°,2.

L'état de ses yeux et la forme ambitieuse de son délire me paraissant indiquer qu'il existe un état congestif cérébral, je fais appliquer pendant quarante-huit heures un grand vésicatoire volant à l'occiput préalablement rasé.

15 avril. — Est calme, me dit qu'elle a été très-effrayée dans la maison qu'elle habitait, qu'elle y voyait tout dérangé.

Elle ne se rappelle pas m'avoir dit qu'elle était la plus belle de France.

22 avril.— Un peu d'agitation, récits décousus. Elle ne se rappelle pas avoir parlé de richesse ; n'a plus d'idées de richesse, mais elle entremêle Geneviève de Brabant, Robert le Diable et les trois anges de Bondy.

Elle ne sait depuis quand elle est ici, ne se rappelle pas que sa mère est morte en couches.

Pas de fièvre le soir ni le matin : nouveau vésicatoire à l'occiput.

8 mai. — Elle manifeste beaucoup d'enfantillage.

Même état des yeux ; vésicatoires permanents en arrière des oreilles.

4 juin. — Vésicatoire à l'occiput.

4 juillet. — Vésicatoire à l'occiput.

13 juillet. — La malade est toujours sous l'influence d'hallucinations de l'ouïe ; elle passe ses journées immobile, a montré beaucoup d'enfantillage. Température axillaire, 38 degrés : vésicatoire à l'occiput.

4 août. — Température axillaire : 37 degrés et demi.

La congestion des yeux a presque disparu sous l'influence de scarifications répétées des vaisseaux sous-conjonctivaux que je lui ai faites, depuis deux mois, tous les trois jours ; elle me disait voir comme de la fumée, elle a maintenant la vue nette. Chaque scarification a du reste fait disparaître pendant quelques jours la vue de fumée. Les phénomènes congestifs me paraissant dominés, je commence le traitement des injections sous-cutanées de morphine.

4 août. — 6 milligrammes l'impressionnent fortement : somnolence, fatigue, abattement.

15 août. — Calme. Dose quotidienne, 12 milligrammes en deux fois, matin et soir.

21 août. — La physionomie est éveillée; elle vient d'elle-même recevoir l'injection et me remercie de la soigner.

N'est plus désordonnée dans ses actes ni dans sa tenue : 16 milligrammes par jour.

1er septembre. — Elle a été reprise d'un peu d'agitation.

La dose est portée en peu de jours à 12 centigrammes par jour.

8 septembre. — Le calme est revenu.

La dose est arrivée à 18 centigrammes par jour.

8 octobre. — Retour d'hallucinations et de rougeur des conjonctives. Scarifications des vaisseaux de l'œil, vésicatoire à l'occiput rasé. Cet accès ne dure que quinze jours.

La dose de morphine, qui avait été abaissée, est de nouveau progressivement portée à 6 centigrammes.

4 novembre. — Le calme et la raison sont revenus.

9 novembre. — Menstruation. A partir du mois de décembre la malade n'a pas cessé d'être bien. La dose de morphine quotidienne est de 12 centigrammes (2 fois par jour), et est maintenue pendant quatre mois. La malade sort en juin 1875 : elle se rappelle précisément tout ce qui s'est passé, a conscience de son état de maladie grave; elle travaille régulièrement.

Elle me remercie de l'avoir guérie. Je l'ai revue en juin 1878.

Cette observation est intéressante parce qu'elle montre que le délire des grandeurs joint à l'agitation et à la diminution de la mémoire n'indique pas une lésion irrémédiable.

Je suis persuadé que chez cette jeune malade l'état mental était primitivement en rapport avec un état congestif de l'encéphale.

La rougeur des conjonctives, la forme ambitieuse du délire, me permirent tout d'abord de le penser; plus tard, la constatation de la fièvre vint m'en fournir une nouvelle preuve et m'engagea à poursuivre le traitement antiphlogistique et révulsif institué dès le début de la maladie.

Il est bien possible que, si je n'étais pas arrivé à me rendre maître de la fluxion encéphalique, la paralysie générale serait survenue chez cette malade, bien que son âge ne soit pas l'âge d'élection; fort heureusement, après trois mois et demi, l'état congestif me parut être dominé, et le traitement antispasmodique put être employé avec chances de succès. Pendant les trois mois que dura ce traitement antispasmodique, la malade éprouva un accès aigu de quinze jours de durée qui me força à diminuer la dose de morphine, et qui m'aurait même forcé à la suspendre s'il avait persisté plus longtemps.

4° *De la folie congestive considérée comme cause de la folie paralytique. Caractères de la folie congestive.* — Nous nous sommes efforcé, au chapitre du *diagnostic différentiel*, de séparer l'une de l'autre la folie paralytique et la folie congestive; nous avons dit que, *pour nous*, la folie congestive était une maladie rare, se traduisant par un délire qu'on peut très-bien différencier du délire paralytique, même s'il présente le caractère ambitieux;

que dans la folie congestive, *telle que nous l'entendons*, il n'y a pas de troubles somatiques ; qu'enfin cette maladie peut durer très-longtemps ; elle se termine tout comme la folie vésanique, par la folie systématisée, c'est le cas le plus fréquent, les malades finissant par avoir un certain nombre limité de conceptions délirantes en dehors desquelles ils ont le raisonnement à peu près normal ; ils conservent la mémoire, la vivacité de leurs sentiments, surtout de leurs sentiments haineux et vindicatifs.

La folie congestive se termine quelquefois, mais très-exceptionnellement, par la guérison. Les malades sont si difficiles à soigner, qu'il faut peu compter sur l'intervention thérapeutique pour améliorer leur situation : c'est une des causes de la gravité de cette forme de folie.

Elle se termine parfois par la démence, c'est-à-dire par l'affaiblissement progressif des facultés, mais cette démence ressemble à la démence consécutive, aux folies vésaniques chroniques ; elle peut ne revêtir aucun des caractères de la folie paralytique.

Enfin on la voit parfois donner lieu à la folie paralytique, tout comme nous avons vu que la folie vésanique pouvait amener la folie paralytique. C'est surtout sur ce dernier sujet que nous avons à insister ici. Ces cas se présentent rarement, et par une excellente raison, c'est que la folie congestive est rare. Nous en avons observé tout au plus une vingtaine de cas ; à l'heure qu'il est, sur 200 malades, nous n'en avons que deux atteintes de folie congestive ; l'une de ces femmes (la née P...) est malade depuis six ans, ses conceptions délirantes n'ont pas changé depuis le début, elles revêtent le caractère ambitieux. Elles sont le résultat d'hallucinations de l'ouïe, mais la malade n'a aucun signe somatique de paralysie générale, et tout porte à croire qu'elle vivra encore fort longtemps. Il est extrêmement difficile de la soigner ; il faudrait, pour lui imposer un traitement, des luttes quotidiennes qui ne pourraient que lui être nuisibles. Cette malade a de mauvais sentiments, des paroles d'injures pour les filles de service, mordantes pour les médecins qui lui demandent de ses nouvelles. Elle passe toute la journée à travailler sans mot dire, avec un maintien hautain en rapport avec les éminentes qualités qu'elle s'attribue. Son délire est d'ailleurs très-bien coordonné, et elle discute d'une façon sensée les objections des médecins. Nous avons trouvé dans le livre d'Haslam cinq cas se rapportant absolument à ce que nous appelons la folie congestive.

Dans l'appendice au Traité de Griesinger, sur 48 observations que Baillarger rapporte, soit au groupe des folies congestives, soit au groupe des faits difficiles à classer, nous n'en avons trouvé qu'une qui rentre absolument dans notre cadre des folies congestives. C'est l'observation 25 à laquelle nous renvoyons le lecteur.

Dans le livre de Parchappe, nous n'avons également trouvé qu'une observation de folie (1) méritant le nom de folie congestive.

Nous regrettons d'avoir à introduire une confusion *apparente* dans l'histoire déjà si compliquée de la folie. Mais la chose nous semble nécessaire, parce qu'au point de vue du pronostic, il est très-important de pouvoir reconnaître ce que nous appelons la *folie congestive.*

« Ce n'est ni la folie simple ou vésanique, ni la première période de la paralysie générale : c'est une forme mentale toute spéciale et assez rare, caractérisée le plus souvent par des conceptions ambitieuses, et d'autres fois par des conceptions lypémaniaques procédant dans les deux cas d'hallucinations de l'ouïe (2), qui est compatible avec une très-longue existence et qui le plus souvent est difficilement curable. »

Eh bien ! il faut savoir que cette forme de folie peut, comme toutes les autres, mais exceptionnellement, aboutir à la folie paralytique. Le malade de M. Baillarger, cité plus haut, devint paralytique après avoir été pendant quatre ans atteint de folie congestive.

Cette assertion n'est pas faite pour simplifier la question ; mais l'avenir arrivera peut-être à la résoudre. En tout cas, ce n'est pas en cachant les difficultés qu'on arrive à faire avancer la science.

L'avenir expliquera peut-être aussi les cas où, chez certains aliénés franchement névropathiques et depuis longtemps malades, on observe par intervalles de l'inégalité pupillaire (3). Nous en avons observé quelques-uns ; c'étaient des malades hallucinés depuis cinq à huit ans, dont la maladie avait résisté à l'usage, même prolongé, des antispasmodiques, et qui ont fini par pré-

(1) C'est l'observation 65.
(2) Voisin, *Leçons cliniques,* 1868-1876.
(3) 13 malades atteintes de folie simple, actuellement dans notre service, ont les pupilles inégales ; 9 sont hallucinées de l'ouïe et de la vue.

senter de l'incohérence et de l'affaiblissement de la mémoire.

Doit-on dire que chez ces malades la folie simple avait fini par déterminer des lésions dans les nerfs ou les noyaux d'origine de la troisième paire, ou dans la partie supérieure des couches optiques (1) ? C'est possible, mais nous n'osons pas l'affirmer, et ce problème n'est pas encore résolu dans notre esprit, parce que nous n'avons pas encore eu occasion de faire assez d'autopsies de semblables malades.

Nous allons relater, pour finir ce chapitre, l'observation d'une malade atteinte de ce que nous appelons la folie congestive, et dont la maladie était en voie de passer à l'état paralytique, lorsque la mort survint accidentellement.

Cette malade a été l'objet d'une expertise médico-légale confiée à Blanche et Motet, une partie de son observation a été publiée par Legrand du Saulle (2). Lorsque la malade eut été internée à la Salpêtrière, l'observation fut continuée par moi, et la dernière partie ainsi que l'autopsie sont consignées dans la thèse de Burlureaux (3); plus tard, enfin, cette observation fut reprise par Ach. Foville (4) : on peut donc la considérer comme complète. C'est de tous ces documents que nous extrayons le résumé suivant :

OBSERVATION XLVI.—C..., âgée de cinquante-cinq ans, née en Belgique, est venue de bonne heure à Paris ; elle y a subi une condamnation pour vol et est restée cinq ans en prison. A sa sortie, elle a voulu faire tout ce qui dépendait d'elle pour racheter son passé à force de régularité dans sa vie, d'honnêteté, d'assiduité au travail et de piété ; elle tenait surtout à laisser ignorer ses antécédents. Mais elle ne tarda pas à croire que tous ses efforts de discrétion étaient déjoués par des révélations sans cesse commises contre elle ; tout pour elle devint illusion de l'ouïe ; elle croyait sans cesse que ceux qu'elle voyait parler s'occupaient d'elle, la dénonçaient ; elle était un peu sourde, et cette circonstance ne faisait que la rendre plus ingénieuse à deviner, sur les lèvres, les propos dirigés contre elle.

Elle était très-pieuse et fréquentait beaucoup l'église de Montmartre, sa paroisse ; elle ne tarda pas à reconnaître que c'était le clergé qui était à la tête du complot de divulgation tramé contre elle. Le curé de Montmartre, surtout, était son ennemi acharné. Il l'injuriait dans l'église, la faisait dénoncer en chaire par les prédicateurs, la tournait en ridicule, et transformait tous les prêtres, toutes les religieuses, tous les frères, en espions de sa personne. Elle lui écrivit plusieurs lettres de plaintes, mais rien ne changea.

(1) Consultez Lussana, Archives de physiologie, 1877.
(2) Legrand du Saulle, Délire des persécutions, p. 213.
(3) Burlureaux, thèse. Paris, 1874.
(4) Foville, Les aliénés migrateurs, obs. XII (Ann. méd.-psych., juillet 1875).

En 1870, elle se décida à quitter Paris, surtout dans le but d'échapper à ses persécutions. On la vit dans les ambulances à Reichshoffen ; puis elle se réfugia en Savoie, vint se fixer à Lyon, arriva enfin à Marseille. Partout elle fut victime des mêmes illusions ; partout elle crut être poursuivie par les mêmes ennemis ; partout l'animosité des prêtres, des frères, des sœurs, lui rendit l'existence impossible et l'empêcha de gagner sa vie.

A Marseille, elle a essayé de se faire marchande ambulante, mais « dans la banlieue, elle a vu des gens qui chuchotaient et qui disaient : La voilà, il ne faut rien lui acheter. » Elle a reconnu, à ces propos, l'acharnement du curé de Montmartre, qu'elle qualifie de surfine canaille pétrie de perfidie, et elle s'est dit que puisque, même en fuyant, elle ne pouvait échapper à son animosité, elle devait se défendre autrement ; d'ailleurs un éclat aurait l'avantage de lui fournir une occasion publique de proclamer ses griefs et d'obtenir justice. Elle part tout de suite pour Paris et y arrive le 5 août 1871. Le lendemain était un dimanche : à 11 heures et demie, vers la fin de la messe, le curé de Montmartre quêtait dans son église. Trois coups de pistolet retentissent ; les deux premières balles avaient frôlé M. le curé ; la troisième avait frappé la voûte, parce que le suisse avait pu relever le canon de l'arme ; c'est C... qui venait d'accomplir cette tentative d'assassinat.

Quand elle fut interrogée sur cet acte, elle répondit : « Je ne voulais pas le tuer, je voulais simplement le blesser. Je voulais tirer dans les fesses, parce que j'ai entendu dire que dans les chairs ce n'est pas mortel. Je savais qu'on m'arrêterait et que je passerais aux assises. C'est là ce que je cherchais, parce qu'il y aurait eu des journaux, la presse, et que j'aurais pu faire connaître que si j'étais venue une seconde fois en prison, c'était leur faute, aux curés. »

Après cette tentative d'assassinat, C... fut conduite à Saint-Lazare, puis à Sainte-Anne ; elle y resta sans subir de traitement. « Tout traitement est inutile, disait-elle, puisque je ne suis pas malade. » Le 20 avril 1872, elle fut internée à la Salpêtrière, dans mon service.

Voici les différents diagnostics portés, lors de son entrée à la Salpêtrière, par les médecins de la préfecture de police, par ceux de l'asile Sainte-Anne, et dans mes certificats immédiats et de quinzaine :

1° Délire de persécution avec surdité et hallucinations de l'ouïe, actes de violence (docteur Legrand du Saulle).

2° Délire de persécutions avec illusions et hallucinations de la vue et de l'ouïe, tentative de meurtre (certificat de l'asile Sainte-Anne).

3° Délire de persécutions avec illusions de la vue et de l'ouïe, surdité ancienne mais incomplète, accès de fureur et de violence qu'elle cherche ensuite à légitimer.

4° Actes de violence provoqués par des hallucinations ; très-calme dans l'intervalle des accès.

5° Folie lypémaniaque avec stupeur en rapport avec des hallucinations de l'ouïe ; violences.

Cette femme est arrivée depuis 1870 à la ménopause ; ses fonctions digestives sont parfaites ; sa force est considérable ; elle a une diminution notable de l'acuité de l'ouïe qui date de très-loin, déjà en 1867 elle avait des tintements d'oreille ; l'odorat est conservé.

Après avoir étudié la malade et employé quelques dérivatifs (cautères mastoïdiens, sinapismes, bains de pieds sinapisés tous les jours, etc.), on institue le traitement par les injections sous-cutanées de morphine ; la malade les refuse d'abord, disant qu'il fallait préalablement en référer à l'ambassade belge.

Elle n'admet pas qu'elle ait la moindre maladie mentale : « On veut me faire passer pour malade, dit-elle, parce que ce n'est pas seulement le clergé qui y est intéressé, mais encore la magistrature, gravement compromise, quand on saura ce que j'ai eu à endurer. »

Du 14 mai au 14 juillet, la morphine est portée à des doses croissantes, sans avoir produit d'effets physiologiques marqués ; parfois un peu de somnolence, deux fois des vomissements. Le 25 juillet, la morphine avait pour effet de congestionner la face, de faire vomir et saliver la malade, de lui donner de la somnolence, de la diarrhée.

La malade se trouva les jours suivants dans un état de calme très-satisfaisant. Elle était douce et polie, ne résistait plus lorsqu'il s'agissait de lui faire l'injection de morphine, et disait : « Il faut prendre patience, et courage, un temps meilleur viendra. » La morphine produisit encore des effets physiologiques : diarrhée alternant avec constipation, vomissements, douleurs de ventre ; mais peu à peu la tolérance s'établit ; le médicament était alors porté à la dose de 8 centigrammes. A la fin de septembre 1872, la malade était agitée, elle chantait, dansait, avait par instant, le rire niais et saccadé. La physionomie exprimait souvent l'hésitation d'une personne qui cherche ; à cette hésitation succédait un éclat de rire ; la malade abordait souvent le médecin en se moquant de lui. Un jour, 11 octobre 1872, entrant dans la salle des malades, je trouvai C... riant aux éclats d'une façon convulsive ; je lui demandai pourquoi, et j'obtins la réponse suivante : « Il faudrait qu'une femme, en France, ait le courage de faire ce qu'a fait le rapporteur d'un journal anglais, qui s'est fait passer pour fou, pour voir ce qu'on fait dans les asiles d'aliénés ; de même devrait faire une femme pour bien voir qu'on y retient des femmes qui ne sont pas folles, moi entre autres. »

Je porte, pendant le mois d'octobre, la dose de morphine à 10 centigrammes par jour.

4 septembre.— La malade est très-excitée ; elle nous dit que nous sommes des menteurs, qu'elle nous exècre autant que nous exécrons les Prussiens.

Les jours suivants, l'état ne s'améliore pas ; la malade a un caractère atroce, elle ricane, elle insulte grossièrement, elle croit, vu sa surdité, que toutes les paroles qu'on dit devant elle sont des injures à son adresse.

Le 18, elle eut ses règles, qui n'avaient pas paru depuis dix mois.

Le 27, dans un mouvement de colère, la malade a frappé avec une chaise une malade inoffensive avec qui elle avait eu une discussion auparavant ; plus tard elle déclara qu'elle me tuerait un jour ou l'autre.

J'ai augmenté la dose de morphine et la portai à 13 centigrammes pendant tout le mois de janvier et de février 1873 ; la malade avait toujours mauvais caractère, mais elle était calme, elle tricotait toute la journée ; en mars, je diminuai la dose du médicament.

En avril, le caractère était plus violent que jamais ; la malade était exaltée, arrivait vers moi la tête droite, le port méprisant. La moindre observation, le moindre froissement l'irritaient, et dans les accès de colère ses yeux flamboyaient, son visage rougissait. Elle menaçait et même frappait les personnes du service et les autres malades. Un jour elle blessa grièvement une autre malade, si bien qu'on dut l'isoler. Elle devint alors de moins en moins sociable, passant toutes les journées à se promener de long en large avec une grande précipitation. Elle chantait une espèce d'hymne à la liberté, ramassant tout ce qu'elle rencontrait en fait de chiffons, de bouchons, de morceaux de papier, etc., et cachant soigneusement ses trouvailles dans un petit sac qu'elle plaçait sous son matelas.

Elle écrivait tous les jours une lettre à l'ambassade belge ; toutes ces lettres étaient exactement semblables ; la malade y réclamait sa mise en liberté ou bien son jugement. Dans les dernières, elle disait que si au 22 juillet prochain elle n'était pas sortie, elle se tuerait. Elle n'attendit pas au 22 juillet, elle se pendit le 19 avril 1872.

A l'autopsie on trouva, en décortiquant l'encéphale, un épaississement notable des méninges, épaississement marqué surtout dans les régions pariétales.

A ce niveau, une sorte d'exsudat jaunâtre, comme pultacé, existait dans l'épaisseur des méninges, surtout à la face interne de la pie-mère, mais était distincte de la substance cérébrale, dont elle ne provenait certainement pas par déchirure. On trouve une plaque semblable sur la deuxième circonvolution occipitale droite. En quelques endroits, cette couche exsudative présente de petits pertuis qui lui donnent un aspect chagriné.

Elle n'est pas adhérente à la surface corticale. Examiné à l'état frais, cet exsudat présente au microscope : 1° un substratum granuleux, amorphe, renfermant des leucocytes en assez grande quantité ; 2° un lacis de vaisseaux incolores, dont les plus gros ont 4 millimètres) : ces vaisseaux renferment des noyaux fusiformes, mais aucune trace de globules sanguins ; 3° un faisceau de fibres lamineuses entre lesquelles on voit de la graisse, des amas d'hématosine, des globules décolorés, des cristaux d'hématine.

La coupe des circonvolutions pariétales fait voir, surtout au niveau de la deuxième pariétale droite, une décoloration manifeste de la substance corticale, et par places un piqueté jaunâtre. Les circonvolutions voisines ont leur substance grise normale ; la substance blanche est injectée. On ne rencontre pas de granulations dans les ventricules.

Examinée au microscope, à l'état frais, la deuxième pariétale droite présente, dans l'épaisseur de la zone moyenne, de nombreuses cellules infiltrées de granulations graisseuses. D'autres cellules sont arrivées au deuxième degré de la dégénérescence ; les vaisseaux ne sont pas altérés dans une des préparations, mais dans une autre on trouve une houppe de vaisseaux dont plusieurs sont altérés, leurs parois renferment des amas granulo-graisseux, surtout apparents aux points de bifurcation des vaisseaux ; ces amas rétrécissent la lumière du vaisseau.

A la zone supérieure, c'est-à-dire à cette partie de la circonvolution qui est en rapport avec l'exsudat décrit plus haut, on trouve un grand nombre de cellules altérées au premier degré, graisseuses, pigmentées en tout ou en partie ; la préparation apparaît comme tigrée ; tous les vaisseaux y sont malades.

La deuxième circonvolution occipitale droite, sur laquelle on trouve une petite plaque d'exsudat, présente quelques vaisseaux altérés comme ci-dessus, mais aucune cellule malade.

Sur une préparation conservée par l'acide chromique, puis par l'alcool, puis par l'essence de térébenthine et coloriée par le carmin, appartenant à cette circonvolution pariétale dont on avait constaté à l'œil nu la décoloration, on trouve qu'il n'y a pas d'hypertrophie de tissu conjonctif, mais qu'un certain nombre de cellules ont un aspect granuleux, opaque, que leur noyau est difficile ou impossible à voir ; d'autres cellules sont parfaitement saines, les vaisseaux ne présentent pas d'épaississement, les amas granulo-graisseux constatés à l'état frais ont disparu.

Les cellules malades ont un contour irrégulier, on n'y distingue qu'un tronçon de cylindre-axe, mais aucune trace de prolongement secondaire, même aux endroits où le contour est granuleux.

Les coupes perpendiculaires montrent que les vaisseaux ne présentent pas de lésions inflammatoires. Les tubes nerveux que l'on aperçoit en assez grand nombre ne présentent pas de lésions.

Une portion des méninges traitée par l'alcool et le carmin ne présente pas trace de prolifération de noyaux ; on voit seulement sur la préparation quatre ou cinq masses d'hématosine, les parois des vaisseaux ne sont pas épaissies. Les nerfs de la base sont sains.

La moelle est ramollie à la région cervicale. Les deux poumons sont, par suite de la pendaison, petits, légers, crépitants sous les doigts, couleur lie de vin, on y remarque des points bleuâtres, sous-pleuraux, gros comme des têtes d'épingle.

Cœur de volume normal, chargé de graisse.

Tous les diagnostics portés sur l'état mental de Mme C... au début de la maladie (août 1871) indiquent qu'il s'agissait d'une folie simple, sans tendance à la paralysie générale. Le traitement institué et les bons effets qu'on a obtenus pendant un certain temps confirment le diagnostic. Cependant il faut remarquer que la morphine n'a produit que pendant quelques jours ses effets physiologiques, et, comme je l'ai souvent remarqué, cette tolérance invincible est d'un pronostic fâcheux. Dix-huit mois après, la maladie avait nettement les caractères d'une folie congestive : colères violentes, regard hautain, excitabilité, agitation; c'est dans cet état que C... mit fin à ses jours, et les lésions qu'on trouva dans les méninges et dans son cerveau (épaississement des méninges, exsudat) permettent de croire qu'une paralysie générale était en train d'évoluer. Nous prenons donc là, sur le fait, la transformation d'une folie, simple d'abord, puis congestive, en paralysie générale.

RÉSUMÉ

Étiologie. — Influence de l'hérédité. Mauvaise hygiène morale. Influences expansives et dépressives, de longue durée. Ambition. Événements politiques. Dissensions intestines. Malheurs domestiques. — Ces influences amènent, soit la folie simple, soit la folie paralytique, suivant l'âge, le sexe et le tempérament; elles seront d'autant moins pernicieuses que l'individu qu'elles atteindront sera mieux préparé pour la lutte, c'est-à-dire qu'il aura reçu une meilleure éducation.

Influence du travail intellectuel exagéré, des phénomènes propres à avertir que la limite physiologique a été dépassée.

Abus de régime, de tabac.

Du milieu social.

De la folie paralytique dans l'armée. Influence du milieu cosmique.

Coups et chutes sur la tête. Insolation. Pellagre. Diabète. Épilepsie.

Influence des maladies aiguës, de la suppression de la sueur, de la menstruation, de l'allaitement. — Influence des névralgies généralisées de longue durée.

La *folie simple* et la *folie congestive* peuvent encore amener la folie paralytique.

Il existe en effet, entre la folie simple et la folie paralytique, un haut degré de parenté; c'est tellement vrai, qu'on voit les deux maladies être amenées par les mêmes causes. Il est très-difficile quelquefois de les différencier au début. A chaque pas, en pathologie, on est arrêté par des difficultés de même ordre, quand il s'agit de différencier l'une de l'autre deux maladies à leur début, surtout si ces deux maladies évoluent en prenant pour siége le même organe; il n'est donc pas étonnant que la folie simple puisse amener la folie paralytique.

Ce que j'appelle la folie congestive peut également aboutir à la paralysie générale.

Pathogénie. — La paralysie générale est une maladie inflammatoire : l'anatomie pathologique, la symptomatologie, le prouvent; cette origine inflammatoire est d'ailleurs acceptée par les meilleurs esprits.

Le processus inflammatoire est soumis, dans l'encéphale, aux mêmes lois que dans les divers organes ; il s'opère au moyen de paralysies vaso-motrices et par le fait de la dilatation active des vaisseaux capillaires.

Ces phénomènes vaso-moteurs peuvent se rencontrer dans un organe à l'exclusion des autres; et quant aux causes de ces phénomènes vaso-moteurs, souvent elles nous échappent, d'autres fois nous pouvons les trouver dans l'irritation de l'organe congestionné, d'autres fois enfin dans l'irritation d'un organe éloigné.

CHAPITRE X

Physiologie pathologique.

Nous venons d'étudier les diverses influences qui finissent par déterminer, surtout chez les individus prédisposés, un état inflammatoire plus ou moins aigu de l'axe cérébro-spinal. Nous avons vu, d'autre part, que la lésion qui était primitivement d'origine vasculaire ne tardait pas à amener des lésions secondaires dans les éléments nerveux ; nous avons étudié les symptômes par lesquels se traduisent ces lésions, soit primitives, soit secondaires, de l'axe cérébro-spinal.

Il nous resterait à jeter un coup d'œil d'ensemble sur tous ces points, de façon à voir s'il existe un rapport entre une lésion donnée et un symptôme donné.

Pour ce qui est des symptômes d'ordre somatique, le travail a été fait dans le cours de cet ouvrage, car à chaque symptôme nous avons cherché à l'expliquer, et nous sommes parfois arrivé à déterminer d'une façon suffisamment précise le rapport qui existait entre telle lésion et telle manifestation. C'est ainsi, pour ne citer que quelques exemples, que nous avons démontré que le tremblement fibrillaire de la face, de la langue, était en rapport avec une lésion des cellules d'origine de l'hypoglosse et du facial ; que la perte de l'odorat était due à une altération du nerf olfactif entouré par un manchon de méninges hyperhémiées ; que les troubles d'ordre ataxique dans les membres étaient liés à une lésion de la partie postérieure de l'axe spinal (moelle et méninges) ; que les troubles graves de la nutrition, qui caractérisent la troisième période de la maladie, étaient surtout en rapport avec un état particulier du liquide sanguin ; que l'inégalité persistante des pupilles tenait le plus souvent à une lésion définitive des noyaux du moteur oculaire commun (1).

De même nous avons insisté sur les lésions cérébro-bulbaires capables d'expliquer le tremblement de la parole, le bégayement et le bredouillement. Nous avons dit que ces divers troubles du

---

(1) Voy. à ce sujet, Fano, *Journal d'oculistique*, octobre 1876.

A. VOISIN. Paralysie. 25

langage articulé étaient d'ordre ataxique ; qu'ils étaient la conséquence d'un défaut d'harmonie dans les actes coordonnés qu'accomplissent les muscles animés par les nerfs bulbaires ; que les lésions qui causaient ce défaut d'harmonie étaient des lésions vasculaires et des lésions des cellules bulbaires. Nous avons vu aussi que le mutisme pouvait tenir à un défaut absolu d'idées, mais qu'il tenait parfois à des lésions somatiques parfaitement appréciables (lésions de la circonvolution de Broca, ou lésions du corps strié et des fibres qui font communiquer les circonvolutions avec les noyaux bulbaires ; dégénérescence des muscles de la langue ; lésions très-avancées des noyaux des nerfs bulbaires).

Pour d'autres troubles somatiques, il nous a été impossible de donner une interprétation aussi satisfaisante : c'est ainsi que la cause anatomique des phénomènes épileptiformes nous échappe, en ce sens que ces phénomènes sont quelquefois liés à des lésions relativement considérables, et que rien n'autorise à affirmer que c'est tel département de l'axe cérébro-spinal plutôt que tel autre, qui est le point de départ des phénomènes convulsifs observés.

Le problème devient bien plus difficile encore lorsqu'il s'agit d'interpréter les phénomènes d'ordre psychique, d'expliquer, par exemple, le délire ambitieux, le changement de caractère, l'affaiblissement progressif de l'intelligence, le délire hypocondriaque, etc. Nous allons cependant l'aborder, et, sans avoir la prétention de le résoudre d'une façon complète, nous espérons parvenir à élucider certains points de détails. Cette étude sera aussi pour nous l'occasion de rappeler les travaux de nos devanciers.

Il s'agit de considérer séparément le délire ambitieux, le délire mélancolique, le délire hypocondriaque. Mais ces diverses formes de délire ont deux caractères communs ; ce sont eux qu'il est logique d'étudier tout d'abord pour voir si l'anatomie pathologique peut les interpréter d'une façon suffisante. Ces deux caractères communs sont les suivants : *a*. Le délire des aliénés paralytiques est toujours un délire général ; *b*. Il est toujours accompagné d'un certain degré de débilité intellectuelle.

a. — Le délire des paralytiques est toujours général parce qu'il est en rapport avec des lésions diffuses. Le délire paralytique n'est jamais partiel, ou, s'il l'est dans le début, il ne le reste pas longtemps, ce processus inflammatoire qui envahit indistinctement toutes les parties de l'appareil nerveux doit nécessairement en troubler les diverses fonctions : de là, la généralisation du délire. La mémoire, le jugement, la sensibilité affective, le caractère, sont également et simultanément altérés. Cette manière d'expliquer pourquoi le délire des paralytiques est un délire général, nous semble de nature à corroborer l'opinion de Delasiauve sur les délires généraux, opinion basée uniquement sur des considérations psychologiques. Pour Delasiauve, le délire est nécessairement général chaque fois que telle ou telle fonction de l'intelligence est lésée, à cause des connexions intimes qui existent entre les diverses fonctions intellectuelles : l'attention fixe les conquêtes de la mémoire, l'imagination les féconde, le jugement les utilise; toute irrégularité partielle entraîne l'irrégularité de l'ensemble, tandis qu'un délire qui porte sur des facultés morales ou instinctives peut être partiel, car les sentiments sont indépendants les uns des autres, de même les instincts loin de s'impliquer s'excluent fréquemment. Ce n'est que dans des cas exceptionnels que la lésion de la paralysie générale débute spécialement par telle ou telle partie de l'appareil cérébral, on a alors affaire à des paralysies générales frustes, dont la symptomatologie peut varier à l'infini. D'ailleurs, la lésion finit le plus souvent par se généraliser.

b. — Le délire des paralytiques est toujours accompagné d'un certain degré de débilité intellectuelle : ceci découle comme corollaire de la proposition que nous venons d'émettre. Cette débilité est sans doute en rapport avec la lésion des parties antérieures du cerveau, lesquelles n'échappent jamais à l'atteinte du processus inflammatoire.

Dans certains cas, la débilité intellectuelle est le plus saillant de tous les troubles psychiques; la maladie mérite alors le nom de *démence paralytique :* dans ce cas, au dire de Calmeil, « l'anatomie pathologique ne révèle aucune lésion spéciale, le cerveau est aussi congestionné que dans les cas où il y a du délire maniaque, et il serait impossible au plus habile de dire si tel cerveau de fou paralytique, étudié à l'amphithéâtre, appartenait à un paralytique dément, ou à un paralytique maniaque, ou à un paralytique mélancolique ».

C'est ce que Calmeil fait remarquer en divers passages. Ainsi, par exemple, à propos de sa 67ᵉ observation, il écrit : « Les symptômes notés sur Mᵐᵉ E.... avaient été ceux d'une démence lente et progressive, compliquée de symptômes toujours croissants d'affaiblissement musculaire. Les altérations anatomiques ne différaient cependant pas, dans cette circonstance, de celles qu'on a coutume de rencontrer dans les cas de paralysie générale avec fureur ou avec délire mélancolique. Il faut, ajoute-t-il, conclure de ce fait, comme de beaucoup d'autres, que nos investigations anatomiques ne nous montrent qu'une partie des modifications que les centres nerveux sont à même d'éprouver pendant le cours des phlegmasies qui peuvent les atteindre. »

Il y a cependant quelque chose de particulier dans la paralysie générale à forme de démence paralytique, c'est l'évolution lente de la maladie et sa plus grande fréquence chez les femmes. Ceci, malgré le plus profond respect que nous professons pour les opinions de Calmeil, nous a fait douter de son interprétation, et nous sommes enclin à penser que chez les fous paralytiques, dont le trouble intellectuel ne consiste que dans la démence, la lésion cérébrale procède d'une façon particulière. Chez eux, la lésion cérébrale nous semble rester pendant très-longtemps uniquement vasculaire, n'intéressant que très-peu l'élément nerveux, portant beaucoup plus sur le cerveau que sur les méninges, de là encore le peu de complications épileptiformes ou apoplectiformes ; c'est dans ce cas que l'on observe surtout de l'athérome des petites artères du cerveau. Depuis longtemps, nous avons remarqué que l'athérome artériel avait plus de tendance à se produire chez la femme que chez l'homme. Cette observation corrobore notre interprétation, puisque tout le monde sait que la paralysie générale à forme démente est plus fréquente dans le sexe féminin.

C'est à l'affaiblissement intellectuel qu'il faut rapporter certains troubles de la parole, tels que l'ânonnement, l'habitude qu'ont certains malades de répéter comme un écho les derniers mots des phrases qu'on prononce devant eux, l'habitude d'employer d'une façon abusive le mot *chose*, *machine*, pour remplacer un mot qui manque. La parole hésitée et traînée est également due à un certain retard dans la production des idées. Ce sont là des troubles de langage qui méritent le nom de troubles intellectuels, par opposition aux troubles ataxiques et paralytiques que nous avons étudiés sous le nom de tremblement de la parole, de bégayement et de bredouillement.

Après ces quelques aperçus généraux, abordons l'étude des diverses formes de délire, en commençant par la plus connue, la plus fréquente, et certainement la plus curieuse, par le délire ambitieux. Faut-il en chercher l'explication dans un état anatomique spécial? Telle est la tendance de Bayle, de Baillarger, de Gubler. Ces auteurs prétendent que le délire ambitieux coexiste avec un état de congestion encéphalique. Gubler pense même que le délire dépressif est en rapport avec un état d'anémie de l'encéphale. Cette opinion, consignée dans les Commentaires thérapeutiques de Gubler, à propos de l'étude du bromure de potassium, a été développée dans la thèse de Materne; malheureusement, elle repose sur un trop petit nombre de faits. D'ailleurs, nous avons vu bon nombre d'autopsies de paralytiques mélancoliques dont le cerveau présentait un état congestif évident.

Voici comment s'exprimait Bayle à propos de la pathogénie du délire ambitieux (1) :

« Peut-on déterminer quelles sont les causes ou mieux les conditions physiques du délire ambitieux? Cette question est de la plus grande difficulté : sans nous flatter d'y avoir répondu d'une manière tout à fait satisfaisante, nous espérons cependant avoir approché le plus près possible de la vérité. Nous regardons ces idées comme l'effet indirect de l'action qu'exercent sur la substance corticale, et par suite sur le cerveau tout entier, la congestion sanguine de la pie-mère et l'inflammation de la face interne de l'arachnoïde, lésions qui existent toujours simultanément dans la maladie que je décris. Donnons les preuves de cette proposition.

» 1° On trouve constamment, à l'ouverture du cadavre des individus qui succombent à cette affection, une injection très-considérable de la pie-mère, dont le degré est souvent proportionnel au délire ambitieux qui domine les malades.

(1) Bayle, *Maladies du cerveau*, p. 547.

» 2° La méningite chronique reconnaît pour cause prochaine une congestion cérébrale, qui tantôt survient tout à coup, et tantôt s'établit lentement et d'une manière progressive. Les attaques apoplectiques auxquelles elle donne lieu, sont souvent immédiatement suivies de la manifestation des idées dominantes de richesse et de grandeur.

» 3° Des émissions sanguines abondantes faites à propos dans les première et seconde périodes, dominent souvent et font cesser quelquefois ces idées d'une manière prompte. Mais si la congestion augmente, ou s'il survient une nouvelle attaque apoplectique, le délire ambitieux devient plus considérable, ou éclate de nouveau, s'il était dissipé. Les observations de la première partie de cet ouvrage nous offrent des preuves multipliées de cette proposition (1). »

Bayle, un peu plus loin, fait cependant remarquer que l'injection sanguine de la pie-mère n'est pas « la seule condition des idées ambitieuses dominantes ; car s'il en était ainsi, dit-il, ces idées devraient se rencontrer chez les individus qui ont été frappés d'attaques de congestion cérébrale simple, ce qui n'est point.

» Il faut donc admettre une seconde cause, et cette seconde cause consisterait en une irritation ou en une inflammation de la surface interne de l'arachnoïde cérébrale. »

Baillarger s'est de même appuyé sur l'observation, pour soutenir cette théorie, et à la lecture d'une de ses observations de l'Appendice au Traité de Griesinger, on serait porté à adopter pleinement cette manière de voir (2). Mais plus loin, Baillarger lui-même a relaté des cas de paralysie générale à forme dépressive avec état congestif du cerveau, démontré par l'autopsie.

Faut-il chercher dans les influences morales une raison pour expliquer le délire ambitieux ? ce délire n'est-il, comme le soutient Lefebvre, que l'exagération des tendances de l'époque actuelle ? Le délire dépressif, au contraire, serait-il dû plus spécialement à des influences dépressives ? Cette opinion est passible de diverses objections d'un poids considérable : et d'abord pourquoi le délire ambitieux s'observe-t-il chez les pauvres à ambition bornée, chez les paysans lombards qui sont loin d'être dans le courant de la

(1) Bayle, *Maladies du cerveau*, p. 547.
(2) Baillarger. *Appendice au Traité de Griesinger*, p. 625.

civilisation? Pourquoi s'observe-t-il parfois chez les sujets qui deviennent paralytiques à la suite d'impressions morales pénibles et longtemps prolongées, à la suite d'influences diamétralement opposées à celles qu'accuse le Dr Lefebvre?

Physiologie pathologique du délire mélancolique. — Quant au délire mélancolique, nous avons vu qu'il était impossible de l'expliquer par l'état anémique de l'encéphale; car nous avons observé bon nombre de cas de délire mélancolique avec congestion. Les observations de Big... (p. 364) et de Gris... (p. 366) entre autres, en font foi.

Après avoir exposé les opinions des auteurs, il nous reste à dire la façon dont nous comprendrions la cause intime du délire ambitieux et du délire mélancolique.

Pour nous, le délire ambitieux appartient en propre et uniquement à la maladie lorsqu'elle est simple, limitée au cerveau, à la pie-mère et à l'arachnoïde; lorsqu'elle n'est pas compliquée de lésions de la dure-mère ni des nerfs de la base du crâne pouvant causer des douleurs cérébro-crâniennes; lorsqu'il n'existe pas de lésions spinales et des névralgies qui en sont la conséquence. Le délire ambitieux a pour cause intime l'hyperhémie cérébrale, la turgescence et l'irritation des cellules de l'encéphale, et un sentiment de bien-être, comparable à celui qu'on éprouve après un bon dîner pendant cette période de fluxion générale qui le suit. Quant au délire mélancolique, il existe lorsque la maladie est compliquée de lésions de la dure-mère, des nerfs crâniens, de la moelle épinière. Les paralysés généraux sont alors tourmentés par de la céphalée, par des névralgies, par des sensations viscérales douloureuses, dépendant ou non de troubles des nerfs trophiques. C'est ainsi qu'on observe, chez ces malades, de l'inflammation des intestins, des ulcères simples, des lésions variées, etc., etc., dont ils éprouvent les effets pénibles sans en avoir la perception et la conscience bien nettes.

Nous avons pu souvent constater que le délire mélancolique était en rapport avec des phénomènes morbides d'organes, de viscères et de nerfs crâniens ou autres. L'étude que nous avons faite des prodromes et de la période intermédiaire montre suffisamment la fréquence de ces sensations chez ces malades; mais tandis que dans la période prodromique ils perçoivent et devinent les phénomènes ressentis, ils ne les perçoivent plus distinctement, ne peuvent plus s'en rendre compte lorsque la maladie est déclarée, et ils ne sauraient les décrire. Les seules manifestations qui font comprendre leur malaise et leurs soufnces aux personnes de leur entourage qui les connaissent bien, sont un besoin de mouvement, de l'agitation, de la mauvaise humeur et des pleurs.

Ces phénomènes morbides établissent un point de contact de plus entre la folie simple et la paralysie générale. La physiologie pathologique du délire est la même : mais tandis que les lésions de la paralysie générale détruisent les sources du jugement, de la causalité, de la mémoire; dans la folie simple, les facultés générales ne sont que troublées, viciées, dans leur fonctionnement.

Le délire mélancolique peut encore être la conséquence d'hallucinations irritantes, injurieuses. Or, si l'on songe à la fréquence des altérations des couches optiques, de ses vaisseaux et de ses cellules dans cette maladie, et au rôle des couches optiques dans les phénomènes de sensibilité et des sens spéciaux, on comprendra l'importance que peuvent prendre ces lésions dans la pathogénie de sensations pénibles et d'hallucinations. J'ai observé maintes fois de ces altérations lorsque le délire mélancolique avait été observé pendant la vie.

Il se passe du reste ici pour la paralysie générale, ce que l'on observe dans la folie simple. J'ai communiqué à Ritti des autopsies très-significatives à ce sujet (1), qui prouvent que le délire mélancolique aigu simple avec hallucinations peut être en rapport avec une hyperhémie très-nette de l'une ou des deux couches optiques (2).

Mais il ne faut pas étendre cette explication à tous les cas, et dire, comme Austin, d'une façon absolue, que le délire mélancolique, avec ou sans hallucinations, est toujours lié à un état morbide des couches optiques. Aux objections faites par S. Kae (3) à cette manière de voir, il faut ajouter qu'on peut faire des autopsies de fous paralytiques mélancoliques, sans trouver de lésions dans les couches optiques.

(1) Ritti, thèse, Paris, 1874.
(2) Pl. XIV (fig. 5).
(3) Edinburg, *Medical journal*, avril 1860

Relativement aux influences morales, on doit être tout aussi réservé. On serait porté à croire, à priori, que les influences dépressives longtemps prolongées chez un individu qui devient ultérieurement fou paralytique, doivent retentir sur le caractère de son délire et lui donner une teinte mélancolique. Cette opinion ne serait pas le moins du monde conforme à la vérité, si l'on en croit Lunier (1), qui a eu occasion d'étudier l'influence des circonstances extérieures sur le caractère du délire.

Pour Lunier, quelle que soit la forme de la folie, la nature du délire n'est pas en rapport avec la nature de la cause perturbatrice. Ainsi, tandis qu'en temps ordinaire on rencontre sur 100 cas de maladies mentales, 18 cas de folie paralytique, 9 formes mal déterminées, 30 formes expansives, 43 formes dépressives; chez le même nombre de malades dont la folie a été causée par la guerre, on rencontre 8 cas de folie paralytique, 14 formes mal déterminées, 39 formes expansives, 39 formes dépressives. D'après ces données, on est en droit de s'attendre à ne rencontrer le délire mélancolique ni plus ni moins fréquemment dans les folies paralytiques déterminées par les influences dépressives de 1870-1871, que dans les folies paralytiques ordinaires. Le dépouillement des observations de paralysie générale, rapporté par Lunier, vient, en effet, corroborer cette opinion. Sur 25 cas de paralysie générale, reconnaissant pour cause déterminante les événements de 1870-1871, on n'a rencontré que dans 6 cas le délire mélancolique : deux fois le délire mélancolique exista au début de la maladie, une fois il alterna tous les deux jours avec de l'excitation, une fois enfin il se montra dans la période intermédiaire.

Pour nous, cependant, malgré ces assertions et ces chiffres, nous ne pouvons pas nous refuser à admettre l'influence des causes déterminantes de la folie sur la forme du délire; cela est incontestable pour ce qui est de la folie simple, et relativement à la folie paralytique, nous avons vu trop de paralysies générales à forme mélancolique depuis sept ans, pour pouvoir nier l'influence des tristes événements de 1870-1871. Il faut bien se rappeler que la paralysie générale est une maladie à marche lente, dont

(1) Lunier, *De l'influence des événements de 1870-1871 sur le mouvement de l'aliénation mentale en France.*

le germe peut remonter aux événements de 1870-1871, et dont les
manifestations n'ont pu être sensibles que deux ou trois ans après
et même plus, c'est-à-dire ultérieurement au travail de Lunier.
Dans bon nombre d'observations d'un mémoire écrit en 1873 (1),
on peut voir mentionnée cette phrase : « La maladie a commencé
pendant le siége de Paris. » D'ailleurs les relations entre les
causes de la maladie et la forme du délire sont très-nettes, dans
les observations 1, 7, 13, 18, 19, 22, 24, 25, 26, 43, 48, 50, 57,
90, 121, 119, 238, de ce même mémoire.

Nous ne voulons pas terminer ce qui a rapport à l'influence des
causes morales sur le caractère mélancolique du délire, sans
parler de la mélancolie produite par des idées de grandeur. Le
délire des grandeurs n'est pas toujours l'indice d'un bonheur
parfait. « Les souverains des petites maisons déplorent parfois
avec amertume l'injustice de leurs prétendus sujets, ils se figurent
qu'ils sont d'une origine illustre, et qu'on leur a substitué, pour
des raisons politiques, des individus de basse origine. » Ces idées
sont pour eux la source d'un véritable délire de persécution sur
lequel Foville fils a appelé l'attention : ces idées se rencontrent surtout dans la folie congestive et dans la folie systématique, mais on peut les voir au début de la paralysie générale.

Tandis que le délire mélancolique proprement dit est parfois
produit par des hallucinations de la vue, de l'ouïe, etc., le délire
hypocondriaque est plutôt le résultat d'illusions de la sensibilité générale : il ne faut pas oublier que les lésions de la folie paralytique
ne sont pas seulement cérébrales, mais que tous les appareils de
leur économie sont plus ou moins vite, et plus ou moins profondément lésés. Nous avons vu que leur sang n'a certainement pas la
consistance et la constitution du sang normal ; leurs intestins, leur
foie, leurs reins, leur cœur, leurs poumons, leur moelle épinière
et ses méninges, sont, comme leur cerveau, lésés dans leur constitution et dans leurs diverses fonctions; c'est ce que démontre
très-bien un travail de Dufour, médecin adjoint de l'asile de
Brou (2).

---

(1) Concours pour le prix Lefèvre 1873..
(2) Dufour, *Note sur les altérations du foie, du cœur et des reins chez les aliénés* (*Ann.
méd.-psychol.*, 1876.)

De là, sans aucun doute, des troubles variés que les malades traduisent à leur façon propre et avec un raisonnement entaché de débilité, en disant qu'ils ont les intestins bouchés, leur foie pourri, la tête complétement vidée : une malade qui a d'habitude des bourdonnements d'oreille, prétend qu'elle a dans l'oreille droite une souris qui y pourrit. D'une façon générale, il faut se garder de considérer le délire hypocondriaque comme un délire survenant sans motifs, sans malaises, sans douleurs. Le délire hypocondriaque simple a, en général, pour raison d'être une lésion somatique passagère quelquefois, et alors elle échappe à l'analyse, permanente le plus souvent; on peut dès lors la constater à l'autopsie (maladies de l'utérus, lésions du plexus solaire) (1). A plus forte raison, doit-on penser que le délire hypocondriaque des fous paralytiques n'est pas sans reposer sur quelque fondement; il doit être, dans la plupart des cas, en rapport avec des lésions organiques et viscérales. On rencontre chez les paralysés généraux des lésions variées que nous avons étudiées, qui sont parfois si profondes, qu'on est en droit de s'étonner de ne pas voir plus souvent du délire hypocondriaque. Les douleurs névralgiques produites par les lésions de la moelle épinière et de ses méninges ne sont pas les seules qu'on observe dans la paralysie générale; nous avons vu au chapitre précédent, que souvent, bien longtemps avant l'apparition de la paralysie générale, les malades étaient tourmentés par des douleurs névralgiques, et ces douleurs, qui peuvent persister lorsque la paralysie générale est déclarée, peuvent encore expliquer certains cas de délire mélancolique et de délire hypocondriaque. Ce sont des troubles de sensibilité qui font dire aux malades qu'ils n'ont plus de jambes : le raisonnement n'étant plus là pour rectifier les appréciations, les malades portent un jugement qui nous semble absurde et non fondé, mais qui a sa raison d'être dans les sensations éprouvées. Chez un malade qui prétendait avoir une double langue, il y avait embarras de la parole, c'est peut-être cette gêne dans l'articulation des mots qui lui avait suscité l'idée d'une double langue, dont « l'une, accessoire, s'enroulait autour de la première et en empêchait le libre fonctionnement ». Chez les

_____

(1) A. Voisin, *Leçons sur les maladies mentales*, p. 94.

individus qui disent avoir l'estomac bouché, le gosier bouché, l'intestin bouché, nous croyons que ces idées hypocondriaques sont le résultat d'illusions, et que ce sont des spasmes, de la constipation, qui donnent naissance à ces conceptions délirantes (1). Nous nous rappelons avoir vu un officier, interné plus tard à Charenton, qui, après avoir présenté pendant cinq mois le délire de satisfaction, comme on ne le rencontre que dans la paralysie générale, fut pris un matin du délire hypocondriaque : il disait qu'il était bouché et il refusait absolument de manger ; le lendemain, comme il n'avait pas encore mangé, on insista tellement pour qu'il prît une cuillerée de potage, qu'il finit par s'y résoudre, et sitôt cette première cuillerée prise, le malade dit qu'il était débouché et il continua à manger sans trop de difficulté. Cette obstruction était-elle autre chose qu'un spasme du pharynx? L'idée de spasme se présenta tout de suite à l'esprit du chef de service (le professeur Villemin). Baillarger a d'ailleurs noté ce fait chez les malades qui refusent de manger, c'est que sitôt que, de gré ou de force, on leur a fait prendre quelque aliment, ils peuvent continuer à manger d'eux-mêmes. Le spéculum buccal nous paraît bien propre à faire cesser ces spasmes du pharynx, aussi l'employons-nous alors de préférence à la sonde qu'on passe par le nez pour l'alimentation forcée. La cessation du refus de manger a suivi immédiatement, dans plusieurs cas, l'introduction du spéculum bucco-pharyngien que j'appliquais sur des malades atteints de cette variété de délire.

Quant à la constipation, elle est aussi probablement la cause, chez beaucoup, de délire hypocondriaque. Un officier de marine était atteint depuis deux ans de paralysie générale. Il se disait bouché, se plaignait de douleurs vagues dans les entrailles tant qu'il était constipé ; il restait pendant cinq ou six jours sans aller à la selle, et tous les médicaments échouaient contre cette constipation. La podophille n'avait pas encore été essayée ; l'administration de ce purgatif parvint à provoquer des selles régulières, et du jour où les fonctions alvines reprirent leur cours normal, on vit disparaître les idées hypocondriaques. Le malade est aujourd'hui dans une période de délire expansif. Bien certainement, entre cette dis-

---

(1) Voy. à ce sujet, X. Rota, *De l'influence des lésions physiques et des affections organiques sur la forme du délire chez les aliénés.* Thèse de Paris, 1849.

parition du délire hypocondriaque et le rétablissement des garde-
robes il y a plus qu'une simple coïncidence, il y a un rapport de
cause à effet.

Une malade à la troisième période disait à chaque instant qu'on
lui avait coupé les jambes par derrière; elle marmottait ces
paroles depuis plusieurs jours, mais comme elle avait eu auparavant d'autres conceptions hypocondriaques qui avaient disparu,
la famille n'attachait aucune importance à l'assertion relative
« aux jambes coupées par derrière ». Un jour cependant nous
examinâmes ces jambes, et nous pûmes constater alors que les
muscles postérieurs des cuisses étaient fortement contractés; les
tendons du creux poplité étaient durs; les efforts que nous fîmes
pour étendre la jambe sur la cuisse, arrachaient des cris à la
malade, et nous comprîmes alors l'origine des idées hypocondriaques : cette contraction musculaire disparaissait d'abord par intervalles, puis elle devint définitive et s'accompagna de rétraction des
muscles et de leur atrophie.

Une malade entrée à la Salpêtrière atteinte de paralysie générale à la deuxième période et actuellement en voie d'amélioration,
après un traitement de trois mois, présente une singulière idée
hypocondriaque, en rapport avec une lésion du col de l'utérus :
elle prétend qu'elle est enceinte, et, chose curieuse, elle compte
les jours qui la séparent de son terme. C'est ainsi qu'en entrant
à la Salpêtrière elle se disait enceinte de deux mois; cinq mois
après son entrée, elle se disait enceinte de sept mois, et elle affir-
mait la chose avec tant d'assurance qu'on aurait pu s'y laisser
tromper; mais l'examen démontra qu'il ne s'agissait pas de grossesse, et que les conceptions hypocondriaques étaient en rapport
avec une métrite du col avec ulcérations, écoulement abondant et gonflement considérable. Nous nous occupons à l'heure
qu'il est de guérir cette métrite, il sera intéressant de voir si sa
guérison fera disparaître les idées de grossesse.

Il y aurait lieu de comparer les troubles viscéraux de la paralysie générale à ceux qu'on observe chez les petits enfants mal
alimentés. Ces graves troubles de nutrition des enfants à la ma-
melle, que Parrot a si bien étudiés sous le nom d'athrepsie des
nouveau-nés (1), ne produisent pas chez les petits malades des

(1) De l'athrepsie. Paris, 1877.

douleurs bien vives ni bien localisées ; les nourrissons qui succombent en quelques semaines, ou même en quelques jours, aux
progrès de la désorganisation qui s'opère en eux, ne ressentent
qu'un malaise vague : ils poussent des cris de détresse, mais dont il
est impossible de déterminer la cause. La même chose arrive chez
les fous paralytiques : il est le plus souvent impossible de localiser le point de départ de leurs sensations, mais ce n'est pas à dire
pour cela que ces sensations soient imaginaires. Ce que les petits
enfants expriment par leurs cris de détresse (le mot est de Parrot,
il est à conserver), les fous paralytiques l'expriment en poussant
des cris inarticulés, dont nous ne saisissons pas le sens, en disant
qu'ils ont le sang décomposé, la vessie pourrie, le crâne bourré
d'étoupes, etc., etc. Nous qui ne sommes pas malades, nous ne
pouvons pas nous expliquer ces diverses sensations, mais ce n'est
pas une raison pour les nier.

Et d'ailleurs rien n'est difficile comme de savoir, *même dans la
folie simple*, l'origine, l'enchaînement de certaines conceptions
délirantes, et ce n'est que par les anamnestiques et par les renseignements donnés par les malades eux-mêmes, après leur guérison,
que l'on peut saisir la clef et la filiation de leurs préoccupations.

Les divers modes de délire hypocondriaque permettent d'ailleurs de suivre la lésion dans diverses ramifications du nerf
grand sympathique. Poincarré et Bonnet (1) ont décrit des lésions
qu'ils ont trouvées dans les ganglions du grand sympathique, et
qui peuvent être considérées comme un pas important dans la
pathogénie des troubles du sympathique. Nos observations nous
ont aussi appris que chez les hypocondriaques simples, il existe
fréquemment, dans les ganglions semi-lunaires, des lésions avec
multiplication nucléaire.

Mais si ces lésions du sympathique et des autres organes expliquent le délire hypocondriaque dans la paralysie générale à marche lente, elles sont impuissantes à expliquer ces cas de paralysie
générale suraiguë, accompagnée et suivie rapidement de la mort.
Dans ces cas, ou bien les lésions cérébrales peuvent être tellement graves, le ramollissement de la substance corticale tellement
intense et étendu, qu'il explique suffisamment la forme du dé-

(1) Poincarré et Bonnet, *Recherches sur l'anat. path. et la nature de la paralysie générale.* 1874, 2ᵉ édition.

lire. Il en résulte que le malade est dans une sorte de *deliquium* et d'anéantissement qui imprime au délire un caractère éminemment dépressif au début de la maladie. Ces lésions sont, de prime abord, généralisées et s'étendent au bulbe, à la moelle, en même temps qu'au cerveau, et déterminent dans les organes des premières voies, innervés par les nerfs bulbaires, des sensations pénibles qui amènent le délire hypocondriaque.

Dans l'observation suivante, nous avons pu saisir de plus près la cause du délire hypocondriaque : il s'agit d'une malade qui dès le début de son affection succomba rapidement, et eut du délire hypocondriaque. Elle disait qu'elle n'avait plus de dents du côté gauche, que sa mâchoire avait disparu. Or, à l'autopsie, nous trouvâmes une inflammation très-marquée du nerf trijumeau gauche, en rapport, sans aucun doute, avec les conceptions hypocondriaques inexplicables pendant la vie. L'examen histologique nous a montré une quantité considérable de noyaux de nouvelle formation entre les tubes nerveux composant le trijumeau et dans la méninge qui l'entourait (pl. 13, fig. 6). Peut-être existe-t-il, comme Michéa (1) a cherché à le démontrer, un rapport de cause à effet entre l'analgésie et cette variété du délire hypocondriaque qui fait que les malades perdent la conscience de leur identité. Fodéré (2), Buchez (3), avaient déjà signalé cette singulière forme du délire hypocondriaque. En avril 1855, Legrand du Saulle en rapporta un cas ; Moreau (4) a aussi signalé ce phénomène remarquable, rare dans les autres cas de folie, et fréquent dans la première période de la paralysie générale.

Michéa n'hésite pas à considérer l'analgésie comme la cause de cette perte de conscience.

Nous avons trouvé, dans une observation rédigée par Vaillard (5), un fait qui corrobore cette opinion et qui a beaucoup de valeur à nos yeux, parce que l'observation est très-complète et que l'auteur a simplement noté les faits. Il s'agit d'un nommé

---

(1) Michéa, *Ann. méd.-psych.*, 1864; *Gaz. hebd.*, février 1856 : *De l'analgésie chez les aliénés.*
(2) Fodéré, *Traité du délire*, p. 132.
(3) Buchez, *Journal des progrès*, t. X, p. 85.
(4) Moreau, *Psych. morbide*, p. 235.
(5) Vaillard, *Recueil de mémoires de méd. et de chir. milit.*, juillet 1876.

Delias, atteint de pneumonie avec méningite. A la date du 4 février, à trois heures du soir, nous trouvons noté le détail suivant : « A l'hyperesthésie du matin a succédé une anesthésie assez marquée ; » et à la date du 5, nous voyons signalé ceci : « Le malade, qui jusqu'alors était resté silencieux, devient loquace ; il est en proie à une illusion qui le fait s'ignorer lui-même, se méprendre sur sa propre personne : ainsi il n'est pas Delias, mais un autre personnage que, par méprise, on a transporté à l'hôpital. « Je suis un » postiche, dit-il ; Delias est à la caserne, bien malade. » —Il donne de nombreux renseignements sur Delias, qu'il connaît très-bien, et c'est en l'interrogeant dans ce sens que nous parvenons à recueillir quelques détails sur sa propre histoire. » Ce malade présenta encore de l'anesthésie le 6, le 7, le 8, mourut le 12, et l'autopsie révéla les lésions de la périencéphalite aiguë. Malheureusement nos autres observations ne confirment pas jusqu'ici cette manière de voir, car dans celles où se trouve notée la perte de la conscience du *moi*, nous n'avons pas pu signaler l'analgésie.

Michéa croit aussi que l'hyperesthésie cutanée est une cause du délire hypocondriaque ; il cite à cet effet une observation assez concluante, que nous avons relatée dans un autre travail (1), et qu'il termine par les réflexions suivantes : « L'hyperesthésie cutanée et celle du nerf acoustique, qui ne cessèrent jamais de marcher parallèlement avec le délire hypocondriaque, avaient-elles une part dans la genèse de celui-ci ? Nous serions disposé à le croire. Si l'exaltation de la sensibilité viscérale, si l'hyperesthésie de l'estomac, principalement, est souvent la cause de la nosomanie, pourquoi n'en serait-il pas de même de l'hyperesthésie cutanée et de l'exaltation de la sensibilité du nerf acoustique ? Quelle que soit la région du système nerveux où une impression s'opère de façon à être perçue, la sensibilité est toujours la même au fond, quoique infiniment variable dans ses modes, et plus cette fonction s'exalte, plus le *moi* tient à grandir. »

Les troubles de la sensibilité commune pourraient bien aussi avoir leur part dans la pathogénie du délire hypocondriaque. Par sensibilité commune, il faut entendre, dit Axenfeld (2), la perception très-nette, bien que devenue presque inconsciente à force

(1) Voisin et Burlureaux, *De la mélancolie dans la paralysie générale*. Prix Lefevre, 1875.
(2) Axenfeld, *Arch. gén. de méd.*, 1868.

de continuité, que nous avons tous, de la présence de nos organes, de leur volume, de leur poids, de leur forme, de leur situation, de leurs rapports. De tous les points de l'organisme, sans cesse montent vers les centres nerveux une infinité de courants sensitifs qui, pour notre bonheur, passent inaperçus de l'encéphale, mais dont les interruptions et les irrégularités nous frappent vivement aussitôt qu'elles se manifestent, comme la cessation d'un bruit monotone attire l'attention du dormeur et le réveille. Tous les tissus, tous les organes, concourent à nous donner cette sorte de perception à la fois très-vague et très-exacte : la peau, les muscles, et aussi le tissu cellulaire, les plans fibreux, les ligaments, les os. L'homme sain, dit-on, ne sent pas ses organes ; cela veut dire qu'il a la notion indistincte d'un ordre parfait dans son organisme, le calme d'un équilibre général. Sentir ses organes, c'est en percevoir l'existence sous un mode pathologique, et combien sont variées et intéressantes les aberrations de la sensibilité commune dans les maladies ! Quand un homme se plaint d'avoir la tête volumineuse, les jambes lourdes (même au repos), les yeux saillants, quand surtout les malades atteints de névroses nous font part de perceptions presque impossibles à dépeindre, ce sont autant de changements très-réels de la sensibilité commune qu'ils accusent. Pour ce qui est des ataxiques, interrogés avec soin, ils donnent des renseignements curieux à cet égard. Parmi les malades de Charcot et Vulpian, plusieurs étaient hors d'état d'indiquer au juste la position de leurs membres, à moins de la vérifier par la vue ; et notez que ces malades n'accusaient qu'une obtusion du tact légère et bornée à une région circonscrite du tronc. Un ataxique de l'hôpital Saint-Antoine, ayant pour toute anesthésie apparente un peu d'engourdissement de la peau, nous dit que ses jambes lui paraissent démesurément grosses et tendues, surtout la droite, où le désordre des mouvements était le plus accusé. Une autre malade non-seulement est obligée de noter la place où elle met ses mains au moment de s'endormir pour être sûre de les retrouver dans l'obscurité, mais ses membres, dit-elle, ne lui paraissent plus être de la même viande qu'autrefois, etc. De pareils désordres de la sensibilité commune se rencontrent également chez les aliénés paralytiques, et ne sont probablement pas étrangers aux conceptions hypocondriaques bizarres et variées qu'on peut noter chez eux. Il est encore des cas plus difficiles à expliquer : ce sont ceux où le délire hypocondriaque survient brusquement et est passager. Dans ces cas, on pourrait dire que la même lésion qui, lorsqu'elle est permanente, produit un délire hypocondriaque permanent, produit, lorsqu'elle est passagère, un délire passager ; et nous ne serions pas en peine pour trouver des analogies expliquant ces lésions passagères, car pourquoi n'y aurait-il pas dans le sympathique, dans la moelle, dans les viscères, des poussées congestives analogues à celles qui se font dans l'encéphale et qui provoquent ces accidents temporaires étudiés par Bayle et par Calmeil ?

A vrai dire, les difficultés augmentent lorsqu'on veut expliquer les cas où le délire mélancolique et le délire ambitieux se succèdent à de courts intervalles, et surtout ceux où ils marchent parallèlement. C'est pour eux que Baillarger (1) a développé récemment l'hypothèse suivante. Baillarger pense que, dans la paralysie générale, la manie, la mélancolie, la monomanie, sont pour ainsi dire des éléments surajoutés susceptibles de guérir (et leur disparition constitue précisément les rémissions). Ce sont des complications masquant la maladie principale et primitive, qui est la démence paralytique. Elles doivent être rapportées, selon leur forme, à des lésions différentes. « Il est inutile de faire survenir l'encéphalite pour expliquer des appareils symptomatiques aussi opposés. »

Les réflexions que nous avons consignées plus haut (p. 389, 391) pour expliquer la cause intime du délire ambitieux et du délire mélancolique, répondent en partie à la question que s'est posée Baillarger, relativement à l'idée émise par lui que la manie, la mélancolie, la monomanie, doivent être rapportées à des lésions différentes, et qu'il est inutile de faire intervenir l'encéphalite pour expliquer des appareils symptomatiques aussi opposés. Nous pensons bien aussi que des lésions différentes doivent déterminer ces symptômes ; mais nous ne sommes pas de l'avis de notre honoré maître, lorsqu'il dit qu'il est inutile de faire intervenir l'encéphalite.

L'encéphalite est apte à produire ces divers symptômes. Pour

(1) Annales médico-psychologiques.

nous, en effet, l'état maniaque des fous paralytiques est causé par de l'hyperhémie cérébro-méningée générale qui exalte les fonctions ; l'état mélancolique avec stupeur, par un œdème cérébro-méningé qui imbibe les éléments nerveux et gêne leur fonctionnement ; l'état mélancolique simple et l'état hypocondriaque, par des causes sensorielles, viscérales et périphériques (*illusions et hallucinations, névralgies*, etc.).

Il n'est pas besoin, pour expliquer ces symptômes, de supposer, comme le fait Baillarger, *une action dynamique analogue à celle qui se produit dans la folie simple*. L'hyperhémie et ses conséquences peuvent mener aux mêmes résultats que les états organiques et les troubles de fonctionnement observés dans la folie simple. En effet : 1° la *folie simple* à forme maniaque s'accompagne assez souvent, à son début principalement, de fluxion cérébro-méningée qui détermine des symptômes de manie, même avec délire ambitieux, à peu près identiques à ceux de la paralysie générale à forme maniaque, de même que dans la paralysie générale ce délire ambitieux peut être le résultat d'hallucinations (consultez les observations de Dum., Post., Ham., p. 369, 372).

2° La folie simple à forme mélancolique avec stupeur, dépressive, est ordinairement produite par du spasme vasculaire qui amène de l'anémie, et par conséquent du trouble et de la gêne dans le fonctionnement cérébral, des illusions et des hallucinations.

3° La folie simple à forme lypémaniaque, hypocondriaque, peut être causée par des sensations douloureuses, viscérales ou périphériques, par des phénomènes sensoriels, illusionnels et hallucinatoires.

En somme, il ressort de mes observations que des états organiques différents, appartenant à la paralysie générale et à la folie simple, peuvent déterminer des délires analogues, et que l'encéphalite peut produire les mêmes formes de délire que les états dynamiques et organiques observés dans la folie simple.

Pour en revenir à la pathogénie du délire hypocondriaque, nous devons ajouter que si nos idées sur la pathogénie de ce délire sont conformes à la vérité, l'existence du délire hypocondriaque doit indiquer un pronostic fâcheux ; et c'est ce qui paraît exister en effet. Baillarger a longuement insisté sur la gravité du pronostic chez les malades qui présentent du délire hypocondriaque, à quelque période de la maladie que ce délire survienne. L'apparition des conceptions hypocondriaques nous semble être menaçante, surtout quand elle existe au début de la maladie. Nous avons remarqué qu'alors les malades tombent rapidement dans un état alarmant de collapsus, et que la paralysie générale prenait chez eux des allures tellement rapides, que sous ces apparences on reconnaît à peine la paralysie générale classique. C'est de toutes les formes aiguës celle qui se termine le plus rapidement par la mort; on pourrait l'appeler la paralysie générale *galopante;* mais quand le délire hypocondriaque fait son apparition dans le cours de la deuxième ou troisième période, ce qui est de beaucoup le cas le plus fréquent, le pronostic ne nous semble pas être aussi grave que Baillarger le pense. D'ailleurs, à la deuxième et à la troisième période, le délire hypocondriaque s'observe rarement seul, sans être accompagné du délire ambitieux. Tous ces points ont été longuement étudiés dans notre Mémoire couronné par l'Académie en 1875. Le délire mélancolique ne paraît pas avoir une influence notable sur la gravité du pronostic, à moins cependant qu'il ne s'accompagne du refus d'aliments, ou qu'il ne révèle la forme stupide. D'ailleurs, nous savons qu'il est fréquent à la période intermédiaire, et qu'il l'est beaucoup plus qu'on ne le pense généralement dans le cours de la maladie, soit qu'il existe seul, soit qu'il se trouve accompagné du délire ambitieux.

RÉSUMÉ.

Si l'on cherche à expliquer chacun des symptômes qu'on observe chez les aliénés paralytiques, on sera souvent embarrassé, parce que la physiologie de l'axe cérébro-rachidien n'est pas encore assez avancée, et aussi à cause de la diffusion habituelle des lésions chez les aliénés paralytiques.

On peut cependant rapporter à des lésions bien définies certains troubles somatiques, tels que le tremblement des muscles de la face, le tremblement de la parole, la perte de l'odorat, etc.

On échoue lorsqu'on fait la tentative d'interpréter d'une manière précise les attaques épileptiformes, le grincement des dents, et bien d'autres phénomènes somatiques.

Lorsqu'on cherche à interpréter les phénomènes psychiques, on est souvent réduit aux hypothèses. Voici les explications qui nous semblent le plus admissibles :

1° Le trouble mental des paralytiques est toujours marqué au coin d'une certaine débilité intellectuelle, parce qu'il est toujours en rapport avec des lésions des lobes antérieurs du cerveau.

2° Il est toujours général et jamais partiel, parce qu'il est en rapport avec des lésions diffuses; l'analyse psychologique démontre d'ailleurs qu'il ne peut jamais être partiel, parce que dans les phénomènes *intellectuels*, l'irrégularité d'une *seule faculté*, en admettant qu'elle soit possible, entraîne nécessairement l'irrégularité de l'ensemble.

3° Lorsque la maladie revêt la forme de démence paralytique, les lésions sont habituellement les mêmes que dans les autres formes. Nous pensons qu'il y a lieu de faire jouer un certain rôle pathogénique, dans ce cas, à l'athérome artériel.

4° Lorsque la maladie est caractérisée par du délire ambitieux, il y a lieu de chercher dans la congestion encéphalique la cause de ce délire ambitieux (Bayle, Baillarger, Gubler).

5° Le délire mélancolique est le résultat d'influences morales dépressives antérieures, et de troubles de sensibilité viscérale et périphérique.

6° Le délire hypocondriaque peut bien quelquefois naître par le seul fait du fonctionnement défectueux du cerveau, tout comme le délire ambitieux ; mais il nous semble être le plus souvent en rapport avec une lésion d'un organe éloigné : foie, rein, cœur, intestin, poumon, plexus solaire, etc. Il est quelquefois dû à une lésion de l'utérus, ou à la constipation, ou à des spasmes pharyngiens, ou à des douleurs vagues dont les malades ne se rendent pas compte, ou à des troubles de la sensibilité commune, ou à des lésions des nerfs crâniens, spinaux, et du cordon médullaire.

7° L'anesthésie cutanée pourrait bien être la cause de la perte de conscience de l'identité.

8° L'hyperesthésie peut aussi expliquer certains modes de délire hypocondriaque.

9° Le ramollissement aigu et très-rapide de toute la périphérie de l'encéphale peut rendre compte du délire hypocondriaque dans la paralysie générale galopante, à cause des sensations périphériques et viscérales qui sont le résultat d'une lésion étendue du cerveau.

10° Étant donnée cette dernière pathogénie du délire hypocondriaque, il n'est pas étonnant que ce délire soit le plus souvent d'un pronostic fâcheux, surtout s'il survient au début de la maladie; l'observation confirme très-bien cette donnée théorique.

CHAPITRE XI

Anatomie pathologique.

L'étude de l'anatomie pathologique doit être faite suivant que la maladie a présenté la forme aiguë ou la forme chronique. La description histologique suivra la description de la forme et des lésions visibles à l'œil nu.

Forme aiguë. — L'anatomie pathologique de la paralysie générale aiguë des aliénés a été fort bien étudiée par M. Calmeil, à propos de ce qu'il appelle la périencéphalite à forme insidieuse, et par Parchappe (1) au chapitre Ier de son Traité sur la folie, à propos des folies aiguës terminées par la mort, et au livre II de ce même traité.

Le *crâne* présente des altérations qui consistent en une teinte violacée de son tissu et en particulier de la substance diploïque; sitôt qu'on a enlevé la boîte crânienne, on constate, dans quelques cas, que les circonvolutions se dessinent à travers la dure-mère et semblent vouloir faire hernie. On trouve au microscope une congestion énorme des canaux d'Havers.

La *dure-mère* offre, dans ces cas, une teinte violacée, surtout le long du sinus longitudinal inférieur. Les vaisseaux les plus fins de la pie-mère sont injectés et distendus par du sang, et la membrane présente un aspect ecchymotique et des suffusions sanguines de plusieurs centimètres de diamètre; l'arrachement de la pie-mère amène l'écoulement d'une grande quantité de gouttes de sang par les capillaires déchirés, la pie-mère est infiltrée de sérosité et sa surface présente fréquemment (pl. II, fig. 4) une apparence couenneuse constituée par un coagulum fibrino-albumineux que l'on trouve plus abondant sur le trajet des principaux troncs vasculaires.

Un liquide d'apparence purulente est quelquefois mêlé à cette sorte de gelée; la matière fibrineuse existe en plus grande abondance aux régions supéro-externes de chaque hémisphère, et dans l'espace interpédonculaire, au voisinage de la protubérance.

Les *adhérences* de la pie-mère avec la substance grise sont fréquentes, même à cette période (2). Cette membrane est, dans quelques cas, sèche et rouge; il est enfin des cas où la cavité arachnoïdienne renferme des caillots. Les examens microscopiques apprennent que le liquide qui suinte de la pie-mère ainsi injectée renferme d'innombrables globules de sang, de petits noyaux amorphes, d'autres à grains fins; le produit d'apparence couenneuse est représenté au microscope par de la fibrine, des globules pyoïdes en grand nombre, du plasma non coagulé chargé lui-même de globules sanguins.

(1) Parchappe, *Traité de la folie*, 1841, p. 5 à 51 et 148 à 272.
(2) Pl. XIV, fig. 2.

Dans les formes aiguës, la substance *corticale* (surtout celle des circonvolutions supérieures) présente, par places, une apparence chagrinée et érodée, est molle, facile à séparer avec le manche du scalpel; dans sa profondeur, on voit une teinte violette avec des reflets violets très-vifs; on y trouve des traînées vasculaires. On voit au microscope d'innombrables filets vasculaires dont la paroi adventice et la gaîne lymphatique peuvent être surmontées par des noyaux de nouvelle formation, de forme arrondie, faciles à colorer par le carmin et surtout par l'hématoxyline. Dans les cas suraigus, cette lésion périvasculaire n'a pas eu le temps de se former, et l'on ne trouve qu'un état de réplétion sanguine des capillaires les plus fins. On trouve encore des hématies libres isolées ou en nappes, et des éléments nucléaires semblables à ceux qu'on voit apparaître dans presque tous les blastèmes exsudatifs.

La *substance blanche* est fortement hyperhémiée et laisse échapper beaucoup de sang par les pertuis vasculaires coupés. Dans les ventricules latéraux, on trouve une injection considérable des vaisseaux qui rampent sur leurs parois, et dans la direction du tænia une sorte de gelée demi-transparente, à la surface de laquelle on voit quelquefois un granité fin, qui peut même donner au doigt une légère sensation de rugosité.

Noyaux opto-striés. — Le corps strié est assez fréquemment hyperhémié; sa teinte est quelquefois violacée et sa substance maculée de taches ecchymotiques.

La couche optique présente aussi parfois de la rougeur.

La pie-mère *cérébelleuse* est souvent injectée, et par l'examen microscopique on peut constater dans son épaisseur des globules de pus, des éléments pyoïdes, des éléments granuleux amorphes.

La substance corticale du *cervelet* présente fréquemment une teinte violacée et même noire; sa substance blanche est d'une coloration rouge, et l'examen microscopique permet d'y constater de nombreux globules sanguins. La protubérance est hyperhémiée et souvent comme comprimée par les membranes et par l'exsudat plastique qui la couvrent.

La moelle allongée est aussi fortement vascularisée.

La dure-mère *rachidienne* est rouge dans les formes aiguës, ainsi que l'arachnoïde et la pie-mère; ces deux dernières membranes sont opaques et épaissies ; on trouve dans la cavité sous-arachnoïdienne de la sérosité trouble. Le tissu médullaire lui-même est très-rouge, et la moelle présente des étranglements annulaires qui la réduisent au volume d'un tuyau de plume ; dans un certain nombre de cas, la moelle est, dans sa totalité, ramollie et en bouillie ; dans d'autres cas, le ramollissement occupe la substance grise centrale seule.

Lésions viscérales. — Les viscères thoraciques et abdominaux participent fréquemment à l'hyperhémie cérébrale ; on trouve souvent les lésions de la bronchite, de la pleuro-pneumonie, et de maladies abdominales, si bien que Calmeil a pu dire : « Ces résultats établissent d'une manière à peu près certaine que les personnes atteintes de ces périencéphalites aiguës sont en général singulièrement prédisposées à toutes les inflammations. »

La membrane interne de l'aorte est rouge et même violacée. L'estomac est ordinairement injecté ; sa muqueuse, d'un rouge vif, est ramollie, si l'on juge par la facilité avec laquelle on peut la détacher par le grattage avec l'ongle.

Le foie, les reins sont hyperhémiés, ainsi que l'utérus ; la rate est augmentée de volume et ramollie.

En résumé, les lésions de la paralysie générale aiguë sont identiques à celles qu'on rencontre chez les sujets qui meurent de congestion cérébrale, chez un bon nombre de ceux qui succombent à l'encéphalopathie rhumatismale, à la méningite aiguë, à l'intoxication par l'alcool, à la suite de manie post-puerpérale, de fièvre typhoïde, de variole, etc. Ce sont, en somme, les caractères de la congestion cérébro-spinale aiguë.

Forme chronique. — Le *crâne* présente toujours une injection plus ou moins vive, surtout dans le diploé. Son épaisseur est quelquefois augmentée.

Les membranes offrent des altérations de même nature, soit qu'elles enveloppent le cerveau, soit qu'elles enveloppent la moelle ; nous étudierons donc à la fois les méninges cérébrales et spinales (1).

Dure-mère cérébrale et spinale. — La congestion des vaisseaux de la dure-mère et l'augmentation de leur volume sont constantes. Nous avons rencontré, dans un cas où la mort avait été

(1) Voy. le chapitre XI.

amenée par des convulsions tétaniformes, la partie antérieure
de la dure-mère spinale tapissée à sa face viscérale de nombreuses granulations miliaires transparentes donnant la sensation de langue de chat.

Examinées au microscope, elles étaient formées par une enveloppe de tissu lamineux très-fin, par une trame dans laquelle
on voyait des vaisseaux à parois épaissies, par des noyaux ovoïdes
de tissu conjonctif et des cristaux d'hématine.

Pachyméningite de la dure-mère. — La dure-mère présente
quelquefois à sa face viscérale des pseudo-membranes (pl. XIV,
fig. 1) ; dans la portion cervicale, nous avons rencontré deux
fois de l'hypertrophie nettement localisée à la partie postérieure,
au niveau des deuxième, troisième et quatrième vertèbres. Cette
lésion est identique à celle que Joffroy a décrite récemment sur
des malades qui n'étaient pas aliénés paralytiques (1).

Ces fausses membranes ont été trouvées par Bayle, Baillarger et Brunet dans des proportions diverses, de 1 sur 6 à
1 sur 5. Elles sont lisses à leur face viscérale, parfois elles
n'adhèrent à la dure-mère que par une partie de leur contour
en avant, en arrière ou sur les côtés ; elles ont commencé par
être ténues, molles, avant de devenir épaisses et résistantes ;
elles sont, dans tous les cas, composées de tractus et de feuillets
juxtaposés au milieu desquels on trouve des traces d'anciennes
hémorrhagies. Elles sont formées de tissu conjonctif fibrillaire
très-serré, et doivent être considérées comme un produit de
sécrétion du feuillet pariétal de l'arachnoïde.

Kystes entre la dure-mère et l'arachnoïde. — A la dure-mère
sont souvent accolés des kystes dits arachnoïdiens, dont la face
viscérale est lisse et dont la face supérieure adhère à la dure-
mère. L'origine de ces kystes est variable : tantôt ils proviennent
d'un épanchement sanguin qui, après s'être formé dans la cavité
arachnoïdienne, produit dans la séreuse une inflammation et
des adhérences qui limitent le caillot ; tantôt, au contraire, une
fausse membrane existant antérieurement, est décollée par du
sang qui s'épanche dans ses mailles. On a vu de ces kystes
occuper la convexité des deux hémisphères dans une étendue
considérable.

(1) Voy. Joffroy, *Archives de physiologie*, 1873.

Nous avons plusieurs fois rencontré des kystes sous-arachnoï-
diens accolés à la face viscérale de l'arachnoïde viscérale, remplis d'un liquide séreux, et faisant à la surface du cerveau une
dépression arrondie d'un diamètre variable. Le kyste adhère alors
à la dure-mère par sa face pariétale, il se déchire en écartant la
dure-mère, et il reste sur la partie de méninge qui correspond à
sa circonférence un liséré blanchâtre constitué par des débris
d'arachnoïde. Il est à noter que la portion de pie-mère que
l'on trouve alors sous le kyste, et qui tapisse le cerveau, est
très-mince et non adhérente; peu de vaisseaux y sont apparents.

L'*arachnoïde cérébrale* est toujours le siége d'opacités,
surtout dans l'espace interpédonculaire, dans la partie correspondant aux lobules antérieurs, moyens et temporaux,
principalement au niveau des sillons des circonvolutions et à
la face postérieure de la moelle épinière. Elle est quelquefois
tapissée par des produits couenneux, composés de fibrine
amorphe, rarement par des plaques ostéiformes. Il existe le
plus ordinairement peu de sérosité dans la grande cavité
arachnoïdienne. Des tractus membraneux plus ou moins denses
unissent souvent les deux feuillets de l'arachnoïde *spinale*, surtout dans la partie postérieure de la moelle.

Corps étoilés. — L'arachnoïde est fréquemment, dans sa portion *spinale*, le siége de corps étoilés, ainsi appelés parce que
leur circonférence est hérissée d'aspérités. Ces produits de nouvelle formation existent dans les trois quarts des cas ; ils ont été
mentionnés par Morgagni, Söemmering, Lobstein, Esquirol,
Ollivier, Wilks, Virchow. Leur siége de prédilection est la région
lombaire. Ils sont adhérents à la face viscérale du feuillet viscé-
ral de l'arachnoïde postérieure; jamais on n'en trouve sur l'arachnoïde qui tapisse la partie antérieure de la moelle; leur face
interne est lisse tandis que leur face externe est rugueuse;
leur diamètre varie de 0,001 à 0,005. Ils sont composés chimi-
quement de tissu cellulaire et de carbonate de chaux; étudiés
au microscope ils présentent les caractères de fibrilles conjonctives surmontées de cristaux de carbonate de chaux (pl. XI, fig. 3).
Ils sont quelquefois composés de plusieurs couches concentriques
au milieu desquelles on distingue des corpuscules étoilés.

Pie-mère. — La pie-mère est celle des membranes cérébro-spinales qui est le plus atteinte dans la paralysie générale ; elle est toujours plus ou moins épaissie, œdémateuse, congestionnée ; on y voit des varicosités veineuses (1) ; le siége de prédilection et le maximum d'intensité de ces lésions se trouvent à la partie inférieure et supérieure des lobes antérieurs, sur les lobules moyens et les lobules temporaux. La consistance de la pie-mère est quelquefois celle d'une membrane fibreuse. On trouve parfois dans la pie-mère qui tapisse les circonvolutions supérieures, de petites taches arrondies ou irrégulières qui sont constituées au microscope par des cristaux d'hématine, des amas d'hématosine, des capillaires nécrosés et pigmentés et quelquefois dilatés en ampoules (pl. III, fig. 4, 5, 6).

L'examen histologique montre dans la pie-mère ainsi altérée, des épanchements globulaires d'âge différent, une grande abondance de tissu fibrillaire, des noyaux de différent volume, et une grande quantité d'éléments nucléaires autour des vaisseaux et en dehors des espaces lymphatiques, lorsqu'il en existe. La partie de pie-mère qui accompagne les nerfs crâniens depuis leur émergence du cerveau jusqu'à leur entrée dans le crâne, présente des lésions d'une grande importance ; elle constitue, par suite de son épaississement, des manchons qui compriment les nerfs et entrent pour une bonne part dans leur atrophie ; si on la suit dans l'épaisseur des nerfs, on constate, ainsi que nous le disons plus loin, que les faisceaux membraneux qui séparent normalement les cordons de fibres nerveuses sont épaissis. Cet épaississement de la pie-mère dans celles de ses parties qui accompagnent les nerfs, se voit aussi dans le canal rachidien, surtout à la face postérieure de la moelle. Nous avons eu l'occasion d'observer dans ces points de véritables petites tumeurs dont quelques-unes avaient subi la transformation fibreuse. Nous avons rencontré au microscope, dans les parties de pie-mère spinale épaissie, une très-grande quantité d'éléments nucléaires, ovalaires ou fusiformes, des cristaux en forme d'aiguilles ou de carrés longs (hématine). Autour des vaisseaux il existait beaucoup de noyaux que l'hématoxyline colorait fortement. Nous avons déjà signalé ce fait, que les lésions de la dure-mère, de l'ara-

(1) Pl. XV, fig. 1.

chnoïde et de la pie-mère spinale siégent d'une façon à peu près
constante dans la moitié postérieure de la moelle épinière. Cette
localisation a quelque chose de bien frappant et est assez difficile
à expliquer d'une façon satisfaisante.

Elle n'est pas le résultat du décubitus dorsal, car nous l'avons
observée chez des malades qui n'avaient pas pris le lit. Nous
croirions volontiers qu'elle est la conséquence du rôle fonctionnel
des parties postérieures de la moelle et des symptômes d'ordre
plus particulièrement ataxique qu'on rencontre dans la paralysie
générale.

Granulations de Bayle. — Les granulations dites de l'arachnoïde
ont été signalées par Bayle, mais bien décrites par Joire surtout.
On en trouve principalement dans la partie de la pie-mère qui
tapisse le quatrième ventricule et les ventricules latéraux (pl. XIV,
fi. 7); leur siége de prédilection est dans la direction du sillon
qui sépare la couche optique du corps strié, c'est-à-dire du tænia
semi-circularis, et au voisinage des trous de Monro. Dans le
quatrième ventricule, ces granulations sont toujours plus nombreuses vers le bec du calamus, dans la partie moyenne du ventricule et à sa partie antérieure (pl. XIV, fig. 6); le troisième
ventricule en renferme quelquefois, ainsi que l'aqueduc de Sylvius; un œdème plus ou moins intense accompagne presque
toujours ces granulations.

Magnan et Mierzejewsky (1) ont montré que ces granulations
ont une organisation fibrillaire, qu'elles sont dues à l'hypertrophie du tissu cellulaire qui entre dans la composition de la
pie-mère, et qu'elles arrivent à constituer de petits fibromes qui
envoient des prolongements de tissu connectif dans les parties
contiguës de substance nerveuse.

Ils ont aussi noté que l'épithélium ventriculaire est irrité,
prolifère, et forme des amas irréguliers de cellules épithéliales.

Pour Meyer, ces granulations sont le résultat de l'hypertrophie de l'épithélium de l'arachnoïde.

Bucknill et Tuke décrivent dans l'épithélium ainsi altéré des
exsudats lymphatiques, des corps amyloïdes, de la prolifération
des cellules, des dépôts de phosphate de chaux.

----

(1) *Archives de physiologie*, 1873, p. 53 et 195.

Bergmann (1) a vu, dans un cas, des cristaux de phosphate double formés dans les deux plexus choroïdes.

Inégalité de poids des hémisphères. — Beaume et Follet (2) ont publié un certain nombre d'observations de paralysés généraux à l'autopsie desquels ils ont trouvé de l'inégalité de poids des hémisphères cérébraux : ces malades avaient présenté de l'hémiplégie incomplète. Baillarger attribue également une grande importance à cette inégalité de poids des deux hémisphères, et explique par elle l'hémiplégie incomplète. Ces observations sont intéressantes à connaître, parce que dans la paralysie générale sans hémiplégie, le poids des hémisphères est sensiblement le même. Ce qui frappe davantage l'attention, c'est la forme générale des deux hémisphères chez les aliénés arrivés à la dernière période de la démence paralytique. Tandis, en effet, que dans la période initiale, le cerveau est turgescent, boursouflé, on observe à la période ultime un état de ratatinement, une diminution du diamètre antéro-postérieur qui très-souvent ne dépasse pas 150 millimètres : en même temps le poids diminue sensiblement, si bien que l'encéphale complet ne pèse que 850 à 900 grammes, et lorsque les membranes sont enlevées, on constate de l'atrophie de certaines circonvolutions, de véritables dépressions du cerveau, de la diminution de volume notable de certains plis de passage. La même atrophie s'observe pour la moelle épinière.

Ces observations sont en rapport avec l'opinion de Bucknill et de Batty Tuke (3), à savoir, que la cause de la maladie ne siége pas dans telle ou telle partie de l'axe cérébro-spinal, mais qu'elle dépend d'un état morbide qui envahit tout le système nerveux et consiste dans la diminution de la névrine ou de modifications dans sa quantité ou sa qualité.

Lockhart Clarke (4) a trouvé aussi, dans un cas de paralysie générale, la substance blanche cérébrale criblée de nombreuses cavités rondes, ovales, fusiformes, variant du volume d'un pois à celui d'un grain de sable, qui lui donnaient l'aspect d'un fromage de gruyère.

(1) *New Sydenham Society's translation of Griesinger*, p. 429.
(2) *Ann. méd.-psych.*, 1867, p. 541.
(3) *Manual of Psychological medicine*. London, 1874.
(4) *Journal of mental Science*, 1869, n° 71.

Lésions de la substance corticale. Adhérences cérébro-méningées. — Les lésions qui frappent le plus consistent en adhérences de la substance corticale avec la pie-mère; on peut dire qu'elles sont pathognomoniques de la paralysie générale. Elles intéressent la partie superficielle ou toute l'épaisseur de la substance corticale ; leur plus grand diamètre est ordinairement dirigé dans le sens de la longueur des circonvolutions. Après l'enlèvement de la pie-mère, la substance corticale paraît ulcérée (1), des fragments de la couche corticale restent unis à la méninge, et la substance grise sous-jacente apparaît alors ulcérée, tomenteuse, rouge, saignante, d'une teinte quelquefois vineuse, par suite de la déchirure de houppes vasculaires. En certains endroits, la substance grise semble boursouflée et sa surface est irrégulière. Quant à l'épaisseur de ces fragments de substance grise adhérents à la méninge, elle varie suivant l'intensité de la maladie : tantôt la zone superficielle seule est arrachée, tantôt on trouve dans cet état la superficielle et la moyenne, tantôt enfin toute l'épaisseur de la substance grise et même une partie de substance blanche. L'observation nous a appris que ce dernier cas ne se rencontre que dans les formes aiguës de la maladie, ou chez les malades qui ont été emportés par une recrudescence très-accusée de l'inflammation cérébrale. Dans les cas ordinaires, la substance blanche étant au contraire indurée, se sépare nettement de la substance grise, qui seule reste adhérente à la méninge.

Trois questions intéressantes à poser résultent de certaines dispositions des adhérences. N'existent-elles qu'au sommet des circonvolutions ? Pourquoi n'en existe-t-il pas au fond des sillons ? Pourquoi, sur des tranches verticales passant par des circonvolutions adhérentes, la substance grise du fond des sillons paraît-elle saine à l'œil nu ?

Crichton Browne (2), se fondant sur l'existence des lésions des cellules et des fibres nerveuses, et sur l'épaississement et l'œdème de la pie-mère, aussi bien au sommet des circonvolutions qu'au fond des sillons, pense que la raison d'être de cette localisation des adhérences doit être cherchée dans les parois du crâne. Il croit,

(1) Pl. XIV, fig. 2 et 3.
(2) *West riding Lunatic Asylum. Reports*, 1876, p. 197.

en s'appuyant sur la connaissance des mouvements du cerveau, que l'afflux considérable de sang dans le cerveau et les méninges amène un frottement des deux surfaces de l'arachnoïde, ou, si l'on veut, de l'arachnoïde et de la couche épithéliale de la dure-mère.

Quant à nous, nous ne croyons pas juste cette théorie, parce que les adhérences sont peu considérables dans les premiers temps de la maladie, alors pourtant que le cerveau est plus hyperhémié, plus rempli de sang, et devrait alors subir davantage les frottements de la dure-mère, tandis qu'elles sont presque générales vers la fin de la maladie, alors que le cerveau est ratatiné, atrophié, et doit être moins facilement en contact avec la dure-mère.

Nous penserions bien plutôt que les adhérences existent seulement au sommet des circonvolutions, parce que l'arachnoïde s'y trouve en contact avec la pie-mère, et qu'il se fait là entre les deux membranes un travail adhésif qui gagne la substance corticale. C'est, dans notre opinion, à la présence de l'arachnoïde que sont dues les adhérences, et c'est à l'absence de l'arachnoïde au fond des sillons qu'il faut attribuer le défaut d'adhérences et l'apparence saine de la substance grise en ces points.

Siége de prédilection des adhérences cérébro-méningées. — Les adhérences sont ordinairement plus nombreuses à la face convexe des hémisphères ; et ainsi que Parchappe l'a démontré, le siége primitif et le siége de prédilection se remarquent sur les extrémités antérieures des lobules frontaux ; c'est là seulement que, dans un certain nombre de cas de paralysie générale à marche rapide, on trouve des adhérences. Mais lorsque la maladie a parcouru plusieurs de ces périodes, le champ de ces adhérences devient plus étendu. C'est ainsi qu'à la partie supérieure on les trouve par ordre de fréquence : 1° sur les parties antéro-supérieures de chaque hémisphère (1re, 2e et 3e frontales) ; 2° le long de la scissure médiane (circonvolutions marginales et pariéto-occipitales) ; 3° sur les lobules moyens ; 4° sur les circonvolutions occipitales (1) ; 5° au niveau des circonvolutions du corps calleux ou de l'ourlet.

_____

(1) Le dire de Crichton Browne que les adhérences ne s'observent pas sur les circonvolutions occipitales, ne peut s'expliquer que par la petite quantité d'autopsies sur lesquelles il appuie son opinion ; ce qui est certain toutefois, c'est que les adhérences y sont moins fréquentes que sur d'autres circonvolutions.

Voici, entre autres observations, un cas où des adhérences existaient sur les circonvolutions occipitales :

OBSERVATION XLVII. — *Paralysie générale. Adhérences cérébro-méningées presque générales.* — La nommée An... est entrée dans mon service le 10 octobre 1877. Le début de la maladie remonte à trois ans ; une nuit, la malade s'est levée, a allumé une bougie, est allée éveiller les voisins et s'est mise à regarder sous son lit, derrière les meubles, croyant y avoir entendu quelqu'un. Plus tard, hallucinations de la vue. Quinze jours avant son entrée elle s'est mise tout à coup à ne plus répondre que par oui ou par non. Plusieurs certificats antérieurs constatent que la malade est atteinte de paralysie générale, qu'elle gâte, parle avec lenteur et difficulté, et ne répond plus que par monosyllabes ou par signes. — Mort le 6 décembre 1877.

AUTOPSIE.

Moelle. — Teinte générale louche, qui empêche de bien distinguer les cornes et les cordons. Diminution de consistance du tissu à la région dorsale, allant en augmentant jusqu'à la région lombaire, qui est ramollie.

Cerveau. Hémisphère droit. — Adhérences des méninges avec la partie la plus postérieure de la première frontale, avec la partie la plus inférieure de la première pariétale ou frontale ascendante, ou deuxième pariétale (Gratiolet), avec la première et la deuxième occipitale. Il n'en existe pas avec les deuxième et troisième frontales ni avec la première pariétale. Pas d'adhérences avec la circonvolution de l'ourlet. Les adhérences signalées ne siègent qu'à la surface des circonvolutions et ne pénètrent pas dans les sillons.

Hémisphère gauche. — Les adhérences sont presque générales ; elles sont surtout considérables avec les premières et deuxièmes frontales, les pariétales, et principalement avec toutes les occipitales qui apparaissent ulcérées après l'enlèvement des méninges ; rien dans la circonvolution de l'ourlet; rien dans le corps calleux.

Adhérences complètes des nerfs olfactifs avec les circonvolutions de la face inférieure des lobules antérieurs. On forme des crêtes rien qu'en enlevant des méninges. Adhérences avec les circonvolutions temporales, surtout les plus internes. Les lobes temporaux sont un peu ramollis et infiltrés de sérosité.

Pas de granulations dans les ventricules latéraux. Diverses coupes des deux hémisphères montrent une teinte feuille morte dans plusieurs circonvolutions, de l'hyperhémie des substances grise et blanche, et enfin de l'atrophie en plusieurs points de la grise.

Les teintes de la couche optique gauche sont mal définies et se confondent en une seule, qui paraît gris pâle.

Adhérences avec la partie antérieure du bulbe, dont la consistance est diminuée dans toute son épaisseur. Pas de granulations dans le quatrième ventricule.

A la base, les adhérences se rencontrent aussi très-souvent : 1° sur les circonvolutions satellites des nerfs olfactifs (lobule orbitaire); 2° sur les circonvolutions temporales; 3° le long des scissures de Sylvius.

L'*insula de Reil* est rarement le siége d'adhérences; par contre, il en existe le plus souvent dans la partie la plus postérieure de la troisième frontale.

Parmi les trois circonvolutions du lobule orbitaire, l'externe et l'interne sont plus fréquemment atteintes.

Les circonvolutions pariétales sont généralement le siége d'adhérences plus ou moins étendues; il ressort des observations de Calmeil et de celles qui me sont personnelles, que les lobules pariétaux échappent bien rarement à la lésion, à moins que la mort ne soit survenue dans le début même de la maladie.

Les adhérences ne sont pas constantes pour le lobule temporo-sphénoïdal: tantôt ses trois circonvolutions sont atteintes, tantôt une seule est atteinte; mais la circonvolution la plus interne l'est toujours plus fréquemment et plus fortement que les autres. Browne pense que c'est la finesse de la pie-mère qui couvre le lobule qui rend difficile la recherche des adhérences en cette région.

Il n'y a jamais parité dans l'étendue, l'intensité des adhérences sur l'un et l'autre hémisphère. Il est des cas même où les adhérences n'existent que sur un des deux. Browne pense que le droit est plus souvent atteint que le gauche.

Cet auteur conseille, pour conserver au cerveau sa forme et la trace de ses adhérences, de le faire macérer dans de l'eau additionnée d'acide nitrique au dixième, pendant quelques semaines, et de n'enlever les méninges que lorsqu'elles sont devenues noires.

Les adhérences sont peu fréquentes sur le cervelet et occupent de préférence ses faces supérieure et inférieure.

Lorsque la maladie a parcouru toutes ses périodes, les adhérences sont tellement nombreuses qu'on chercherait parfois en vain un espace d'un centimètre carré qui en fût dépourvu.

Couche corticale. Diminution de consistance. Œdème. — Les adhérences cérébro-méningées coïncident toujours avec une diminution notable de consistance dans la couche corticale. Elle paraît imbibée d'un liquide séreux, elle est comme œdémateuse. Ainsi elle se laisse déprimer par le doigt, elle se dissocie sous le filet d'eau, et est facilement séparée de la substance blanche par

le grattage au moyen d'un manche de scalpel. On obtient ainsi
la disposition en crêtes.

Apparence à la coupe.—Des coupes perpendiculaires faites dans
les portions de la substance grise non encore ramollie, ou dans
les zones profondes, montrent : 1° un degré variable d'atrophie ;
2° fréquemment des teintes louches ou jaunâtres feuille-morte,
ou lie de vin (pl. IV, fig. 1, 2 et 3); les teintes lie de vin se
rencontrent indifféremment dans tous les points de la substance
grise, tandis que les teintes feuille-morte qui appartiennent spécialement à la forme chronique s'observent exclusivement dans
les parties les plus superficielles des circonvolutions ; les parties
de substance grise en rapport avec le fond des sillons en sont
indemnes.

Les *examens microscopiques* des circonvolutions adhérentes
m'ont permis de constater qu'une plus ou moins grande épaisseur de substance corticale a disparu suivant la gravité et suivant
l'ancienneté de la maladie. Tantôt la zone superficielle a seule
disparu, tantôt la zone moyenne, quelquefois même la zone inférieure n'est plus reconnue; on aperçoit sur le bord déchiqueté
de la préparation, tantôt des cellules, tantôt des tubes, des cylindres coupés, effilés, recroquevillés (pl. XV, fig. 3). La présence
de cellules, sur le bord même, est un fait tout à fait pathologique,
car on sait que normalement la première couche des cellules est
toujours séparée de la surface par une sorte de coussinet granuleux; il faut donc, pour que l'on constate ce fait, que des parties
de la couche corticale aient disparu.

On observe encore au microscope dans cette substance grise
des lésions d'origine vasculaire et des altérations des cellules.

1° *Lésions vasculaires et périvasculaires.* — Une lésion
initiale, endartérite aiguë ou chronique, que l'on trouve
toujours, mais à des degrés plus ou moins avancés, siége
dans les parois vasculaires : elle est absolument analogue à la
lésion vasculaire qu'on observe dans les inflammations des
parenchymes. Elle atteint les capillaires et les artères, et débute
ordinairement par la tunique externe et la gaîne lymphatique.

On voit des corps nucléaires de $0^{mn},05$ à $0^{mm},07$, arrondis ou
ovoïdes, plus ou moins serrés (pl. I, fig. 3, et pl. V, fig. 2 et 3), formant autour des vaisseaux des chapelets, pouvant constituer des

manchons qui les enveloppent sans les toucher ; ces corps sont plus nombreux aux bifurcations ; ils siégent dans les cavités des gaînes péri-vasculaires étudiées ci-dessous. Ils se colorent en rouge par le carmin et mieux encore en violet par l'hématoxyline ; Calmeil décrivait ces corps sous le nom de *disques ponctués*.

2° *Épanchement blastématique périvasculaire*. — Dans certains cas, au voisinage du vaisseau existe une ligne serrée de globules sanguins décolorés ou non ; le vaisseau paraît en outre entouré d'un liquide lourd et comme gommeux qui réunit les globules et les déborde. La présence de ce liquide gommeux voile un peu les préparations (pl. II, fig. 6).

3° *Épanchements globulaires. Cristaux d'hématine*. — Lorsqu'à l'état frais on examine une partie de substance grise ramollie, on voit dans la substance intermédiaire une grande quantité de globules sanguins plus ou moins décolorés, tandis que les vaisseaux sont bourrés de globules parfaitement rouges. Les globules sanguins en s'altérant donnent naissance à des cristaux d'hématine d'un jaune oranger qu'on rencontre dans les parois des vaisseaux, autour des vaisseaux, et mêlés aux corps nucléaires et à des corps fusiformes (1).

4° Ces *corps fusiformes* se touchent quelquefois bout à bout et forment ainsi des chapelets qu'on rencontre exclusivement autour des vaisseaux. La présence autour des vaisseaux enflammés de quantités considérables de corps fusiformes concorde avec les observations de M. Mierzejewsky, qui a remarqué que « dans des cas aigus l'extravasation sanguine sous-adventitielle est accompagnée de l'augmentation du nombre des noyaux oblongs longitudinaux et oblongs transversaux. » Dans les cas avancés, on rencontre des granulations graisseuses (2).

5° *Gaîne lymphatique périvasculaire*. — La gaîne lymphatique

(1) Pl. XV, fig. 3.

(2) La présence de très-nombreux noyaux arrondis, ovales, de $0^{mm},05$ dans les parois vasculaires, dans l'épaisseur même de la paroi du vaisseau, n'est pas un signe d'artérite, comme Sankey et d'autres auteurs ont pu le croire. Les recherches de M. Ch. Robin ont en effet montré que leur nombre, à l'état normal, est quelquefois considérable ; il faut de plus se prémunir contre l'erreur consistant à considérer ces noyaux comme faisant partie intégrante du vaisseau, alors qu'ils sont contenus dans la gaîne lymphatique périvasculaire et qu'ils nagent dans un liquide qui les tient en suspension (*Journal de la physiologie*, Paris, 1859, p. 37, pl. VI, fig. 1, et article ANATOMIE PATHOLOGIQUE, dans le *Dictionnaire encyclopédique*, p. 399).

périvasculaire renferme quelquefois des dépôts morbides, tels que des cristaux d'hématine, des grains d'hématosine (Robin, *loc. cit.*, fig. 1), et des granulations moléculaires que Bucknill et Tuke (1) comparent à des spores de favus, et qui sont pâles ou peu colorées, très-réfringentes, arrondies. Pour ces auteurs, ces granulations sont le résultat de décomposition cadavérique ou la conséquence d'une transsudation qui se fait au moment de la mort.

De nombreuses préparations microscopiques de paralysés généraux m'ont permis de constater à la circonférence des vaisseaux des espaces vides plus grands 'que dans l'état normal. On peut se demander s'il n'y a pas un rapport entre ces espaces et les canaux périvasculaires décrits par His et Robin comme étant les lymphatiques du cerveau, et si l'habitude congestive et les appels réitérés de sang et de lymphe dans le cerveau n'ont pas amené une dilatation définitive de ces espaces périvasculaires.

6° La *tunique externe* est souvent le siége d'hémorrhagies ; il arrive aussi fréquemment que le calibre des vaisseaux soit oblitéré par des globules sanguins. Les vaisseaux ainsi entourés et ainsi bourrés pour ainsi dire, sont souvent irréguliers ; ils se laissent dilater par places, en forme d'ampoules ; on observe aussi quelquefois de véritables anévrysmes miliaires. D'autres fois on retrouve à peine le vaisseau au milieu de tous ces produits qui l'étouffent ; on ne peut qu'en soupçonner l'existence en constatant les traînées de noyaux qui se bifurquent à l'instar des vaisseaux. Mais si l'on examine avec un plus fort grossissement, on arrive à retrouver la paroi du vaisseau ; quelquefois on ne la retrouve que par places. Si les cellules d'origine du tissu cellulaire ont eu le temps de s'organiser, on voit la paroi des vaisseaux doublée de tissu fibrillaire qui arrive à en diminuer le calibre et même à l'oblitérer (2). Les fibres musculaires des vaisseaux sont aussi hypertrophiées, ainsi que l'ont décrit Bucknill et Tuke (3). C'est de ces diverses lésions que résulte l'anémie qui caractérise, dans certains cas, l'état du cerveau à la période finale de la folie paralytique.

C'est encore cette doublure de tissu conjonctif vasculaire qui

(1) *Psychological Medicine*, p. 630.
(2) Pl. XV, fig. 3.
(3) *Loc. cit.*, p. 621.

explique la ténacité des adhérences cérébro-méningées. On sait en effet que la substance corticale est presque exclusivement nourrie par des vaisseaux nombreux venant de la pie-mère. L'épaississement de ces vaisseaux par des produits inflammatoires interrompt encore la circulation sanguine entre la pie-mère et la couche corticale, et est, dans ma pensée, une des causes du ramollissement de la substance corticale. Plusieurs de ces lésions vasculaires ont été bien étudiées dès 1867 par L. Meyer (1), en 1868 par Magnan et Hayem (2).

Besser (3) pense que les adhérences dans la paralysie générale tiennent à l'hypertrophie de la névroglie, ou mieux de la tunique adventice des vaisseaux ; car partout où il a rencontré des adhérences entre la pie-mère et le cerveau, elles avaient pour point de départ la tunique adventice des vaisseaux.

7° *Vaisseaux de nouvelle formation.* — Nous avons décrit, dans des leçons faites à la Salpêtrière en 1867, les vaisseaux de nouvelle formation qu'on trouve dans la substance corticale. L'étude de ces vaisseaux a été faite d'une façon complète par Lubinoff, qui a observé dans le cerveau d'un paralysé général des cellules étoilées qui étaient en rapport direct avec des vaisseaux sanguins de nouvelle formation. Dans les préparations qu'il a faites, les vaisseaux capillaires semblaient se terminer dans les cellules. Il a conclu dans son travail au développement de vaisseaux de nouvelle formation dans la paralysie générale progressive (4).

Mierzejewski (5) a signalé ce fait que, dans la paralysie générale, les capillaires présentent quelquefois de minces appendices rappelant les bourgeons charnus signalés par Golubieff dans les capillaires de la queue de têtard en voie d'accroissement.

8° *Dégénérescence colloïde.* — Un état de dégénérescence spéciale désignée sous le nom de *colloïde*, a été observé par Arndt, Schüle (6) et Magnan (7).

(1) L. Meyer, *Centrenblatt für die med... Wissenchaften*, et *Arch. für Anat. und Phys.*,1874.
(2) Magnan, *Arch. de phys.*, 1868, p. 326. L. Hayem, *Arch. de phys.*, 1868, p. 411.
(3) *Allgemeine Zeitschrift für Psychiatrie*. 1866.
(4) *Arch. de phys.*, 1875.
(5) *Arch. de phys.*, 1874, p. 884.
(6) Schüle, *Allgem. Zeitschrift für Psych.*, 1868, p. 449.
(7) Magnan, *Archiv. de phys.*, 1869, p. 251.

Arndt a trouvé cette altération dans la profondeur de la substance corticale, à l'union de la substance grise et de la substance blanche des lobes frontaux ; il a vu, dans ces cas, au microscope, des bosselures rondes ou ovoïdes, jaunâtres ou grises, qui enveloppaient complétement ces vaisseaux sans les oblitérer ; les parois de ces vaisseaux étant remplies de noyaux qui avaient pour la plupart subi la transformation colloïde.

Schüle a observé la coïncidence de cet état colloïde avec un délire hypocondriaque. Magnan a constaté aussi la coïncidence de cette lésion avec le délire hypocondriaque. Nous-même avons observé cette lésion caractérisée par l'existence de noyaux volumineux fortement réfringents qui occupaient la tunique adventice (voy. pl. II, fig. 6).

9° *Dégénérescence cystoïde de la substance corticale du cerveau.* — Cette singulière lésion s'observe quelquefois dans la substance grise des paralysés. Bipping en a cité cinq cas (1) ; elle consiste en petits kystes de la grosseur d'une tête d'épingle, en nombre parfois extrêmement considérable, répandus dans l'épaisseur de la substance corticale. Ils se présentent à la surface de l'organe sous la forme de petites élevures d'un bleu gris ; lorsqu'on les incise, on trouve une petite cavité contenant un liquide visqueux ; ces petites cavités sont divisées en plusieurs loges par de minces cloisons.

10° *Lésions des éléments nerveux.* — Les examens que nous avons faits au microscope, d'un grand nombre de circonvolutions qui étaient adhérentes aux méninges, nous ont permis de constater l'état suivant des éléments nerveux des différentes zones de la substance grise et de la substance intermédiaire.

A. Dans la zone supérieure, un certain nombre de cellules sont atteintes d'altération granulo-graisseuse, d'autres sont saines. L'altération des cellules malades (2) peut présenter plusieurs degrés (pl. XV, fig. 2 et 3) : à un premier degré, le protoplasma jaunâtre et le noyau peu visible sont à peine colorés par le carmin ; à un second degré, le contour de la cellule est déformé, les granulations graisseuses ont augmenté de volume, le cy-

---

(1) Bipping de Sieburg. *Allgem. Zeit. für Psych.*, 1873.

(2) Il est utile de faire remarquer que les lésions des cellules ne peuvent être tout à fait bien étudiées qu'à l'état frais.

iindre-axe est effilé et les prolongements secondaires sont en
partie rompus ; le noyau est à peine visible et ne se colore plus
par le carmin.

Dans un troisième degré, le protoplasma a pris une teinte pig-
mentée, le noyau ne peut plus se distinguer, les prolongements
cylinder et secondaires sont rompus, et la cellule n'apparaît plus
que comme un corps étranger, isolé.

Luys a constaté que, dans la période avancée de la maladie,
les cellules nerveuses ont une forme vaguement pyramidale, sont
disposées en séries dépourvues de tout caractère morphologique
propre, et se présentent, en quelque sorte, à l'état de momifica-
tion d'anciennes cellules (1).

Il est bon de signaler le fait curieux de persistance de cellules
parfaitement saines à côté de cellules tout à fait altérées. Ceci
est en rapport avec les données de la clinique qui apprend que
les déments paralytiques même les plus avancés ont encore par
intervalles des éclairs de raison et de sentiment.

Lochkart Clarke (2) décrit dans les cellules nerveuses des circonvolutions l'augmentation des grains pigmentaires emplissant
les cellules, ce qui fait qu'elles n'ont plus de contours et semblent
des particules ayant tendance à la dissolution. Pour F. Meschede (3), l'altération caractéristique est la dégénérescence des
cellules nerveuses des hémisphères du cerveau, et en particulier
de la substance corticale ; le processus commence par l'imbibition et le gonflement parenchymateux des cellules et finit par
leur dégénérescence pigmento-graisseuse, principalement dans
les cellules de la couche médiane de la substance grise.

Tigges a décrit dans le cerveau des paralysés généraux un processus de prolifération des cellules ganglionnaires très-actif, et
surtout une prolifération de noyaux dans ces cellules. Meynert
a confirmé ces recherches ainsi que Hoffmann.

Rutherford et J. B. Tuke (4) ont trouvé chez des paralysés
généraux des cellules cérébrales hypertrophiées.

J'observe souvent dans la zone supérieure : 1° une ap-

---

(1) Luys, *Ann. méd.-psych.*, juillet 1877, p. 108.
(2) *The Lancet*, septembre 1866.
(3) *Ann. méd.-psych.*, 1866, p. 321.
(4) Tuke, *British med.*, 1873, t. III et IV.

parence nuageuse qui ne permet de voir les cellules qu'à travers une sorte de voile (pl. II, fig. 6) ; 2° des myélocytes isolés ; 3° quelques corps fusiformes et des séries de noyaux alignés les uns à côté des autres, et formant des chapelets qui se bifurquent et indiquent qu'ils se trouvent le long de capillaires dont on n'aperçoit pas la paroi. Dans certains endroits, ces chapelets de noyaux ne sont pas en rapport avec des vaisseaux ; ils sont absolument parallèles, et présentent ainsi une disposition identique à celle qu'on rencontre chez le fœtus de cinq mois (pl. XIII, fig. 1) ; il est à noter que, lorsqu'ils sont ainsi parallèles et sans rapport avec des vaisseaux, les chapelets de noyaux ne sont pas mélangés à des corps fusiformes.

B. Dans la zone moyenne, le nombre des noyaux est plus considérable que dans la zone supérieure. Et, chose remarquable, cette disposition est la même que celle qu'on observe dans le cerveau du fœtus de cinq mois, où l'on voit la couche immédiatement sous-jacente à la couche supérieure composée d'une quantité innombrable de noyaux parallèles. Ils sont disposés en chapelets et en lignes, et leur réunion par contact à des bifurcations de ces lignes constitue des réseaux entièrement comparables aux réseaux vasculaires. On trouve encore dans cette zone des cellules considérablement altérées, d'autres qui le sont moins, puis d'autres qui ne le sont pas du tout. L'altération des cellules est absolument la même que celle de la zone supérieure.

C. Dans la zone inférieure les lésions sont les mêmes et ont la même intensité que dans la zone moyenne.

Lésions des tubes nerveux. — Dans les trois zones, lorsque la maladie a parcouru toutes ses périodes, les tubes nerveux sont déformés et plus ou moins (pl. II, fig. 6) atrophiés par suite de l'évacuation de la névrine et d'une altération granulo-graisseuse qui les a envahis.

Lésions de la névroglie. Considérations sur la nature de la névroglie. — Quant aux lésions de la névroglie, elles méritent de nous arrêter, parce qu'elles sont la pierre fondamentale d'une théorie qui consiste à attribuer à la prolifération de la névroglie le rôle principal dans la pathogénie de la folie paralytique.

Il nous faut préalablement résoudre une question purement anatomique : la névroglie, qu'on appelle aussi substance interstitielle, est-elle formée par du tissu conjonctif, ou bien, au contraire, n'est-elle que du tissu nerveux?

Schultze (1) dit que la substance interstitielle est constituée normalement par un réseau très-fin de tissu conjonctif.

Deiters (2) a décrit dans la substance interstitielle des cellules connectives constituées par un noyau, un corps cellulaire trèspetit, et de nombreux prolongements qui s'unissent au prolongement des cellules voisines pour composer un stroma fibrillaire.

Mierzejewski (3) dit que la trame conjonctive consiste en cellules plasmatiques et en faisceaux entre-croisés ; mais il nous a paru se contredire lorsqu'il a ajouté plus loin que la science ne permet pas de distinguer la différence qui existe entre les faisceaux connectifs et les minces cylindres d'axe. Cet auteur n'est donc pas en droit d'affirmer la nature conjonctive du réseau de fibres de la substance intermédiaire.

Virchow pense également que la substance corticale et la substance blanche renferment des fibres de tissu conjonctif, que le réticulum est uniquement formé de ces fibres, et qu'il n'y a qu'un lacis de fibres de tissu cellulaire qui puisse former une trame semblable à celle du réticulum.

Kölliker, Luys (4), partagent la même opinion.

Magnan et Hayem ont écrit la même chose (5).

D'un autre côté, le professeur Ch. Robin (6) enseigne que la névroglie est un élément anatomique de nature nerveuse. Sa démonstration est importante pour la pathogénie, parce qu'elle est essentiellement tirée des données de l'embryogénie. On sait en effet que le système nerveux central est une dérivation embryonnaire du *feuillet externe du blastoderme*, et que, d'autre part, ses vaisseaux naissent exclusivement dans le *feuillet moyen*, le même qui donne naissance aux muscles et au tissu cellulaire. Les vaisseaux, la pie-mère et l'épiderme cérébro-spinaux, tous d'apparition et d'intromission ultérieures, sont les seules parties de ce système qui soient une provenance des éléments anatomiques du

---

(1) *Archiv. microscop. anatomie*, etc., p. 267.
(2) *Untersuchungen über Gehirn und Ruckenmark des Menschen und der Saugethiere* Braunschweig, 1865.
(3) *Arch. de physiol.*, 1875.
(4) Luys, *Annales médico-psychologiques*, juillet 1877, p. 166.
(5) *Arch. de physiol.*, 1868.
(6) Robin, *Anatomie et physiologie cellulaires*. Paris 1873, p. 118

feuillet moyen, comme ils le sont partout où ils existent dans l'économie. Partout donc où l'on trouve dans le système nerveux central des éléments du tissu cellulaire ou conjonctif, il est certain qu'ils sont, avec les vaisseaux dont ils forment les tuniques, d'intronisation ultérieure (j'en excepte, bien entendu, les provenances pathologiques extérieures du tissu conjonctif, sous forme de nappes de tissu lamineux (sclérose), qu'on observe dans les substances grise ou blanche). Or, quand ces vaisseaux pénètrent dans le tissu du névraxe, la substance amorphe qui lui est propre existe déjà entre ses cellules et ses noyaux (myélocytes, noyaux libres), elle y est apparue bien longtemps avant les vaisseaux, dès l'époque de la genèse des corps cellulaires et des cylindres-axes. Elle y naît sans passer par un état nucléaire ou cellulaire quelconque, contrairement à ce qui a lieu pour le type cellulaire partout où il existe. Dès son origine, elle offre l'aspect homogène et les réactions caractéristiques qui la distinguent du tissu lamineux. De plus, assimiler cette gangue d'une part, et les myélocytes de l'autre, aux éléments nucléaires et autres du tissu conjonctif, c'est manifestement considérer les éléments de ce dernier tissu comme des provenances du feuillet blastodermique externe, c'est, par suite, méconnaître les données les plus importantes de l'embryogénie, car c'est attribuer inexactement à ce dernier feuillet ce qui n'appartient qu'au feuillet moyen exclusivement ; c'est pour les besoins d'hypothèses sur la distribution du tissu cellulaire destinées à appuyer d'autres hypothèses sur le mode de formation du pus, des scléroses, etc., et c'est repousser de la manière la plus erronée les données formelles de l'observation directe et de l'embryogénie (1). Robin s'appuie en outre sur ce que le tissu lamineux gonflé dans la solution potassique reprend sa structure première après le lavage dans l'eau, tandis que la substance intermédiaire devenue transparente dans la solution de potasse ou de chaux est complètement dissoute par l'addition d'eau. Voici, d'ailleurs, comment le professeur Robin s'exprime à cet égard (2) :

« Sous le nom de névroglie (Virchow), de réticulum, de substance ou de tissu conjonctif, elle est, dit-il, considérée par

(1) Voy. Ch. Robin, *Journal de l'anatomie et de la physiologie,* janvier 1874.
(2) *Anatomie et physiologie cellulaires,* 1873.

beaucoup d'auteurs comme n'étant autre chose que du tissu
lamineux; or, on sait qu'à l'état frais elle est molle, grisâtre,
finement grenue, parsemée de myélocytes. On constate nettement
que non-seulement cette matière amorphe est très-distincte de
celle qui normalement existe dans les parties du tissu lamineux
que nous avons citées, mais encore qu'elle diffère sous tous les
rapports des autres éléments de ce tissu; non-seulement les
noyaux dont elle est parsemée diffèrent des noyaux embryoplastiques; non-seulement, à aucune époque de son évolution, elle
ne passe pas à l'état de corps fibro-plastiques fusiformes ou étoilés,
mais encore ses réactions sont toutes différentes de celles du
tissu lamineux. Molle, grisâtre, finement grenue à l'état frais,
se ramollissant promptement et se dissociant en flocons et en
granules très-fins, peu de jours après la mort, elle est durcie,
sans perte notable de volume, par les acides chromique, hyper-
osmique, azotique, par l'alcool, par le perchlorure de fer, etc.,
tandis qu'il n'en est pas de même des éléments de tissu lamineux
et de la substance hyaline, dans les organes qui en renferment.
De plus, après ce durcissement qui la rend même plus ferme
que les éléments figurés entre lesquels elle se trouve, ceux-ci
peuvent, sur les coupes, être détachés et la laisser à l'état de
masse solide ayant pris un aspect soit réticuleux, soit spongieux,
suivant l'épaisseur de la coupe, par suite des vides régulièrement
espacés qui résultent de l'enlèvement des éléments qu'elle tenait
écartés; car il importe de remarquer que l'aspect réticulé qui
lui a fait donner les noms de *réticulum* et de *substance conjonctive
réticulaire* ou *spongieuse*, est purement artificiel. Avant le durcissement du tissu nerveux, l'exécution des coupes, puis l'enlèvement des éléments figurés qu'elle tient ainsi écartés ou réunis,
elle forme en effet non pas un réseau, mais des cloisons continues les unes avec les autres, très-différentes par leur étendue
en largeur et en longueur, assez épaisses dans beaucoup de
points de la substance grise, très-minces entre les couches de
myélocytes du cervelet, minces également dans toutes les parties
de la substance blanche, surtout dans celle du cervelet, du corps
calleux où elles n'ont souvent que 2 à 3 millièmes de millimètre
d'épaisseur. Mais dans aucune de ces conditions elle ne présente
l'état fibrillaire qu'on trouve en pareille circonstance au sein de

toute partie constituante d'un organe réellement formé de tissu lamineux. Le fait devient particulièrement frappant lorsqu'on suit, dans les cloisons et dans la moelle, les cloisons que forme cette substance jusqu'au contact de l'épendyme d'une part, et de la pie-mère d'autre part, membranes qui, au contraire, présentent nettement cette disposition fibrillaire. Cet organe est en effet le seul dans l'appareil cérébro-spinal, qui soit principalement formé de fibres lamineuses, par suite de ce fait que les centres nerveux sont, au début de leur évolution, ouverts en arrière en une gouttière que tapisse le tissu lamineux ambiant, lequel, après l'occlusion de cette dernière, forme la pie-mère à l'extérieur et la séreuse ventriculaire ou épendyme à l'intérieur. »

Henle (1), Arndt, Rindfleisch, Wagner et Merkel sont de l'avis de Ch. Robin. En outre (2), Boll a publié des travaux confirmatifs des précédents, d'où il résulte que la substance intermédiaire ne renferme pas de faisceaux de tissu conjonctif, mais ne présente que des cellules dites de Deiters avec leurs prolongements. Ces cellules de Deiters diffèrent des autres cellules nerveuses en ce qu'elles sont plus petites, ovalaires, et que les prolongements dont elles sont pourvues ne s'anastomosent jamais entre eux.

De ces opinions contradictoires, quelle est celle qui est conforme à la vérité? Pour arriver à nous former une opinion nous avons, en particulier, étudié des cerveaux de fœtus et d'enfants, ainsi que des cerveaux d'idiots, qui, on le verra, aident singulièrement à la démonstration.

Des coupes fines faites sur des cerveaux de fœtus à des âges variables, après durcissement dans l'acide chromique et coloration par le carmin et surtout par l'hématoxyline (substance essentiellement photogène) apprennent les particularités suivantes :

Sur un fœtus de cinq mois (3), la substance corticale présente plusieurs couches constituées ainsi qu'il suit de la surface à la profondeur :

1° Une couche pâle semée de quelques corps arrondis ou ova-

---

(1) Henle, *Handbuch der Anatomie des Menschen. Nervenlehre.* 1871, p. 78.
(2) Boll, *Arch. für Phy.*, 1873. Band IV.
(3) Pl. XIII, fig. 1.

laires de 4 à 5 μ, pourvus d'un noyau et non surmontés d'un prolongement, ni entourés d'un espace clair, corps que l'hématoxyline colore fortement : cette couche, à un grossissement de 260 diamètres, présente une épaisseur de 0,015.

2° Une couche foncée contenant un nombre très-grand de ces corps arrondis ou ovalaires serrés les uns contre les autres, et disposés pour un grand nombre en lignes dans le sens supéro-inférieur. Ces corps sont très-colorés par l'hématoxyline. La couche, à un grossissement de 260 diamètres, a une épaisseur de 0,010.

3° Une troisième couche (d'une épaisseur de 0,085, vue à un grossissement de 260 diamètres) est constituée par une trame formée de fibres supéro-inférieures le long desquelles il y a un nombre assez grand de ces corps arrondis et disposés de telle sorte qu'ils forment des lignes dans le même sens que les fibres dont je viens de parler ; il est à noter que ces fibrilles ne sont pas colorées par l'hématoxyline : cette zone est du reste très-claire.

4° La quatrième couche est constituée comme la deuxième : les corps ronds ne sont pas plus nombreux, et les fibrilles sont un peu plus claires que dans la deuxième, mais elles sont mieux accusées.

5° La cinquième couche est constituée comme la troisième, mais présente des vaisseaux plus gros.

6° La sixième couche est comme la quatrième, les corps ronds sont seulement plus espacés.

On peut tirer les conclusions suivantes de ces examens multipliés auxquels je me suis livré :

Les noyaux nombreux qu'on aperçoit dans la substance corticale du fœtus sont les myélocytes décrits par Ch. Robin ; ils sont l'origine des cellules cérébrales, et toute cellule provient d'un de ces corps nucléaires. Les dessins (voy. pl. XIII, fig. 2 et 3) montrent nettement cette évolution admise d'ailleurs par Ch. Robin (1), Valentin, Purkinje et Luys. J'ai pu constater que l'évolution de ces corps nucléaires en cellules se produit de la façon suivante : Il se fait d'abord autour du corps nucléaire un espace clair qui s'agrandit progressivement. Puis on voit appa-

(1) Ch. Robin, *Anatomie et physiologie cellulaires*, p. 331.

raître dans le noyau un nucléole de plus en plus marqué, ou bien
il s'en fait deux ou trois qui, plus tard, se réunissent en un seul.
A une période plus avancée de l'âge fœtal (1), le corps nucléaire
prend tantôt un aspect piriforme, et il présente deux extrémités
parfaitement dissemblables, l'une renflée et l'autre en pointe ;
parfois il garde sa forme arrondie, mais il prend un volume trois
ou quatre fois plus grand que son volume antérieur. Dès les premiers jours de la naissance le développement est très-rapide (2).
Il atteint, vers trois ou quatre ans, le volume qu'il conservera
pendant l'âge adulte, mais il ne présentera qu'à un âge plus
avancé ses dernières transformations qui en feront un corps
parfaitement organisé : ainsi ce n'est que vers sept ans que la cellule cérébrale se présente avec un protoplasma complet, un
nucléole, un noyau bien organisé, et enfin des prolongements
secondaires et un cylinder axis complet. Lorsque ces myélocytes
sont arrêtés dans leur évolution, il en résulte l'idiotie : les cerveaux d'idiots et de crétins ont en effet l'apparence histologique
des cerveaux d'enfants qui viennent de naître. Les myélocytes y
sont très-abondants, les cellules nerveuses rares ; beaucoup sont
privées de leurs prolongements normaux et de l'espace vide qui
entoure toute cellule normale (voy. pl. XIII, fig. 4) (3).

Il est impossible, en présence de l'évolution successive de
ces corps nucléaires, de ne pas être convaincu de leur nature
nerveuse, et de ne pas nier absolument la doctrine qui voudrait
faire de ces corps ou d'une partie de ces corps des éléments de
tissu conjonctif. D'autre part, d'autres arguments peuvent encore
être opposés à la manière de voir de Virchow et des autres partisans de la nature conjonctive de la névroglie et des corps nucléaires, appelés myélocytes par Robin. 1° En premier lieu, il
est aisé de s'assurer sur des coupes très-fines de substance blanche
examinées au microscope, à un très-fort grossissement (pl. V,
fig. 4), que les fibrilles qui constituent le réticulum sont cylindres-axes, soit libres, soit entourés d'une très-mince couche de
myéline, qui en fait des tubes à double contour, comme les fibres
nerveuses de la substance blanche ; la disposition en tubes ren-

(1) Pl. XIII, fig. 2.
(2) Pl. XIII, fig. 2 et 3.
(3) Consultez ma communication à l'Académie de médecine, 27 août 1878.

verse, à elle seule, la théorie de Virchow. Un dessin de Kölliker (1) montre bien cet aspect de la substance blanche. 2° Si le
réticulum était du tissu conjonctif, on devrait, lorsqu'on examine
des crêtes de substance blanche de paralysés généraux qui présentent, on le sait, un certain degré d'induration, on devrait,
dis-je, apercevoir des fibrilles lamineuses. Jamais, en tous
cas, on ne rencontre loin des vaisseaux de corps fusiformes,
ni de fibrilles de tissu conjonctif; les corps fusiformes (*cellules plasmatiques* de divers auteurs, *cellules fibro-plastiques*
ou *du tissu conjonctif*) sont seulement dans le voisinage immédiat et dans la paroi des vaisseaux, d'où ils peuvent s'étendre
aux parties qui sont dans leur voisinage immédiat. Sur les
préparations colorées à l'hématoxyline on peut voir que seuls
les myélocytes et les noyaux embryoplastiques restent colorés
en bleu violet; si donc le réticulum était formé de tissu conjonctif, il ne manquerait pas d'être coloré par cette substance
qui a une affinité spéciale pour le tissu conjonctif, partout où il
existe. Cette action de l'hématoxyline sur le tissu conjonctif est
encore propre à démontrer qu'un tissu de forme aréolaire, que
l'on voit sur mes préparations et sur celles de Luys (2), que l'on
observe dans les cas avancés de paralysie générale, n'est pas composé de tissu conjonctif, mais que les fibres qui le composent
sont des fibres nerveuses juxtaposées et se touchant à certains
moments, s'entre-croisant, de manière à constituer un réticulum
très-fin. De plus, si le réticulum était du tissu conjonctif, on
devrait constater son hypertrophie à la limite des lésions corticales, là où la substance adhère à la pie-mère. Eh bien ! il n'en
est rien. On voit en ces points un tissu qui ne diffère du tissu normal que par l'aspect déchiqueté, des lambeaux de cylindres-axes
et de substance interstitielle qui ont été déchirés pendant l'enlèvement de la méninge adhérente (voy. pl. XV, fig. 2 et 3), des
cellules et des myélocytes plus ou moins altérés, des vestiges
d'épanchements hématiques et des lésions vasculaires.

Quant aux myélocytes, on a dit qu'ils étaient des éléments du
tissu cellulaire et non pas des éléments du tissu nerveux. Je suis
convaincu que ce sont des éléments nerveux; car on les voit

(1) *Éléments d'histologie*, traduction par M. Sée. 1869, p. 398.
(2) Luys, *Annales méd.-psych.*, juillet 1877, p. 701.

diminuer en nombre au fur et à mesure que les cellules nerveuses se forment et que l'enfant avance en âge.

Il ressort donc pleinement de toutes ces considérations que c'est une profonde erreur de considérer la névroglie comme étant du tissu conjonctif et de confondre les corps appelés myélocytes par Robin avec des noyaux de tissu cellulaire. D'autre part, c'est sur une détermination exacte de la nature anatomique et physiologique des parties constituantes du tissu cérébral que repose toute interprétation utile de la nature des lésions observées.

Après avoir étudié la névroglie au point de vue purement anatomique, il nous reste à décrire les lésions dont elle est le siége chez les aliénés paralytiques.

Or, la lésion initiale et fondamentale consiste dans l'imbibition par du blastème de toute l'épaisseur de la substance corticale ; cette imbibition se traduit par un œdème visible à l'œil nu, et au microscope par une sorte de nuage qui voile les éléments nerveux et le réticulum, et ôte à la préparation sa netteté. Cette matière blastématique arrive à comprimer, puis à atrophier les éléments actifs du cerveau : c'est ainsi qu'on trouve dans les préparations microscopiques des éléments dissociés, des cellules séparées des cylindres-axes, isolées de leurs prolongements secondaires ; c'est ainsi qu'on rencontre des tubes nerveux épars, sans liens entre eux, ayant subi la nécrose à des degrés variables.

Il est une autre altération que l'on trouve d'une façon constante, mais à des degrés divers, dans le cerveau des aliénés paralytiques : elle consiste dans l'existence d'un lacis de noyaux sur lesquels des travaux divers ont été publiés.

Rokitansky (1) considère ce lacis comme formé par du tissu connectif qui embrasse et étouffe le tissu nerveux.

Wedl (2) décrit l'hypertrophie du tissu conjonctif de la substance corticale et de la membrane adventice des vaisseaux de la pie-mère.

Regnard (3) a décrit dans les crêtes de la substance blanche la prolifération des éléments du tissu conjonctif.

(1) Rokitansky, *Uber Bindegewebwucherung in Nerven system.*
(2) Wedl, *Beitrage zür Pathol. der Blutgefässe*, Wien, 1859.
(3) Regnard *Ann. méd. psych.*, 1865.

Pour Magnan (1) et Luys (2), il se fait dans l'encéphale une irritation formative qui se traduit par de la prolifération nucléaire dans le tissu interstitiel et de la sclérose diffuse de la névroglie. La description que les auteurs ont donnée est parfaitement exacte, c'est l'interprétation qui n'est pas juste.

M. Baillarger (3) a, en effet, justement fait remarquer combien cette théorie de la sclérose interstitielle et de l'envahissement primitif et d'emblée des éléments nerveux par le tissu scléreux était peu compatible avec les rémissions et les intermittences de la paralysie générale.

Pour nous, au contraire, qui ne voyons dans la prolifération nucléaire primitive que les conséquences d'épanchements blasté-matiques, nous pouvons expliquer ces rémissions, parce que le blastème et ses dérivés sont susceptibles d'être résorbés dans les premiers temps de la maladie, tandis que ce n'est que plus tard que la formation de tissu scléreux autour des vaisseaux les étouffe, et amène forcément l'incurabilité par l'obstacle qu'elle apporte à la nutrition des éléments nerveux.

Aréoles. — Lorsque la paralysie générale a parcouru toutes ses périodes, on trouve en effet sur des coupes fines un lacis formé par des noyaux en quantité considérable. Ce lacis est consti-tué par des mailles de forme quadrangulaire plus ou moins irré-gulières ; si on l'examine à un faible grossissement, on n'aperçoit guère que les noyaux disposés en chapelets ; mais si l'on emploie de forts grossissements (900 à 1000 diam.), on s'aperçoit que ces noyaux sont situés sur le trajet de vaisseaux. Ces noyaux ont, à notre avis, leur origine dans la tunique externe des vaisseaux ; ce qui le prouve, c'est, comme nous venons de le dire à l'instant, qu'ils sont situés sur le trajet des canaux vasculaires ; c'est, en outre, qu'ils existent en nombre bien plus considérable, au voi-sinage des points où les vaisseaux se bifurquent ; les descriptions et les dessins qu'ont donnés Hayem, Mierzejeweski, viennent singu-lièrement appuyer notre opinion, en y montrant l'existence con-stante de l'extravasation et même de l'hémorrhagie sous-adven-

(1) Magnan, *Arch. de phys.*, 1868, n° 2.
(2) Luys, *Ann. méd.-psych.*, juillet 1877, p. 107.
(3) *Ann. méd.-psych.*, juillet 1877, p. 108.

titielle dans le début de la paralysie générale. En résumé, ces noyaux proviennent de la transformation du blastème qui transsude, par diapédèse, des vaisseaux.

Un certain nombre de ces noyaux émigre dans la substance nerveuse avoisinant le vaisseau; mais c'est toujours au voisinage du vaisseau qu'ils sont le plus nombreux.

Ces noyaux, répandus dans les parois vasculaires ou dans le voisinage immédiat des vaisseaux, peuvent, les uns rester à l'état de noyaux libres, et les autres passer à l'état de cellules fibro-plastiques ou du tissu conjonctif; ils subissent cette transformation et celle en fibrilles connectives qui étouffent les éléments nerveux, après un temps plus ou moins long et à la suite de modifications multiples; mais, tels que nous venons de les décrire, ce ne sont que des noyaux embryoplastiques, comme on en trouve dans toute inflammation aiguë ou chronique autour des vaisseaux, et après la démonstration que nous avons donnée de la nature nerveuse des fibres ou cylindres-axes du réticulum, il nous est impossible d'admettre que ces cylindres-axes et tubes nerveux donnent naissance à des noyaux embryoplastiques, de même qu'une cellule nerveuse n'a jamais pu être considérée comme l'origine possible de semblables noyaux ni de fibres de tissu conjonctif.

Luys (1) a décrit sous le nom de *géodes* des espaces vides aérolaires qu'il a observés dans les périodes avancées de la paralysie générale, et qu'il considère comme étant le résultat de la rétraction de la névroglie qui, en se développant, élargit les aréoles.

Nous avons constaté cette disposition un grand nombre de fois, nous avons montré nos préparations à M. le professeur Ch. Robin, qui n'a vu dans cette apparence qu'un artifice de préparation et de coupe, et qui n'a nullement reconnu à l'entourage de ces espaces les caractères du tissu connectif: pas de coloration, en effet, par l'hématoxyline, et aspect analogue à celui d'un cerveau sain.

En décrivant les formes aiguës de la paralysie générale, nous avons parlé des éléments du sang que l'on trouve épanchés dans la

(1) *Annales médico-psychologiques,* juillet 1877.

substance intermédiaire. Dans les formes chroniques, on trouve ces éléments transformés en cristaux d'hématine, en amas d'hématosine et en corps d'origine fibrineuse : ces derniers ont été étudiés avec soin par Meynert, Lubinoff et Mierzejewski.

Meynert a décrit dans la circonvolution de l'ourlet et dans les couches profondes de la substance grise des circonvolutions, ainsi que dans la zone supérieure des cellules *colossales* plasmatiques, avec des ramifications multiples. Mierzejeswki (1) les a décrites de la façon suivante : « La substance cérébrale est envahie, dit-il, à une période avancée de la maladie par des îlots de substance amorphe, homogène, opaque, se colorant fortement par le carmin, correspondant au trajet des vaisseaux sanguins. Ces corps ont des formes bizarres ; ce sont eux qui ont été décrits comme des cellules plasmatiques araignées, ils n'ont pas une structure bien déterminée ; ils sont constitués par un coagulum de fibrine, ils se dissolvent dans la solution de potasse caustique. » Le même auteur pense que des noyaux conjonctifs entrent dans la constitution de quelques-uns de ces corps. Nous l'admettons, à la condition que ces noyaux conjonctifs se trouvent dans le voisinage immédiat de vaisseaux, car, ainsi que nous l'avons déjà dit, des noyaux ou des éléments de nature conjonctive ne peuvent se rencontrer dans la substance nerveuse que là où il y a des vaisseaux. Du reste, des myélocytes peuvent être le centre de ces coagulums, je l'ai constaté souvent (voy. pl. XV, fig. 3).

De plus, sans répéter que la substance nerveuse étant née du feuillet blastodermique externe, il ne peut y exister aucune trace de substance conjonctive, nous ferons observer :

1° Que les noyaux que l'on trouve en si grande quantité dans la substance intermédiaire du fœtus sont tous des éléments nerveux et peuvent tous devenir, en se développant, le centre de formation de cellules nerveuses et jamais celui de cellules fibro-plastiques.

2° Que dans la substance corticale du fœtus, les fibres parallèles, qui sont si faciles à voir à cinq mois, sont des fibres nerveuses et qu'on n'y trouve en aucun point de disposition fasciculée. En outre, jamais il ne nous est arrivé de rencontrer dans la substance intermédiaire de corps fusiformes, et à plus forte raison de fibres

(1) *Arch. de physiol.*, 1875, p. 205.

de tissu conjonctif, que dans les parois ou dans le voisinage immédiat des vaisseaux, et à cet égard il est bon de se mettre en garde contre une erreur possible, qui consisterait à prendre pour une traînée de tissu conjonctif, formée aux dépens de la névroglie, un vaisseau oblitéré par la prolifération de son tissu conjonctif propre.

Quant aux noyaux de nouvelle formation qu'on découvre au microscope dans le cerveau des aliénés paralytiques, c'est aux dépens d'un exsudat venu des vaisseaux que se forment tous ces éléments, véritables corps étrangers pour le tissu cérébral.

Ils prennent les caractères qu'ils ont dans les tissus au milieu desquels ils se trouvent normalement ; en conséquence ceux qui se développent dans la trame conjonctive des vaisseaux passent à l'état de corps fusiformes : étant prouvé que le tissu conjonctif n'existe qu'autour des vaisseaux, ce n'est que là qu'on peut trouver de ces corps fusiformes.

Or, c'est ce que le microscope démontre. Ceux, au contraire, qui se développent dans l'épaisseur de la névroglie possèdent les caractères des éléments normaux de la névroglie, c'est-à-dire des myélocytes.

Il y a donc dans la paralysie générale hypergenèse de myélocytes, puisque les corps de nouvelle formation qu'on trouve loin des vaisseaux dans l'épaisseur de la névroglie, ont le même aspect que les myélocytes normaux, et se comportent de même avec les réactifs et les matières colorantes. Les noyaux embryoplastiques qu'on rencontre dans la substance intermédiaire des aliénés paralytiques et les myélocytes qu'on voit en très-grand nombre chez le fœtus et en moins grand nombre chez l'adulte sain, dans cette même substance, sont ovoïdes ou sphériques, le plus souvent sans nucléoles ; leur diamètre est de 5 à 10 millièmes de millimètre. Ils sont insolubles dans l'acide acétique, finement granuleux, pouvant renfermer un ou deux nucléoles et quelquefois un noyau ; ils sont assez faciles à colorer par le carmin, mais ils ont une prédilection bien marquée pour l'hématoxylène. Nous avons compté fréquemment avec la cellule de l'hématimètre de Nachet et Hayem, le nombre des myélocytes par millimètre carré. Dans la substance blanche des paralysés généraux, il est de 260 en moyenne, tandis qu'il n'est que de 100 en moyenne chez l'adulte sain ; dans la substance grise (zone moyenne) des paralysés généraux, il est de 200 en moyenne, tandis qu'il n'est que de 160 à l'état sain. On voit par ce qui précède que nos recherches histologiques, qui remontent déjà à un certain nombre d'années, nous forcent à nous séparer nettement des auteurs qui considèrent ces noyaux de nouvelle formation de la substance amorphe des fous paralytiques comme étant des noyaux de tissu conjonctif.

Lésions des myélocytes. — Les *myélocytes*, ainsi que nous l'avons démontré plus haut à propos des considérations sur la nature de la névroglie, sont des éléments de même nature que les cellules nerveuses et subissent des évolutions morbides analogues à celles que nous avons décrites pour les cellules.

Les altérations des myélocytes, comme celles des cellules cérébrales, peuvent présenter plusieurs degrés. A un premier degré, le *protoplasma* est jaunâtre et il renferme déjà quelques très-fines granulations graisseuses; à un second degré, les granulations ont augmenté de volume, le noyau est à peine visible, quoique coloré par l'hématoxyline; à un troisième degré enfin, le myélocyte a l'aspect d'un corps étranger, noirâtre, anguleux. Ce n'est qu'en suivant les divers degrés d'altération qui peuvent l'atteindre qu'on peut concevoir une transformation aussi complète. Sur la même préparation microscopique il s'en faut de beaucoup que tous les myélocytes soient atteints au même degré, et à coté de myélocytes très-altérés, à peine reconnaissables, on pourra en rencontrer de parfaitement sains. On retrouve encore ici cette capricieuse répartition des altérations cellulaires que nous avons signalée en étudiant les lésions des cellules nerveuses cérébrales, et qu'on observe également dans les lésions des cellules de la moelle.

Si nous continuons d'étudier les lésions encéphaliques, en procédant de la périphérie au centre nous arrivons à l'étude de la substance blanche.

Altérations de la substance blanche. — Lorsqu'on fait des coupes sur un cerveau d'aliéné paralytique, on peut constater, dans la grande majorité des cas, l'inégalité de consistance qui existe entre la substance grise et la substance blanche. Tandis, en effet, que la couche corticale formée par la substance grise est molle et presque diffluente, se laissant déchirer par lambeaux et entraîner avec la pie-mère épaissie, se laissant enlever facilement par le raclage avec le manche d'un scalpel, la substance blanche sous-jacente a, au contraire, une consistance qui est au-dessus de la normale. Dans les cas où la maladie a suivi toutes ou presque toutes ses périodes, la substance blanche peut être séparée facilement par le raclage d'avec la couche grise, et apparaît sous forme de crêtes jaunâtres, d'un jaune sale. Par des coupes pratiquées dans son épaisseur, on s'assure qu'elle résiste un peu à l'instrument. M. Baillarger a insisté sur cette induration superficielle de la substance blanche que Parchappe (1) et Calmeil avaient déjà signalée dans des cas exceptionnels; un des élèves de M. Baillarger a noté, dans certains cas, un ramollissement très-prononcé au-dessous de cette induration (Regnard) (2).

~ Cette induration superficielle paraît, d'après Regnard, exister dès les premières périodes de la maladie. Cet auteur a pensé qu'elle était de nature scléreuse, et qu'elle pourrait bien être en rapport avec l'embarras de la parole, parce qu'elle porte plus spécialement sur les lobes antérieurs du cerveau. Mais nos observations ne nous ont pas conduit aux mêmes résultats que ceux que nous venons d'emprunter à Regnard; car : 1° ces crêtes se rencontrent non-seulement aux lobes antérieurs, mais encore dans les lobes temporaux, dans les circonvolutions pariétales, dans les circonvolutions satellites des nerfs olfactifs, et même dans les lobes occipitaux; 2° nous ne saurions admettre l'existence de la sclérose du tissu interstitiel, ou névroglie, car nous n'avons jamais rencontré dans la névroglie de ces crêtes du tissu conjonctif en excès (3); 3° le ramollissement signalé par Regnard au-dessous de la couche indurée, nous ne l'avons jamais rencontré; mais nous croyons, comme cet auteur, que les crêtes ne s'observent que lorsque la maladie est arrivée à sa seconde période.

La vascularisation est toujours plus ou moins accrue, les vaisseaux se présentent sous forme d'arborisations ou sont anormalement dilatés : en d'autres termes, la coupe offre l'aspect sablé;

---

(1) Parchappe, *Traité de la folie*, p. 257.
(2) Régnard, *Ann. médico-psychol.*, 1865.
(3) Il est entendu que du tissu conjonctif en excès peut se former dans les parois vasculaires et de là envahir la névroglie.

l'hyperhémie prédomine dans les lobes antérieurs et postérieurs ainsi que dans les lobes sphénoïdaux ; par contre, la couronne de Reil est quelquefois indemne d'hyperhémie. L'apparence œdémateuse que nous avons signalée dans la substance grise se voit aussi, surtout lorsque la mort est survenue après des attaques convulsives ou une congestion aiguë. Toute la substance blanche présente alors une consistance molle et laisse suinter de la sérosité transparente, même lorsqu'on exerce une douce pression. Nous avons dit, à propos de l'étude de la substance grise, qu'il y avait parfois des îlots présentant une coloration anormale (couleur vineuse, couleur feuille-morte). Ces teintes peuvent pénétrer la partie de substance blanche avoisinante.

Examen histologique. — Si l'on examine au microscope, après durcissement et coloration par le carmin ou par l'hématoxyline, les crêtes de la substance blanche, on arrive facilement à se convaincre qu'un processus scléreux n'est pas la cause de l'induration signalée plus haut. On y voit : 1° des vaisseaux qui présentent dans leurs parois et le long de leurs parois les lésions que nous avons déjà décrites ; 2° dans la substance intermédiaire ou amorphe, un nombre plus ou moins grand de corps embryoplastiques ronds ou ovoïdes, semblables à ceux que nous avons étudiés dans la substance grise, et, comme eux, d'origine vasculaire ; 3° de plus, le réticulum *tel qu'il existe à l'état normal*, composé de tubes, et formant des mailles de diverses formes, surtout de forme quadrangulaire (pl. V, fig. 4) ; *dans aucun endroit privé de vaisseau on n'observe de faisceau de tissu fibrillaire ;* partout ces tubes sont isolés les uns des autres, sauf aux points où ils se croisent. On en voit de parallèles séparés par des espaces de 8 à 10 millièmes de millimètre : nulle part, dans les nombreuses préparations que nous avons faites, on ne trouve de faisceaux présentant une forme ondulée ; on aperçoit dans plusieurs points des espaces libres entre ces tubes, et dans les espaces se rencontrent des myélocytes, et même quelques-uns de ces myélocytes munis de prolongement sont manifestement en voie de transformation en *cellules nerveuses ou ganglionnaires.* L'induration que l'on observe dans la substance blanche doit être attribuée à l'imbibition de cette substance par le blastème, c'est-à-dire à un *œdème dur* rappelant certains œdèmes de la peau. En somme, les lésions de la substance blanche sont de même nature que celles de la substance grise ; mais tandis que l'infiltration blastématique dissout les éléments plus déliés de la substance grise, elle produit, au contraire, de l'induration dans la substance blanche, dont la structure est plus dense, et qui n'est pas immédiatement en rapport avec la pie-mère, source de l'exsudat qui imbibe la substance grise.

Mierzejewski (1) a décrit dans la substance blanche des circonvolutions des paralysés généraux à l'état frais : 1° des noyaux ronds qui se colorent vivement par le carmin ; 2° des noyaux ovales colorés faiblement par le carmin.

La *couronne de Reil* présente les mêmes lésions à un moindre degré que la substance blanche superficielle (pl. V, fig. 2 et 3).

Lésions de l'insula. — Les altérations de l'insula méritent une mention spéciale à cause du rôle important que l'on assigne à cette partie du cerveau dans l'acte de la parole. Il arrive fréquemment que la substance corticale de l'insula est ramollie dans toute son étendue, ou dans une partie de cette étendue, sans même que les méninges soient notablement épaissies à son niveau, ou aient contracté des adhérences avec elle. Les parties ramollies se dissocient sous un filet d'eau. Des coupes perpendiculaires montrent que la substance grise et la substance blanche de l'insula sont toujours notablement hyperhémiées, et l'étude histologique apprend qu'il existe une artérite intense, caractérisée par une multiplication considérable de noyaux et de cellules embryonnaires dans les parois vasculaires (pl. V, fig. 1) et dans la substance nerveuse avoisinante.

Couche optique. — Dans la couche optique, on rencontre le plus souvent des traces manifestes d'hyperhémie ; on voit à la coupe des dilatations vasculaires, un piqueté intense. Nous avons observé, chez une femme qui avait présenté au début de la paralysie générale des hallucinations de la vue, une lacune pouvant loger un grain de chènevis, qui occupait le centre de la couche optique, et qui était le vestige d'un ancien foyer hémorrhagique.

OBSERVATION XLVIII. — *Paralysie générale. Début par des hallucinations de l'ouïe. Traces d'un ancien foyer dans la couche optique.*

(1) Mierzejewski, *Arch. physiol.*, 1875, p. 317.

La nommée X..., 39 ans, est entrée dans mon service le 31 octobre 1877. Il y a quatre ans, la malade a eu en un mois quatre attaques avec perte de la parole qui durait sept à huit minutes. Plus tard, elle a été paralysée de la jambe gauche, et enfin, il y a quinze mois, elle a commencé à avoir des hallucinations de l'ouïe : des gens la suivaient dans la rue et lui adressaient des injures. Depuis quatre mois elle ne marche plus. Elle n'a jamais manifesté d'idées mélancoliques ni de richesses.

A son entrée, la malade est maigre, pâle, la physionomie souriante, la pupille gauche plus large et non contractile à la lumière du jour. Ataxie considérable de la langue et des lèvres. La parole est excessivement tremblée. La force musculaire est suffisante. Ataxie des membres supérieurs, contracture des muscles antérieurs du bras gauche ; sensibilité normale aux bras et obtuse dans les jambes. La pression des huitième, neuvième, dixième dorsales est très-douloureuse, et le pincement de la peau au-dessous de ces vertèbres provoque des cris. Plaintes et cris incessants. Eschares au sacrum, au talon.

La malade meurt le 18 novembre. — A l'autopsie, on trouve une grande quantité de sérosité intra- et sous-arachnoïdienne. La pie-mère est rouge et l'arachnoïde opalescente avec plaques laiteuses. Les veines, surtout le long de la scissure de Sylvius, sont turgescentes et variqueuses. Sérosité rougeâtre abondante et granulations dans les ventricules latéraux.

A gauche, il existe des adhérences entre les méninges et les première et deuxième frontales qui sont atrophiées. De même pour la troisième.

A droite, adhérences avec les première et troisième frontales, la première occipitale et la circonvolution de l'ourlet.

La couche optique droite est saine, mais la gauche est hyperhémiée et présente à sa partie moyenne, à 10 millimètres de sa partie supérieure, une lacune en voie de cicatrisation pouvant loger un grain de chènevis.

Le quatrième ventricule renferme des granulations fines et très-nombreuses.

Le cœur renferme du sang d'apparence groseille.

Les différentes teintes de la couche optique sont confuses dans certains cas, et la délimitation des noyaux devient par là même difficile. Il nous est même arrivé quelquefois de constater une teinte louche dans toute l'épaisseur de l'organe coïncidant avec un œdème manifeste de la *couronne de Reil*. Au microscope on constate presque constamment des altérations généralisées des cellules, mais ces lésions dépassent rarement le second degré (pl. V, fig. 5). On les observe aussi bien dans la partie antérieure que dans les parties moyenne et postérieure. Les vaisseaux sont gorgés de globules ; mais l'extravasation en dehors de leurs parois est restreinte dans certaines limites, et la couche optique ne présente pas, au même degré que la substance grise et blanche, l'infiltration blastématique et l'hypergenèse des myélocytes. Un certain nombre de vaisseaux offrent des dilatations ampullaires dans les points où les globules sanguins sont accumulés en plus grand nombre. L'état scléreux s'observe encore dans les vaisseaux aux deuxième et troisième périodes de la maladie. Dans les préparations de couche optique, même chez des paralysés généraux à la troisième période, on trouve beaucoup de cellules saines.

Nous n'avons pas trouvé dans la couche optique des lésions de cellules et de vaisseaux assez localisées pour appuyer l'opinion de Lussana (1) sur l'origine des nerfs optiques dans la partie supérieure de la couche optique.

Corps striés. — Les corps striés restent le plus souvent indemnes de toute lésion, même dans les cas où la lésion corticale est le plus avancée. Les teintes différentes de ses noyaux restent normales, sauf lorsque l'œdème cérébral est très-prononcé ; ce n'est que dans des cas exceptionnels que le corps strié présente des foyers d'hémorrhagie et de ramollissement, mais toujours petits et limités. Ces foyers se rencontrent chez les malades qui ont offert de la parésie persistante d'un membre ou d'un côté du corps. On pourrait s'étonner de trouver rarement dans la paralysie générale des lésions du corps strié, organe qui joue un si grand rôle dans les phénomènes de motilité, si l'on ne savait que le trouble du mouvement est, sauf complications, ataxique et non paralytique. Au microscope on observe également peu d'altérations, et ce n'est guère que dans les vaisseaux qu'on remarque des lésions ; cette intégrité est en rapport avec ce qu'on voit à l'œil nu.

Circonvolution de l'ourlet. — C'est dans la circonvolution de l'ourlet que Meynert a décrit en 1868 (2) des cellules qu'il a nommées cellules plasmatiques ; elles se distinguent par leurs dimensions colossales et par leurs ramifications multiples. L'auteur les considère comme appartenant au type du tissu conjonctif. Nous avons vu que Mierzejewsky s'est attaché à démontrer que ces prétendues cellules sont des corps fibrineux, qu'elles existent, en outre, ailleurs que dans la circonvolution de l'ourlet.

Pédoncules. — Les pédoncules cérébraux sont relativement peu altérés, et chez une malade dont les autres parties du cerveau

(1) Lussana, *Arch. physiol.*, 1877.
(2) Meynert, in *Wiener Irrenanstalt Viertelzeitschrift für Psychiatrie*, Heft 111.

présentaient de très-graves lésions, voici les seules que nous ayions observées dans les pédoncules :

Elles siégent dans les cellules ; on en voit des groupes entiers atteints de dégénérescence granulo-pigmentaire ; mais jamais la dégénérescence n'atteint le troisième degré, et toujours on reconnaît la forme de la cellule nerveuse.

Le réticulum n'y présente aucune altération ; les tubes nerveux, en effet, sont absolument indemnes. Quant aux vaisseaux, ils sont peu atteints ; leurs parois n'offrent dans leur épaisseur que quelques noyaux embryoplastiques, et ces noyaux ne sont pas répandus dans la substance nerveuse environnante.

Cette intégrité, démontrée par l'examen microscopique, est en rapport avec les données de la clinique. Elle explique l'intégrité de la force musculaire qui, ainsi que nous l'avons vu, persiste jusqu'à une période très-avancée de la périencéphalite diffuse ; le courant nerveux moteur n'est pas intercepté dans son trajet à travers les tubes des pédoncules.

Quant aux cellules des pédoncules dont nous venons de signaler les lésions, elles sont sans doute dévolues à la sensibilité, et leur lésion est en rapport avec le trouble de sensibilité et partant avec le désordre de coordination.

Corps calleux. — Le corps calleux, la voûte à trois piliers, présentent quelquefois de l'induration analogue à celle qu'on trouve dans la substance blanche sous-jacente à la substance corticale (Calmeil). On observe quelquefois du ramollissement de la cloison transparente, et une teinte rouge très-prononcée des cornes d'Ammon.

Ce cas est à rapprocher du fait récent d'un fou paralytique qui dans la période initiale a ressenti brusquement une sensation de craquement dans la tête et une hallucination de la vue consistant à voir une traînée lumineuse sur laquelle il lisait : « tu seras roi, tu gouverneras un jour. »

Corps genouillés. — Les préparations des corps genouillés montrent dans les vaisseaux des traces d'endartérite simple, sans épanchement blastématique dans la substance intermédiaire qui est d'une densité et d'une ténacité probablement trop grandes pour être infiltrée. Cette endartérite est caractérisée par la présence de noyaux et de produits hématiques de formation ancienne dans les parois et autour des parois : ces corps sont d'un beau jaune. On ne trouve pas dans la substance nerveuse les signes d'épanchements blastématiques, c'est-à-dire qu'on n'y rencontre pas de noyaux embryoplastiques ; les cellules présentent fréquemment des altérations au premier degré.

Ventricules latéraux et ventricule moyen. — Les ventricules sont souvent le siége de lésions manifestes : elles occupent l'épendyme qui les tapisse ; l'épendyme est recouvert, surtout au niveau des trous de Monro et le long de la bandelette demi-circulaire, d'une couche comme gélatineuse, formée de lymphe plastique à laquelle s'est mêlé un nombre plus ou moins grand de petites granulations désignées sous le nom de granulations de Bayle ou de Joire (1). Ces granulations se répandent fréquemment au-dessus de la couche optique et du corps strié ; lorsqu'elles sont nombreuses, elles donnent la sensation de langue de chat : nous les avons décrites plus haut à propos des lésions de la pie-mère. L'épaisseur et la résistance de l'épendyme sont augmentées par tous ces produits.

Protubérance. — La protubérance annulaire présente des lésions dans les méninges qui la couvrent à sa face inférieure, et des altérations dans sa substance même.

Les lésions des méninges consistent dans un état d'épaississement et d'hyperhémie de l'arachnoïde et de la pie-mère ; on observe aussi des adhérences des membranes avec la substance nerveuse ; si l'on pratique des coupes en différents sens, on constate de l'hyperhémie, des dilatations vasculaires.

Des coupes antéro-postérieures montrent fréquemment une hyperhémie considérable dans la région qui est occupée par les noyaux du moteur oculaire commun et autour de l'aqueduc de Sylvius. Cette hyperhémie suit le trajet des fibres de la troisième paire dans une certaine étendue. On observe quelquefois sur le trajet des fibres qui sont la continuation des pyramides antérieures, de petits foyers hémorrhagiques et parfois de petites lacunes dues à des foyers anciens.

Il résulte d'un certain nombre de préparations fines que nous avons faites sur des portions de protubérance annulaire préala-

(1) Pl. XIV, fig. 17.

blement durcies, puis colorées par le *carmin*, que dans la partie qui renferme les noyaux de la troisième paire et le faisceau des fibrilles qui en émergent, les cellules offrent à un degré variable des granulations graisseuses qui masquent dans beaucoup d'endroits les noyaux et les nucléoles de ces cellules; la forme de ces cellules est modifiée : ainsi, au lieu d'avoir la forme arrondie, elles ont des bords irréguliers et présentent des encoches. Le nombre des cellules ainsi altérées est parfois très-considérable : ainsi, sur certaines préparations, on n'en trouve que deux de saines parmi treize ou quatorze altérées.

La distinction des altérées avec les saines est très-facile, car ces dernières sont tout à fait arrondies, entièrement colorées par le carmin, et leur noyau, ainsi que leurs nucléoles, ressortent nettement par le fait de leur coloration, tandis que les cellules altérées sont irrégulières, granulées, jaunâtres, et ne se colorent pas par le carmin (voy. pl. X, fig. 2).

Ces mêmes préparations renferment des vaisseaux, même les plus fins, gorgés de globules, et l'on a sous les yeux, dans quelques préparations, un lacis vasculaire des plus serrés (voy. pl. X, fig. 1).

L'arborisation est à son maximum au point où se termine le noyau de la troisième paire; et si l'on suit les fibrilles nerveuses des nerfs de la troisième paire jusqu'au niveau des fibres ascendantes antérieures de la protubérance (pyramides antérieures), on constate qu'elles passent au travers de ce lacis vasculaire.

Il est à noter que les fibrilles de la troisième paire ne sont pas altérées, même dans ces cas.

L'examen de préparations de la même région colorées par l'*hématoxyline*, montre la même vascularisation; mais l'hématoxyline décèle mieux que le carmin la présence d'innombrables corps embryoplastiques dans les parois et le long des vaisseaux, ainsi qu'au milieu des fibrilles nerveuses, sans que les fibrilles en paraissent altérées.

Il est à noter que les lésions des cellules d'origine de la troisième paire ne surviennent qu'à une période déjà avancée de la maladie, que même elles n'existent pas dans tous les cas, tandis que l'hyperhémie de la région existe dans tous les cas et dès le début. A cette hyperhémie, qui peut être plus ou moins marquée

d'un jour à l'autre, il faut surtout rapporter l'inégalité transitoire
des pupilles qu'on peut observer dès le début de la maladie ; aux
lésions tardives et définitives des cellules, il faut rapporter l'inégalité persistante des pupilles qu'on rencontre plus souvent dans
les périodes avancées.

   Lésions du bulbe et du quatrième ventricule. — Les méninges
qui couvrent la face antérieure du bulbe se présentent souvent
avec une apparence d'hyperhémie et d'épaississement analogue
à ce que nous avons décrit pour les méninges de la protubérance ;
il peut en résulter des adhérences entre les membranes et le
bulbe, dont la surface s'arrache avec la méninge ; quant à sa
face postérieure, on y constate presque toujours des lésions
caractéristiques qui occupent le quatrième ventricule, et qui
consistent en vascularisation anormale, en dilatation des vaisseaux, en œdème et en granulations donnant la sensation de
langue de chat, granulations que nous avons étudiées plus haut
et auxquelles il y a lieu de conserver le nom de granulations
de Bayle ou de Joire (1). La valeur de ces granulations n'est
pas aussi absolue qu'on le dit pour le diagnostic de la paralysie
générale ; on les rencontre en effet chez les épileptiques, chez
les malades atteints de ramollissements partiels du cerveau,
dans la démence simple et même dans la démence sénile, dans
l'idiotie, et dans un certain nombre d'autres maladies chroniques du cerveau (sarcomes, gliomes). On comprend que
l'existence de cet œdème et de ces granulations apporte des
troubles dans le fonctionnement et même dans la texture des
nerfs auditifs dont les racines rampent sous l'épendyme ; et c'est,
sans doute, en partie, à ces lésions du nerf auditif qu'il faut rapporter, dans quelques cas, les hallucinations de l'ouïe.

   Des coupes horizontales pratiquées dans le bulbe préalablement durci, permettent de constater le plus ordinairement un
état d'hyperhémie dont le maximum d'intensité se trouve vers la
face postérieure.

   L'étude des préparations fines après durcissement par l'acide
chromique et coloration par le carmin et surtout par l'hématoxyline, apprend que les vaisseaux présentent pour la plupart, dans
leurs parois ou le long de leur trajet, un plus ou moins grand

(1) Pl. XIV, fig. 6.

nombre de corps embryoplastiques ronds, ovoïdes, et de corps fusiformes, dont le nombre est dans certains endroits considérable;
on trouve des vaisseaux ainsi altérés au milieu même des fibres
des nerfs bulbaires, au milieu des olives. Dans les cas où la
maladie est arrivée à une période avancée, on observe dans les
parois des vaisseaux un tissu fibrillaire connectif très-serré que
l'hématoxyline colore fortement. Dans toutes les préparations,
on trouve toujours quelques vaisseaux sains : il existe des noyaux
embryoplastiques non-seulement dans les gaînes des vaisseaux,
mais aussi dans le réticulum, c'est-à-dire au milieu même des
fibrilles nerveuses, commissurantes ou appartenant aux nerfs
bulbaires. Cependant ces fibrilles nerveuses ne nous ont jamais
présenté de lésions. Dans la plupart des préparations, on
remarque des lésions dans les cellules d'origine des nerfs bulbaires; ces lésions sont d'autant plus marquées que les malades
ont succombé à une période plus avancée, mais on en trouve
quelquefois même dès le début : elles consistent en dégénérescence graisseuse pigmentaire et en atrophie. Il est à noter que,
même dans les cas anciens où l'altération cellulaire est le plus
considérable, il existe toujours un certain nombre de cellules
saines; c'est ainsi que sur une même préparation microscopique
et dans un même groupe de cellules, on peut constater plusieurs
degrés d'altération. Telle cellule sera tout à fait à la première
phase de la transformation graisseuse, telle autre au second
degré, tandis qu'une troisième sera saine. Rien n'est plus
curieux que cette sorte d'élection, et que de rencontrer à côté
de cellules parfaitement normales des cellules diversement altérées.

Quant aux olives auxquelles Schrœder Van der Kolk et d'autres
auteurs ont fait jouer un rôle si considérable dans le langage
articulé, nous ne les avons jamais vues altérées, même chez les
malades qui présentaient les plus graves troubles de la parole.

Lésions du cervelet. — Il est ordinaire de trouver dans les
membranes cérébelleuses un degré plus ou moins notable d'injection, quelquefois même des suffusions ecchymotiques et de
l'épaississement; les adhérences de ces membranes avec le cervelet
ne sont pas très-fréquentes, à peine si l'on en rencontre dans la
moitié des cas. Des coupes du cervelet montrent parfois une

teinte lie de vin de ses folioles, d'autres fois de la rougeur; et dans d'autres cas au contraire, lorsque la maladie est arrivée à ses dernières périodes, on observe de la pâleur et de l'atrophie de la substance grise. La substance blanche est presque toujours hyperhémiée, et est le siége de pertuis vasculaires de volume anormal. La teinte des corps rhomboïdaux est ordinairement plus foncée que dans l'état normal; surtout dans les cas où il a existé des attaques épileptiformes, on y trouve des dilatations vasculaires. Les lésions de la substance blanche sont identiques partout, dans les pédoncules supérieurs, moyens et inférieurs.

L'examen microscopique du cervelet à l'état frais montre, dans les cas où il existait de l'hyperhémie, des épanchements globulaires, des noyaux embryoplastiques dans les parois et le long de quelques vaisseaux, et dans la substance nerveuse elle-même, caractères qui indiquent un état inflammatoire. Mais ce sont seulement les noyaux qui siégent dans la paroi du vaisseau ou qui y confinent, qui ont de l'importance au point de vue anatomo-pathologique, parce qu'à l'état normal il existe dans la substance nerveuse un nombre considérable de myélocytes qui présentent absolument le même aspect que les noyaux embryoplastiques d'origine pathologique.

Des coupes faites après durcissement montrent d'une façon plus nette encore que ces altérations vasculaires existent aussi bien dans la substance blanche que dans la substance grise.

Les altérations des corps rhomboïdaux sont peu notables; elles ne justifient pas l'opinion de Luys, qui fait jouer à la lésion des corps rhomboïdaux un rôle essentiel dans la pathogénie de la folie paralytique.

Nerfs crâniens : Première paire. — On sait qu'à l'état normal le nerf olfactif se compose de tubes à contours foncés (pl. IX, fig. 2 et 3), à peu près parallèles; que le bulbe olfactif renferme des fibres et des cellules nerveuses, des myélocytes (pl. IX, fig. 1); et qu'entre ces éléments nerveux existe un réticulum très-fin, composé de fibrilles de tissu conjonctif.

Or, dans la paralysie générale, il nous a été donné de constater que, dès les premiers temps, il survient des lésions du bulbe et du nerf olfactif, qui coïncident avec l'inflammation des lobules frontaux et des méninges qui les recouvrent (1). On constate presque toujours des adhérences entre le nerf olfactif et les méninges qui l'entourent.

Le travail inflammatoire aboutit au ramollissement du nerf et du bulbe (ce n'est que très-exceptionnellement qu'on rencontre l'induration). Les nerfs olfactifs sont d'autant plus facilement atteints de ramollissement qu'ils rampent pendant un trajet de plusieurs centimètres dans un canal formé par la pie-mère et l'arachnoïde ; or, dès le début de la maladie, ce canal est rempli de sérosité qui imbibe le nerf et en amène le ramollissement. En somme, la désorganisation du nerf olfactif s'explique de la même façon que celle de la substance corticale.

L'examen microscopique des nerfs et du bulbe olfactifs montre que les cellules d'origine du nerf dans la partie antérieure des lobes sphénoïdaux sont souvent altérées, mais que les lésions sont encore plus manifestes dans les nerfs à partir de leur origine apparente ; on constate, entre les tubes qui constituent le cordon nerveux, des globules sanguins plus ou moins décolorés et un nombre très-considérable de noyaux (myélocytes), formés par hypergenèse (2), lesquels ôtent aux tubes nerveux leur parallélisme normal. Les analogies de structure du bulbe olfactif et de la substance corticale expliquent la ressemblance de leurs lésions ; on observe, en effet, dans le bulbe olfactif, de la dégénérescence des cellules, des épanchements sanguins dans les parois des vaisseaux qui alimentent le nerf. J'ai rencontré quelquefois des amas d'hématosine dans la substance nerveuse du nerf et des amas de noyaux autour des vaisseaux.

Deuxième paire. — On sait qu'à l'état normal le nerf optique est rond et blanc ; or, dans la paralysie générale, on trouve parfois un ou les deux nerfs optiques atrophiés et aplatis, et présentant une coloration grisâtre : les lésions gagnent même quelquefois les bandelettes dans une partie de leur longueur.

Tandis que les lésions, dans le nerf olfactif, amènent le ramollissement, elles conduisent, dans le nerf optique, à l'induration.

L'état du nerf est en rapport avec le plus ou moins d'épaississement de la partie de pie-mère qui l'entoure et le pénètre.

(1) A Voisin, *Union médicale.* 1868.
(2) Planche VIII, fig. 8.

Ces lésions retentissent quelquefois sur les papilles que nous avons vues présenter des changements de couleur, telles qu'on les trouve dans tous les cas d'atrophie papillaire (voy. pl. IX, fig. 7) (1).

Quant à l'état histologique, on sait qu'à l'état normal, le nerf optique est formé de tubes agglomérés en faisceaux cylindriques, entre lesquels rampent de très-minces tractus de tissu conjonctif (voy. pl. IX, fig. 15), et des vaisseaux en très-petit nombre. Lorsque le nerf optique, vu à l'œil nu, présente une des lésions signalées plus haut, on constate au microscope que ces tractus de tissu conjonctif se sont hypertrophiés, aux dépens des faisceaux nerveux (voy. pl. IX, fig. 16) ; il est à remarquer que jamais l'hypertrophie n'atteint tous les tractus à la fois ; les tubes nerveux sont comprimés par le tissu conjonctif qui les entoure. Même quand le nerf paraît sain à l'œil nu, nous avons trouvé quelquefois ces lésions. Pour ce qui concerne les cellules d'origine des nerfs optiques, nous les avons étudiées à propos des couches optiques.

Troisième paire. — On sait que vu à l'état sain, le nerf moteur oculaire commun est cylindrique, d'un blanc très-net : à l'état morbide nous avons trouvé l'un ou l'autre, et quelquefois les deux nerfs diminués de grosseur ; par contre, dans deux cas, nous avons rencontré le nerf augmenté de volume du double ; mais l'atrophie du nerf est bien autrement fréquente ; le nerf ou les nerfs atrophiés prennent une teinte grisâtre et une consistance plus grande. Au point de vue histologique, voici ce que l'on observe : à l'état sain, des coupes transversales montrent les fibres nerveuses constituées en faisceaux disposés les uns à côté des autres d'une façon très-régulière (pl. IX, fig. 9) ; l'ensemble de ces faisceaux, séparés les uns des autres par une trame de tissu conjonctif très-mince, a l'apparence des dames disposées sur un damier. A l'état pathologique, la trame qui sépare ces faisceaux est épaissie, moins transparente et augmentée de largeur. Le carmin colore ces trames hypertrophiées (pl. IX, fig. 10) d'une façon bien autrement vive qu'il ne le faisait à l'état sain.

Nous avons déjà étudié dans la description de la protubérance,

(1) Voy. pages 111 et suivantes la description des altérations des vaisseaux centraux de la papille.

les lésions des cellules de la troisième paire ; nous n'avons pas à y revenir. Les lésions du moteur oculaire commun amènent des troubles trophiques dans les muscles auxquels il se distribue. C'est ainsi que le releveur de la paupière, le droit interne, le droit supérieur et petit oblique, nous ont présenté l'altération granulo-graisseuse (pl. X, fig. 7, 8 et 9).

Nous avons cherché à étudier l'état des muscles ciliaires en les colorant, suivant les indications de Frey, avec du chlorure de palladium ; mais nos recherches n'ont abouti à aucun résultat.

Quatrième paire. — Elle ne nous a jamais présenté rien de particulier.

Cinquième paire. — Ce n'est qu'exceptionnellement que nous avons constaté des lésions de la cinquième paire ; il nous a été donné de le faire dans un cas de paralysie générale à la troisième période : le sujet était une femme, qui succomba rapidement après avoir présenté, deux ou trois jours avant sa mort, du délire hypochondriaque consistant à dire qu'elle n'avait plus de dents ni de joues : l'un des deux trijumeaux était entouré d'un manchon membraneux rouge et épaissi ; le nerf lui-même ne paraissait pas altéré ; des coupes faites dans la protubérance, un peu au-dessus de l'émergence du trijumeau, nous ont cependant montré au milieu des fibres du nerf plusieurs vaisseaux qui présentaient des caractères inflammatoires dans leurs parois : des noyaux nombreux se voyaient à l'extérieur et le long du vaisseau, à droite et à gauche. L'altération des vaisseaux n'était pas égale dans toutes les préparations : dans quelques-unes on voyait, en outre, des noyaux disséminés sur le trajet des fibrilles ou entre les fibrilles (pl. XIII, fig. 5 et 6) qui composent le nerf dans sa partie intraprotubérantielle. Quant aux fibres qui composent le nerf à partir de son émergence, elles n'étaient pas altérées.

La méninge qui entourait le trijumeau renfermait une très-grande quantité de noyaux embryoplastiques (1). De même chez un autre malade, la méninge qui entourait ce nerf depuis son émergence jusqu'au trou crânien était infiltrée de noyaux embryoplastiques, et chez cette dernière, parmi les quatre vaisseaux qu'on voyait au microscope, un seul présentait beaucoup de noyaux dans ses parois.

(1) Planche XIII, fig. 6.

Sixième paire. — Les lésions du moteur oculaire externe sont analogues à celles du moteur oculaire commun, mais moins prononcées et bien moins constantes ; elles peuvent amener des lésions dans les muscles que ces nerfs innervent. Cette altération musculaire a été très-nette chez une femme qui avait un strabisme interne : le moteur oculaire externe correspondant était atrophié (pl. X, fig. 3).

Septième paire. — A propos de l'étude du bulbe, nous avons vu que les lésions des cellules de la septième paire étaient très-précoces. En outre, les délicates fibrilles d'origine du facial, circulant à travers un tissu altéré par suite de l'abondance des noyaux embryoplastiques, sont nécessairement gênées dans leur fonctionnement. Chez une femme, au deuxième mois de la paralysie générale, les lésions des vaisseaux d'une partie du cerveau et surtout des cellules d'origine du facial (pl. VIII, fig. 1 et 2) étaient déjà bien manifestes.

Voici l'observation de la malade à laquelle je fais allusion.

OBSERVATION XLIX. — La nommée Sch..., cinquante ans, journalière, est entrée dans mon service de la Salpêtrière, dans un état maniaque datant de deux mois. La maladie a commencé par des métrorrhagies considérables, qui ont été accompagnées de sensation de froid dans les jambes, de douleurs continues à la nuque. Insomnie pendant ces deux mois. Idées d'empoisonnement depuis quinze jours. Le trouble mental date d'un mois. Dès le début, elle a manifesté des idées de satisfaction, disant qu'elle était riche et qu'elle n'avait plus besoin de travailler, qu'elle avait sauvé la France, qu'elle avait sauvé l'Impératrice, puis qu'elle était condamnée à mort. Elle avait des hallucinations de la vue.

Une sœur de la malade est morte aliénée ; un frère est très-original.

Elle est amenée dans mon service dans un état d'agitation considérable, prononçant des paroles incohérentes, répondant à des voix du côté de la fenêtre, injuriant des personnages imaginaires, parlant de trois têtes de son fils que l'on a coupées, menaçant de sa colère, répétant un grand nombre de fois : « Eh oui ! eh non ! » et employant des nombres toujours exagérés.

Cet état d'excitation ne cesse pas pendant quinze jours. Le 31 décembre, je constate une pleuropneumonie droite, qui se complique d'empyème. La malade succombe le 12 janvier 1874.

Autopsie : Poids du cerveau, 1110 grammes. Les méninges à peine injectées, transparentes, peuvent s'enlever, sans arrachement de la substance grise.

Rien de particulier à la vue, dans les nerfs de la base, dans le quatrième ventricule, dans la protubérance, le bulbe, les corps opto-striés. Un peu d'hyperhémie dans la partie la plus centrale du lobe sphénoïdal gauche.

Rien de particulier dans le reste du cerveau coupé par tranches.

Hépatisation et gangrène du poumon droit, sérosité purulente dans la plèvre droite.

Rien de particulier dans les autres organes, sauf dans la cavité utérine, qui présente une teinte rouge à l'orifice des trompes de Fallope.

L'examen histologique de plusieurs parties de la substance grise du lobe temporal gauche montre comme altération une grande quantité de noyaux dans les parois et autour de quelques vaisseaux, noyaux que le carmin et l'hématoxyline colorent facilement, et l'étude des noyaux du facial et de l'hypoglosse apprend que plusieurs cellules des noyaux des deux faciaux présentent une altération granulo-graisseuse (pl. VIII, fig. 2), tandis que les cellules des noyaux des deux hypoglosses sont absolument saines (pl. VIII, fig. 4).

Les noyaux d'origine du facial sont toujours plus prématurément atteints et aussi plus profondément (pl. VIII, fig. 3) que ceux de l'hypoglosse; quant aux fibres du nerf facial, à partir de son origine réelle jusqu'à son entrée dans le rocher, elles ne présentent d'habitude aucune lésion, ni à l'œil nu, ni au microscope, même lorsque les cellules d'origine sont fort malades; de même les nerfs des huitième, dixième, onzième et douzième paires ne présentent pas de lésions notables.

Neuvième paire. — Nous avons vu (lésions du bulbe) que le nerf hypoglosse offrait des lésions considérables dans ses cellules d'origine. Il en résulte parfois des dégénérescences granulo-graisseuses des muscles de la langue; le nerf, à partir de son émergence du bulbe, présente ordinairement des lésions (pl. X, fig. 7), et entre autres l'altération atrophique.

Ainsi donc, en résumé, les nerfs crâniens qui sont plus spécialement atteints dans la paralysie générale sont l'olfactif, le nerf optique, le facial, les nerfs moteurs-oculaires, et l'hypoglosse. Les autres nerfs ne le sont qu'exceptionnellement.

Moelle. — Les lésions de la moelle épinière et de ses enveloppes sont à peu près constantes.

Les lésions des enveloppes ont été étudiées au commencement de ce chapitre, et l'ont été au chapitre des complications spinales. Les lésions de la moelle elle-même ont fait l'objet d'études spéciales de la part de Bogd, Westphal, de Wilhelm Sunder. Bogd (1) a établi en 1848 que la paralysie générale est accompagnée ou dépend de l'inflammation de la moelle épinière.

Westphal (2) a attiré le premier l'attention : 1° sur la production de cellules à noyaux dans la moelle épinière des paralysés géné-

(1) *Rapport sur l'asile du comté de Sommerset*, 1848, et *Mental science*, 1871.
(2) Westsphal, *Arch. für Psychiatrie*, 1868, 1er et 2e cahiers.

raux; 2° sur l'atrophie ou la dégénérescence grise des cordons postérieurs; 3° sur l'inflammation chronique qui atteint les cordons postérieurs; 4° sur l'inflammation chronique qui envahit la partie postérieure des cordons latéraux.

Wilhelm Sunder (1) a signalé aussi l'existence de ces cellules à noyaux et a fait remarquer leur coïncidence avec des lésions des méninges spinales postérieures.

Par contre, Simon (2) a combattu les idées de Wesphal et a nié la *constance* des lésions spinales dans la paralysie générale.

Il est bien certain qu'au début de la maladie on peut ne pas trouver ces lésions; mais on les constate toujours lorsque la maladie a suivi toutes ses phases. (Voyez pour la description de la myélite diffuse chronique, p. 242, le chapitre des complications spinales.) Nous ne voulons ici que résumer les points principaux.

Ainsi que dans le cerveau, la lésion primitive et fondamentale est la lésion vasculaire et périvasculaire, suivie d'épanchement blastématique dans la substance nerveuse; nous l'avons suffisamment décrite plus haut; il est cependant quelques particularités qu'il est bon de signaler.

1° Dans plusieurs cas, les lésions des vaisseaux que l'on voyait dans les sillons postérieur et collatéral postérieur étaient d'autant plus prononcées qu'on se rapprochait davantage de l'axe spinal; cette particularité n'est pas spéciale aux vaisseaux des cordons postérieurs; on l'observe aussi pour les vaisseaux des cordons latéraux et antérieurs : au fur et à mesure qu'on examine plus près du centre, on voit les lésions des vaisseaux apparaître et devenir de plus en plus manifestes, jusqu'à présenter même du tissu conjonctif fibrillaire de nouvelle formation. (pl. XI, fig. 4).

Les lésions périvasculaires suivent le même mode : tandis, en effet, qu'on trouve peu de noyaux embryoplastiques dans les parties périphériques des cordons postérieurs, des cordons de Goll, des cordons latéraux, et des colonnes de Clarke, on en rencontre un bien plus grand nombre au fur et à mesure qu'on se rapproche du centre.

(1) Sunder, 1868, *Arch. für Psychiatrie*, 2ᵉ cahier.
(2) Simon, *Arch. für Psych.* 1868.

2° L'artère centrale est presque toujours extrêmement altérée (pl. XII, fig. 2), ainsi que les artérioles voisines.

3° Au voisinage de ces vaisseaux, c'est-à-dire dans la substance grise du canal central, on voit un nombre considérable de noyaux embryoplastiques (pl. XII, fig. 2). L'altération vasculaire est aussi très-prononcée dans les|cornes antérieures et postérieures.

On voit, par ce qui précède, que les lésions des vaisseaux de la moelle sont d'autant plus accentuées que l'on approche davantage de la substance grise centrale qui renferme les cellules nerveuses ; de même nous avons vu que dans le cerveau les lésions vasculaires étaient plus marquées au fur et à mesure qu'on approchait de la substance grise périphérique qui contient également les cellules nerveuses : cette coïncidence des lésions vasculaires plus prononcées au voisinage des cellules nerveuses a quelque chose de remarquable, et on peut en tirer des déductions intéressantes au point de vue pathogénique : la cellule nerveuse devient-elle malade parce que la lésion vasculaire est plus prononcée dans son voisinage que partout ailleurs, ou bien la cellule nerveuse est-elle primitivement atteinte dans son dynamisme, et la lésion vasculaire n'est-elle que la conséquence du trouble fonctionnel de la cellule que le vaisseau a pour fonction d'alimenter? Quoique les deux opinions puissent se soutenir, nous pensons que l'origine de la lésion de la cellule est l'altération du vaisseau antérieurement enflammé.

Les lésions des cornes antérieures de la substance grise sont exceptionnelles (pl. XII, fig. 1) ; elles s'accompagnent d'atrophie musculaire progressive ; nous les avons étudiées à propos de l'atrophie musculaire chez les fous paralytiques (1). De même pour ce qui concerne les lésions en foyer. Depuis nous, Ashe (2) a aussi observé la dégénérescence des muscles dans la paralysie générale, etc.; mais toutes ces lésions spinales ayant été étudiées en même temps que les diverses manifestations auxquelles elles donnent lieu, il serait inutile de les reprendre pour en faire exclusivement la description anatomo-pathologique.

(1) Page 257.
(2) *Journal of mental science*, avril 1876, p. 82.

Altérations du nerf sciatique. — Beran Lewis (1) a étudié l'état du nerf sciatique dans la paralysie générale, et a décrit les altérations suivantes, qui expliquent, à son avis, les troubles locomoteurs et sensitifs qu'on observe dans les membres inférieurs.

Le contour n'en est plus arrondi, mais il est ovale; sa consistance est diminuée ainsi que son élasticité. Le névrilème perd son aspect brillant, les tubes nerveux s'atrophient suivant une marche spéciale; l'atrophie ne s'étend pas d'une façon diffuse dans toute l'épaisseur d'un même faisceau; mais elle occupe des régions distinctes, en foyers; l'atrophie est la conséquence de l'hyperplasie des éléments connectifs inter-fasciculaires.

Lésions du grand sympathique. — Bonnet et Poincaré (2) ont décrit un état pigmentaire des cellules de toute la chaîne du grand sympathique et la substitution de tissu cellulaire et de cellules adipeuses aux cellules nerveuses dans les ganglions de la région cervicale et de la région thoracique. Ils ont encore décrit une pigmentation très-marquée des ganglions annexés aux nerfs crâniens. Les observations que nous avons faites corroborent en partie cette description, mais nous devons dire que nous avons trouvé des ganglions qui étaient indemnes de ces lésions, aussi bien dans la région cervicale que dans les régions thoracique ou abdominale. D'ailleurs cette absence de lésions histologiques concordait avec l'intégrité à l'œil nu de ces ganglions et de leurs filets de communication. Ainsi, même chez des paralysés généraux morts à une période avancée, nous n'avons pas trouvé constamment de lésions dans les ganglions du grand sympathique; par contre, dans plusieurs cas de folie simple hypochondriaque ayant duré de longues années, il nous a été donné de constater les lésions décrites plus haut dans le ganglion semi-lunaire (3).

(Il faut savoir que, même à l'état normal, dans les ganglions du grand sympathique, les cellules ont parfois un certain degré de pigmentation.)

Lésions viscérales. — Un mot sur les lésions viscérales qu'on rencontre presque toujours chez les fous paralytiques arrivés à la période de cachexie : le sang est altéré considérablement; ces alté-

---

(1) *West Riding Lunatic asylum Reports*, vol. V, 1875.
(2) *Ann. méd.-psych.* 1868.
(3) A. Voisin, *Union méd.*, 1869, et *Leçons cliniques sur les maladies mentales*, Paris, 1875.

rations ont été étudiées à propos des manifestations propres à la troisième période (1) ; en outre, chez les paralysés généraux, surtout à une période avancée de la maladie, tous les organes sont en souffrance : la tuberculisation pulmonaire est fréquente chez eux. Clouston (2) a remarqué que dans 33 cas de paralysie générale accompagnée de tuberculisation, le délire avait été d'abord mélancolique et accompagné d'impulsions au suicide; dans ces cas la tuberculisation n'avait pas été l'effet du refus d'acceptation des aliments ou du dérangement de la nutrition, et dans la plupart des cas elle n'avait causé que de faibles dérangements ; elle était presque latente et ne l'accompagnait ni de toux ni d'expectoration : ce n'est, du reste, qu'à l'examen de la poitrine par l'auscultation, par la percussion et avec l'aide de l'observation thermométrique, qu'on peut découvrir la tuberculose chez les déments paralytiques. Esquirol avait remarqué cette évolution insidieuse. « La phthisie chez les aliénés, dit-il, échappe à l'observation la plus attentive. » De même, Marcé a écrit « que les aliénés qui succombent à la phthisie gardent fort longtemps leur embonpoint et leur appétit, que rien n'est changé à leurs habitudes et à leur délire. »

On rencontre fréquemment à l'autopsie des paralysés généraux des lésions du foie, de la rate et des reins, de nature irritative. Les capsules du foie et de la rate portent souvent des traces d'inflammation d'âge différent.

Lésions des reins. — Il nous a été donné d'examiner un certain nombre de reins de malades qui avaient présenté de l'albumine dans l'urine. Ces reins étaient d'un volume normal, d'une consistance un peu au-dessus de la moyenne ; à l'œil nu, ils étaient hyperhémiés dans les substances corticale et tubulaire.

Il existait des adhérences multiples entre la substance corticale et la capsule ; l'examen microscopique pratiqué après durcissement et coloration par le carmin ou l'hématoxyline permettait de constater les altérations suivantes : tandis qu'à l'état normal le stroma est formé d'un réseau extrêmement serré de corpuscules de tissu conjonctif sans tissu conjonctif fibrillaire, chez ces aliénés paralytiques, le stroma était formé de fibrilles de tissu conjonctif très-sensible à l'action des matières colorantes.

(1) Page 160.
(2) Clouston, *In the mental science*, 1868.

La quantité de ces fibrilles variait beaucoup suivant les diverses régions du rein : elle était remarquable surtout dans la substance corticale, et dans certains endroits elle étouffait en partie les tubes de Henle, en respectant, chose curieuse, les corpuscules de Malpighi ; les cellules épithéliales des tubes de Henle et des corpuscules de Malpighi nous ont toujours paru normales.

Ce sont, en somme, les lésions de la néphrite interstitielle (1).

L'intestin et l'estomac sont très-souvent malades ; la muqueuse en est ramollie, hyperhémiée. Calmeil décrit longuement ces lésions dans bon nombre d'observations.

Leur étude a déjà été faite au chapitre qui traite du délire hypochondriaque.

En résumé, les lésions cérébrales qui, dans mon opinion, se produisent successivement dans la paralysie générale des aliénés sont, pour la substance grise, de l'hyperhémie, de l'œdème, du ramollissement du tissu nerveux, l'organisation dans les parois des vaisseaux et dans la substance nerveuse de produits hématiques épanchés depuis un temps variable, la formation dans les vaisseaux et dans le tissu nerveux d'éléments embryoplastiques qui se transforment en corps fusiformes et en tissu fibrillaire dans les parois vasculaires, en myélocytes dans le tissu nerveux, et l'altération des cellules cérébrales.

L'hyperhémie amène l'épanchement de produits hématiques qui envahissent la substance nerveuse, les parois vasculaires et les espaces lymphatiques. L'augmentation de la quantité du blastème dans le tissu hyperhémié détermine la néoformation d'éléments nouveaux nucléaires qui subissent des transformations suivant la nature du tissu ; ainsi dans la substance nerveuse l'élément nucléaire nouveau devient myélocyte, dans les vaisseaux il devient noyau conjonctif, corps fusiforme, et enfin tissu fibrillaire. La néoformation de tissu conjonctif dans les vaisseaux produit leur aspect moliniforme et leur diminution de calibre et même leur obturation ; et c'est cette interruption dans la circulation sanguine qui est une des causes des altérations des cellules cérébrales.

Les lésions de la substance blanche consistent principalement

_____

(1) Voy. Kelsch, *Arch. de Physiologie.* Paris, 1874.

dans les lésions des vaisseaux et dans la prolifération des myélocytes.

Dans la moelle épinière, les lésions fondamentales sont les
mêmes, mais la formation du tissu fibrillaire est plus considérable, parce que la moelle renferme plus de vaisseaux et par
conséquent une plus grande quantité de tissu cellulaire.

RÉSUMÉ

Forme aiguë. — Lésions habituelles de la congestion cérébro-spinale. —
Hyperhémie de l'axe nerveux et parfois lésions viscérales.

Forme chronique. — Crâne. — Dure-mère. — Pachyméningite. — Épais-
sissements. — Kystes.

Arachnoïde. — Granulations. — Corps étoilés dans l'arachnoïde spinale.

Pie-mère. — Congestion, épaississement. Les lésions des méninges sont
toujours plus prononcées dans les lobes antérieurs que dans les autres lobes
du cerveau.

Le cerveau est souvent atrophié à la fin de la maladie; d'autres fois il y a
de l'inégalité dans le poids des deux hémisphères. — Adhérences cérébro-
méningées. — Ramollissement de la couche corticale.

Apparences du cerveau coupé par tranches.

Étude microscopique de la substance corticale. 1° Lésions vasculaires et
périvasculaires : dégénérescences colloïde et cystoïde. 2° Lésions des éléments nerveux : cellules nerveuses (trois degrés d'altération); tubes nerveux. 3° Lésions qu'on rencontre dans la névroglie. Nous pensons que la
névroglie est du tissu nerveux ; ce qui nous permet de l'affirmer, c'est :
A l'embryogénie ; B la façon dont se comporte la névroglie sous l'influence
des réactifs chimiques et des substances colorantes ; C la texture du réticulum ; D l'étude microscopique de la substance nerveuse du fœtus (on peut
suivre chez le fœtus l'évolution des cellules nerveuses, se convaincre qu'elles
dérivent des myélocytes, et que les myélocytes, de même que le réticulum,
n'appartiennent pas au système conjonctif.

Ce qui explique l'erreur des auteurs qui considèrent la paralysie générale
comme liée à une prolifération de la névroglie, c'est l'existence des corps
embryoplastiques et des myélocytes répandus en nombre exagéré dans la
substance nerveuse; les auteurs qui admettent la prolifération de la névroglie
considèrent ces corps comme des cellules conjonctives, nées sur place et
développées pour ainsi dire aux dépens de la névroglie. Mais une observation
attentive montre que ces corps étrangers ont une origine vasculaire, vu qu'ils
existent d'abord et surtout au voisinage des vaisseaux, et que ce n'est
qu'après qu'ils émigrent dans la substance nerveuse avoisinante. 4° Existence
des cellules araignées. 5° Lésions des myélocytes. — Les myélocytes, étant
absolument de même nature que les cellules nerveuses, subissent des altérations identiques : trois degrés d'altération.

Altérations de la substance blanche : induration superficielle, crêtes, aspect
sablé, teintes variées. Il n'y a pas de sclérose, mais bien de l'œdème dur.

Les lésions de l'insula sont de bonne heure assez accusées; par contre, la couche optique, le corps calleux, la voûte à trois piliers, les corps genouillés, présentent des altérations relativement peu marquées. Le corps strié est presque toujours sain.

Lésions de l'épendyme ventriculaire.

La protubérance est souvent altérée, surtout au niveau des noyaux d'origine de la troisième paire; les cellules qui constituent ces noyaux présentent souvent des lésions très-manifestes.

Le cervelet n'est jamais aussi altéré que le cerveau : il est souvent hyperhémié.

Le nerf olfactif est presque toujours ramolli, et dès le début ses cellules d'origine sont souvent altérées, et entre ses fibres, on rencontre beaucoup de noyaux embryoplastiques. Le nerf optique est parfois scléreux.

Le moteur oculaire commun, le facial et l'hypoglosse sont souvent lésés dans leurs noyaux d'origine. Ces deux derniers nerfs ne présentent ordinairement pas d'altération à partir de leur émergence du cerveau. Le trijumeau et les autres nerfs crâniens ne sont qu'exceptionnellement atteints.

La moelle subit les mêmes altérations que celles que nous avons rencontrées dans le cerveau : ses vaisseaux sont d'autant plus lésés qu'on s'approche davantage du canal central. C'est surtout la partie postérieure de la moelle qui est atteinte. (Les lésions histologiques de la moelle sont étudiées dans le chapitre XI.) Les lésions viscérales sont fréquentes et insidieuses : elles portent sur le foie, les reins, le cœur et les poumons.

CHAPITRE XII

Considérations médico-légales.

La folie paralytique est tellement fréquente à l'heure qu'il est, qu'elle mérite une étude approfondie au point de vue médico-légal.

Cette étude doit porter :

1° Sur l'appréciation de la responsabilité des aliénés paralytiques;

2° Sur l'appréciation de leur capacité civile ;

3° Sur l'appréciation de la validité de leurs actes.

§ 1er. — De la responsabilité des aliénés paralytiques.

Lorsque la paralysie générale est manifestement confirmée, quand elle a atteint la seconde et, à plus forte raison, la troisième période, les malades sont absolument irresponsables de leurs actes délictueux; ils bénéficient des clauses de l'article 64 du Code pénal d'après lequel : « il n'y a ni crime, ni délit lorsque le prévenu était en état de démence au moment de l'action, ou lorsqu'il y a été contraint par une force à laquelle il n'a pu résister. » Mais ce n'est pas lorsque les malades sont arrivés à la deuxième ou à la troisième période que l'appréciation de la responsabilité est discutée.

C'est surtout à la période intermédiaire et à la première période que les aliénés paralytiques ont des démêlés avec la justice.

C'est dans ces cas que les médecins doivent mettre à profit tous les renseignements que peuvent leur fournir les antécédents des malades, et l'état actuel. Leur attention doit porter sur l'état mental et surtout sur l'état physique. — Nous avons suffisamment insisté sur les symptômes qui peuvent permettre de soupçonner ou d'affirmer la folie paralytique, et sur les détails de diagnostic différentiel, pour n'avoir pas à y revenir ici.

Rappelons seulement que tant qu'il n'existe pas de signes somatiques, le médecin n'est pas en droit d'affirmer l'existence d'une périencéphalite diffuse : il ne lui est permis que de la soupçonner.

La constatation des troubles somatiques est d'une importance capitale :

1° Parce que les troubles intellectuels peuvent se simuler, tandis que les symptômes somatiques essentiels ne sont pas susceptibles d'être simulés.

2° Parce que les troubles somatiques sont perceptibles pour tout le monde, personne ne peut en nier l'existence, tandis que les troubles intellectuels chez les fous paralytiques au début, peuvent être méconnus; ces derniers signes sont quelquefois si minimes, en effet, que des médecins peu exercés, et des magistrats, se refusent à les admettre, alors même qu'aux yeux des médecins compétents, ils existent d'une façon indiscutable. Nous savons bien que dans ces questions d'appréciation, le médecin ne doit relever que de sa conscience, et ne doit pas s'inquiéter outre mesure de savoir si ses opinions seront ou non partagées; cependant cette considération n'est pas absolument sans valeur. Mais, dira-t-on, les troubles *somatiques* qui signalent le début de la folie paralytique sont le plus souvent très-peu marqués, et la plupart des personnes étrangères aux études médicales ont de la tendance à nier l'importance que les médecins leur accordent. C'est parfaitement vrai; mais ce qu'elles ne peuvent pas nier, c'est l'existence de ces troubles, qu'on peut leur faire apprécier *de visu;* et plus tard, lorsqu'une connaissance plus approfondie sur les maladies mentales sera répandue parmi les magistrats, la constatation de ces troubles somatiques prendra l'importance qu'elle mérite.

3° La constatation des troubles somatiques appartenant au début de la folie paralytique, est encore extrêmement importante dans les cas où les troubles psychiques sont peu marqués.

Supposons pour préciser, le cas d'un homme qui aurait commis un acte délictueux et sur l'état mental duquel un médecin aurait à se prononcer. Il est possible que ce médecin ne soit pas extrêmement versé dans la connaissance de la folie, et qu'il ne puisse pas apprécier un trouble mental qui n'échapperait pas à un aliéniste de profession ; tandis qu'il est difficile qu'il se laisse induire en erreur, s'il parvient à constater des troubles somatiques. Il peut encore arriver que le trouble mental soit extrêmement peu marqué et qu'il s'agisse cependant de paralysie générale au début ; il est essentiel dans ces cas que le diagnostic soit porté, parce que s'il est prouvé qu'il s'agit de paralysie générale, si peu marqué que soit d'ailleurs le trouble mental, l'accusé devient irresponsable et doit être traité comme tel, ainsi que nous le démontrerons plus loin.

Le médecin pourra encore s'appuyer, pour formuler son diagnostic, sur certains éléments qui viennent en seconde ligne.

Il devra s'enquérir des habitudes, du genre de vie, des occupations ordinaires du malade. Il devra demander s'il a eu des attaques épileptiformes ou apoplectiformes, dues à des poussées congestives, qui annoncent parfois le début de la périencéphalite chronique ; rechercher si depuis un certain temps le caractère du malade s'est modifié ; il se procurera des écrits.

Comme le dit très-bien M. Tardieu (1), il y a deux choses à examiner dans les écrits des aliénés : d'une part, ce qu'ils contiennent, d'autre part, la forme sous laquelle ils se présentent ; Relativement au fond, il faut savoir que parfois les fous paralytiques écrivent avec une facilité extrême : on les voit se prodiguer en lettres de recommandation, d'achats, etc.

D'autres fois ils écrivent de longs mémoires qu'ils cachent avec soin, et qui sont très-intéressants, parce qu'ils renferment l'exposé de conceptions délirantes qu'ils dissimulent dans la conver-

(1) Tardieu, *Étude médico-légale sur la folie,* 1872.

sation ; mais le plus souvent ils écrivent peu ; beaucoup moins, par exemple, que les aliénés simples ou par vésanie, qni croient avoir une mission à remplir, ou être persécutés ; pour peu que la débilité intellectuelle ait atteint un certain degré, les fous paralytiques le révèlent beaucoup mieux en écrivant qu'en parlant. — Il en est, par exemple, qui conservent une bonne tenue, qui répondent d'une façon satisfaisante aux questions, qui ont conservé les formules ordinaires de la politesse ; chez lesquels, en un mot, un observateur inattentif pourrait méconnaître le trouble mental, et qui, mis en demeure d'écrire quelque chose, ne tracent que des phrases inachevées et sans suite. Ils commencent une lettre dans un sens et la finissent dans un autre ; le plus souvent ils ne la finissent pas et décèlent ainsi leur affaiblissement intellectuel. Quand ils écrivent des lettres un peu longues, la lucidité diminue à mesure qu'on arrive à la fin de la lettre. Les idées émises en premier lieu peuvent être raisonnables, tandis que les suivantes ne s'enchaînent plus d'un façon logique ; comme si le malade se fatiguait en écrivant. — Au point de vue de la forme graphique, les écrits des paralytiques ne sont pas moins intéressants à étudier. Nous n'avons pas à parler des signes hiéroglyphiques que tracent ces aliénés parvenus à la deuxième ou à la troisième période. C'est seulement l'écriture des fous paralytiques au début qui doit nous arrêter un instant.

Cette écriture est le plus souvent troublée ; les A et les O sont surtout irréguliers, les caractères en sont ordinairement fins ; mais à côté des caractères fins, on en voit de trop gros. Les lettres majuscules abondent, les lettres ne sont pas parallèles ; la ponctuation manque ; on y constate des fautes d'orthographe dues le plus souvent à l'omission de lettres. Des syllabes, des mots entiers, sont passés. Nous donnons d'ailleurs à la fin de ce volume quelques spécimens. Il est inutile de dire que la constatation de ces défectuosités dans l'écriture n'a de valeur absolue que si l'on peut prendre comme point de comparaison les écrits des malades, antérieurs à l'invasion de leur folie. La plupart de ces détails ont d'ailleurs été signalés par Marcé (1) et Brierre de Boismont (2).

Le médecin légiste peut encore tirer quelques indications des

_____

(1) Marcé, *De la valeur des écrits des aliénés*, in *Ann. d'hyg. pub. et de méd. lég.* 1864.
(2) Brierre de Boismont, *Ann. méd.-psychologiques*, 1864.

circonstances dans lesquelles ont été accomplis les actes qui ont attiré sur l'inculpé les poursuites de la justice.

Les actes des fous paralytiques qui motivent le plus souvent des poursuites judiciaires sont :

Les attentats à la pudeur, les vols et les homicides ou tentatives d'homicides.

Or, nous avons dit au chapitre consacré à l'étude des symptômes que les attentats à la pudeur ressemblaient à ceux commis par les vieillards atteints de démence sénile. Nous devons ajouter qu'on ne remarque pas d'habitude, dans la forme débile, l'exagération des appétits sexuels que nous avons signalée dans la forme expansive.

Quant aux vols, ils portent avec eux le caractère d'une souveraine imprévoyance. — « L'un dérobe, en passant, un outil qu'un ouvrier occupé dans la rue avait placé auprès de lui, sans pouvoir d'ailleurs en tirer aucun profit ». (Lasègue.) L'autre, c'était un officier de l'armée, enlève à l'étalage d'un épicier un morceau de sucre qu'il met tranquillement sous son bras (Villemin). En général, ces larcins sont sans importance, et le malade ne croit pas mal faire en les commettant; aussi ne se cache-t-il pas pour les accomplir. Il le fait d'une façon si naturelle qu'il n'a même pas l'air de voler.

Darde rapporte dans sa thèse l'histoire d'un homme qui avait pris une valise à côté de son possesseur, à la gare de Strasbourg, et qui s'en allait tout tranquillement, sa valise à la main, quand un employé l'arrêta : or, cet homme qui ne paraissait pas être encore atteint de paralysie générale confirmée, mais qui le devint par la suite, fut condamné à six mois de prison. — Un malade cité par Magnan, voyant une barrique pleine devant un marchand de vins, alla prier deux sergents de ville de vouloir bien l'aider à rouler cette pièce de vin, et ceux-ci de se mettre à l'œuvre sans se douter le moins du monde qu'ils aidaient à commettre un vol. Le plus souvent les malades seraient bien en peine d'expliquer les raisons qui les ont poussés à opérer ces larcins; dans d'autres circonstances, ils se figurent de bonne foi que ce qu'ils ont dérobé leur appartenait. Cette idée n'a rien d'extraordinaire aux yeux des personnes qui ont étudié le délire ambitieux et le délire des richesses observables chez la plupart des aliénés paralytiques. Le malade se figure que tout ce qu'il voit lui appartient, il ne se fait aucun scrupule de prendre ce qui lui convient à un moment donné. Le docteur Wilkie Burman, de l'asile de West Riding (1), cite le cas d'un paralytique à la première période qui avait jeté bas le mur de son voisin, persuadé sous l'influence de ses conceptions maladives, qu'on avait empiété sur sa propriété.

Relativement aux vols commis par les malades, le docteur Burmann montre qu'il est parfois évident que la matière de l'objet dérobé est en intime relation avec l'idée délirante dominante; cette opinion est aussi partagée par Audiffrent (2).

Les vols opérés dans ces circonstances fournissent aux médecins légistes et aux magistrats des données importantes d'appréciation. Mais il faut bien dire qu'ils n'ont pas toujours ce caractère d'absurdité et d'imprévoyance. Il arrive en effet que des fous paralytiques ne peuvent pas remplir les engagements onéreux qu'ils ont contractés quelque temps avant; engagements qui n'étaient pas encore marqués au sceau d'une notable débilité intellectuelle. On en voit d'autres qui se ruinent dans des spéculations hasardeuses, et qui font des banqueroutes frauduleuses; on en voit qui font des faux en écriture.

Relativement aux homicides, les aliénés paralytiques en commettent rarement; ils sont en effet le plus souvent contents d'eux et des autres; et d'ailleurs, quand ils veulent accomplir un homicide, ils s'y prennent si mal que fort heureusement leurs tentatives avortent le plus souvent. Ils ne combinent pas convenablement leurs moyens d'action. Darde (3) rapporte dans sa thèse (observation XXII) l'histoire d'un malade à la première période, qui, prétendant avoir contre M. D., chirurgien des hôpitaux, des griefs suffisants, voulait aller tuer ce médecin; il prend alors une canne et un poignard, et, ces armes à la main, il demande à deux sergents de ville l'adresse de D., qu'il veut dit-il, « aller tuer ». — On observe des cas où les fous paralytiques commettent des incendies sans avoir la conscience de ce qu'ils font. Tel est le cas d'un ouvrier qui a récem-

(1) *Mental Science* 1873.
(2) Audiffrent, *Mal. du cerveau et de l'innervation.* 1876.
(3) Darde, *Du délire des actes dans la paralysie générale* (Paris, 1874).

A. VOISIN. Paralysie.   30

ment mis le feu aux magasins de la maison Érard, fabricant de pianos, et d'un individu qui mit le feu à la maison de son père, et que j'eus à examiner comme expert.

Telles sont les principales circonstances dans lesquelles la société doit aux aliénés paralytiques sa protection contre les rigueurs du Code pénal.

Lorsqu'un médecin compétent formule des doutes sur l'existence d'une paralysie générale encore à la période intermédiaire, les magistrats usent aujourd'hui d'une grande réserve dans leurs verdicts; et lorsque les médecins affirment la paralysie générale, quand cette affirmation est basée sur la constatation de troubles somatiques, l'inculpé doit à notre avis être considéré comme absolument irresponsable, même si son état de démence ou de délire est peu marqué, même si la folie paralytique est tout à fait à son début.

Cette proposition va sembler téméraire, mais nous pouvons la justifier sur les considérations suivantes. Et d'abord, il est certain que la périencéphalite diffuse entraîne un trouble général de l'intelligence qui porte sur les facultés supérieures, et en particulier sur le jugement et sur le sens moral; le législateur doit tenir compte de cette perversion qui supprime la culpabilité de l'accusé, lequel se trouve alors dans le cas de démence prévu par le Code. Mais ce n'est pas sur ce seul argument que nous nous appuyons; car nous sommes tout porté à admettre qu'au début de la folie paralytique, la liberté morale n'est pas abolie d'un jour à l'autre. Nous avons même longuement insisté sur ce fait dans nos considérations sur la pathogénie de la maladie; nous pensons que, comme les diverses facultés intellectuelles, la liberté morale ne subit que peu à peu la déchéance, et que l'aliéné paralytique, au début de sa maladie, pourrait être considéré comme coupable dans une certaine mesure; théoriquement il y aurait donc lieu d'admettre pour lui la responsabilité partielle; mais pratiquement la chose est irrationnelle et impraticable.

Elle est irrationnelle, car enfin les peines que la société inflige doivent avoir pour but, non pas de *châtier*, mais plutôt de *corriger*. Or comment voudrait-on corriger un individu dont la déchéance intellectuelle et morale va faire tous les jours de nouveaux progrès, par suite de la marche inexorable d'une

lésion encéphalique? Il ne peut en rien profiter des efforts que
l'on pourrait tenter pour le corriger.

2° Le système de responsabilité partielle est impraticable à
cause encore de la marche fatalement progressive de la maladie.

Voici un homme, par exemple, au début de la folie paralytique, qui, ayant commis un crime entraînant de droit les travaux forcés à perpétuité, aurait vu sa peine réduite parce que
les juges l'auraient considéré comme responsable partiellement :
supposons que le condamné soit mis en prison, il peut lui arriver
au bout de quinze jours une attaque apoplectiforme entraînant
la mort ou une attaque de manie aiguë qui forcera de le retirer
de la prison pour le mettre dans un asile.

Il ne faut pas oublier que l'aliéné paralytique est un condamné
à mort dont la maladie peut évoluer rapidement, dont l'état
finira presque toujours par s'aggraver assez pour nécessiter le placement dans une maison d'aliénés. — Cette considération doit à
notre avis arrêter absolument l'action répressive de la justice à
l'endroit des individus chez lesquels on peut affirmer le début
d'une paralysie générale. On peut voir par cette conclusion
combien nous croyons nécessaire qu'un diagnostic certain soit
établi. Il ne doit pas suffire au médecin légiste d'affirmer qu'un
inculpé est fou; car il est des fous, surtout des fous monomanes,
qui doivent être considérés comme pleinement ou partiellement
responsables, parce qu'ils peuvent avoir agi sous l'influence de
mobiles raisonnables, et qu'ayant eu pleinement conscience de
leurs actes, ils les ont accomplis néanmoins pour satisfaire leurs
passions ou leurs besoins. — Le fou paralytique, au contraire,
même s'il présente très-peu de délire, doit être sinon considéré,
du moins traité comme absolument irresponsable, et bénéficie
sans restriction de l'article 64 du Code pénal.

Ajoutons, pour terminer ce qui est relatif à la responsabilité,
que la loi, qui soustrait l'aliéné à la responsabilité pénale, ne
détruit pas la responsabilité civile ni l'obligation de réparer
autant que possible le dommage qui résulte des actes d'un fou.
C'est ainsi que l'action en dommages-intérêts doit s'exercer
contre les parents ou contre les personnes qui ont qualité pour
surveiller l'aliéné paralytique.

« La loi n'a pas encore pris à cet égard de dispositions précises, dit Tardieu ; mais il me paraît tout à fait équitable qu'il en soit ainsi, car je ne sais rien de si coupable que l'insouciance avec laquelle certaines familles se comportent avec leurs proches, aliénés, et leur défaut de soins et de précautions consistant à laisser en liberté des fous capables de causer d'irréparables malheurs. »

Quelles sont les mesures que la société doit prendre pour se mettre à l'abri des malheurs que peuvent causer les aliénés paralytiques ?

Il faut bien savoir que, d'un instant à l'autre, l'aliéné paralytique peut devenir dangereux : on en voit qui, sans raison, mettent le feu ; et bien que les homicides soient rares, il y a lieu de se rappeler qu'on a cité plusieurs exemples.

Nous pensons qu'une des meilleures mesures est celle proposée par M. Tardieu, qui consiste à rendre la famille responsable des actes des aliénés paralytiques.

Quant à ordonner la séquestration dès le début de la maladie, c'est une mesure extrêmement rigoureuse contre laquelle nous protestons. A notre avis le fou paralytique qui a eu une première fois des démêlés avec la justice peut être rendu à sa famille, qui pour l'avenir deviendra responsable.

Du reste, les mesures à prendre contre les fous paralytiques criminels seront moins rigoureuses que celles qu'exigent les monomanes homicides, parce que l'évolution rapide de la paralysie générale met bientôt les malades hors d'état de commettre de nouveaux actes criminels, tandis que nous pensons que la sortie de l'asile d'un monomane homicide ne devrait avoir lieu qu'après une consultation de plusieurs médecins, à laquelle prendrait part la magistrature.

§ 2. — De la capacité des aliénés paralytiques.

L'étude attentive de l'article 489 du Code civil nous fournira les éléments nécessaires pour résoudre les questions relatives à la cappacité des aliénés aralytiques.

« Le majeur qui est dans un état habituel d'imbécillité, de démence ou de fureur, doit être interdit, même lorsque cet état présente des intervalles lucides. »

Telle est le texte de la loi contre laquelle ont protesté et protestent encore bon nombre de médecins. Legrand du Saulle, entre autres (1), pense que l'interdiction, véritable excommunication civile, ne doit être prononcée, même chez les fous paralytiques, que le plus tard possible.

Nous ne pouvons accepter cette opinion; pour nous, en effet, du jour où la maladie est confirmée, les fous paralytiques rentrent absolument dans les cas prévus par le Code; ils sont, en effet, dans un état *habituel*, pour ne pas dire constant, de démence; nous avons longuement insisté déjà sur ce fait, que dans la paralysie générale, quelle que soit sa forme, qu'elle soit ou non accompagnée de délire, il y a toujours un fond de débilité intellectuelle, un trouble portant à la fois sur les facultés intellectuelles et morales.

Quant aux intervalles lucides dont parle la loi, ils sont rarement assez prolongés dans la folie paralytique pour qu'on puisse s'appuyer sur leur existence pour repousser l'interdiction.

Nous avons vu que parmi ces intervalles lucides il y avait lieu de distinguer les temps d'arrêt, les rémissions et les guérisons temporaires. Baillarger a très-bien étudié les rémissions au point de vue médico-légal. Sauze s'est également occupé de cette question; ces auteurs ont conclu qu'au point de vue médico-légal il n'y avait pas à se préoccuper beaucoup de ces états quasi lucides, parce que le fond de débilité intellectuelle subsistait le plus souvent; que s'il survient une guérison temporaire telle que nous l'avons étudiée pages 192 et suivantes, il suffit d'adresser au tribunal civil une demande en mainlevée, car l'interdiction n'a rien d'irrévocable. L'interdiction n'a pas un caractère vexatoire; elle a pour but de soutenir et de suppléer, dans tous les actes de la vie civile et sociale, les malades qui ne peuvent plus les accomplir. Les aliénés paralytiques sont en général insensibles à cette mesure, car chez eux le sentiment de la dignité et l'orgueil légitime disparaissent de bonne heure. Cependant si le tribunal croit devoir rejeter la demande en interdiction, il peut, d'après l'article 499, ordonner que « le défendeur ne pourra désormais administrer sans l'assistance d'un conseil qui lui sera nommé par jugement ».

(1) Legrand du Saulle, *Étude médico-légale sur l'interdiction des aliénés* (*Ann. d'hyg. et de méd. lég.*, 1872), et Leçons faites à l'école pratique en 1866 (*Gaz. des hôpit.*).

§ 3. — De la validité des actes des aliénés paralytiques.

Nous avons vu, en étudiant les premières manifestations de la folie paralytique, que les malades se lançaient souvent dans des entreprises hasardeuses, dans des spéculations insensées ; il leur arrive de faire des commandes ridicules ou des achats inconsidérés et inutiles, d'écrire à des notaires ou à des agents de change pour leur faire acheter des propriétés ou des valeurs qu'ils seront incapables de payer. Ils arrivent ainsi à se ruiner eux et leurs familles.

La loi ne peut intervenir pour annuler ces actes; c'est aux familles à prendre des précautions et à savoir le danger qui les menace. La loi est d'autant plus impuissante dans ces cas, qu'au moment où les fous paralytiques contractent ainsi des engagements onéreux, ils ont le plus souvent les apparences de la santé, et que les personnes intéressées peuvent fort bien ignorer l'état maladif des contractants. Dans d'autres circonstances, les malheureux paralytiques sont exploités.

Nous voyions récemment encore un malade arrivé à la première période de l'affection, auquel un marchand vendait à prix d'or une foule d'objets inutiles dont il savait très-bien que le malade, son voisin, n'avait pas à se servir.

C'est ainsi que le commerçant lui vendit à la fois six coups de poing, instruments de défense en acier.

Il est curieux de voir de combien de façons l'esprit humain s'ingénie pour livrer certains aliénés paralytiques, qui ne jouissent pas de la protection légale, à une exploitation réglée.

Il faudrait la plume d'un Balzac pour dévoiler ces détails ténébreux; qu'il nous suffise de dire que les amis, les parents mêmes, considèrent trop souvent les malheureuses victimes comme taillables à merci, surtout lorsqu'elles sont arrivées à une période avancée de la maladie; la même conduite d'ailleurs est de règle à l'égard des individus qu'atteint la démence sénile, comme si les malheureux qui perdent la raison perdaient en même temps leurs droits à toute protection et à la charité humaine ! On voit de ces malades qui, riches, sont jetés dans des maisons de santé, au meilleur marché possible, puis à un prix de pension de plus en plus bas, et dont on n'attend même pas la mort pour se partager l'héritage. — Dans d'autres cas, des intrigants parviennent à capter la bienveillance des malades, et profitent d'un moment d'expansion pour se faire donner des objets de valeur, des titres de rente, pour faire signer des engagements, etc.

Mais, comme nous le disions à l'instant, la loi ne peut rien contre tous ces méfaits. Il faut attendre que le niveau de la moralité et de l'intelligence s'élève assez pour qu'on arrive à comprendre que les aliénés paralytiques, tout comme les autres malades, ont droit à des égards spéciaux et à une protection effective.

Il est rare que les tribunaux aient à intervenir pour des cas de donation entre-vifs ou pour des testaments faits par des aliénés paralytiques; et l'une des meilleures raisons, c'est que le cas a été prévu par l'article 901 du Code civil, qui annule ces actes.

Il arrive que les aliénés paralytiques, victimes d'intrigantes de bas étage, contractent des mariages disproportionnés : témoin ce malade dont parle quelque part Legrand du Saulle, qui, rencontrant en chemin de fer une fille de mauvaise vie, en devient amoureux, l'épouse et meurt au bout de quelques semaines, par suite d'une congestion cérébrale, laissant à cette prostituée tout ce qu'il possédait; nous avons dit que les fous paralytiques du sexe masculin ne sont pas difficiles dans leurs choix amoureux. C'est ainsi qu'on peut voir des fortunes honorablement acquises passer inopinément entre des mains indignes; et là encore la loi n'a pas une grande puissance. Il y aurait lieu, dans un cas semblable à celui relaté par Legrand du Saulle, de faire l'autopsie ; et si, d'une part, le mariage est de date récente, si d'autre part les lésions encéphaliques sont d'origine ancienne, on tirerait de l'examen anatomique des données précieuses pour annuler les conséquences d'une semblable union.

De même que nous mettons les fous paralytiques, autant que possible, à l'abri de l'exploitation en indiquant quelques-unes des circonstances où le vol s'organise autour d'eux, de même nous tenons à mettre la société à l'abri des exploitations dont les fous paralytiques peuvent servir d'instruments inconscients. Ces considérations s'appliquent surtout aux compagnies d'assurances sur la vie. — Le fou paralytique est, somme toute, actuellement encore du moins, presque certainement un condamné à mort, et on a vu des individus utiliser cette circonstance pour faire prendre des engagements réciproques entre les fous paralytiques et les compagnies d'assurances sur la vie. C'est aux médecins chargés des intérêts de ces sociétés à porter leur attention sur cette maladie à son début.

CHAPITRE XIII

Traitement de la paralysie générale.

L'intervention du médecin, pour ce qui concerne le traitement et la prophylaxie de la folie paralytique, n'est pas aussi illusoire que quelques personnes inclinent à le croire.

Il faut dire qu'en principe nous n'admettons pas la négation systématique lorsqu'il s'agit de thérapeutique; car cette négation ôte à la science médicale ce noble caractère qui en fait la science par excellence. Pour l'homme, en effet, qui de prime abord ou sur la foi de ses devanciers affirme l'incurabilité d'une affection, à quoi se réduit la science? A une pure affaire de curiosité.

Le chercheur passionné fouille et souvent échoue dans ses investigations; quelquefois il parvient à trouver un rapport de causalité entre telle lésion qu'il constate et telle manifestation qu'il a observée pendant la vie du sujet; mais à quoi aboutit cette découverte? A ajouter une page à un traité de physiologie.

C'est certainement quelque chose de très-intéressant, c'est aussi quelquefois très-utile, et nous sommes loin de nier l'importance du rôle de ces chercheurs assidus; mais est-ce là tout?

Le médecin doit-il se contenter du titre de savant? pour lui les malades ne sont-ils que des sujets d'observation? Non, certainement : les malades sont avant tout des êtres souffrants qu'il s'agit d'assister, et le titre de guérisseur est de tous le plus enviable. Que le médecin qui ambitionne ce titre mette à son service tous les matériaux recueillis par les physiologistes, par les physiciens, par les chimistes, rien de plus naturel; mais qu'il commence par avoir la foi, ou du moins par ne pas fermer les yeux, de parti pris, et par ne pas nier, *à priori*, la possibilité de guérison, chez les malades auxquels il va avoir à donner des soins.

Le *scepticisme en thérapeutique*, qui malheureusement perce à travers les doctrines de quelques-uns de nos grands maîtres, n'a pas seulement pour effet de réduire la moralité professionnelle, il a aussi pour résultat de retarder les progrès de la science ; il est si commode, en effet, de nier l'efficacité d'une intervention quelconque, de rester dans le *statu quo*, d'accuser très-haut l'incurabilité des affections et de se contenter de prescriptions hygiéniques.

Quant à l'intérêt que présente la science pure, dénuée de toute utilité pratique immédiate, cet intérêt est-il assez puissant pour la majorité des esprits, et sont-elles donc si nombreuses, ces intelligences d'élite qui, sans avoir de foi thérapeutique, sont suffisamment soutenues par la passion de la science pour consacrer leur vie à des études absorbantes et pénibles? Les sceptiques non-seulement ne produisent en général rien, mais encore ils empêchent les autres de produire ; il est si facile, en effet, d'opposer une fin de non-recevoir et de nier résolûment ce qu'avancent avec timidité les personnes qui marchent dans la voie que nous croyons la bonne ! il est si facile de discréditer et de traiter de vaines toutes les tentatives qu'un éclatant succès n'a pas encore couronnées ! Les sceptiques arrivent ainsi non-seulement à faire partager leurs doutes aux indifférents, mais à ébranler les convictions encore mal assises de ceux mêmes qui font des recherches dans une voie nouvelle. Cette influence est d'autant plus pernicieuse qu'elle émane parfois d'individus revêtus par ailleurs d'une incontestable autorité scientifique. Elle a donc, comme nous le disions plus haut, pour résultat immédiat celui d'enrayer les progrès de la science ou du moins de les retarder. Car il ne faut pas perdre de vue cette vérité, que la science a ses lois d'évolution contre lesquelles viendront en vain se butter les doctrines et les théories, contre lesquelles viendront échouer les jalousies et les passions. La vérité finira certainement par se faire jour et par triompher ; mais s'opposer à ce qui peut en hâter l'apparition, c'est commettre un acte rétrograde que nous ne saurions trop hautement condamner.

C'est surtout pour ce qui a rapport à la thérapeutique des maladies mentales que ce scepticisme obstiné s'affiche en plein jour, aussi bien chez les médecins que chez les gens du monde. Les gens du monde qui, pour toute autre maladie, acceptent pour ainsi dire les yeux fermés les moyens thérapeutiques les plus ridicules, qui se laissent, sans murmurer, exploiter par des charlatans sans pudeur, ferment résolûment leur esprit lorsqu'il s'agit de la guérison des aliénés : d'où vient ce scepticisme révoltant? ne serait-ce pas par hasard un reste de barbarie? On sait, en effet, qu'autrefois les aliénés étaient considérés comme étrangers à l'humanité (*alieni*, étrangers). On faisait tout pour les éliminer; on les incarcerait brutalement pêle-mêle avec les criminels; plus tard, on finit par comprendre qu'ils avaient droit à un certain degré d'assistance, et l'asile remplaça la prison; plus tard encore, sous l'influence de l'évolution des idées et par suite de la noble persévérance de bons esprits dévoués à la cause de ces déclassés, on finit par admettre que l'aliéné était encore un homme, les chaînes tombèrent, et on essaya, par le traitement médical, de rectifier ces intelligences déviées; malheureusement ces tentatives thérapeutiques étant restées à peu près infructueuses, la patience des chercheurs finit par se lasser, et l'on se contenta de garder à vue les aliénés, de les placer dans des établissements d'aliénés, pour les empêcher de nuire aux autres ou à eux-mêmes, en proclamant l'incurabilité de la folie. Mais une voie nouvelle nous semble se dessiner; pour notre part, partant de cette idée que la folie est une maladie somatique, nous croyons que les aliénés doivent être considérés comme des malades ordinaires; non plus seulement dignes de commisération, mais exigeant des soins médicaux éclairés. Dans la grande majorité des cas, c'est dans la famille que doivent être donnés ces soins assidus; et ces soins seraient suivis d'un résultat des plus heureux, si le médecin ordinaire de la famille était en mesure d'appliquer, dès le début, une thérapeutique raisonnée dont il ne peut puiser les éléments que dans un enseignement clinique. Quand les malades sont trop agités ou dangereux, il faut bien se résoudre à les placer dans des maisons spéciales; mais ce placement ne doit pas être considéré, par les familles, comme une séparation définitive, et comme une mort anticipée, le malade atteint d'aliénation mentale et même d'aliénation morale fait encore partie de la société, et n'est pas nécessairement incurable.

L'étude de la folie est-elle donc assez complète à l'heure qu'il est pour qu'on soit en droit d'affirmer l'impuissance de la thérapeutique? Il y a à peine un siècle que l'on s'occupe de cette étude si difficile; et aujourd'hui la plus grande obscurité règne encore dans la majorité des esprits sur toutes les questions relatives à l'aliénation mentale; nos devanciers, Esquirol et son école, n'ont encore fait que déblayer le terrain et qu'apporter des matériaux; ils n'ont pas institué un véritable corps de doctrine; ils ont relaté fidèlement des symptômes, ils ont cherché à les grouper de façon à introduire un peu d'ordre au moyen d'une classification. Mais cette classification artificielle basée uniquement sur la symptomatologie est absolument insuffisante; tous les jours, en effet, à mesure qu'on observe de nouvelles manifestations, on est forcé de multiplier les variétés de formes mentales : chaque auteur a sa classification à lui; il en résulte, au point de vue du diagnostic, des difficultés parfois inextricables.

Il n'est donc pas étonnant, dans ces conditions, que la thérapeutique des maladies mentales soit encore incertaine; mais est-ce une raison pour en nier les progrès futurs et pour affirmer l'incurabilité? Non, certainement; du jour où les médecins voudront bien abandonner cette classification basée uniquement sur les symptômes psychiques et rechercher minutieusement les troubles somatiques chez les aliénés, les modifications de la circulation cérébrale, le chemin sera ouvert aux sérieuses investigations thérapeutiques. Lorsque chacun sera bien convaincu, par exemple, que le délire hypochondriaque peut être dû, soit à un état névropathique avec anémie générale et anémie du cerveau, soit, au contraire, à un état congestif de l'encéphale; qu'il peut encore être sympathique d'une lésion viscérale; lorsque, en un mot, on saura reconnaître la cause d'un délire hypochondriaque, il est bien évident qu'on sera sur la voie d'une thérapeutique rationnelle. Si le délire est en rapport avec l'anémie, on se contentera de donner des toniques, du fer, du quinquina, d'employer l'hydrothérapie, etc. Si l'on suppose que le délire est sympathique d'une lésion viscérale, la thérapeutique portera ses effets sur la cause présumée, et il arrivera souvent que le médecin fera disparaître la vésanie en enlevant, par exemple, un petit polype fibreux de l'utérus, en guérissant une métrite chronique. Si, enfin, on est fondé à croire que l'hypochondrie est en rapport avec un état inflammatoire de l'encéphale, on se hâtera de déployer toutes les ressources du traitement antiphlogistique, et on parviendra, dans certains cas, à enrayer, ou du moins à ralentir la marche d'une affection le plus souvent extrêmement grave et à évolution rapide ; nous voulons parler de la paralysie générale aiguë à forme hypochondriaque, que nous avons décrite dans le cours de cet ouvrage.

On pourrait en dire autant pour toutes les autres formes de délire. Ces diagnostics, dans l'état actuel de la science, sont excessivement difficiles, nous n'en disconvenons pas. Pour les poser, il faut non-seulement connaître la pathologie mentale, mais encore, et à fond, le reste de la pathologie.

Que ceux qui voudront aborder cette science l'abordent donc en connaissance de cause ; ils entreprendront une tâche difficile, mais au fur et à mesure qu'ils creuseront le sujet, ils trouveront des vérités qui les consoleront de leurs peines. Quant aux personnes qui n'oseront pas aborder cette étude ainsi comprise, quant à celles qui voudront rester dans les anciens errements, qu'elles s'abstiennent du moins de jeter le discrédit, et qu'elles se contentent de rester dans une prudente réserve.

Ainsi donc, tant que l'étude de la pathologie mentale ne sera pas plus avancée qu'elle ne l'est actuellement, personne ne sera en droit d'affirmer l'incurabilité de la folie. Pour ce qui est de la folie paralytique en particulier, c'est une affection qui est bien mieux connue que toutes les autres formes d'aliénation mentale, mais elle ne l'est pas encore assez. — En effet, la majorité des médecins ne connaissent pas assez bien les symptômes du début ; ils ne sont donc pas à même d'opposer à la maladie un traitement qui à cette période pourrait être extrêmement utile. Lorsque la maladie est arrivée à sa seconde ou à sa troisième période, la plupart des médecins ont l'habitude de ne plus rien faire et se contentent d'attendre patiemment la mort des sujets. Il est certain que, dans la plupart des cas, l'affection arrivée à la fin de la seconde période est au-dessus des ressources de l'art ; mais ne faut-il donc rien chercher ? Ne serait-ce que pour prolonger de quelques mois ou de quelques années l'existence des malades, si l'on peut arriver par des moyens qui n'imposent pas aux patients des souffrances inutiles ?

L'incurabilité en matière de paralysie générale est, pour ainsi dire, passée en article de foi. C'est tellement vrai, que de très-bons esprits arrivent à douter de leur diagnostic dans les cas les mieux confirmés de folie paralytique, si par hasard la maladie arrive à guérison. Baillarger lui-même n'a pas échappé à cette erreur de raisonnement, puisqu'il a cru devoir donner une dénomination spéciale aux cas de folie paralytique terminés par la guérison ; il les a englobés dans son groupe mal défini des folies congestives, ce qui, par parenthèse, introduit dans l'étude de la folie congestive des difficultés inextricables.

Eh bien non, la paralysie générale même bien confirmée n'est pas une affection absolument inexorable : c'est ce point qui nous reste à étudier. C'est à tort qu'on prétendrait que la paralysie générale est absolument incurable.

Il est permis de penser que la folie paralytique n'est pas nécessairement fatale, lorsqu'on étudie avec quelque soin l'anatomie pathologique de cette affection. Il résulte en effet de tout ce que nous avons démontré que la folie paralytique est toujours en rapport avec un état inflammatoire de l'encéphale. Il est bien possible que ce processus inflammatoire à marche lente ou rapide soit la conséquence d'un trouble dynamique ; qu'en d'autres termes, la folie paralytique, avant de devenir une maladie organique, passe par une phase qu'on pourrait appeler psychique ; il se peut encore que le processus inflammatoire soit primitif, et qu'il amène consécutivement des troubles psychiques ; qu'en d'autres termes, la folie soit la conséquence de la lésion cérébrale. Cette dernière opinion est le plus généralement adoptée par les médecins.

Dans les deux hypothèses, il est rationnel de combattre ce processus inflammatoire, quelle que soit la théorie qu'on adopte sur sa genèse ; car en admettant qu'il soit la cause essentielle du trouble psychique, il est absolument indiqué de le combattre énergiquement. Si l'on admet qu'il est plutôt l'effet du trouble fonctionnel initial, il faut encore lutter contre lui, parce que la pathologie nous montre à chaque instant que ce qui était un effet peut devenir une cause, et souvent une cause puissante de persistance et même d'aggravation des maladies. Le raisonnement le plus élémentaire, d'ailleurs, indique qu'il faut porter ses efforts contre la lésion organique, parce que, même en admettant qu'elle soit l'effet du trouble dynamique, il est évident que tant qu'elle persistera, le fonctionnement régulier sera entravé ; nous voulons bien admettre dans une certaine mesure que la fonction fait l'organe; mais les psychologues les plus spiritualistes ne pourront nous contester ce fait, à savoir que pour avoir un fonctionnement régulier et harmonieux, il faut de toute nécessité un substratum organique parfaitement sain. Les indications à remplir sont donc absolument les mêmes, quelle que soit la théorie qu'on adopte sur la genèse de la lésion organique. En effet, ceux qui admettent que la lésion est consécutive à un trouble dynamique, seront conduits tout d'abord à modifier le dynamisme au moyen de l'hygiène morale, sur laquelle nous avons insisté à l'article pathogénie; mais en même temps ils auront à employer toutes les ressources du traitement antiphlogistique pour lutter contre la lésion organique, au moment où ils estimeront que cette lésion a déjà élu domicile.

La question, va-t-on dire, est de savoir à quel moment s'installe la lésion organique. Voilà, par exemple, un malade qui présente des troubles psychiques. De quel droit va-t-on supposer que son cerveau est déjà altéré, et qu'il a de l'inflammation encéphalique? De quel droit, par conséquent, ira-t-on de prime abord employer les moyens antiphlogistiques? A ceci nous répondons en renvoyant le lecteur à la fin de notre chapitre consacré à l'étude de la période intermédiaire de la folie paralytique. Nous pensons qu'il y a tout lieu de considérer les lésions organiques comme existant dès cette période, et comme étant sinon antérieures à l'apparition de troubles fonctionnels, du moins comme étant contemporaines; si nous sommes dans le vrai, ce que l'avenir démontrera, il faut conclure de la façon suivante : Le traitement rationnel de la paralysie générale consiste : 1° à modifier le fonctionnement cérébral au moyen d'une hygiène appropriée; 2° à lutter contre les lésions encéphaliques, *et dès le début*, sans perdre de temps, au moyen d'un traitement antiphlogistique convenable. C'est le traitement antiphlogistique qui convient, parce que l'anatomie pathologique et la symptomalologie nous ont toujours démontré la nature inflammatoire des lésions encéphaliques.

Quant aux médecins qui inclineront à regarder la lésion encéphalique comme primitive, c'est-à-dire comme étant la cause du trouble fonctionnel, ils devront avoir une conduite absolument identique à la nôtre, c'est-à-dire qu'ils devront, *et dès le début*, combattre énergiquement la lésion cérébrale ; mais ils devront aussi porter leur attention sur le trouble fonctionnel : éviter, par exemple, de provoquer chez leurs malades des excitations, des colères, qui étant donnés les rapports indéniables qui existent entre le moral et le physique, ne manqueraient pas de provoquer vers l'encéphale un afflux sanguin pernicieux.

Traitement rationnel. — Quelle que soit la théorie adoptée, la conduite à tenir est la même : appliquer une bonne *hygiène morale et intellectuelle et un traitement antiphlogistique.*

1° *Hygiène morale et intellectuelle.* — Les organiciens les plus convaincus, les métaphysiciens les plus avancés, doivent se donner la main sitôt qu'ils sont sur le terrain de la pratique, ce qui, pour le dire en passant, prouve qu'il y a moins de distance entre les deux doctrines qu'on n'est porté à le supposer. L'hygiène morale, en quoi consiste-t-elle ? elle peut se résumer à ceci : rééduquer sur de nouvelles bases et dans la mesure du possible ; viriliser les malades, en utilisant ce qui leur reste de liberté morale, et en établissant un équilibre harmonieux entre les diverses facultés morales et mentales ; ne pas se contenter de les garder à vue et de les enfermer dans des maisons d'aliénés.

Des conditions d'une bonne hygiène morale. — Qu'y a-t-il à faire pour donner à l'hygiène morale une bonne direction ? Notre libre arbitre intervient-il en quelque façon ? Les écarts qui constituent une mauvaise hygiène ne sont-ils pas déjà symptomatiques d'une prédisposition ou d'une maladie du cerveau ? Ces colères, cette ambition illimitée, ne sont-elles pas déjà pathologiques ? Cette tendance à s'affecter démesurément de malheurs domestiques, de pertes de fortune, n'est-elle pas déjà le fait d'un état maladif ?

Telle est la question que nous allons essayer de résoudre ; question intéressante au point de vue de la prophylaxie, mais très-délicate, parce que dans le domaine de la pathologie tout s'enchaîne, et parce que ce qui était un effet peut devenir une cause, et très-souvent une cause énergique de l'aggravation des accidents morbides.

Beaucoup de médecins considèrent les changements d'habitudes et d'humeur comme autant de manifestations de la période de début de la maladie. Dans ces cas, disent-ils, la liberté morale est complétement anéantie, tous les actes que commet le malade sont du fait même de sa maladie; la société n'a pas le droit de les blâmer, elle n'a que le droit de les empêcher. Les raisonnements, ajoutent-ils, n'ont aucune prise sur toutes ces manifestations symptomatiques; elles sont fatales, pour tout dire en un mot.

Quant à cette période de début, elle peut, suivant eux, durer très-longtemps; on peut l'observer de nombreuses années avant l'invasion de la maladie confirmée.

Influence du libre arbitre sur la direction de l'hygiène morale. — Pour nous qui admettons chez l'individu *sain* l'existence de la liberté morale, sorte de centre d'arrêt qui a le pouvoir de réagir puissamment contre les impulsions instinctives, fonction éminemment cérébrale, nous ne croyons pas que cette fonction soit abolie tout d'un coup et complétement chez les malades atteints de paralysie générale au début.

L'intelligence est-elle donc anéantie brusquement? Au contraire, chez ces mêmes malades, ne la voit-on pas décroître progressivement? n'observe-t-on pas d'habitude une diminution progressive dans la mémoire, dans la vigueur des conceptions, dans la vivacité des sentiments, dans toutes les fonctions cérébrales? Pourquoi donc la liberté morale serait-elle supprimée brusquement chez les individus atteints de folie paralytique? Au début il n'en est pas ainsi : le libre arbitre subit, comme toutes les autres fonctions, une déchéance progressive; il n'est qu'affaibli et à des degrés variables au début, et son influence peut encore être utilisée pour donner une direction à l'hygiène morale.

La liberté morale, d'autre part, existe à degrés divers chez les divers individus, absolument comme la mémoire. Il est, en effet, des sujets chez lesquels, probablement par suite de l'hérédité, la liberté morale est très-peu développée; ce sont des êtres originairement faibles, qui cèdent aux moindres influences, qui ne savent pas se dominer, qui sont le jouet de leurs passions, qui sont abattus par les moindres chagrins; tout comme il est des êtres qui, originairement, ont la mémoire infidèle ou rebelle; mais de même qu'on peut chez ces derniers développer la mémoire insuffisante, de même chez les premiers on peut arriver à développer singulièrement cette faculté qui s'appelle la liberté morale.

Influence prophylactique de l'éducation. — On parviendra à développer la liberté morale par une instruction solide et surtout par une éducation soignée, conformément aux principes établis par Ferrus, Félix Voisin, Seguin, etc.

A ce titre, l'éducation est d'une immense importance au point de vue de la prophylaxie de la folie, soit vésanique, soit paralytique, puisque l'éducation développe la liberté morale, et puisque la liberté morale c'est précisément le frein qui doit s'opposer aux influences pernicieuses que nous avons énumérées plus haut : ambition démesurée ou illégitime, orgueil, cupidité, jalousie, haine, convoitise, etc.

Mais supposons que la liberté morale n'ait pas à intervenir et que les influences perturbatrices soient tout à fait indépendantes de l'individu; qu'il s'agisse, par exemple, d'une série de malheurs domestiques, de pertes de fortune, etc. : la prophylaxie de la folie est-elle encore possible? Oui certainement, car une bonne éducation antérieure aura suffisamment aguerri l'individu, pour qu'il ne succombe pas sous le poids du malheur; et comme le dit le poëte : *Justum et tenacem, impavidum ferient ruinæ.* « L'homme, dit Ferrus, dont les facultés sont exactement équilibrées peut résister, sans perdre le libre exercice d'une raison parfaite, aux plus dures traverses de la vie, aux pertes les plus sensibles, à l'excès même de la douleur; l'emprisonnement le plus prolongé laisse son moral intact et son intelligence pleinement lucide. » Telle est aussi l'opinion que soutient Hurel (1).

Le rôle prophylactique de l'éducation ne s'étend pas seulement à l'individu sain ou menacé de folie; il augmente encore d'importance si l'on songe aux générations futures. En effet, une bonne éducation des parents est une garantie pour leurs descendants, en ce sens que la prédisposition s'atténuera au fur et à mesure que les générations se succéderont, et l'observation des lois de l'hygiène morale arrivera sans doute à diminuer, dans un avenir plus ou moins éloigné, le nombre des malades atteints de folie simple et paralytique; à faire disparaître presque complétement ce fléau des sociétés actuelles, qui fait à cette époque de transition des progrès si alarmants.

(1) Hurel, *Étude sur la folie pénitentiaire.* (*Ann. méd.-psy.*, 1865.)

Mais laissons à d'autres ces considérations sociologiques, et revenons aux moyens prophylactiques de la paralysie générale. Supposons un individu prédisposé qu'on n'aurait jamais soigné, et qui aurait eu déjà des manifestations annonçant pour un bref délai l'invasion définitive de la folie paralytique : l'hygiène morale a-t-elle encore un rôle à jouer dans ce cas? oui, elle peut retarder ou même prévenir l'invasion de la maladie.

C'est alors qu'une vie régulière, des exercices corporels modérés joints à la suppression de tout travail intellectuel, pourront être extrêmement utiles. Donc à la période de début on pourra encore compter sur l'efficacité de ces moyens.

Que si au contraire l'individu, habitué de bonne heure à écouter ses penchants, ses instincts et ses passions, se laisse de plus en plus aller dans cette voie.... les excès de toute nature qu'il va commettre, la suractivité qu'il va donner à son être instinctif ou intellectuel, deviendront à leur tour des causes secondaires d'irritation morbide, qui entraîneront l'amoindrissement progressif de toutes les facultés du cerveau et l'évolution rapide de la phlegmasie encéphalique. Dès lors le rôle de l'hygiène morale est terminé, celui de la thérapeutique commencera.

L'hygiène morale bien entendue réclame encore l'exercice des facultés affectives. — Aussi, est-il nécessaire que l'homme qui travaille par l'intelligence ait en dehors de son travail quelque chose qu'il puisse aimer ; ses sentiments égoïstes ne suffisent pas ; il faut des sentiments moins concentrés, plus expansifs, plus généreux. Il faut, en d'autres termes, que les tendances impersonnelles puissent se donner carrière. A ce titre, la vie de famille est ce qu'il y a de plus propice ; car dans une union bien assortie, resserrée encore par l'existence d'un ou de plusieurs enfants, la partie affective de notre être trouve une ample satisfaction. Le jeu de la partie affective est d'autant plus important dans ce cas, qu'il s'exerce d'une façon continue, et sans ces grandes secousses capables de produire des ébranlements pernicieux.

Il serait, à ce propos, intéressant de rechercher, la statistique en main, l'influence du célibat sur le développement de la folie simple ou paralytique.

Les sentiments affectifs peuvent et doivent encore s'exercer sur d'autres scènes. Ainsi, les sentiments patriotiques, à la condition qu'ils ne soient pas poussés à une exaltation maladive, sont encore un excellent dérivatif; l'amour de l'humanité, la philanthropie, l'amour et la recherche du beau, du bien et du juste, sont nécessaires à l'équilibre mental. Une religion, quelle qu'elle soit, qui porte l'âme à s'élever à des hauteurs qu'elle ne saurait atteindre spontanément, est encore une chose excellente pour entretenir et développer la partie affective de notre être psychique.

En d'autres termes, une bonne hygiène morale est le complément nécessaire d'une bonne hygiène intellectuelle; l'une ne peut pas aller sans l'autre, elles se renforcent mutuellement, et quand ainsi la partie affective et la partie intellectuelle marchent de pair, se développent ensemble à mesure que l'homme avance dans la vie, le travail de l'esprit n'est jamais que salutaire, il peut être poussé à des limites étendues, sans nuire à l'intégrité mentale.

Hygiène intellectuelle. — Le travail considéré comme élément de conservation. — Le travail intellectuel dans ces conditions est le meilleur préservatif de la folie et de la démence sénile.

Il suffit, pour s'en convaincre, de regarder autour de soi. Quels sont, en effet, les vieillards qui gardent jusqu'à la mort la lucidité de leur esprit, leur finesse d'observation, leur sûreté de jugement? Quels sont ceux, en un mot, qui sont le moins affectés de cette décrépitude, de cette rétrogradation dont le terme extrême est la démence sénile?

Ce sont précisément ceux qui ont beaucoup travaillé intellectuellement, à la condition qu'ils aient eu en même temps une bonne hygiène morale, et qu'ils aient concurremment donné de l'exercice à leur activité corporelle.

Le travail intellectuel ainsi entendu est une condition de longévité, il est éminemment conservateur, et jamais il n'a fait échouer quelqu'un dans les asiles d'aliénés. Qu'on lise toutes les observations de Calmeil dans son travail sur les maladies de l'encéphale, observations dans lesquelles il est tenu scrupuleusement compte des antécédents des malades, de leur genre de vie, de leurs occupations, etc. On verra que beaucoup des malades cités ont eu, à la vérité, une grande activité intellectuelle, une intelligence qui était souvent au-dessus de la moyenne; mais presque toujours ils avaient en même temps une vie déréglée, tourmentée. Ils manquaient, en un mot, de ce contre-poids nécessaire que nous avons étudié sous le nom d'hygiène morale.

Il est une autre condition indispensable pour que le travail intellectuel poussé à de certaines limites ne soit pas dangereux. Il faut, en effet, qu'il soit opéré par un organe absolument sain. S'il existe une prédisposition héréditaire manifeste, il faudra surveiller avec soin l'hygiène intellectuelle de l'enfant et surtout de l'adolescent, guider les instituteurs et les maîtres dans la manière dont ils devront s'y prendre pour développer l'intelligence du jeune homme sans la fatiguer.

Plusieurs jeunes élèves, remplis d'ardeur pour l'étude, demanderont à être retenus plutôt que stimulés, car leur élan tient parfois déjà à un excès de surexcitation cérébrale. De même pour le choix d'une carrière, le médecin devra intervenir à propos.

Si le cerveau a déjà subi quelques atteintes congestives, quelque légères qu'elles aient pu être, le travail intellectuel devient dangereux.

Il y a là un fait qu'on peut comparer avec ce qu'on observe, par exemple, dans le rhumatisme articulaire. Le rhumatisme n'est jamais produit par le travail musculaire, à moins que la fatigue n'ait été poussée à un degré excessif.

Bien au contraire, l'exercice musculaire paraît être un préservatif contre le rhumatisme; cependant il serait absurde de prescrire la gymnastique à un homme qui viendrait d'avoir une attaque de rhumatisme et qui aurait encore les articulations tuméfiées et douloureuses. De même, lorsque le cerveau paraît être, par le fait d'influences quelconques, menacé de poussées congestives, et surtout lorsqu'il a été une première fois atteint, il faudrait bien se garder de conseiller l'exercice de l'organe; ce qui convient alors, c'est le repos d'esprit le plus absolu, comme dans le rhumatisme, l'immobilisation.

Il faut interdire au sujet menacé toute espèce de travail intellectuel, en même temps qu'on s'efforcera de lutter par la thérapeutique contre les tendances congestives, et c'est seulement longtemps après la disparition de tous les signes d'imminence morbide qu'on pourra permettre le travail intellectuel dans une mesure très-modérée.

A plus forte raison la prudence est-elle de rigueur quand le cerveau a déjà subi manifestement une première atteinte; à cet égard, nous ne saurions trop protester contre la tendance à rendre à la vie active et à leurs occupations antérieures, dans un court délai, les malades qui ont été éprouvés par une première poussée congestive, soit à marche aiguë, soit à évolution chronique. Dans presque toutes les observations, on peut voir que les malades, lorsqu'ils sont depuis un certain temps dans un état de rémission ou de guérison réelle, sont rendus à leurs occupations antérieures. Cette conduite est éminemment imprudente. Il faut au contraire laisser longtemps, c'est-à-dire six mois à un an, le cerveau en repos, alors qu'il a été effleuré une première fois; il faut surtout éviter de rendre le convalescent à sa vie antérieure; car la plupart du temps les conditions de sa vie antérieure n'ont pas été étrangères à sa maladie cérébrale, et remettre le malade dans ces mêmes conditions, c'est l'exposer de nouveau au danger, et cela d'une façon d'autant plus pernicieuse que la première atteinte constitue une prédisposition redoutable pour les atteintes ultérieures. Ce n'est pas que nous prétendions qu'il soit nécessaire, sous le fallacieux prétexte de faire suivre un traitement moral, de garder indéfiniment dans des asiles d'aliénés ou dans des maisons de santé, les malheureux qui ont dû y être séquestrés, il faut, au contraire, les rendre à leurs familles sitôt que leur état le comporte, mais en recommandant soigneusement de ne pas remettre les convalescents et les guéris dans les conditions qu'ils avaient antérieurement.

2° *Médications diverses.* — C'est ici le lieu d'indiquer les moyens proposés pour le traitement de la paralysie générale. Cette étude se divisera naturellement suivant que ces moyens sont ou ne sont pas efficaces. Nous passerons rapidement sur tous ceux qui ne font qu'encombrer la thérapeutique, et quant à ceux qui sont vraiment utiles, nous les passerons ultérieurement en revue, en précisant les cas dans lesquels leur emploi est plus spécialement indiqué.

a. *Médicaments nuisibles.*

Parmi les *moyens nuisibles* ou *inefficaces* qu'on a employés dans le traitement de la folie paralytique, il nous faut citer en première ligne l'opium et la morphine. Le *Dictionnaire* de

Dechambre, contient pourtant un article de Potain qui soutient
une opinion diamétralement opposée à la nôtre. « Chez les ma-
» lades atteints de périencéphalites diffuses et de congestions
» cérébrales fréquentes, l'opium ou les sels de morphine employés
» avec persistance et à assez haute dose pour calmer le délire
» amènent de la façon la plus évidente une diminution progres-
» sive des phénomènes congestifs (1). »

« L'opium, dit encore Jaccoud (2), est ordonné par un grand
nombre de médecins en raison de la propriété qu'on lui attribue
de congestionner les vaisseaux de l'encéphale. » Je ne puis m'associer ni à cette opinion qui est une erreur physiologique, ni à cette
exclusion qui est une faute de pratique. J'ai dit déjà, en étudiant
la congestion cérébrale, que les effets de l'ingestion de l'opium à
hautes doses consistent en une anémie du cerveau; conséquemment, bien loin qu'elle soit contre-indiquée, cette substance
et ses alcaloïdes peuvent rendre d'importants services dans le
traitement des phases initiales de la périencéphalite ; je l'ai constaté plusieurs fois, et dans ce moment encore j'ai donné des soins
à un malade qui souvent déjà a triomphé, grâce à la morphine,
d'attaques congestives extrêmement graves.

Le docteur Reiner de Sacksenberg préconise aussi (3) l'usage
de la morphine, mais à doses modérées, dans les accès d'agitation
des paralytiques, parce que, d'après lui, la morphine agit en
augmentant la tonicité des artères. « La contraction artérielle,
» dit-il, peut aller jusqu'à la complète occlusion, jusqu'à l'anémie
» partielle du cerveau. » Pour être conséquent avec sa manière
d'interpréter l'action de la morphine, le docteur Reiner devrait
l'employer comme base de traitement de la folie paralytique,
puisque inconstestablement l'élément congestif existe chez tous
les aliénés paralytiques. Il ne le fait pas pourtant; quant à nous,
nous rejetons absolument cette manière de voir; l'expérience nous
a démontré de la façon la plus claire que la *morphine doit être
proscrite* dans tous les cas où existe de l'hyperhémie cérébrale.
Cette expérience, nous l'avons acquise par suite de quelques
erreurs de diagnostic qui, sans avoir été très-préjudiciables aux

(1) Potain, *Dict. encyclop.* de Dechambre, art. HYPERHÉMIE.
(2) Jaccoud, *Pathol. interne.* Paris, 1877, t. I, p. 40.
(3) *Allgemeine Zeitschrift, für Psychiatrie,* 1873.

malades, ont servi à établir notre conviction. En voici des exemples.

Une femme de mon service de la Salpêtrière, la nommée Hy..., avait été regardée à tort par moi, lors de son entrée, comme étant atteinte de folie simple, et comme telle, traitée par la morphine ; son état, loin de s'améliorer, s'aggravait de jour en jour, jusqu'au moment où, sous l'influence d'une injection sous-cutanée de 0,03 de chlorhydrate de morphine, elle présenta, quelques instants après, des symptômes inquiétants de congestion cérébrale (prostration extrême, état vultueux de la face, etc.) : l'apparition de ces symptômes m'éclaira sur le diagnostic, qui d'ailleurs se confirma plus tard. La malade mourut au bout de deux ans, et l'autopsie me démontra les lésions de la méningo-encéphalite.

Un médecin m'amenait récemment un malade chez lequel je crus de prime abord à l'existence d'un état de folie névropathique ; en conséquence, je conseillai l'usage de la morphine, à la condition de commencer, comme il faut toujours le faire, par des doses extrêmement faibles, un demi-milligramme en injection sous-cutanée. Au bout de quelques jours, l'état du malade était quelque peu aggravé, et la description que me fit mon confrère des symptômes éprouvés par son malade sous l'influence du médicament me fit *affirmer*, sans même revoir le malade, que nous étions dans une fausse voie thérapeutique. Et en effet, quelques jours plus tard, nous pûmes constater *de visu* que ce malade était paralytique ; il eut devant nos yeux une convulsion épileptiforme des plus nettes qui dura deux minutes.

Autre exemple. Une malade offrant des symptômes nerveux qui pouvaient, à la rigueur, être pris pour des phénomènes névropathiques, ce qui était, pour bien dire, une erreur de diagnostic, fut traitée par la morphine sur le conseil d'un médecin. Tous les jours, elle prit à l'intérieur un milligramme de chlorhydrate de morphine ; sous l'influence de cette faible dose, elle sentit son état s'aggraver ; on dut au bout de cinq jours suspendre le traitement.

Elle avait en effet la figure plus congestionnée que d'habitude, un malaise inexprimable, une sensation de fatigue qui l'empêchait de vaquer à ses occupations habituelles ; ses hallucinations de la vue, de l'ouïe, avaient augmenté d'intensité. Ces symptômes démontrèrent que l'on avait fait erreur, et vérifièrent l'opinion de son médecin, qui, ayant suivi la malade depuis le début c'est-à-dire depuis deux mois environ, l'avait considérée comme *menacée* de paralysie générale ; chez cette femme le traitement rationnel fut institué de suite, et depuis cinq mois le retour à la santé est complet. J'ai fait les mêmes observation, sur un malade de Sedan.

Ces faits et d'autres encore m'ont démontré que la morphine est loin d'être utile dans les cas de paralysie générale ou de troubles liés à un état congestif de l'encéphale ; si la morphine peut servir dans les cas douteux, c'est précisément par son action négative, en ce sens que dans les cas douteux elle peut aider au diagnostic. C'est une sorte de pierre de touche que nous ne nous ferons pas faute d'employer dans les cas *exceptionnels* où le diagnostic ne pourra pas être posé par la considération des symptômes, soit psychiques, soit surtout somatiques.

« On est quelquefois amené, dit Calmeil, dans le but de calmer les emportements du délire et de remédier à la persistance de l'insomnie, à administrer à certains frénétiques des potions contenant soit 1 centigramme d'acétate de morphine, soit une quinzaine de centigrammes d'extrait d'opium ; mais l'opium, s'il était administré trop longtemps dans les phlegmasies cérébrales, pourrait contribuer à entretenir et augmenter l'engorgement des capillaires ; cet agent ne doit être conseillé que d'une façon accidentelle. » C'est là tout à fait notre maniére de voir. Brachet a professé la même opinion (1).

b. Médicaments utiles. — Que faut-il penser des *bains prolongés?* Bonnafous (2) parle d'une malade atteint d'une paralysie générale au début, qui aurait guéri rapidement sous l'influence d'un bain prolongé de quinze jours ; mais il faut bien dire, et Lunier n'a pas laissé passer ce détail dans la réponse à Bonnafous, que cette même malade s'était fait des brûlures considérables, en voulant s'enfermer dans sa cellule, et que la guérison pourrait bien être due à l'influence révulsive de ces brûlures.

Dans le *British medical journal* du 24 octobre 1874, on peut voir relatés deux cas de paralysie générale guéris par la *fève de*

---

(1) Brachet, *De l'emploi de l'opium dans les phlegmasies des membranes muqueuses séreuses et fibreuses.* 1838.

(2) *Ann. méd.-psych.*, mai 1869.

Calabar; les essais que nous en avons faits n'ont prouvé en aucune façon que l'administration de ce médicament pût être utile. Bouchut a traité trois malades atteints de paralysie générale progressive avec ou sans aliénation, au moyen du *nitrate d'argent*, et il a observé dans deux cas la guérison de la paralysie, et dans un cas de l'amélioration, sans que la folie ait été amendée (1).

L'*arsenic* est donné par un assez grand nombre de praticiens dans le but de décongestionner l'encéphale (2). Lasègue l'emploie, mais sans accorder à ce médicament une confiance exagérée. Le *tartre stibié* en doses massives a été également essayé à titre de contre-stimulant; mais il est loin de produire dans la périencéphalite diffuse les résultats avantageux qu'il amène dans certaines autres phlegmasies.

Parmi les médicaments qui ont une action anticongestive moins discutable, il faut citer l'ergot de seigle, la digitale, le bromure de potassium et le sulfate de quinine (3); chacune de ces substances a été essayée dans le traitement de la paralysie générale.

Crichton Browne a employé l'*ergot de seigle* dans les maladies mentales. « Il est indiqué dans les cas de lésions nerveuses dont l'hyperhémie constitue l'élément principal. » (Trousseau, Gubler, Brown-Séquard). On doit alors le donner à la dose de 10 centigrammes, répétée six ou huit fois par jour. L'ergotine en injections sous-cutanées a été essayée par le docteur Reiner de Sacksenberg, mais les injections n'ont jamais produit que des abcès (4); notre pratique nous a donné les mêmes résultats fâcheux. Nous avons longtemps essayé ce médicament, par usage interne, dans la paralysie générale, sans en obtenir de résultats utiles.

La *digitale*, nous l'avons essayée sous toutes ses formes, alcoolature, teinture; nous avons adopté l'usage de la digitaline Nativelle; nous en donnons 1 à 4 granules par jour. Pendant un certain temps, nous avons administré ce médicament d'une fa-

---

(1) Bouchut, *Bull. de thérapeutique*, 1865.

(2) Lisle, *Du traitement de la congestion cérébrale et de la folie par l'acide arsénieux.* (*Journal de méd. et de chir. pratiques*, 1872.)

(3) Voy. *Gazette médicale de Paris*, 12 décembre 1874, p. 628, l'analyse d'un travail de Schüle intitulé : *De l'influence qu'exercent certains médicaments sur les vaisseaux de l'encéphale.*

(4) *Allg. Zeitschrift für Psych.*, 1873.

çon quotidienne, en variant le nombre des granules de 1 à 4 suivant l'état du pouls. Mme L..., citée dans la thèse de Burlureaux, a été soumise à l'influence de ce médicament pendant plus de cinq mois, et d'une façon continue ; est-ce à lui qu'on doit rapporter l'évolution lente que la maladie a eue chez cette paralytique? c'est bien possible; néanmoins, depuis cette époque, nous avons renoncé à l'emploi quotidien de la digitaline, parce que nous avons remarqué qu'elle produisait une action défavorable sur l'état général. Les malades deviennent en effet jaunes, et prennent un teint semblable à celui des cancéreux; nous en réservons l'usage pour combattre les poussées congestives, et pour les prévenir lorsque l'ascension du thermomètre indique qu'il y a menace de poussée au cerveau.

C'est dans les mêmes circonstances que nous employons le *sulfate de quinine et les bromures de potassium, de sodium, d'ammonium.* On doit peu compter sur l'action curative des bromures dans le traitement de la paralysie générale; mais on l'emploie avantageusement pour prévenir les attaques épileptiformes, pour en diminuer l'intensité. Gubler s'en est servi avec succès pour apaiser l'excitation de certains fous paralytiques. Je m'en trouve bien pour combattre les ardeurs génitales de quelques-uns de ces malades. Il faut savoir que l'intoxication par le bromure donne lieu à des phénomènes pouvant faire croire à la paralysie générale. (Voy. *Diag. différent*, page 298). Lunier m'a dit avoir vu le même fait une fois.

Lunier a essayé le bromure associé à l'iodure de potassium (1).

L'auteur prétend avoir obtenu quelques demi-succès, à la première et même dans la seconde période de la maladie, par l'emploi de l'iodure de potassium et surtout de la médication *bromo-iodurée* associée aux préparations ferrugineuses. Ces médicaments agiraient en régularisant la circulation cérébrale, les phénomènes de nutrition et la menstruation. La dose du médicament ne doit pas être considérable, et le bromure est toujours donné en moindre quantité que l'iodure. Cette médication réussit également, au dire de l'auteur, dans l'alcoolisme chronique, et dans toutes les autres formes de folie, surtout celles qui sont liées à un état général défectueux.

—————

(1) Mémoire lu à l'Académie de médecine dans la séance du 4 mai 1852.

L'auteur cite huit malades atteints de diverses formes de folie chez lesquels il employa cette médication avec succès.

c. *Moyens antiphlogistiqaes*. — Les moyens d'une *utilité incontestable* qui nous restent à étudier ont tous pour action de combattre la *congestion* et l'*inflammation* de l'axe cérébro-rachidien. Lorsqu'il s'agit d'aliénés paralytiques, il ne faut jamais perdre de vue l'importance du processus inflammatoire. C'est lui qu'il faut soupçonner et craindre lorsque la maladie, encore mal déterminée, n'est représentée que par cet ensemble de manifestations que nous avons étudiées au chapitre consacré à la période du début. C'est lui qu'il faut savoir combattre dès cette époque, si l'on veut se rendre maître de la maladie.

C'est encore lui qu'il faut combattre et avec rigueur chez les individus qui, à peu près en état de santé jusqu'alors, sont brusquement frappés par une attaque apoplectiforme ; si l'on perd du temps, et surtout si l'on abandonne aux soins de la nature médicatrice le malade ainsi subitement frappé, on risque de le laisser mourir, ou tout au moins de laisser s'établir dans son cerveau des lésions qui ne feront ensuite que s'aggraver et qui finiront par amener la démence paralytique.

On pourrait nous objecter que la gravité de la lésion encéphalique est telle qu'il ne faut pas tenter la lutte : c'est ce que disent beaucoup d'anatomo-pathologistes, lorsqu'ils ont sous les yeux des cerveaux ou des moelles d'aliénés paralytiques arrivés à la troisième période ; lorsqu'ils constatent ces pachyméningites, ces adhérences de la pie-mère avec la couche corticale, ces suffusions séreuses, qui font que les méninges ont l'aspect gélatineux, ces ramollissements, ces atrophies ; ou lorsqu'ils constatent au microscope ces dégénérescences qui appartiennent à la période cachectique de la paralysie générale. On se demande, quand on constate ces lésions, comment la vie a pu être un instant compatible avec elles, et l'on est naturellement porté à douter d'une thérapeutique quelconque. Mais est-ce ainsi qu'il faut raisonner ? A ce compte, le pronostic de toutes les maladies s'assombrirait de telle sorte que personne n'aurait le courage d'être médecin praticien. C'est la réflexion qui nous est venue en faisant des autopsies des malades ayant succombé à la fièvre typhoïde, pendant une épidémie. Trente malades présentaient des symptômes à peu près identiques; sur ces trente il en mourut cinq dans la première semaine, et l'autopsie démontrait l'existence de lésions éminemment graves dont on aurait difficilement compris la régression; il était logique de penser que les malades qui n'avaient pas encore succombé étaient cependant porteurs de lésions à peu près aussi graves, puisqu'ils avaient présenté les mêmes symptômes, puisque la maladie avait été contractée dans les mêmes circonstances; mais fallait-il s'appuyer sur ce raisonnement pour abandonner toute espérance? Non certainement; on aurait eu grand tort, puisque sur les vingt-cinq qui restaient, vingt et un sont arrivés à guérison complète. Ces faits ne prouvent qu'une chose, c'est que la nature a des ressources d'une puissance incroyable, sur lesquelles il faut toujours compter et qu'il faut aider de toutes ses forces. La réflexion et l'observation des malades montrent, tous les jours, que telle lésion qui *à priori* pourrait être considérée comme incompatible avec la vie et comme fatalement irrémédiable, est cependant susceptible de régression et même de disparition complète.

Ainsi donc, d'une façon générale, l'étude de l'anatomie pathologique, loin d'amener le doute dans les esprits, doit en bonne logique y faire naître la foi; notre cause sera bien plus facile à défendre, si au lieu d'aborder le cas où l'on a affaire à des paralysies générales à la troisième période, nous envisageons ceux où la maladie est au début de son évolution. Quelles sont donc dans les premières périodes les lésions si graves contre lesquelles la thérapeutique doit être fatalement impuissante?

Elles consistent en un simple processus congestif souvent peu marqué, quelquefois (quand il est tout à fait au début) localisé à telle ou telle circonvolution. Selon toute apparence, ce processus congestif est sous l'influence d'actions vaso-motrices, et la maladie emprunte sa gravité à la délicatesse de l'organe atteint bien plus qu'à l'intensité de la lésion. Tant qu'il ne s'est pas produit de lésions secondaires, le raisonnement basé sur l'observation anatomo-pathologique, doit donc donner au médecin la foi, loin de la lui ôter. L'observation ne nous prouve-t-elle pas d'ailleurs qu'on peut beaucoup contre les processus congestifs, lorsqu'on les attaque à leur début? Le bromure de potassium, par exemple, n'a-il pas une action extrêmement puissante sur les phénomènes d'ordre congestif; un simple bain de pieds très-chaud, très-court, un simple sinapisme, ne font-ils pas disparaître souvent la céphalalgie congestive; une saignée faite à temps dissipe toute trace de congestion cérébrale. Ainsi tel malade qui était dans le coma, privé de sensibilité et de mouvement, à la suite, par exemple, d'une insolation, revient à lui immédiatement après une large saignée, et au bout de deux jours il ne reste plus rien de cet état si grave qui a mis ses jours et sa raison en danger. Le traitement révulsif, dérivatif, antiphlogistique, a une action incontestable contre les états congestifs, lorsqu'ils sont pris à leur début; le nier, c'est fermer les yeux à l'évidence. Ainsi donc la paralysie générale prise au début doit pouvoir être assez facilement enrayée. Le tout est de savoir la diagnostiquer dès son apparition. Et même lorsqu'elle est dans le cours de son évolution, l'observation démontre que cette maladie ne doit pas être tout à fait inaccessible aux moyens thérapeutiques. Que sont, en effet, ces rémissions spontanées, ces temps d'arrêt que nous avons étudiés à propos de la marche de l'affection? Ces rémissions supposent une régression spontanée. Ces temps d'arrêt supposent un état de *statu quo* de la lésion encéphalique. C'est là un fait qu'on ne peut pas démontrer, mais qui est infiniment probable. Eh bien, puisque la lésion est susceptible de régresser spontanément, pourquoi ne serait-elle pas capable de régresser sous l'influence de moyens thérapeutiques? Enfin, l'observation prouve encore qu'il y a des cas de guérison radicale de la folie paralytique. Ces cas, pour être rares, n'en sont pas moins authentiques. Les guérisons ainsi connues sont survenues quelquefois spontanément; d'autres fois, sous l'influence de certains phénomènes qu'on peut considérer comme critiques; d'autres fois, sous l'influence d'une violente révulsion, soit provoquée, soit accidentelle. Ils prouvent que l'affection n'est pas toujours et nécessairement mortelle, et ils doivent encore donner confiance et engager dans la voie des recherches thérapeutiques.

Tous ces arguments, que nous pourrions longuement développer, suffisent, à notre avis, pour ruiner l'objection que nous combattons. Et nous pouvons affirmer que la gravité des lésions encéphaliques dans la paralysie générale n'est pas telle qu'il faille de parti pris renoncer à toute intervention.

Il en reste une autre que les partisans de la non-intervention ne manqueront pas de nous adresser. On a tout essayé, disent-ils, contre cette terrible affection, chacun s'est ingénié à imaginer quelque remède, et comme tout a échoué jusqu'ici, il est inutile de faire de nouvelles tentatives contre cet inexorable processus ; nous connaissons très-bien tous les remèdes qui ont été proposés ou essayés, et nous avouons que beaucoup d'entre eux sont pour le moins inefficaces ; mais, par contre, nous en savons de vraiment utiles.

Il arrive quelquefois que l'inflammation sévit avec une intensité exceptionnelle ; il en résulte, en l'espace de quelques jours, un ramollissement très-étendu de la substance corticale. Les malades sont plongés dans un collapsus, avec fièvre et délire hypochondriaque le plus souvent ; si l'on n'intervient pas, et d'une manière très-active, la mort arrive, et d'une façon presque constante, en l'espace de quelques jours ; si au contraire on intervient à temps on arrive *quelquefois* à éviter cette issue funeste ; mais il faut, en face de ces cas, de l'énergie et de la persévérance dans l'emploi des moyens thérapeutiques ; ces cas de paralysie générale galopante sont heureusement fort rares.

Entre cette forme et la forme chronique ou classique, existent un certain nombre de degrés ; suivant chaque cas, le praticien aura à employer des moyens plus ou moins énergiques, et il le fera avec plus ou moins de chances de succès. Lorsque le processus inflammatoire a définitivement pris domicile, c'est-à-dire dans la paralysie générale chronique à la première période, un ensemble de moyens thérapeutiques, sagement combinés, peut encore en enrayer les progrès et même le faire rétrocéder, sinon disparaître ; on parvient à provoquer des rémissions prolongées ; et si le malade est soumis à une hygiène sévère dont l'action continue contrebalance la fâcheuse tendance qu'a le sang à affluer vers l'encéphale, ces rémissions pourront être indéfiniment prolongées ; on pourra même obtenir des guérisons complètes et durables.

Lorsque, dans le cours d'une paralysie générale confirmée, on sera à même de soupçonner l'invasion prochaine d'une de ces terribles complications qui mettent si souvent la vie des malades en danger, telles qu'attaques apoplectiformes ou convulsives, il faudra se hâter d'opposer un traitement capable de détourner la poussée congestive ; nous savons en outre que, lorsque l'on intervient à temps, on l'empêche facilement de se produire ; c'est surtout dans ce cas qu'une thérapeutique éclairée peut rendre des services éminents. Lorsque, prévenu trop tard, le médecin n'a pas pu s'opposer à une complication telle qu'une attaque apoplectiforme, il ne doit pas rester inactif, car il parvient le plus souvent à empêcher la mort immédiate ; mais son rôle est moins brillant dans ce cas que dans le précédent.

Au fur et à mesure que la maladie est plus avancée, la thérapeutique donne des résultats de moins en moins satisfaisants. C'est qu'alors ce n'est plus seulement le processus inflammatoire qui en est cause ; il faut encore compter avec les lésions secondaires ; cependant nous croyons que le médecin peut encore rendre des services aux malades qui sont dans la deuxième période et même à la troisième ; il peut, entre autres choses, leur éviter les eschares, diminuer l'ataxie, et surtout prolonger l'existence, ce qui est toujours un but qu'il ne faut pas perdre de vue. C'est encore en luttant contre le processus inflammatoire qu'on obtiendra ces résultats souhaitables.

L'existence de phénomènes indiquant des lésions médullaires ne contre-indique en rien le traitement dont nous parlons ; car nous avons dit que les lésions de la moelle sont absolument de même ordre que les lésions cérébrales ; d'ailleurs l'observation nous permet de dire qu'on peut lutter avec succès contre les phénomènes médullaires, et par le même ensemble de moyens qui doivent être employés contre les lésions encéphaliques.

On voit par ce qui précède que nous considérons comme étroitement unis les uns aux autres tous ces états si variés et en apparence si différents, dont le premier terme est la congestion cérébrale à durée temporaire, et dont le dernier terme est la cachexie avec démence et profondes lésions cérébro-spinales. C'est qu'en effet tous ces états appartiennent à un même groupe, et si l'on veut s'en faire une idée bien nette, il faut les embrasser par un coup d'œil d'ensemble ; la précision des connaissances n'a rien à perdre à cette étude synthétique.

On se rappellera que tous ces états peuvent, chez le même individu, se succéder les uns aux autres, que les diverses variétés de folie paralytique que nous avons distinguées pour en faciliter l'étude peuvent se transformer les unes dans les autres, et que d'ailleurs il existe entre chacune des transitions insensibles. Eh bien! cette parenté que l'observation démontre légitime l'emploi de moyens thérapeutiques analogues dans tous les cas; et l'observation des résultats obtenus ne fait qu'ajouter un lien à ce faisceau constitué par les maladies inflammatoires diffuses de l'axe cérébro-rachidien, auquel il ne manque qu'un nom pour le consacrer. Étudions donc les moyens auxquels on peut recourir pour lutter d'une façon rationnelle contre le processus inflammatoire, soit qu'il attaque l'encéphale, comme c'est le cas le plus fréquent, soit qu'il atteigne la moelle, ou simultanément l'encéphale et la moelle.

Nous passerons en revue chacun des moyens à employer, sans chercher à savoir s'il fait partie des agents de telle ou telle médication. Nous voulons absolument rester sur le terrain de la pratique, et [d'ailleurs un même moyen peut appartenir à plusieurs médications à la fois; le cautère, par exemple, appartient autant à la médication transpositive qu'à la médication spoliative; le bain froid appartient non-seulement à la médication antiphlogistique, mais aussi à la médication reconstituante et à la médication révulsive; nous voulons nous engager le moins possible dans la voie des hypothèses, surtout sur le terrain de la thérapeutique; et nous nous contenterons d'étudier, au point de vue de la pratique, chacun des moyens dont nous avons reconnu l'efficacité, en précisant les cas auxquels ils s'appliquent plus spécialement. Nous constituerons ainsi une sorte de table à laquelle le praticien se reportera, choisissant tel ou tel moyen suivant les cas plus ou moins graves ou plus ou moins aigus; proportionnant l'énergie des agents à l'intensité des symptômes, et le nombre des agents au résultat qu'il s'agit d'obtenir.

La *saignée générale* est parfois extrêmement utile au début de la folie paralytique, surtout lorsque la maladie commence par une attaque apoplectique en rapport avec une violente poussée congestive encéphalique. Dans ce cas, elle sera d'autant plus indiquée que le sujet sera plus sanguin et plus robuste; il ne faut pas hésiter alors à retirer 500 ou 600 grammes de sang; sous l'influence de cette bienfaisante déplétion, on voit souvent les malades sortir du coma dans lequel ils étaient plongés, coma qui aurait pu se prolonger et aboutir à la folie paralytique, et revenir

à la vie et à la santé sans qu'il reste de traces de la grave atteinte
qui a mis leurs jours ou leur raison en danger. Trousseau a
rendu un mauvais service aux praticiens en entreprenant sa campagne contre les saignées dans les attaques apoplectiques ; il prétendait que l'attaque apoplectique était, dans l'immense majorité
des cas, un phénomène larvé de l'épilepsie, contre lequel toute
intervention énergique était inutile. Il proscrivait donc les saignées, et il avait tort à notre avis : autant il faut éviter la saignée
chez les gens affaiblis, chez les ouvriers des grandes villes, dans
certains cas de ramollissements en foyers survenant, par exemple,
chez les vieillards ou chez des personnes d'un embonpoint exagéré, ou à la suite d'une embolie cardiaque, autant il faut y
recourir avec confiance dans les cas d'attaques apoplectiformes
survenant chez des sujets robustes et jeunes, chez les habitants des
campagnes, par le fait d'une poussée congestive vers l'encéphale
ou sous l'influence d'une insolation ; dans ces cas il faut pratiquer
une abondante et large saignée ; il n'y a pas de temps à perdre,
et il faut absolument s'opposer à ce que la réplétion excessive des
capillaires cérébraux n'amène la désorganisation, l'imbibition
œdémateuse des éléments nerveux ; c'est donc comme agent dé-
plétif que la saignée nous semble indiquée dans ces cas.

Chez les individus pléthoriques qui n'ont pas encore eu de congestion cérébrale, mais qui éprouvent du malaise avec céphalalgie, paresse de l'esprit, diminution de la mémoire, ou qui présentent un certain nombre des caractères que nous avons étudiés
à propos des phénomènes prodromiques, la saignée peut encore
rendre de grands services ; les sujets intéressés s'en rendent très-
bien compte, la preuve en est que parfois d'eux-mêmes ils se
font saigner de temps à autre. M. B..., dont une partie de l'observation a été relatée dans la thèse de Burlureaux (1), avait
l'habitude, avant de devenir paralysé général, de se faire saigner tous les mois, il en sentait le besoin ; et si par cette précaution il n'a pas évité la terrible maladie qui le menaçait, il l'a
du moins retardée.

Les saignées, lorsqu'on en fait souvent, n'ont pas besoin d'être
aussi copieuses que dans les cas d'attaques apoplectiques ; une petite

(1) Thèse, Paris, 1874.

A. VOISIN. Paralysie.   32

saignée de 100 à 200 grammes suffit parfaitement, à la condition qu'elle soit renouvelée de temps à autre, tous les mois par exemple, et c'est pendant plusieurs mois de suite, pendant six, huit et dix mois, qu'il faut y recourir, parce qu'il faut une lutte persévérante pour combattre la tendance qu'a le sang à se porter plus spécialement vers les capillaires de l'encéphale : aux processus à marche lente, il faut opposer les agents à action soutenue. Andral a très-bien développé cette idée dans son *Traité d'anatomie pathologique*.

Dans ces conditions, la saignée agit donc surtout en ce sens qu'elle détourne du cerveau la fluxion qui a de la tendance à s'y fixer ; elle appartient à la méthode révulsive ; elle peut être remplacée, et même avantageusement, par des sangsues à l'anus, appliquées également tous les mois, pendant toute la durée de la période prodromique, c'est-à-dire tant qu'il existe des troubles encéphaliques qui peuvent faire craindre l'invasion ultérieure de la folie paralytique ; et même lorsqu'on est arrivé à dissiper complétement ces troubles, il est prudent de continuer encore quelque temps l'usage de petites saignées ou des sangsues à l'anus, et d'y revenir à la moindre menace, la congestion cérébrale étant un véritable épée de Damoclès suspendue sur la tête des individus qui en ont déjà éprouvé la plus légère atteinte.

La *saignée de la jugulaire* a été préconisée par quelques personnes, de même que l'artériotomie de la temporale superficielle ; nous pensons que la saignée du bras peut rendre les mêmes services, et même qu'elle est plus rationnelle, car en même temps qu'elle désemplit les capillaires encéphaliques, en diminuant la masse totale du sang, elle amène une modification dans le cours du liquide, une révulsion utile ; tandis que la saignée pratiquée à la tête n'amène que la déplétion.

Dans certaines épistaxis incoercibles, on voit la saignée pratiquée au pli du coude amener la cessation rapide et définitive de l'hémorrhagie ; or, c'est sans doute par la modification imprimée au cours du sang que ce résultat est produit. Nous doutons fort qu'une saignée de la jugulaire donne le même bénéfice ; il en est de même dans les cas où il s'agit de détourner des capillaires encéphaliques une fluxion qui s'y est établie ou qui a de la tendance à s'y installer.

Les *sangsues à l'anus* ont une action analogue à celle des petites saignées chez les individus menacés de la périencéphalite diffuse. Il n'est pas nécessaire d'en appliquer un grand nombre : quatre ou six sangsues appliquées chaque mois suffisent pour opérer l'action dérivative que l'on recherche ; chez les femmes aménorrhéiques, il faudra les appliquer de préférence au moment présumé du début de la période cataméniale, à titre d'emménagogues ; on sait en effet combien l'apparition du flux menstruel est d'un bon augure chez les femmes menacées ou atteintes de folie paralytique.

On pourrait également appliquer les sangsues à la partie supérieure des cuisses, à la vulve, au niveau des condyles du fémur. Nous nous trouvons bien aussi de les faire mettre au niveau des malléoles. Une seule sangsue appliquée à chaque malléole interne procure un écoulement de sang suffisant, lorsqu'on a soin de placer les pieds plus ou moins longtemps dans de l'eau tiède. Lorsqu'on place les sangsues à la tête elles ont une action différente ; alors il faut en mettre un grand nombre pour obtenir une action déplétive directe. Si l'on n'en met qu'un petit nombre, il faut assurer un écoulement permanent du sang, et pour cela les renouveler au fur et à mesure qu'elles tombent. Employées de cette façon, quatre sangsues à chaque apophyse mastoïde, renouvelées sitôt que les précédentes sont tombées, provoquent un écoulement de sang continu qui peut finir par devenir très-abondant et qui amène une déplétion locale d'une utilité parfois très-grande. De même deux sangsues appliquées successivement deux par deux au niveau de l'ouverture antérieure des fosses nasales, constituent un moyen recommandé par Calmeil, mais auquel nous ne recourons pas, parce qu'il est d'un emploi difficile et répugnant.

Les émissions sanguines abondantes ne conviennent que dans la folie paralytique au début. Il faut en être sobre lorsque la maladie a parcouru la première période, les proscrire quand la maladie est plus avancée. Il faut en effet se rappeler que cette maladie arrivée à ses deuxième et troisième périodes porte une profonde atteinte à toutes les fonctions de la nutrition, et il faut éviter toutes les causes capables d'amener plus rapidement la cachexie. Nous craignons tellement d'amener la débilitation des malades lorsqu'ils ont atteint la troisième période, que, même dans les cas d'attaques apoplectiformes, nous n'employons jamais les émissions sanguines générales, rarement les émissions locales ; nous nous sommes très-bien trouvé de l'emploi de quinze sangsues à une des apophyses mastoïdes dans plusieurs cas où il y avait attaque apoplectiforme avec déviation conjuguée des yeux et de la tête. Nous avons dit en effet que, d'après le sens de la déviation, on pouvait diagnostiquer le siége de la lésion, que la lésion était d'habitude une hémorrhagie méningée : quinze sangsues appliquées au côté correspondant à la lésion peuvent être d'une utilité très-grande.

L'observation suivante est un exemple de l'heureux effet produit par l'application d'un révulsif sur la partie du crâne correspondante à la région du cerveau supposée congestionnée.

OBERVATION L. — La née Ro..., 46 ans, est entrée dans mon service il y a six mois.

Elle est atteinte de paralysie générale.

Le 8 octobre 1878 elle est prise d'une attaque convulsive avec perte de connaissance.

Le 9, je la trouve dans un état convulsif clonique généralisé et en perte de connaissance complète. Elle est inclinée à droite, les deux yeux tournés du même côté. La commissure labiale droite est tirée en haut et le sillon naso-labial correspondant plus profond que le gauche.

La sensibilité au pincement existe encore, excepté dans le membre supérieur gauche qui offre une demi-parésie. Il y a de la contracture dans les extenseurs des doigts. Les mouvements de déglutition sont impossibles.

Vésicatoire à la région pariétale droite ; lavements avec 4 gr. de KBr pendant six jours.

11 octobre. — Elle a repris connaissance, n'a plus d'inclinaison de la tête ni de rotation des yeux. La dysphagie a beaucoup diminué.

Il existe aujourd'hui une légère contracture des fléchisseurs de la main gauche.

13. Est revenue à son état antérieur.

Purgatifs. — Il faut avoir soin d'entretenir chez les aliénés paralytiques la liberté du ventre ; c'est d'autant plus essentiel que les malades ont de la tendance à la constipation. Quelquefois ce n'est qu'à grand'peine qu'on obtient des selles régulières, et tous les laxatifs et même les purgatifs drastiques finissent par rester sans action ; nous avons connu une malade, qui, avant d'être confiée à nos soins, prenait tous les jours de 4 à 6 pilules de Franck, et elle n'allait à la garde-robe que tous les cinq ou six jours ; nous essayâmes, sans plus de succès, plusieurs autres purgatifs (belladone d'après la méthode de Trousseau, huile de ricin, scammonée), et avec d'autant plus de persévérance que nous avions remarqué que chaque fois que cette malade allait à la garde-robe, son état s'améliorait d'une façon très-notable. L'huile d'amandes douces prise à la dose d'un verre à bordeaux réussit pendant quelques jours à procurer des selles. Enfin la *podophylle* employée en dernier lieu amena des résultats satisfaisants : sous l'influence de deux pilules par jour, les garde-robes se régularisèrent et devinrent quotidiennes. Dans ces cas rebelles, il faut donc essayer successivement divers purgatifs, et sans aller jusqu'à amener une irritation intestinale, il faut s'efforcer d'obtenir la régularité des fonctions alvines. Lorsque cette régularité existe ou est obtenue, il faut encore, mais par intervalles, recourir aux purgatifs, afin de provoquer une révulsion ; au début de la paralysie générale et à *fortiori* pendant la période intermédiaire, nous conseillons de purger tous les huit jours les malades. De même dans les première et deuxième périodes, un purgatif tous les quinze jours est chose excellente. Dans la troisième période nous n'employons que rarement les purgatifs, parce que nous évitons avec soin toutes les causes qui peuvent affaiblir les malades. D'ailleurs, le plus souvent à la troisième période il n'y a plus de congestion encéphalique continue, il y a plutôt de l'anémie consécutive aux graves lésions produites antérieurement. Que même dans la troisième période nous observions les manifestations ordinaires des poussées congestives vers les centres encéphaliques, nous aurons recours aux purgatifs drastiques. Quand on est à même de prévoir ces recrudescences inflammatoires, on peut les enrayer par un ensemble de moyens dont les purgatifs font partie. Il faut alors donner des purgatifs énergiques, parce qu'il s'agit d'obtenir un effet considérable, et parce que, d'autre part, les aliénés paralytiques sont peu sensibles d'une façon générale à l'action des médicaments (excepté cependant à l'action de l'opium).

Outre la podophylle nous employons volontiers les eaux de Pullna, de Hunyadi Ianos, l'huile de ricin, les *sulfates de magnésie, de soude, à la dose de dix grammes par jour*, pendant plusieurs jours de suite, et, lorsqu'il faut une dérivation plus puissante, l'huile de croton à la dose de deux à quatre gouttes.

Les *sinapismes* sont employés avec avantage pour détourner les poussées congestives au début de la folie paralytique. Les personnes prédisposées aux congestions cérébrales doivent y recourir sitôt qu'elles ressentent vers la tête une pesanteur anormale avec tendance à la somnolence, chaleur à la face et aux oreilles : le sinapisme est un petit moyen qui, employé en temps opportun, peut produire de grands effets. Quand une fois le processus inflammatoire a pour ainsi dire pris domicile dans les capillaires encéphaliques, le sinapisme n'exerce pas une action assez soutenue et assez puissante pour être employé avec avantage ; il ne fait donc pas partie de l'ensemble des moyens à utiliser dans les formes chroniques à évolution régulière ; mais il retrouve ses avantages, même chez les paralytiques à une période avancée, lorsque survient brusquement une recrudescence inflammatoire. Si l'on est à même de prévoir ces recrudescences avant qu'elles n'aient amené d'attaques apoplectiformes, on peut, par une série de petits moyens dont les sinapismes font partie, prévenir le coup qui va mettre en danger la vie du malade, ou du moins aggraver notablement son état. Or, nous avons dit comment on arrivait à le prévoir. Lorsque l'attaque n'a pas été détournée, quand les malades sont plongés dans le coma, on voit la plupart des médecins recourir aux sinapismes appliqués largement sur les cuisses et sur les mollets. Dans ce cas les sinapismes ne donnent pas de résultats avantageux ; autant ils auraient été utiles vingt-quatre ou quarante-huit heures avant, alors qu'il n'y avait encore que de la *tendance* à une recrudescence inflammatoire, autant leur efficacité est minime lorsque la poussée est accomplie. Les sinapismes appliqués dans ces conditions, lorsque le malade est privé de sensibilité en même temps que d'intelligence et de mouvement, sont le plus souvent inutiles, et voici pourquoi : On sait que chez un sujet qui a conservé la sensibilité cutanée, les sinapismes produisent aux endroits où ils sont appliqués une fluxion qui se traduit par une rubéfaction plus ou moins intense ; cette fluxion survient plus ou moins vite, et paraît être provoquée par la douleur (*ubi dolor, ubi fluxus*).

Chez les sujets, au contraire, qui sont atteints d'apoplexie, et qui sont privés de sensibilité, le sinapisme ne produit aucune rubéfaction de la peau ; et le plus souvent on le retire sans qu'il ait produit aucune fluxion et par suite aucun effet. Dans certains cas, il arrive que le sinapisme appliqué au début de l'attaque soit laissé en place beaucoup trop longtemps, le plus souvent c'est parce qu'il est oublié, d'autres fois, parce que des personnes inexpérimentées voyant qu'il ne produit pas la rubéfaction habituelle, croient devoir en laisser prolonger l'action. Dans ce cas les sinapismes peuvent en effet rester une heure en place sans amener de rubéfaction ; mais le lendemain on s'aperçoit que le derme est profondément atteint, et que les malades sont porteurs de larges vésicatoires dont la guérison est parfois difficile. Il a été amené récemment dans mon service uue femme dont les jambes portent deux ulcères profonds causés par des sinapismes. L'action des sinapismes Rigollot doit aussi être scrupuleusement surveillée ; il ne faut jamais laisser ces sinapismes plus de dix minutes en place. Les *bains de pieds* très-chauds et très-courts ont le même mode d'action que les sinapismes, et sont recommandés aux personnes prédisposées aux maladies inflammatoires de l'encéphale.

Les personnes menacées de paralysie générale ont le plus souvent la tête chaude, et elles supportent difficilement les coiffures capables d'entretenir la chaleur à la tête ; de même elles aiment à se laver la tête à l'eau froide. Il faut tenir compte de ces usages et les encourager. Dans les cas où il y a de la céphalalgie congestive, il est d'usage d'appliquer sur le front des compresses imbibées d'eau fraîche ou d'une solution de cyanure de potassium au cinquantième (Trousseau), ou d'eau sédative ; ce sont des palliatifs qu'il y a lieu de conserver. On peut aussi le recommander dans les cas d'attaques apoplectiformes, dans les cas de congestion cérébrale avec délire maniaque, ou de paralysie générale aiguë, ce moyen demande à être manié par des personnes expérimentées, car si on laisse trop longtemps la glace sur la tête, on s'expose à amener du collapsus, si on ne la laisse pas assez longtemps, la réaction qui en suit l'emploi ne fait qu'augmenter l'état de congestion. Lorsqu'on croit devoir l'employer, il faut mettre la glace dans une vessie de caoutchouc autant que possible, et avoir soin de placer entre la vessie et le cuir chevelu une compresse mouillée, et suspendre la vessie au-dessus de la tête du malade au moyen d'un ajustage très-simple adapté à son lit.

Les *vésicatoires* sur le cuir chevelu ont une action bien autrement importante et sont d'un emploi bien plus facile que la glace, car : 1° on en trouve partout ; 2° on peut les maintenir bien plus facilement en place ; 3° ils ont une action bien plus efficace et sont moins dangereux. L'un des principaux inconvénients qu'on leur reproche, c'est d'être douloureux et de mettre dans la nécessité de raser préalablement la tête; cette petite opération répugne extrêmement aux familles, elle est d'ailleurs assez délicate, on doit autant que possible la faire faire par des coiffeurs de profession. Malgré ces inconvénients, dans les cas graves, lorsqu'il existe du délire maniaque avec agitation, hallucinations, idées de grandeur, il ne faut pas hésiter à faire appliquer sur toute l'étendue du cuir chevelu, et du front à la nuque, un vésicatoire qu'on laissera deux jours en place, et qu'on renouvellera sitôt que le vésicatoire sera sec, dans les cas où l'état à combattre n'aurait pas cédé. Dans les cas moins graves, on se contentera de mettre les vésicatoires de la nuque à l'occiput préalablement rasé.

Les vésicatoires appliqués sur la tête agissent comme dérivatifs. Si l'on voulait être fidèle aux doctrines de l'école de Montpellier il ne faudrait les appliquer ainsi que lorsque les moyens révulsifs (purgatifs, sinapismes, sangsues à l'anus) auraient produit leur effet. Le vésicatoire appliqué *loco dolenti* aurait alors pour effet d'achever de déplacer le mouvement fluxionnaire déjà antérieurement gêné dans son installation par les révulsifs appliqués au début. Cette pratique ne nous semble pas être d'une rigoureuse nécessité, et nous nous trouvons bien d'appliquer simultanément le vésicatoire à la nuque et les révulsifs cutanés et intestinaux. Chez une malade morte par suite d'une attaque apoplectiforme, nous avons pu nous rendre compte de l'effet d'un vésicatoire laissé en place pendant quarante-huit heures et appliqué à la partie postérieure de la tête. A l'autopsie, nous avons trouvé que la partie de la boîte crânienne couverte par le vésicatoire était manifestement congestionnée, sa coloration faisait contraste avec la coloration du reste du diploé; il y avait eu par le fait du vésicatoire un appel de sang tout à fait local qui pourrait avoir une action dérivative puissante. Dans les cas aigus, les vésicatoires doivent être appliqués jusqu'à cessation des phénomènes morbides, ou jusqu'à ce que l'incurabilité soit certaine.

Dans les formes chroniques, dans les formes où prédomine la démence, il faut entretenir et renouveler les vésicatoires à la nuque et à l'occiput pendant un long espace de temps, de concert avec l'emploi de cautères. Il est bon, du reste, de savoir que les vésicatoires n'amènent jamais les accidents qu'on pourrait craindre au point de vue de la chevelure; ils ont pour effet constant de donner aux cheveux qui repoussent ultérieurement du lustre et de la vigueur.

Nous appliquons encore avec avantage les vésicatoires sous forme de *bandes vésicantes*, qu'on place, soit sur la partie médiane de la tête, dans le sens antéro-postérieur, le long du sinus longitudinal, soit le long de la colonne vertébrale, de chaque côté de la ligne médiane. Ces vésicatoires appliqués ainsi le long de la colonne vertébrale, dans certaines formes de paralysie générale à forme spinale, ont pour effet de diminuer sensiblement les douleurs parfois extrêmement pénibles que ressentent les malades. Ils conviennent dans les cas aigus, ils doivent être alors renouvelés tous les quatre ou cinq jours, tant que persistent des signes d'inflammation, des douleurs violentes et la fièvre. Ils réussissent contre la méningite spinale postérieure aiguë, complication fréquente de la folie paralytique. Dans les cas chroniques, les cautères conviennent mieux.

Les *cautères*, en effet, ont une action à longue portée, lente mais puissante, et ils produisent une dérivation qui est d'une utilité incontestable dans le cas de méningite chronique, soit cérébrale, soit spinale; nous les appliquons au nombre de deux de chaque côté de la suture lambdoïde, dans les cas où les phénomènes cérébraux dominent et ne sont plus qu'à l'état chronique ou subaigu. Nous en mettons un nombre variant de quatre à huit de chaque côté de l'épine dorsale, quand il existe des phénomènes de méningite spinale, et que la maladie n'est pas trop avancée; quand, au contraire, la maladie est à la troisième période, et que les phénomènes spinaux font ainsi une apparition tardive, nous ne recourons pas à ce traitement, parce qu'à cause de la spoliation qu'il amène, il pourrait précipiter la cachexie. — Dans les cas de méningite spinale, il est très-important de recourir aux vésicatoires dans les cas aigus, et aux cautères dans les cas subaigus. On peut, en effet, au moyen de ces puissants dérivatifs, enrayer l'affection; lorsqu'on la prend au début, on peut empêcher l'inflammation de s'étendre à l'encéphale. Mais lorsqu'on est parvenu à ce résultat, il faut avoir soin de continuer encore quelques mois l'usage des cautères le long de la colonne vertébrale. C'est ce qui ressort nettement de l'observation suivante :

OBSERVATION LI. — Un malade, âgé de 52 ans, menait une existence de travail continuel et poussé jusqu'aux dernières limites du possible. Sa profession, celle de courtier de commerce, l'exposait à des émotions constantes. Debout de très-bonne heure, il ne rentrait chez lui que le soir très-tard ; mais là même les affaires le poursuivaient, et des dépêches télégraphiques incessantes venaient l'empêcher de se reposer des fatigues de la journée et l'occupaient encore pendant ses repas et son sommeil. Par suite de cette vie fiévreuse, ce monsieur se trouvait très-agité depuis un certain temps, sa santé générale commença à décliner visiblement pendant deux ans : le teint pâlit, la digestion devint difficile, la respiration fut quelquefois gênée et le malade souvent oppressé ; les membres supérieurs devinrent agités d'un tremblement presque continuel qui rendit difficile l'écriture et la préhension des objets. Son médecin l'envoya à Néris, deux ans de suite, sans qu'aucune amélioration fût obtenue ; malgré cet état de maladie, il s'occupait encore de la direction de ses affaires, lorsque dans l'automne de 1869, il fut pris brusquement de douleurs dans les deux membres inférieurs ; ces douleurs suivaient le trajet des nerfs sciatiques, étaient excessivement vives, arrachaient des cris au malade et provoquaient une agitation incessante : consécutivement à ces douleurs, il se produisit des soubresauts dans les deux genoux ; un peu de fièvre accompagna ces premiers accidents qu'aucun des traitements appliqués *loco dolenti* ne parvint à calmer. Le sommeil était devenu tout à fait nul, et l'agitation était extrême, lorsque je fus appelé auprès du malade. Deux heures avant mon arrivée au Havre, ce monsieur fut pris de douleurs atroces siégeant aux régions cervicale inférieure et dorsale supérieure, douleurs qui durèrent dix minutes et s'accompagnèrent de délire, de divagation, puis de perte à peu près complète de connaissance et de nausées ; un quart d'heure après leur fin, nouvelle crise qui eut une durée plus longue (vingt minutes à peu près) et fut caractérisée par les mêmes symptômes.

A partir de ce moment, l'agitation, le délire s'accentuèrent davantage, il fallut plusieurs personnes pour maintenir le malade, qui continuait à accuser les mêmes douleurs s'irradiant dans les membres inférieurs. Lorsque je le vis, deux heures après l'apparition de ces nouveaux accidents, je le trouvai dans un grand état d'agitation, parlant à chaque instant de choses différentes, de ses affaires, d'événements passés ; c'étaient des noms d'amis, de parents ; la mémoire paraissait complétement dévoyée ; malgré cela la parole était nette et nullement troublée. Le malade me parla avec insistance des douleurs qu'il ressentait dans les membres inférieurs et qui étaient surtout intenses au niveau des échancrures sciatiques, de la tête des péronés et le long des mollets ; je trouvai, en même temps, au niveau des apophyses épineuses des sixième et septième vertèbres cervicales, première et deuxième dorsales, une douleur que la pression augmentait considérablement. La sensibilité aux pincements, aux piqûres, était absente, troublée ou obtuse en plusieurs points des membres inférieurs ; les mouvements des membres étaient libres, bien qu'offrant un peu d'incertitude ; pas d'ataxie de la langue ; enfin, je notai l'existence d'un état fébrile peu intense, mais appréciable.

Les trois honorables confrères du Havre qui étaient présents à la consultation se rendirent à l'opinion que j'émis, et qui consistait à considérer le malade comme menacé de paralysie générale et atteint de méningite spinale, dont les douleurs sciatiques antérieures étaient une manifestation insidieuse.

Le traitement que nous instituâmes consista en vésicatoires d'abord, puis en cautères le long de la colonne vertébrale, cautères que le malade dut conserver un an ou deux au moins, et, en outre, dans l'abandon absolu de sa profession. Les choses se sont passées ainsi que nous pouvions l'espérer, et au bout d'un mois et demi, l'état était aussi satisfaisant que possible, les douleurs avaient cédé les premières, puis le délire, et en dernier lieu l'amnésie. (J'ai revu ce malade *deux* ans après, en juillet 1870 : sa santé était dans l'état où elle se trouvait avant l'apparition des accidents ; il n'existait plus de douleur vertébrale, d'irradiations névralgiques dans les membres, la sensibilité cutanée était bien nette, la parole normale ainsi que la mémoire ; il n'avait plus de tremblement des mains ; il était complètement guéri, mais il continuait à porter son cautère avec d'autant plus de persévérance, que cet exutoire s'étant séché pendant quelques jours, il y a de cela quinze mois, les douleurs avaient immédiatement reparu. Il est mort en 1875, d'une fièvre typhoïde.)

Le *séton à la nuque* est également indiqué dans les formes chroniques de la maladie, il paraît avoir pour effet de prévenir les poussées congestives. C'est surtout dans les cas, rares à la vérité, où il existe de la céphalalgie, que le séton produit de bons résultats : il fait disparaître la céphalalgie ; il paraît même avoir une heureuse influence en retardant les progrès de la démence. Il amène une énergique dérivation, à action lente mais continue ; nous n'hésitons pas à l'employer, même chez les malades à la troisième période.

Enfin, parmi les moyens de traitement, l'emploi de l'eau froide nous a donné les meilleurs résultats.

Bains froids. — Étant donné ce fait que la paralysie générale est une maladie inflammatoire des centres nerveux, que la température s'élève souvent au-dessus de la normale, même en dehors des attaques apoplectiformes ou épileptiformes, nous avons essayé l'usage des bains froids. Ce fut d'abord chez des malades en proie à des accès de manie congestive, présentant une extrême agitation, une notable élévation de la température avec une ataxie considérable, dans les cas en un mot où l'emploi de la médication antiphlogistique était parfaitement indiquée, et où la gravité de la maladie justifiait une intervention très-énergique.

Le résultat obtenu dépassa notre attente. Nous vîmes en effet qu'après les bains froids l'agitation des malades diminuait, que leur température baissait de 1 degré et demi ou 2 degrés, et que surtout l'ataxie était sensiblement amendée ; nous eûmes la satisfaction de constater que sur une quinzaine de ces cas de paralysie générale aiguë ou subaiguë, aucun malade traité par les bains froids ne succomba ; or, on sait la gravité habituelle de ces formes de paralysie générale avec fièvre, excitation et ataxie, que M. Baillarger fait rentrer dans son groupe des manies congestives.

En outre, aucun malade ne contracta de pneumonie et de néphrite. Nous en conclûmes que dans les cas où la température est élevée au-dessus de l'état normal, la méthode de réfrigération employée était tout à fait inoffensive.

Enhardi par ces premiers essais, qui datent de 1871, nous continuâmes à employer les bains chez trois des malades qui pendant leur période aiguë s'étaient si bien trouvés de ce traitement, et dont l'affection avait eu depuis une marche subaiguë. Dans ces trois cas, la température n'était plus que de temps à autre au-dessus de la normale, mais les symptômes ataxiques persistaient ; or nous pûmes constater que les bains étaient encore parfaitement supportés, et que l'ataxie diminuait sensiblement après.

Cette observation nous encouragea à employer les bains dans tous les cas où il y avait de l'ataxie avec ou sans élévation notable de la température.

Voyant, au bout de sept ou huit mois d'expérimentation, que les bains étaient parfaitement supportés, que les malades en prenaient pour ainsi dire l'habitude et qu'au bout de quelques jours ils n'opposaient pas de résistance à l'emploi du froid ; que jamais il ne survint ni pneumonie, ni pleurésie, ni bronchite, qu'au contraire, les malades traités par les bains avaient une immunité remarquable à l'égard des accidents thoraciques, que jamais les bains ne donnaient lieu à de la néphrite, qu'ils étaient en un mot très-avantageux à quelques malades, et nuisibles à aucun, je pris la résolution de traiter par les bains froids tous les malades atteints de paralysie générale à la première période : telle est, en quelques mots, la série d'observations qui m'amena à employer les bains froids dans le traitement de la paralysie générale.

Pénétrons maintenant plus en avant dans les détails et voyons :

1° De quelle façon il convient d'employer les bains froids ;

2° Quels sont les effets qu'en ressentent les patients : les effets immédiats et les effets consécutifs ;

3° Quelles sont les principales circonstances dans lesquelles les bains froids doivent être administrés ;

4° Quelles sont enfin les contre-indications.

1° *De quelle façon doivent être administrés les bains froids.* — Au début de nos essais, nous donnions les bains à 20 degrés ; et nous ne laissions les malades dans l'eau que jusqu'au moment où ils éprouvaient un frisson violent, c'est-à-dire pendant quelques minutes ; les malades se trouvaient bien des bains d'affusion ; mais leur température ne baissait pas suffisamment, nous en vînmes peu à peu à prolonger la durée du bain pendant cinq, huit et jusqu'à dix minutes. Simultanément nous cherchâmes dans quelle mesure il serait possible d'abaisser la température de l'eau, et en diminuant la température degré par degré, nous arrivâmes à donner les bains à 12 degrés centigrades. C'est à ces chiffres que nous nous sommes arrêté, et dans la majorité des cas, surtout quand il y a de la fièvre notable et dès le début, nous donnons les bains à 12 degrés et pendant dix minutes. Le procédé n'est pas aussi rigoureux quand il s'agit de malades affaiblis, surtout au commencement du traitement.

Dans les cas où la fièvre n'est pas considérable, nous commençons par les *bains à* 18 *degrés* pendant cinq minutes ; au bout de quatre à six jours, nous arrivons à laisser le malade dans l'eau pendant dix minutes, puis en une huitaine de jours nous baissons la température de l'eau jusqu'à 12 degrés. En été nous employons la glace pour arriver à cette température. Ces bains sont donnés l'hiver dans des salles bien chauffées.

Les malades sont plongés dans l'eau après avoir été bien essuyés, s'ils sont en sueur. Sitôt retirés, ils sont enveloppées dans des couvertures également chauffées. On les laisse dans ces couvertures pendant trois quarts d'heure ou une heure, après quoi on les essuie avec soin et on les reporte dans leur lit, s'ils sont alités ; ou bien on les habille et on les laisse dans une salle chaude.

Ces bains doivent être donnés tous les jours ; ce n'est qu'à la longue, qu'on peut les donner seulement tous les deux jours. Il y a même parfois indication à donner deux bains dans la journée.

Durée du traitement. — Ce traitement sera continué pendant très-longtemps ; nous ne sommes pas encore à même d'indiquer une durée maximum. Chez une malade nommée Bl..., dont l'observation est relatée plus loin, le traitement est suivi depuis trois ans et demi, et la malade s'en trouve si bien, que d'elle-même, depuis sa sortie du service, elle le continue et prend son bain froid tous les deux jours.

Mais ce que nous pouvons affirmer, c'est le danger qu'il y a de cesser trop tôt. Chez une malade nous avons perdu en grande partie le bénéfice d'un traitement de six mois, parce que nous n'avons pas cru d'abord devoir continuer ; et parce qu'ensuite, quand nous avons voulu reprendre, nous n'avons pas pu le faire, les appareils étant en réparation ; quand nous étudierons plus spécialement les cas où l'eau froide doit être employée, nous verrons dans quelles circonstances on peut suspendre le traitement, dans quels cas il faut le reprendre après l'avoir suspendu, etc.

L'hiver et les froids les plus rigoureux ne sont pas une contre-indication ; il faut seulement multiplier les précautions pour assurer une réaction suffisante. Voici maintenant quels sont les principaux effets produits par les bains :

2° *Effets immédiats.* — Lorsque les malades ont beaucoup de fièvre et sont très-agités, ils paraissent ne pas ressentir l'impression de l'eau froide et ils continuent à vociférer et à s'agiter, à rire, à parler, comme ils le faisaient auparavant ; au bout d'un certain nombre de minutes, le frisson les prend, sans qu'ils paraissent s'en douter.

Dans le plus grand nombre des cas, même chez les agités, l'impression de l'eau froide est vivement et douloureusement ressentie ; les malades poussent des cris plaintifs, sont suffoqués en entrant dans l'eau ; mais au bout d'une ou deux minutes le calme revient. Au bout de cinq ou six minutes, arrive le frisson ; les lèvres deviennent parfois bleuâtres, et suivant que cet état est plus ou moins prononcé, on laisse les malades dans l'eau plus ou moins longtemps ; on s'efforce d'attendre jusqu'à ce que dix minutes se soient écoulées.

Le pouls qui, au début de l'immersion, est exagéré dans sa force, devient bientôt petit, serré, imperceptible ; on pourrait croire que, pour lutter contre la contraction artérielle ainsi produite, le cœur fait des efforts et que ses battements sont énergiques. Il n'en est rien : les battements sont en effet ralentis, mais leur énergie n'augmente pas, car ils deviennent difficilement perceptibles par la palpation.

Le phénomène de la chair de poule indiquant une contraction soutenue des fibres musculaires du derme, ne tarde pas à se produire.

Quand les malades, immédiatement après le bain, sont enroulés dans des couvertures chaudes, la réaction se produit toujours, mais plus ou moins vite et plus ou moins intense ; nous ne l'avons jamais vue manquer. Elle débute quelquefois immédiatement après le bain, surtout chez les malades qui sont soumis à ce traitement depuis un certain temps ; d'autres fois elle se fait attendre dix minutes ou un quart d'heure, rarement plus. Pendant ce temps, les patients continuent à grelotter, à avoir la face pâle et quelquefois cyanosée. Lorsque la réaction survient, la surface cutanée est couverte soit d'une douce moiteur, soit de sueurs abondantes. A ce moment le délire, lorsqu'il existe, est toujours beaucoup plus calme qu'avant le bain.

Sortis des couvertures au bout de trois quarts d'heure, les malades bien essuyés se trouvent dans un état de bien-être très-appréciable, leur pouls continue pendant plusieurs heures à être serré et résistant, les tracés sphygmographiques montrent très-bien l'action tonique opérée sur les vaisseaux.

Le chiffre marqué par le thermomètre baisse toujours sous l'influence du bain, et la réfrigération persiste plus ou moins longtemps. Dans les cas aigus, alors qu'il y a beaucoup de fièvre, l'abaissement de la température peut atteindre 2 degrés et demi, mais le thermomètre remonte assez vite à son degré antérieur.

Action sur la température du malade. — Dans les cas, au contraire, où il y a peu de fièvre, l'abaissement de la température dépasse rarement un degré, mais la réfrigération persiste pendant plusieurs heures. Chez la malade Proul..., dont l'observation est relatée plus loin, la température moyenne, prise pendant toute la durée du mois de juin, était de 37°,6 avant le bain ; or, après le

bain, elle était de 36°,2; l'abaissement en moyenne était donc
de 0°,77. — Chez une autre malade (Tourn...), observée en
même temps, l'écart était plus considérable, il était en moyenne
de 1°,80.

La température moyenne avant le bain était en effet de 36°,6, .
et après le bain elle était de 34°,8.

Effets consécutifs. — Les malades soumis au traitement par
les bains froids ont en général une mine de santé qui persiste
alors même que la maladie parcourt ses diverses périodes, leur
appétit est toujours excellent, il arrive souvent quand les femmes
n'ont pas dépassé l'époque de la ménopause, que les règles
disparues depuis longtemps réapparaissent sous l'influence des
bains froids : ce fait indique bien que les bains agissent dans
un sens favorable, car on sait que la réapparition des règles est en
généra d'un bon augure.

Les bains ont pour effet incontestable, à quelque période qu'ils
soient donnés, de diminuer les troubles d'ordre ataxique(tremblements des mains, des jambes, de la langue, de la parole, etc.),
de prévenir les congestions avec leur effrayant cortége symptomatique. Ils sont aussi très-utiles pour le traitement des eschares
et pour empêcher leur apparition. L'observation de la nommée
G... est un exemple de leur heureuse influence (page 525).

Influence sur les troubles intellectuels. — Pour ce qui est des
troubles intellectuels, voici comment on peut résumer leur action.
Dans les cas où le trouble intellectuel a pour caractéristique la
stupeur, l'abolition plus ou moins marquée de l'activité intellectuelle, de la dépression, soit mélancolique, soit hypocondriaque,
la démence sans délire spécial, les bains froids agissent avantageusement au point de vue mental. Dans ceux où il y a de l'excitation, du délire ambitieux, de l'agitation, les bains ont une action
moins efficace mais encore appréciable. Nous reviendrons sur ces
détails à propos de l'étude des indications auxquelles répondent
le mieux les bains froids; nous ne faisons ici qu'établir quelques
données générales pour montrer le parti qu'on peut tirer de ce
moyen thérapeutique. Mais il ne faudrait pas s'en exagérer l'importance. Il ne faudrait pas avoir la prétention de guérir par eux
tous les cas de paralysie générale à quelque période qu'ils se
présentent. C'est ainsi que, dans un certain nombre de cas, nous

n'avons pas pu empêcher la cachexie ultime de se produire.

Il nous paraît intéressant de signaler parfois la persistance, malgré les bains quotidiens, de cette odeur nauséeuse qu'exhale le corps des fous paralytiques. Cette odeur prouve bien l'état de détérioration de toute l'économie; lorsqu'elle subsiste malgré les bains, elle est d'un pronostic éminemment fâcheux; dans un certain nombre de cas et même à la fin de la seconde période, nous avons pu constater que cette odeur disparaissait; l'état général et l'état de l'intelligence s'amélioraient alors parallèlement : le fait a été très-net chez une de nos malades dont l'observation est relatée plus loin (Mme P...).

Si l'on nous demandait de préciser le mode d'action des bains à 12 degrés, nous serions en peine de le faire; ils produisent sans doute des effets complexes. Au début de nos essais nous pensions qu'ils agissaient comme antiphlogistiques, qu'ils avaient la même action que dans la fièvre typhoïde, dans la méningite rhumatismale; mais notre pratique ultérieure nous a rendu moins affirmatif, car les bains froids agissent également bien, en n'amenant pas plus d'accidents, chez les malades qui n'ont pas de fièvre. Il faut donc aussi compter avec leur action tonique, et c'est elle qu'il faut rechercher quand on a à soigner des malades à la deuxième ou à la troisième période.

Action dérivative. — Il est certain que les bains produisent encore une action dérivative, si l'on en juge par la coloration de la surface cutanée qu'on observe toujours après le bain, et qui démontre qu'il s'est fait à la périphérie un afflux sanguin au détriment de la circulation profonde et parenchymateuse.

En nous entourant de toutes les précautions requises et décrites plus haut, nous n'avons jamais vu résulter d'accidents de l'usage des bains froids, même chez les malades qui n'avaient pas de fièvre, bien au contraire, nous mettons nos malades à l'abri des pneumonies qui sont si fréquentes et si graves chez les fous paralytiques. De même nous n'avons jamais provoqué de néphrite. Ces faits sont remarquables, car il est bien certain que sur cent individus sains qu'on soumettrait à des bains à 12 degrés pendant dix minutes, cinquante au moins contracteraient, soit des pneumonies, soit des pleurésies, soit des néphrites aiguës, soit des rhumatismes ou au moins des bronchites. Nous ne nous expliquons pas encore cette immunité des aliénés paralytiques. Mais les faits sont là, nos assertions sont basées sur un nombre d'observations suffisant; aussi nous ne nous laissons pas arrêter par des considérations théoriques. Il y a bien d'autres points qui restent inexplicables dans l'histoire de la folie paralytique, on en trouvera peut-être un jour l'interprétation, mais à l'heure qu'il est, l'importance est de les bien connaître.

3° *Indications des bains froids*. — Après ces données générales, étudions dans quel cas l'action des bains froids peut être le plus utilement employée. On peut dire que les bains froids conviennent dans l'immense majorité des cas et à toutes les périodes de la paralysie générale. Une telle assertion est de nature à jeter le doute dans l'esprit, car il y a lieu de se méfier des moyens thérapeutiques qui réussissent également bien contre une maladie donnée, quelles que soient ses allures et ses périodes. Et cependant nous croyons fermement à l'efficacité des bains froids dans la plupart des cas de paralysie générale. Cette conviction est fondée sur les bases suivantes :

Sur l'expérience qui, somme toute, en médecine est encore le guide le plus sûr. Or, nous avons été amené à soigner par les bains froids des malades à toutes les périodes de la folie paralytique, et jamais nous n'avons eu d'accidents survenus par le fait du traitement; le plus souvent, au contraire, nous avons constaté de l'amélioration, même chez les malades à la troisième période.

La paralysie générale n'est pas une maladie cyclique; c'est une maladie dont les lésions sont toujours identiques à elles-mêmes, sont toujours de nature inflammatoire, sauf lorsqu'il existe de la cachexie très-avancée, ou lorsqu'il s'agit de paralysie générale à forme sénile. Il n'est donc pas étonnant que le même traitement convienne à l'immense majorité des cas.

Autant il serait barbare de traiter par un seul médicament toutes les pneumonies sans s'inquiéter du malade ou de la période de la maladie, autant il est rationnel d'opposer à une lésion constante et s'aggravant de jour en jour, sans changer pour cela de nature, une médication toujours identique. On emploie bien le sulfate de quinine dans toutes les formes et à toutes les périodes de l'intoxication palustre, on emploie également avec avantage le mercure, associé ou non à l'iodure de potassium, contre toutes les manifestations de la syphilis, quels que soient l'âge du sujet, la gravité de la maladie, l'état général.

D'ailleurs les bains froids n'ont sans doute pas qu'un seul mode d'action : à côté de l'action antiphlogistique, il faut tenir compte de l'action tonique, peut-être d'une action plus complexe. C'est surtout à la première période que les bains froids conviennent bien ; lorsqu'il y a de l'excitation, ce qu'on appelle la manie aiguë, avec fièvre, le bain fait le plus souvent tomber l'agitation et diminue la température. Chez une malade, G..., qui se trouvait dans ces conditions, les bains produisirent en quelques jours l'action que la digitale, administrée à très-forte dose, n'avait pas pu amener en plusieurs semaines. Chez cette femme, en effet, malgré l'administration des granules de digitaline Nativelle, à six par jour, et pendant près d'un mois, le nombre des pulsations ne diminuait pas ; il était constamment de 80 à 104. Or, sous l'influence de quelques bains, on vit le pouls baisser à 56 et devenir serré et résistant.

En outre, les bains froids sont préférables à la digitale, parce qu'ils mettent à l'abri, tout en produisant les mêmes effets sur le pouls, des accidents toxiques. Chez la malade citée plus haut, nous avons vu, à deux reprises différentes, en l'espace d'un mois, survenir une prostration inquiétante sous l'influence des doses de digitaline accumulées ; ces accidents n'ont jamais lieu avec les bains froids.

Lorsqu'on est parvenu à diagnostiquer la périencéphalite diffuse chez des malades qui sont plongés dans la stupeur, on doit également recourir aux bains froids. Il arrive que, sous l'influence des bains, la stupeur se dissipe plus ou moins complétement ; la prostration mélancolique ou hypocondriaque n'est pas non plus une contre-indication, du moment que le diagnostic est bien posé et que la paralysie générale peut être reconnue. Dans les formes qui se caractérisent par la démence, sans délire expansif ou dépressif, sans stupeur marquée, le bain froid a pour effet de réveiller l'activité cérébrale dans un bon nombre de cas ; c'est ce qui a eu lieu d'une façon très-nette chez une de nos malades, dont l'observation est relatée page 521. La nommée Bl..., après chaque bain, prenait une figure plus expressive ; elle a fini par guérir assez complétement pour pouvoir nous rendre compte de ce qu'elle éprouvait alors qu'elle était malade ; et bien que sortie de l'asile, elle continue de son plein gré à prendre ses bains froids tous les deux jours.

C'est surtout à la première période de la périencéphalite diffuse qu'il faut craindre ces recrudescences fluxionnaires qui donnent lieu, ainsi que nous l'avons vu à propos de l'étude des complications, aux attaques apoplectiformes et épileptiformes. Or, ces accidents, qui parfois mettent en péril les jours du malade, qui peuvent le rendre infirme en lui paralysant une moitié du corps, qui toujours donnent à la maladie une sorte de coup de fouet et retentissent gravement sur l'état mental, ces accidents, disons-nous, peuvent être, dans l'immense majorité des cas, conjurés par un traitement approprié, dont les bains froids constituent sans doute une des plus précieuses ressources.

Le médecin qui sait bien ses malades, celui qui, dans la clientèle civile, arrive à obtenir qu'on prenne tous les jours la température des malades et qu'on l'avertisse des moindres écarts indiqués par le thermomètre, peut, le plus souvent, prévoir et prévenir l'explosion des attaques apoplectiformes. Nous avons insisté sur ces détails intéressants, à propos de l'étude de la fièvre dans la folie paralytique. Sitôt que la courbe des températures présentera les anomalies que nous avons indiquées, il faudra se méfier d'un travail encéphalique insidieux et de l'explosion à bref délai d'une attaque de congestion cérébrale. Il faudra alors, et sans perdre de temps, mettre en usage le traitement révulsif. Dans certains cas, il y aura lieu d'aider l'action par une déplétion sanguine locale et par des médicaments qui, comme le bromure de sodium ou de potassium, comme la digitale, ont une action anticongestive. Nous ferions plus encore : dans ces cas, nous n'hésiterions pas à recourir aux bains froids.

Les bains froids employés quotidiennement semblent prévenir les recrudescences inflammatoires, les poussées aiguës : aussi nous n'observons presque jamais chez nos malades de complications apoplectiformes.

Les conclusions à tirer de tout ceci sont :

1° Qu'il serait sage, pour prévenir les attaques apoplectiformes, d'employer le traitement par les bains froids tous les jours, à partir du moment où la folie paralytique est bien constatée et en dehors même des menaces de poussées aiguës ;

2° Que dans les cas où, pour une raison quelconque, on aurait différé l'usage des bains froids, il faudrait se hâter d'y recourir, lorsqu'on aura lieu de soupçonner l'invasion prochaine d'une poussée inflammatoire.

Ce que nous disons des complications *apoplectiformes* et épileptiformes à la première période s'applique également aux *eschares*. Si l'on emploie les bains froids d'une façon régulière et comme base du traitement, on évitera à peu près sûrement l'apparition des eschares à la première période ; et dans les cas où l'on n'aurait pas encore employé les bains et où il surviendrait des eschares, le meilleur moyen d'en arrêter l'évolution et d'en empêcher la multiplication, est d'employer immédiatement les bains froids. Il nous est impossible de démontrer cette dernière proposition, puisque depuis que nous employons le traitement par les bains, nous n'avons jamais vu survenir d'eschares chez les malades à la première période, mais nous avons connaissance de faits qui démontrent la première proposition. Chez la nommée G..., entre autres, soignée depuis un mois par les bains froids, une poussée d'ecthyma a, pour ainsi dire, avorté sans donner lieu à des eschares : les pustules se sont vidées en quelques jours, l'épiderme soulevé s'est flétri, et au-dessous, le derme, mis à nu, s'est rapidement cicatrisé, sans qu'il y ait eu de points gangrénés. Or, chez cette malade, deux mois auparavant, alors que les bains froids n'étaient pas encore employés, il y avait eu une poussée semblable d'ecthyma qui avait donné lieu à des eschares dont on eut toutes les peines du monde à obtenir la guérison.

Cette utilité des bains froids, au point de vue de la prophylaxie des eschares, n'a rien qui doive étonner. Pour prévenir, en effet, les eschares, Brown-Séquard (1) émettait l'idée théorique suivante : « exciter convenablement le jeu des vaso-moteurs, de façon à empêcher soit le spasme, soit la dilatation paralytique. » Or, on ne fait pas autre chose en donnant les bains froids qui, par les alternatives de contraction et de dilatation des vaisseaux périphériques, assurent une circulation plus régulière.

---

(1) Brown-Séquard, *Leçons sur les nerfs vaso-moteurs.* Paris, 1872.

Usage des bains pendant les rémissions. — Pendant les périodes de rémission, c'est-à-dire lorsque la maladie semble rétrocéder en partie, lorsque les signes somatiques disparaissent et que, seul, un certain degré d'affaiblissement intellectuel persiste, il faut continuer l'usage des bains froids, si l'on en a commencé l'emploi.

Dans les cas où l'on n'aurait pas encore commencé à se servir des bains froids, il serait peut-être imprudent de le faire pendant une période de rémission.

Mais, lorsque les symptômes tant intellectuels que somatiques ont assez complétement disparu pour qu'on soit autorisé à admettre une guérison temporaire, il faut bien se garder, si les malades ont fait usage des bains froids, de cesser brusquement l'emploi de ce précieux moyen thérapeutique.

Il nous est impossible de préciser combien de temps il faut le continuer ; tout ce que nous pouvons dire, c'est que nous avons eu lieu de nous repentir de les avoir interrompus au bout de trois mois chez une malade qu'on pouvait considérer comme guérie, c'est que, d'autre part, chez une autre, sortie de mon service dans un état de guérison incontestable, nous faisons continuer les bains depuis trois ans et demi. Comme cette malade est arrivée à les prendre sans difficulté, et comme son état est toujours extrêmement satisfaisant, nous ne saurions vraiment pas dire à quelle époque nous les supprimerons définitivement. Mais dans ces conditions, il est permis d'observer avec moins de rigueur les règles du traitement, et l'on peut ne donner les bains froids que tous les deux et même tous les trois jours. Comme chez les malades guéries, quand elle n'ont pas dépassé l'époque de la ménopause, la menstruation doit être régulière, il sera sage de respecter les époques menstruelles et de suspendre les bains pendant la période d'hémorrhagie, quelques jours avant et quelques jours après.

A la *deuxième période* de la paralysie générale, les bains sont également indiqués. Si le traitement par les bains était déjà employé auparavant et que, malgré lui, la maladie eût évolué et fût arrivée à la deuxième période, il faudrait néanmoins continuer l'emploi de l'eau froide.

Il est bien certain que, dans ces cas, on ne pourra pas avoir la prétention de guérir la maladie, puisqu'elle aura déjoué les efforts

de la thérapeutique à la période où ces efforts avaient le plus
de chance de succès; mais on pourra du moins retarder l'évolution du processus morbide, on se mettra dans les meilleures conditions pour prévenir les complications, telles qu'attaques apoplectiformes ou les pneumonies; d'ailleurs il ne faut jamais se
décourager; et bien que, lorsque nous voyons nos malades arriver
malgré les bains à la deuxième période, nous portions un pronostic fâcheux, nous ne désespérons pas absolument; la marche de
la maladie est tellement capricieuse qu'elle déjoue quelquefois les
prévisions les mieux justifiables.

Dans les cas où nous aurions à soigner un malade arrivé à la
deuxième période qui n'aurait pas encore été traité par les bains
froids, nous nous hâterions d'employer ce moyen. Les mêmes
observations sont applicables à la troisième période.

Chez les malades à la *troisième période*, les bains froids rendent
encore d'éminents services; ils doivent être employés tant que les
malades ne sont pas dans le marasme. Ils ont, en effet, pour
résultat de prolonger très-longtemps l'existence, et de permettre
peut-être la venue de ces rémissions si remarquables qu'on a
observées même à la troisième période.

Ils font diminuer notablement l'ataxie qui est un indice si
grave; chez ceux qui gâtent, on parvient quelquefois par les bains
froids à rendre du ton au sphincter. On arrive encore à prévenir
quelquefois les eschares, et quand elles se sont produites, les
bains quotidiens, en assurant la propreté des plaies, ne peuvent
être que fort avantageux.

Ils diminuent aussi l'odeur parfois insupportable que répandent
les malades arrivés à cette période; enfin, ils semblent mettre les
fous paralytiques à l'abri des pneumonies; les bains, même à cette
période, doivent encore être recommandés à un autre point de
vue :

Il faut, pour nous comprendre, se mettre à la place des personnes qui ont chez elles un malheureux dément arrivé à la troisième période.

Il est bien triste pour elles d'avoir à contempler cette déchéance
progressive sans avoir rien à lui opposer. Aucun moyen thérapeutique n'est plus indiqué.

Or, dans ces cas, le médecin qui, somme toute, n'a pas à s'inquiéter seulement des malades, doit être très-heureux de pouvoir conseiller un moyen de traitement palliatif qui n'a rien de vraiment pénible, ainsi que nous le disions tout à l'heure, qui n'est jamais dangereux, et qui a les avantages que nous avons énumérés plus haut.

4° Les *contre-indications* à l'usage des bains froids ne sont pas nombreuses. Relativement au malade il y aurait contre-indication dans les cas où une maladie intercurrente, telle qu'une bronchite ou une pneumonie, serait survenue, mais nous l'avons déjà dit, les malades ainsi traités présentent une immunité remarquable à l'égard des diverses affections thoraciques.

La résistance outrée nécessitant chaque jour l'emploi de la force, est une contre-indication : tel a été le cas chez un M. B...

La menstruation est encore une contre-indication, mais non pas absolue. Il nous est, en effet, arrivé de donner des bains à des malades qui avaient leurs règles à notre insu ; or les règles n'ont pas été arrêtées et l'état général n'a pas été aggravé ; nous ne voudrions cependant pas conseiller les bains pendant les époques menstruelles.

Il y aurait encore contre-indication, si l'état de marasme du sujet était par trop prononcé ; et, si la réaction devenait par suite impossible, le bain pourrait bien devenir dangereux dans ces circonstances. Nous devons cependant dire que nous l'avons employé même dans ces conditions déplorables, quelquefois avec succès ; une malade, entre autres, arrivée à un état très-avancé, a retiré de bons effets du traitement par les bains.

Mais les véritables contre-indications du traitement se tirent des conditions du milieu dans lesquelles on opère ; il faut en effet que les bains soient donnés avec toutes les précautions que nous avons indiquées plus haut, sous la surveillance de personnes intelligentes et dévouées, sans cela ils pourraient devenir nuisibles.

Voici deux observations de malades chez lesquelles les bains froids ont arrêté la marche de la paralysie générale, et quelques autres dans lesquelles ce mode de traitement a diminué ou fait disparaître quelques symptômes graves, tels que l'ataxie, les eschares et le marasme.

OBSERVATION LII. — *Paralysie générale à la deuxième période.*
Traitement par les bains froids ; guérison.

La nommée Bl..., 40 ans, entre dans mon service le 25 mai 1875. Il y a quinze mois, elle est tombée dans un chagrin profond causé par la perte de sa fortune, et cet état mélancolique n'a pas cessé depuis. Peu à peu son intelligence et sa mémoire ont diminué d'une façon notable. Elle est devenue insouciante, négligente, prodigue.

Depuis un an les règles ont cessé et son état n'a fait qu'empirer. Plusieurs fois elle a eu des accès de fièvre, avec chaleur et frissons.

Dans les derniers temps, elle voulait rester couchée et laissait aller sous elle.

Elle n'a jamais eu d'attaque, n'a pas prononcé de paroles incohérentes, n'a jamais manifesté d'idées de richesse, ni paru avoir d'hallucinations.

A son arrivée, nous constatons de l'inégalité pupillaire, la gauche plus large. La malade ne reconnaît pas le poivre à l'odorat, et n'est pas impressionnée par l'odeur de cette substance. Sa langue présente de l'ataxie et un peu de tremblement fibrillaire à la pointe et sur les bords. On note encore un peu de tremblement dans tout le corps, surtout dans les membres supérieurs, principalement dans le gauche. Les mains étendues ne peuvent rester immobiles et la gauche est prise d'un tremblement très-accentué. La sensibilité générale est un peu obtuse dans les bras et à la face. La force musculaire est suffisante ; la marche se fait bien, mais lentement. La malade est valide, n'a pas gâté. Sa physionomie est sans expression, et il n'est pas possible de savoir son âge, de lui faire dire si elle souffre ; toutes les questions la laissent indifférente.

Un bain quotidien de 12 à 14 degrés, pendant dix minutes.

8 octobre 1875. — On peut maintenant converser avec elle. Peu à peu, le tremblement fibrillaire et l'ataxie ont disparu. La malade le constate elle-même et sa physionomie en exprime une satisfaction naturelle. La malade sait le jour, le mois, son âge ; mais elle croit être ici depuis le mois de mars et n'a pas conscience de son état.

La pupille gauche est plus large ; la parole un peu ânonnée. A l'odorat, elle prend du poivre pour du tabac et en éprouve une sensation piquante ; elle le reconnaît à la vue. — La malade ne gâte pas ; elle est propre, aide au ménage. — Aménorrhée.

Continuer les bains froids.

16 décembre. — Les règles, disparues depuis deux ans, reviennent aujourd'hui avec abondance et ne sont pas arrêtées par le bain froid.

27 décembre. — L'état s'améliore progressivement. La malade a toutes les apparences de la santé, sa physionomie exprime l'intelligence. Elle sait le jour, le mois, la date de son entrée. Pupille gauche plus large.

Sa parole est encore un peu ânonnée ; la langue n'offre plus d'ataxie, mais un léger tremblement fibrillaire. Pas de tremblement des membres. La malade reconnaît le poivre à l'odorat ; sa sensibilité et sa marche sont normales. Elle travaille, est propre, bien tenue. — Elle reconnaît avoir été très-malade, dit qu'elle n'avait plus d'idées, mais elle ne parle pas encore avec assez de calme de ses chagrins, de sa mère malade, de ses antécédents.

Depuis 45 jours, les bains sont pris à 20 degrés.

10 avril 1876. — Les règles reviennent de temps en temps. L'amélioration continue. La malade écrit à sa mère une lettre très-bonne et dont les caractères sont bien tracés. Pupille gauche plus large.

Bains à 14 degrés.

27 juillet 1876. — Son état est tout à fait bien, la mine très-bonne. Pas de menstruation depuis trois mois.

Elle a conscience d'avoir été bien malade, me dit qu'elle marchait lentement, qu'elle faisait sous elle, et me remercie de mes soins avec effusion.

La parole présente encore par moments un peu d'hésitation.

Elle se souvient de la date de son entrée, ne présente plus d'ataxie nulle part, la marche est rapide et n'est plus embarrassée, mais l'inégalité pupillaire persiste, la gauche plus large.

Elle me dit que les pertes d'argent sont la cause de sa maladie. Elle sort à la demande de sa sœur.

15 octobre 1878. — Je l'ai revue plusieurs fois. Elle va bien, travaille. Elle prend tous les deux jours, pendant dix minutes, un bain froid à 15 degrés.

Elle n'a conservé de sa maladie qu'une très-légère inégalité pupillaire, un peu d'embarras de la parole (diminution de netteté de l'articulation) et d'étonnement de la physionomie.

OBSERVATION LIII. — *Paralysie générale subaiguë à la deuxième période. — Traitement par les bains froids et les révulsifs; guérison.*

La nommée Fau..., 33 ans, est entrée dans mon service de la Salpêtrière, le 28 octobre 1876, dans un état d'excitation maniaque.

Orpheline de bonne heure, élevée sans soins, la malade a été, encore toute jeune, victime d'un viol. Elle a eu à dix-huit ans la fièvre typhoïde.

Mariée il y a deux ans. On a remarqué alors qu'elle avait une intelligence peu développée, qu'elle était peu instruite, ne sachant ni lire, ni faire grand'-chose, se mettant facilement en colère contre son mari, et ne pouvant pas supporter les ennuis ordinaires de la vie.

Depuis un an elle a éprouvé des douleurs de tête très-vives, généralisées, presque continuelles, mais plus intenses au front et aux tempes. Ces douleurs, qui ont disparu depuis peu, se sont accompagnées, dans les derniers temps, de vomissements, de pleurs.

Depuis le début de sa maladie, il y a trois semaines, survenue sans apparence de fièvre ni trouble de la parole, elle présente des idées de richesses; elle disait que sa fortune était faite, qu'elle avait des millions, et elle donnait de l'argent à tort et à travers, alors qu'elle avait été très-intéressée autrefois.

Depuis quinze jours, elle s'est mise à s'agiter, à parler sans cesse, et cet état a nécessité son placement. Elle entre dans mon service le 28 octobre 1876.

29 octobre. — Front moyen, crâne régulièrement conformé.

Pupilles inégales, la droite plus large. Elle paraît bien voir, bien entendre, prend l'odeur du poivre pour celle du camphre; elle parle continuellement; la voix est enrouée, la parole un peu ânonnée.

Pas de douleur rachidienne, mais la pression de la fosse iliaque gauche détermine une vive douleur. Force musculaire suffisante. Pas d'anesthésie, ni d'hyperesthésie.

Elle me dit son nom, prétend avoir vingt-quatre ans, être mariée, avoir douze enfants.

Au milieu de phrases incohérentes, impossibles à comprendre, on distingue les mots : « couronne, million, empereur, honneur. Nous avons toutes les couronnes, j'avais la grandeur. — Nous allons faire les honneurs aux médecins, c'est moi qui million, et c'est l'empereur ; » elle entremêle ses paroles de chants.

Agitation cette nuit.

Température rectale 37°,4 ; post-auriculaire gauche 36°,6.

Cette dernière température est de 3° au-dessus de la normale.

Vingt sangsues à la région mastoïdienne gauche. Glace et compresses éthérées sur la tête.

30 octobre 1876. — Temp. rectale, 39°,6.

Vésicatoire à la nuque ; Kr B. 5 gr. en lavement.

2 novembre. — Même état. Incohérence et exubérance de langage.

4 granules de digitaline Nativelle par jour ; Kr B. 5 gr. en lavement ; 2 cautères au synciput.

9 novembre. — L'agitation persiste. Apparition des règles.

16 novembre. — Elle se plaint d'être malade. Elle reçoit ce matin la visite de son mari, le reconnaît et l'appelle par son nom. La fièvre a cessé.

Entretenir les cautères ; 1 granule de digitaline Nativelle par jour.

4 décembre. — Elle cause d'une façon raisonnable, demande où elle est, pourquoi on lui met la camisole, dit que cela n'est pas nécessaire et elle promet de rester tranquille.

23 décembre. — Parole très-ânonnée par moments. Pupilles inégales, la droite plus large. Elle ne sait pas le mois, mais dit que nous serons bientôt à Noël.

Son langage est toujours incohérent. Elle dit « qu'on la persécute, que tout le monde lui en veut, qu'on veut la faire guillotiner, qu'elle est morte, qu'elle a été enterrée, mais qu'elle est revenue. »

1er janvier 1877. — Toujours loquace et incohérente, parole mieux articulée. Pas d'ataxie de la langue ni des lèvres. Pupille droite plus large.

Elle dit être bien malade, sait mon nom, croit être ici depuis sept à huit mois.

La marche est normale, la force musculaire suffisante ; 64 pulsations. La malade est tranquille, couche sans être attachée, n'enlève plus les pièces de son pansement, s'occupe du ménage.

Les cautères sont entretenus.

Février. — La température derrière les oreilles est maintenant de 32°,2.

Bains froids d'abord à 20 degrés, puis à 12 degrés, d'une durée de dix minutes.

22 avril. — Mine de bonne santé ; la malade mange bien, engraisse, travaille à la couture. Pupille droite, toujours plus large.

Elle croit être ici depuis deux ans, prononce facilement les mots de cinq à six syllabes, mais son langage est encore incohérent.

Elle parle d'argent, du viol dont elle a été l'objet, et dit ne pas être malade, avoir toute sa raison.

Continuation des bains.

28 janvier 1878. — Caractère toujours très-difficile. Parole nette, pas d'ataxie de la langue. Mémoire à peu près intacte. Il n'existe plus d'idées délirantes, il reste de l'inégalité pupillaire ; la menstruation se fait bien.

La malade travaille adroitement à la couture.

30 juillet. — Jusqu'à ce jour, les bains n'ont pas été discontinués un seul jour, sauf pendant les périodes cataméniales.

La physionomie respire la santé la meilleure. La parole est nette, rapide. La mémoire est entièrement intacte ; les facultés intellectuelles sont normales.

Le caractère seul reste difficile ; mais cette défectuosité remonte à l'époque de sa fièvre typhoïde.

En résumé, cette femme était atteinte de paralysie générale subaiguë caractérisée par de la fièvre, des idées délirantes de grandeur, de richesses, de l'exubérance et de l'incohérence du langage, de l'ataxie des muscles de la face, de la langue, des troubles de la parole. — Elle a guéri par un traitement consistant en révulsifs cutanés et en bains froids de dix minutes à la température de 12 degrés.

Les observations suivantes sont relatives à des malades dont l'affection a été arrêtée pendant un temps et amendée par l'emploi quotidien des bains froids.

OBSERVATION LIV. — *Paralysie générale à la deuxième période.* — *Ataxie considérable amendée par l'emploi des bains froids à 12 degrés. Temps d'arrêt de la maladie. Pas de marasme.*

La nommée Liz..., 38 ans, est entrée le 21 mai 1874 dans mon service. La maladie aurait commencé en 1870 par une congestion cérébrale survenue à la suite d'une frayeur (éclat d'un obus), congestion qui a laissé après elle du bégayement et de la difficulté dans les mouvements des membres du côté droit. Plus tard, à plusieurs reprises, la malade est tombée en accusant des vertiges, des éblouissements, et a été traitée par des révulsifs à la nuque. — Depuis un an, outre le bégayement et l'hémiplégie, on a noté de la diminution de la mémoire, de l'extravagance et du manque de suite dans les actes, de l'incohérence dans le langage.

22 mai 1874. — La malade est calme, sa physionomie exprime la satisfaction. Pupilles contractiles, inégales ; la droite est plus large.

Ataxie très-grande de la langue et des lèvres ; parole notablement bégayée. Tremblement des mains, force musculaire suffisante, marche facile, sensibilité normale. Elle ne gâte pas ; dit être bien réglée.

Elle se trompe sur le jour, le mois. Elle dit entendre des voix, avoir des robes de soie, des bijoux, des diamants et cinquante mille francs placés.

1er juillet. — Elle est excitée depuis quelques jours.

Vésicatoire à la nuque. Tous les jours, un bain à 17 degrés pendant dix minutes.

23 septembre. — Pupille droite plus large. L'ataxie de la langue est bien diminuée. Pas de tremblement des lèvres ni des mains.

Elle sait le jour de la semaine, la date de son entrée.

Tous les jours un bain de dix minutes à 12 degrés.

24 juillet 1875. — Pupilles égales. Il n'existe plus d'ataxie de la langue ni des lèvres. La parole est traînée, le langage incohérent.

Elle a gâté; la menstruation a été régulière. Elle se trompe de jour, de mois. Elle pleure sans raison, n'a nulle conscience d'être malade, passe son temps à ramasser des feuilles, des petits morceaux de bois.

Même traitement.

1er décembre 1876. — Même état mental. Apparence de bonne santé physique. Les pupilles sont inégales et ne se contractent ou se dilatent ni à la lumière artificielle ni par le pincement de la peau.

Pas d'ataxie de la langue, mais la pointe est déviée à droite. La parole est lente, mais nettement articulée. Pas de tremblement des mains.

Elle sait le quantième mais non le jour de la semaine.

6 février 1877. — Pupilles égales, petites, contractiles. Pas d'ataxie de la langue, des lèvres, ni des mains. Parole ânonnée, hésitante. Marche normale, force musculaire conservée. Elle pleure sans motifs, rit béatement, parle souvent de milliards et dit savoir toutes les langues.

21 janvier 1878. — Même état de la maladie.

Les bains froids sont continués. La malade ne présente pas de caractères du marasme. Elle est en démence, mais l'état physique est aussi satisfaisant que possible, et il est évident que depuis quatre ans la maladie n'a pas fait de progrès. Il y a un temps d'arrêt certain.

OBSERVATION LV. — *Paralysie générale à la troisième période. — Traitement par les bains froids à 12 degrés. Temps d'arrêt de la maladie; guérison à plusieurs reprises des eschares, de l'ataxie.*

Gas...., 38 ans, est entrée le 29 décembre 1873 dans mon service de la Salpêtrière. Depuis le siége de Paris, pendant lequel la malade a beaucoup souffert, on a remarqué que sa mémoire diminuait un peu en même temps que sa conversation devenait décousue. Elle était grossière, colère, mais ne commettait pas d'extravagances, lorsque, il y a un mois, elle a été prise de fièvre, est devenue agitée, violente, s'est mise à crier, a essayé de se jeter par la fenêtre, et enfin a quitté sa maison pour courir dans la rue où elle s'est fait arrêter pour ses cris de vive l'empereur, de vive le roi, ses propos de guerre, et ses allusions à la Commune et aux cuirassiers. On lui a entendu dire qu'elle était riche, qu'elle avait destrésors. La parole est devenue tremblée.

Pas d'antécédents héréditaires ni de maladies antérieures graves. Pas d'excès alcooliques.

30 décembre 1873. — La malade est excessivement agitée, elle parle continuellement d'une façon très-incohérente, crie au point d'avoir la voix enrouée, dit des mots grossiers et obscènes. Dans les phrases qu'elle prononce, on relève les mots : empoisonnement, coups de fusil, de canon, châteaux, millions, roi, duchesse.

Pupilles inégales, la gauche plus large.

Ataxie de la langue; la parole est traînée par moments. Elle laisse aller sous elle.

Vésicatoire à l'occiput rasé; bains de pieds sinapisés; granules de digitaline.

4 janvier 1874. — Elle est calme ce matin, se rappelle avoir été agitée, dit souffrir aux tempes et ressentir des claquements dans les oreilles. Elle nous

raconte qu'elle entendait des coups de fusil, de canon, et nous parle de la Commune, des cuirassiers de Reischoffen.

20 janvier. — Cet état de calme n'a duré que trente-six heures, et l'agitation a recommencé avec cris pendant la nuit. Même langage incohérent, mêmes idées délirantes, injures, mots grossiers, violences.

Inégalité pupillaire. Parole lente et traînée par moments. Sensibilité normale. La station debout est difficile. Des eschares apparaissent au siége, aux coudes.

Tous les jours, pendant cinq minutes, un bain à 15 degrés; abaisser graduellement la température à 12 degrés et augmenter la durée de l'immersion jusqu'à dix minutes.

10 avril. — Moins d'incohérence, de violences. Elle a même tenu hier une conversation assez raisonnable et a dit qu'il fallait bien qu'elle prît son bain, puisque c'était pour la guérir. Egalité pupillaire. N'a plus d'ataxie de la langue ni des lèvres. Parole bégayée. La marche se fait assez facilement, sans trembler.

Les bains sont à 12 degrés et durent dix minutes.

1er juin. — Elle est agitée, parle continuellement et sans suite. Elle mange ses excréments. Par moments elle est gaie, danse et chante; elle reconnaît ses parents et sait le quantième du mois. La parole est quelquefois nette, et par moments, très-franchement ânonnée. Pas d'ataxie de la langue ni des lèvres. Pupilles inégales, la gauche plus large. Une seule eschare persiste, au sacrum, et mesure à peine un centimètre de diamètre.

Bains à 12 degrés, de dix minutes.

10 août. — Elle tient quelques propos raisonnables et fait preuve de mémoire. Parole nette, pas d'ataxie.

20 novembre. — Pupilles égales, contractiles. Pas d'ataxie de la langue ni des lèvres; pas de tremblement des mains.

Apparence de bonne santé, ne gâte presque plus, se montre docile, douce. Menstruation assez régulière.

Bains à 12 degrés, de dix minutes.

3 novembre 1875. — Depuis un an, la maladie est restée stationnaire, mais depuis peu la malade s'incline à droite et tremble d'une façon continue et au point que la marche, la station debout sont difficiles. Ce tremblement est plus fort dans le membre supérieur droit. Il existe de l'ataxie de la langue. La sensibilité est bien diminuée aux quatre membres, mais normale à la face.

Même traitement.

26 novembre. — De plus en plus gâteuse, affaissée. Apparition de phlyctènes noirâtres sur le dos des pieds qui sont enflés, douloureux.

Une goutte de sang, examinée au microscope, montre que les globules sont comme agglutinés par une matière poisseuse et sont séparés en îlots, en chapelets. Le nombre des globules rouges n'a pas varié, mais ils sont notablement pâlis. Quant aux globules blancs, on en compte, par millimètre cube, huit mille contre cinq millions de globules rouges.

28 décembre. — Les bains ont pu être repris depuis peu. L'état d'affaissement a cessé; la malade marche de nouveau. La physionomie est éveillée. Plus d'eschares aux pieds.

7 avril 1876. — Très-affaiblie, alitée. Convulsions cloniques dans le membre inférieur gauche. — Bains.

6 mai. — Alitée; elle pousse des soupirs, tremble de tout le corps, grince des dents. Joues rouges; eschares aux pieds.

4 juillet. — Elle dit avoir de belles petites dents, être une belle femme, dit sentir un poisson qui lui mord la matrice. Pupilles toujours égales. Tremblement considérable, intermittent, de la mâchoire inférieure. On compte sur elle onze eschares dont les plus profondes existent au sacrum, aux trochanters, aux coudes. Fièvre intense.

On continue les bains.

2 août. — Mort.

A l'autopsie, on constate une vascularisation considérable des méninges et une ecchymose de 3 centimètres à la partie postérieure du lobe occipital droit.

Les méninges adhèrent très-fortement à la substance cérébrale dans presque toute l'étendue de la base et de la convexité du cerveau.

Cette observation nous a paru intéressante par l'effet satisfaisant curatif des bains froids sur les eschares qui se sont montrées à plusieurs reprises, sur l'ataxie des membres et de la face, et par le temps d'arrêt que la maladie en a ressenti.

La maladie était malheureusement trop avancée pour pouvoir obtenir un meilleur résultat.

OBSERVATION LVI. — *Paralysie générale à la première période. — Arrêt de la maladie par l'emploi des bains froids à 12 degrés.*

La nommée Quir.., 29 ans, est entrée le 22 février 1874 dans mon service de la Salpêtrière.

La maladie a commencé, il y a une dizaine de jours, par de l'agitation, des cris, des rires brusques et non motivés. La malade se levait la nuit, criait qu'elle voyait et qu'elle entendait des gens qui voulaient la tuer, l'empoisonner. — Elle a manifesté le désir d'avoir une voiture, une belle robe de soie.

Pas d'antécédents héréditaires ni de maladies antérieures.

24 février 1874. — Elle est très-agitée, ne veut pas se laisser-examiner, fait des mouvements brusques, grince des dents. Pupille droite plus large; un peu de tremblement à la base de la langue. Sa parole est nette, le langage incohérent, mais sans idées de richesses, de grandeur. Lorsqu'elle parle, on remarque du tremblement fin au niveau des sillons naso-labiaux et sur la lèvre supérieure dont la moitié gauche est tirée en haut.

25 février. — La malade est calme aujourd'hui et nous dit que son agitation était due à ce qu'elle entendait des coups de fusil et à ce qu'elle voyait des gens qui lui faisaient peur.

La sensibilité, normale dans le membre inférieur droit, est bien diminuée dans le gauche. A la face, elle est de beaucoup plus faible à droite.

Elle sait où elle est, mais ne sait guère depuis quand.

2 mars. — Agitation, sensation de mal de tête.

Vésicatoire à l'occiput rasé.

11 mars. — Toujours agitée; elle crie, chante. Elle dit qu'elle voudrait se couper la gorge, se jeter dans un puits.

Inégalité pupillaire, la droite plus large.

Nouveau vésicatoire. — Donner chaque jour un bain à 20 degrés pendant cinq minutes ; abaisser peu à peu la température de l'eau, et prolonger le temps de l'immersion.

7 avril. — L'agitation est toujours grande. Elle nous débite des injures, prononce des paroles obscènes, des phrases décousues. Idées de richesse, actes désordonnés et indécents. Elle a cassé les carreaux de sa cellule, parce qu'une voix lui a ordonné de le faire. Bains à 12 degrés de dix minutes.

8 avril. — Plus calme ; elle nous salue, et nous demande pardon de ses grossièretés. Elle dit être enceinte : « le bon Dieu est descendu en moi pour me rendre heureuse. »

15 juillet. — Elle est calme, travaille, sait le jour de son entrée, le jour de la semaine, le mois ; elle ne crie plus, n'a plus d'hallucinations.

N'a plus d'inégalité pupillaire, ni de tremblement de la langue ni des lèvres ; parole nette.

Bains froids.

6 novembre. — Pupilles inégales.

La menstruation, qui avait toujours été régulière, a cessé maintenant. Depuis quelques jours, la malade tient des propos incohérents, dit voir la nuit une bête qui vient l'embrasser.

Bains à 12 degrés de dix minutes. 4 grammes de bromure de potassium pendant une semaine (époque cataméniale présumée).

8 décembre. — Inégalité pupillaire. Les règles ne se montrant pas, il sera donné pendant huit jours 4 grammes de bromure de potassium.

15 avril 1875. — Parole un peu embrouillée. La mémoire devient de plus en plus nette. Pas de menstruation. — Bains.

15 septembre. — La malade est aussi bien que possible. Pupille droite plus large encore.

Parole nette ; pas d'ataxie. Mémoire des dates. Elle ne se souvient pas m'avoir parlé de Dieu, d'être enceinte, mais se rappelle avoir cassé les carreaux de sa cellule, d'avoir crié.

2 novembre. — Son état satisfaisant ayant persisté, on lui avait appris qu'elle allait sortir du service, mais cette nouvelle lui a causé beaucoup d'émotion.

Aujourd'hui elle est au lit, se refusant à parler. Pas de fièvre ; face vultueuse.

Six sangsues à l'anus.

3 novembre. — Hier soir, elle s'est agitée, a sauté, dansé, jeté des couvertures à terre, cherché à mordre, à battre.

Ce matin, elle pleure et rit alternativement, cherche à mordre, se met la tête sous l'oreiller. Ses réponses sont raisonnables.

Chaque jour, 2 lavements avec 6 grammes de bromure chacun.

9 novembre. — Même état ; elle est brusque, violente, ne peut tenir en place ; regarde à droite et à gauche, me dit qu'on lui brûlait les bras dans son lit et qu'elle sentait la fumée de la lanterne magique.

Pupilles égales ; parole nette ; pas d'ataxie de la langue.

Vésicatoire à l'occiput rasé.
Deux lavements bromurés à 6 grammes.

26 janvier 1876. — L'état d'agitation n'a pas cessé. Elle est très-désordonnée, parle presque continuellement, rit, menace, crie. Son langage est incohérent, la parole nette, les pupilles inégales Quelques-unes de ses réponses sont raisonnables, mais brusques et désagréables.

La température axillaire, prise tous les jours, est souvent au-dessus de la normale.

31 janvier. — Elle n'avait pas eu ses règles depuis sa rechute ; aujourd'hui menstruation. — Elle travaille de nouveau, reste tranquille.

3 mars. — Menstruation.

27 septembre. — Nouvel accès avec agitation très-intense ; actes désordonnés, paroles incohérentes.

1er décembre. — La physionomie est souriante.

Les pupilles sont toujours inégales, la droite plus large. La langue, tirée hors de la bouche, tremble sensiblement. La parole est correcte ; la marche facile et sûre. Pas d'ataxie des mains.

Menstruation régulière.

Aujourd'hui elle sait le jour de la semaine, mais pas le quantième. Elle travaille maintenant à la couture, ne se montre plus acariâtre, ni injurieuse.

En résumé, la maladie de cette femme a subi évidemment un temps d'arrêt par l'emploi des bains froids. — Elle ne présente plus de signes de paralysie générale, elle ressemble à une aliénée hypochondriaque, par vésanie.

Le traitement est continué.

Dans une autre série de cas, je n'ai retiré aucun bénéfice des bains froids, entre autres chez des hommes, qui opposaient à ce mode de traitement une résistance considérable et contre lesquels il fallait lutter à 4 et même à 5 pour les mettre dans la baignoire.

L'observation suivante qui est empruntée à la pratique de mon élève le docteur Burlureaux, bien qu'elle soit relative à un cas de paralysie générale à la troisième période, nous paraît intéressante et utile à citer, parce qu'elle montre que les bains ne paraissent produire d'effet utile que quand ils sont donnés à une basse température. Chez cette malade, les bains à 18 degrés n'avaient donné aucun bon résultat, tandis qu'à 12 degrés ils ont amené quelque amélioration.

Il doit en être de même dans le traitement de la maladie à son début.

Observation LVII. — *Paralysie générale ; troisième période. Mort.*

Mme X... est atteinte depuis cinq ans de paralysie générale ; elle est âgée de trente-huit ans ; petite taille, antécédents héréditaires nuls, pas de syphilis. Le docteur Ricord, qui voyait la malade depuis longtemps, n'a jamais soupçonné chez elle la syphilis, et le professeur Lasègue avait, dès le début de la maladie, prononcé le nom de paralysie générale.

Cette jeune femme était autrefois charmante, d'un excellent caractère, très-nerveuse cependant, fort portée aux plaisirs sexuels. Elle était insatiable et se mettait dans des états indescriptibles. N'a jamais eu d'attaques d'hystérie; sa maladie a débuté pendant la guerre de 1870 par un changement de caractère, par des achats inconsidérés (mille francs de flanelle en une seule commande), et de violents maux de tête et souvent continus qui ont duré très-longtemps. Quelque temps après, est survenue une légère atteinte de congestion cérébrale, sans perdre connaissance. La malade a eu une grande gêne de parole. C'est à partir de ce moment que le mari s'est inquiété de l'état de sa femme.

Sa maladie depuis cette époque (cinq ans environ) a évolué sans complications; divers traitements internes sont restés sans effet; un traitement hydrothérapique, mal conduit, a aussi été essayé.

La maladie revêtit la forme spinale lente, sans délire spécial mais avec un affaiblissement progressif des facultés intellectuelles. — A ma visite du 20 décembre 1875, je constatai l'état suivant : « Ataxie considérable, la malade ne peut ni se tenir debout, ni marcher; ses membres supérieurs sont animés de tremblement, les muscles de la face surtout, quand la malade se dispose à parler. Ataxie de la langue qui ne peut pas être maintenue hors de la bouche. Les tremblements des mains sont très-accentués mais intermittents, ils existent pendant une ou deux minutes, puis ne sont plus appréciables; de même, lorsque la malade est debout, bien que soutenue sous les bras, elle tremble par intervalles seulement.

La malade marche courbée en avant; malgré sa faiblesse apparente, elle peut supporter une pression considérable exercée sur les épaules (le poids d'un homme). De même la force musculaire est intacte aux membres supérieurs, et les personnes qui la soignent disent bien que, quand elle serre le bras de quelqu'un, elle le serre avec vigueur et que, quand elle saisit un bras de fauteuil, on a de la peine à lui faire lâcher prise. La malade gâte par intervalles et depuis longtemps. Elle était autrefois, avant sa maladie, toujours très-constipée et elle l'est encore d'habitude. Elle a cependant parfois de la diarrhée et c'est alors qu'elle laisse aller sous elle. Pas d'inégalité pupillaire. Pas de trouble appréciable de la sensibilité cutanée; perte complète de l'odorat; goût aboli. La malade avale de gros morceaux et mange avec appétit; elle est cependant pâle et paraît fort détériorée. De temps à autre, elle a à la face de la rougeur passagère sans convulsions, sans autre trouble concomitant.

Vue, ouïe normales. Jamais d'hallucinations, pas de délire spécial, pas de conceptions hypocondriaques, mais démence déjà assez avancée.

La malade a une figure béate, le sourire sur les lèvres; elle se laisse conduire, habiller, coucher, nourrir, elle répand parfois des pleurs sans raison. La mémoire est affaiblie.

Les règles sont supprimées depuis déjà cinq ans.

Il s'agit évidemment ici d'une paralysie générale. Nous préconisons : le traitement par les bains froids, dans l'espoir de diminuer les phénomènes d'ataxie; bain de dix minutes, tous les matins au sortir du lit, à 20 degrés puis à 18 degrés. Faire mettre, au sortir du bain, la malade dans des couvertures chauffées et lui placer aux pieds des cruchons d'eau chaude, la laisser ainsi *nue* dans les couvertures pendant une heure.

Du 1er janvier au 1er février les bains ont été donnés sans interruption (sauf quatre jours) à 18 degrés et pendant dix minutes. Ce traitement est pénible. La malade manifeste de l'appréhension avant chaque bain, et paraît souffrir dans l'eau. L'effet n'a pas été avantageux, car l'ataxie n'a fait qu'augmenter, elle est arrivée le 9 février à un degré inouï. La malade ne peut pas rester même sur un fauteuil sans tomber. La parole est de plus en plus tremblée. — L'intelligence n'a pas non plus bénéficié, toujours le même sourire béat. La malade pousse des cris inarticulés, chaque fois qu'on la remue. Quand on essaie de la lever de son fauteuil où elle se tient courbée en deux, elle paraît beaucoup souffrir, ne peut pas se tenir sur ses jambes; ce n'est qu'au bout de quelques minutes qu'elle se redresse.

Pas d'inégalité pupillaire. La déglutition devient difficile, surtout pour les liquides. La constipation est de plus en plus opiniâtre. C'est en vain qu'on donne par jour six pilules de Franck, on n'obtient des selles que tous les huit jours. L'urine est rare, la malade n'urine qu'une fois par jour, son haleine est fétide, la face est pâle, l'état extrêmement grave. Depuis le 1er février il est survenu au sacrum, sur le côté gauche de la ligne médiane, une eschare ayant débuté par une phlyctène, qui, ouverte, a laissé à sa suite une érosion; autour de cette érosion, qui n'est pas profonde, il y a de la rougeur de la peau sur une étendue de 3 centimètres de diamètre.

Je fais laver avec du vin aromatique, donner du vin de quinine et reprendre les bains suspendus depuis quelques jours. On ne laissera la malade que cinq minutes dans le bain.

Malgré cet état de déchéance, la force musculaire est intacte : la malade, quand elle saisit un objet, le serre avec une vigueur surprenante. Elle n'a pas de poussées congestives, cependant son mari dit avoir noté le 1er février un fort accès de fièvre qui a duré un jour.

15 février. — Malgré les bains, l'état ne fait que s'aggraver; la malade est inclinée toujours à droite quand elle est assise sur son fauteuil; ses pupilles sont devenues inégales depuis quelques jours, la gauche est manifestement plus large. — L'eschare au sacrum s'est étendue et occupe une largeur d'une pièce de deux francs, le sacrum est à nu. La constipation est de plus en plus opiniâtre. Depuis neuf jours, malgré l'administration des pilules de Franck jusqu'à concurrence de sept par jour, il n'y a pas eu de selles. Le docteur A. Voisin, appelé en consultation, prétend que les bains à 18 degrés ne sont sans doute pas assez froids. — En conséquence, il prescrit d'arriver en huit jours à des bains à 12 degrés.

26 février. — La malade a pris trois ou quatre bains à 12 degrés; les tremblements fibrillaires paraissent moins accentués. L'eschare du sacrum s'est néanmoins étendue. Elle est grande comme une pièce de cinq francs, noire, donnant lieu à peu de suppuration; on la panse avec du coaltar saponiné. On imbibe de ce liquide un gâteau de charpie; une seconde plaque érythémateuse, au centre de laquelle se trouvait une bulle, se forme sur la fesse droite, sans donner lieu à une eschare; sans doute cet avortement est dû aux bains froids; je sonde la malade, car elle n'urine que tous les deux jours. Onguent napolitain sur la cuisse droite, qui paraît légèrement tuméfiée.

J'observe que la malade a du délire des petitesses : elle parle de « sa main toute petite, de son tout petit nez; et elle aime à se trouver dans son petit coin; elle tient, dit-elle, au lit, une toute petite place. — Elle a en outre très-peu de fortune, n'a jamais eu un sou à elle ».

L'inégalité des pupilles a disparu.

7 mars. — L'état général de la malade me semble meilleur ; l'inégalité des pupilles n'est pas constante, n'existe même que rarement, et pendant peu de temps ; des mouvements fibrillaires de la face, lorsqu'elle se dispose à parler, n'ont pu être notés pendant plus de quatre heures que je suis resté avec elle ; cependant on m'a affirmé qu'ils existaient encore parfois ; la malade avale mieux liquides et solides ; la force musculaire est toujours considérable ; la sensibilité est intacte, mais le goût et l'odorat sont absolument abolis.

La malade prend tous les jours des bains à 12 degrés, elle est toujours constipée, et urine très-peu ; elle reste quelquefois trois jours sans uriner seule ; l'urine obtenue avec la sonde est rouge, à odeur forte, peu abondante ; quant à l'intelligence, elle est toujours très-affaiblie ; cependant je trouve un peu de progrès ; les sentiments affectifs ont encore de temps en temps des lueurs ; le délire n'est pas caractéristique ; il y a bien, comme nous l'avons dit, quelque tendance à voir les choses en petit ; la malade parle de ses petites mains ; elle déteste son chat qu'elle aimait beaucoup, parce qu'il est devenu trop gros. « Vous êtes trop gros, dit-elle, vous avez les mains trop grosses. »

Il y a aussi à noter des propos incohérents : ainsi la malade parle d'un oreiller destiné à cacher des bouteilles.

L'eschare de la fesse gauche (c'est à gauche que la pupille était le plus large) augmente un peu d'étendue, elle a la forme ovalaire; la moitié supérieure de l'ovale est remplie par une plaque gangréneuse ; la moitié inférieure a la forme d'une plaie profonde de 4 millimètres, mais d'un aspect satisfaisant. Je fais faire des injections avec eau-de-vie camphrée et eau, parties égales, et panser avec de la décoction de quinquina.

La cuisse droite est toujours le siége d'un empâtement profond, elle est résistante au palper.

15 mars. — La partie mortifiée s'est détachée et a laissé voir le fond de la plaie, bourgeonnant, à aspect assez satisfaisant; mais la plaie est profonde au moins de 1 centimètre et large de 4 centimètres 1/2 sur 4. L'état général se maintient néanmoins.

23 mars. — L'eschare se creuse de plus en plus. Il y a deux lambeaux très-épais de tissu musculaire, noirs, fétides.

Je fais panser au chloral au 1/500 et continuer les bains à 12 degrés. Je note quelques conceptions hypochondriaques. La malade dit toujours : « J'ai mal à la tête, au cœur, mon cœur est sorti, je suis enceinte, ma mère est enceinte. »

Toujours constipation excessivement opiniâtre; aucun purgatif n'agit. Il n'y a de selles que tous les six ou huit jours. Après chaque selle, la figure de la malade reprend meilleure mine.

14 avril. — L'eschare a encore un mauvais aspect : bourgeons charnus blafards, suppuration abondante. — L'intelligence subit une déchéance progressive ; il y a à cette heure incohérence absolue ; la malade ne reconnaît personne, parle toujours de sa mère qui est enceinte, d'elle qui est enceinte ; crie quand on la touche ; est toujours courbée, tantôt d'un côté, tantôt d'un autre.

25 avril. — L'état se maintient ; l'eschare a meilleur aspect, elle se cicatrise par les bords; contracture des jambes, leur extension devient difficile. Constipation opiniâtre, incohérence absolue. La malade répète pendant une semaine la même phrase incohérente ; puis, une autre semaine, c'est une autre phrase; toujours idées hypochondriaques (elle ne parle que de son cœur et de sa grossesse),

Idées de petitesse et de pauvreté : « Je n'ai pas d'argent pour cela, c'est mon mari qui payera », etc. — Cette femme geint sitôt qu'on la touche; c'est peut-être en rapport avec une hyperesthésie considérable et généralisée, car elle a vraiment l'air de souffrir; un instant après qu'on a fini de la toucher, elle ne geint plus et reprend sa figure souriante. Les bains paraissent toujours être pénibles ; mais on ne peut pas en juger, puisqu'elle crie de la même façon quand on la met au bain, quand on l'habille, quand on la déplace, etc.

1ᵉʳ mai. — Depuis quelque temps, nous avons dit qu'il y avait des contractures douloureuses des deux jambes : c'est de cette époque que date une idée hypochondriaque nouvelle : la malade dit toujours que ses jambes sont coupées par derrière. La plaie va de mieux en mieux.

La malade a de temps en temps des impatiences ; elle frappe à petits coups et rapidement la table sur laquelle elle repose, en poussant des grognements inarticulés et sans qu'on puisse savoir pourquoi. Je prescris, quand cette agitation se reproduit, 1 gramme de chloral en potion ; continuer les bains froids.

20 mai. — Persistance des contractures douloureuses, et de l'habitude de tenir les jambes fléchies. La déflexion est très-douloureuse, mais possible ; elle s'opère spontanément dans les bains froids. — Mutisme à peu près complet.

Persistance de la constipation.

Plus de tremblements fibrillaires, ni de spasmes pharyngiens. La malade mange bien, n'engraisse pas, a toujours la même physionomie. Démence complète.

Depuis quelque temps, chaque fois que la malade attrape son chat sur la table, elle lui relève la queue et souffle dans l'anus de la bête; elle fait cela d'une façon automatique. Je prescris de continuer le chloral, qui modifie très-avantageusement la plaie ; d'ajouter des pilules de podophylle; de continuer les bains froids. — Pas d'inégalité pupillaire, pas de douleur à la pression de la colonne vertébrale.

15 juin. — État général mauvais, amaigrissement, contracture permanente des deux jambes; la tumeur osseuse, au fémur droit, continue à croître ; nouvelle écorchure à la fesse droite.

La malade ne parle plus que par signes. — Figure niaise, indifférente ; elle mange bien.

Les pilules de podophylle ont enfin vaincu la constipation si opiniâtre. La force des membres persiste. Les tremblements avaient reparu avec la cessation momentanée, faite contre mon gré, des bains froids. Donner iodure de potassium, 2 grammes par jour, et iodure en pommade sur la tumeur osseuse. Continuer les bains.

Le 15 juin la malade se tenait le tronc droit comme une barre sur son fauteuil. — Il y a à la jambe gauche de l'œdème ; la malade urine deux fois par jour et très-peu, mais elle transpire beaucoup ; elle a, dit-on, souvent de la fièvre, avec la peau brûlante.

20 juin. — Apparition d'une eschare à la fesse gauche ; l'eschare de la fesse droite augmente et se creuse ; l'eschare de la fesse gauche, au contraire, va beaucoup mieux. La tumeur osseuse du fémur droit augmente plutôt qu'elle ne diminue. La jambe gauche est œdématiée. Mutisme presque absolu; la malade répond cependant encore quand je lui demande comment ça va, et quand je lui dis de montrer la langue et de donner la main.

20 juillet. — La malade ne parle presque plus; elle peut cependant parler

sans trop trembler, et ce n'est pas faute d'idées qu'elle ne parle pas ; la preuve que ce n'est pas faute d'idées, c'est qu'elle montre du doigt ce qu'elle désire, elle parle par gestes. Au dire des personnes qui la soignent, elle reconnaîtrait encore les gens qui viennent la voir. Il n'y a plus autant de tremblements fibrillaires ; la langue elle-même, tirée hors de la bouche, tremble moins ; appétit conservé, selles un peu plus régulières. Cependant l'état de la nutrition est extrêmement compromis. La malade s'amaigrit, répand une odeur de bête fauve, malgré les bains qu'elle prend tous les jours ; haleine fétide (pas d'aspect huileux de la peau). La tumeur osseuse de la cuisse droite persiste sans s'amender ; l'œdème de la jambe gauche persiste sans s'amender. Les eschares font tous les jours des progrès lents ; celle de la fesse droite est profonde de 2 millimètres et large de 2 centimètres 1/2 ; celle de la cheville gauche est profonde de 3 millimètres et large de 2 centimètres. Quant à l'ulcère qui nous a tant inquiétés d'abord, il est à peu près comblé ; cette énorme perte de substance est presque réparée ; il ne reste plus qu'une excavation large comme une pièce de 50 centimes et peu profonde. Il est assez curieux de voir que l'une guérit tandis que les deux autres s'étendent. — Depuis ce matin, autre accident ; des bulles de pemphigus se sont développées sur le côté gauche du corps, surtout sur la main. La plus grosse, ovoïde, a 4 centimètres de long sur 2 de large ; elles ressemblent tout à fait à de petits vésicatoires ; autour d'elles, auréole rougeâtre et empâtement de la main ; je crève cette bulle et fais panser avec acétate de plomb et eau āā. — Il paraît y avoir de la fièvre tous les jours vers une heure ; je fais donner de la quinine, $0^{gr},05$ tous les jours ; continuer le chloral à 2 grammes. La tumeur de la cuisse droite ne diminue pas, non plus que l'œdème du pied gauche. Deux jours après il n'y avait plus de bulles nouvelles et les petits vésicatoires étaient secs, sous l'influence de l'acétate de plomb.

La malade ne dit presque plus rien ; elle reste pendant des heures entières dans la position où on la met, sans bouger, le corps roide.

4 août. — L'amaigrissement fait toujours des progrès ; la main gauche est devenue œdémateuse ; une nouvelle éruption de pemphigus qui allait s'y faire a été enrayée par l'application de l'acétate de plomb.

L'acétate a parfaitement fait sécher toutes les bulles.

Il y a manifestement de la fièvre presque toute la journée.

La malade va bien régulièrement à la garde-robe, grâce aux pilules de podophylle.

Depuis un mois, les ongles de ses mains ont une coloration noirâtre, analogue à celle que produirait la teinture par le nitrate d'argent. — L'état mental est le même. La malade semble reconnaître son mari et ses proches qui la soignent ; la physionomie est immobile ; elle répond cependant parfois par une grimace, et par quelques mots tremblés. En dehors de cela, mutisme absolu ; la malade comprend, mais ne répond que par signes.

Elle a toujours une profonde aversion pour son chat et souffle sur lui sitôt qu'il est à sa portée.

Les eschares s'agrandissent très-lentement : il y en a en tout cinq ; — une en voie de guérison (c'est l'ancienne), quatre sur lesquelles j'essaye en vain plusieurs topiques (lotions astringentes, teinture d'iode); celle du pied gauche est la plus forte.

17 août. — Les eschares sont de plus en plus profondes : il y en a six. Il

existe une fièvre continue facilement perceptible. Diminution de l'appétit. Je fais continuer les bains froids et donner de la quinine, bien que j'estime que la fin est prochaine.

21 août. — Mort. Pas d'autopsie.

Chez cette malade, nous avons cru devoir lutter avec persévérance contre un état excessivement grave, qui était absolument au-dessus des ressources de l'art, dans le seul but de prolonger des jours chers à une honorable famille.

Il s'agissait d'une paralysie générale arrivée à la troisième période, dont le début remontait à cinq années. Les bains donnés d'abord à 18 degrés pendant un mois n'ont certainement pas eu un effet avantageux : malgré eux il s'est formé au sacrum une eschare et les phénomènes d'ordre ataxique n'ont fait que s'accentuer.

Mais, lorsque la malade prit ses bains à 12 degrés, il y eut certainement au bout d'une quinzaine de jours une amélioration notable, telle fut aussi l'appréciation de la famille ; ils eurent incontestablement à notre avis pour effet de retarder l'apparition d'autres eschares : au début de l'emploi des bains à 12 degrés, nous pûmes assister à l'avortement d'une de ces phlyctènes noirâtres qui annoncent, presque d'une façon fatale, l'apparition des ulcères gangréneux.

Nous pûmes arriver à faire cicatriser presque complétement un ulcère qui avait mis à nu le sacrum, qui n'avait pas moins de huit centimètres de largeur, qui certainement, chez une autre aliénée paralytique non traitée, aurait amené la mort au bout de peu de temps. Cette eschare, qui avait débuté dans les premiers jours de février, était presque guérie au 1er août (sept mois de durée).

Malheureusement d'autres eschares sont survenues, tandis que la première était en voie de guérison ; la cachexie fit des progrès, et la malade finit par succomber après neuf mois de traitement.

Les bains semblèrent lui être fort pénibles au début, mais ils finirent par ne plus causer de souffrance. Ceux qui furent donnés dans les derniers temps ont eu pour principal effet de préserver la malade de la septicémie qui n'aurait pas manqué de survenir plus rapidement, étant donné le mauvais état général, et le nombre et l'étendue des plaies en suppuration.

Il est bien certain que ce traitement par les bains froids à 12 degrés a présenté, même dans ce cas si peu propice au succès d'une méthode thérapeutique, des avantages sérieux, puisque malgré la résistance opposée par la malade, malgré les ennuis d'une installation nécessitée par les bains quotidiens, la famille, qui soignait notre malade avec un zèle vraiment admirable, se décida à les employer d'une façon régulière, pendant neuf mois et presque jusqu'au jour de la mort.

RÉSUMÉ DU TRAITEMENT.

Le scepticisme en thérapeutique porte atteinte à la moralité professionnelle, retarde les progrès de la science.

Le scepticisme que nous combattons existe surtout pour ce qui a rapport aux maladies mentales.

Il faut cependant bien songer qu'il y a à peine un demi-siècle que les affections mentales sont étudiées sérieusement.

La folie paralytique est liée à une lésion cérébrale, contre laquelle il y a lieu de lutter, soit qu'on admette que la lésion cérébrale est la cause du trouble fonctionnel, ou soit qu'on admette qu'elle est l'effet du trouble fonctionnel primordial.

Quant au trouble fonctionnel, on doit chercher à l'atténuer par une bonne hygiène morale et intellectuelle. Effets prophylactiques de l'éducation.

Les bienfaits d'une bonne hygiène morale s'étendent aux sujets qui sont menacés héréditairement d'aliénation mentale.

Si le travail intellectuel a dépassé les limites physiologiques, et on en est averti par l'apparition de troubles somatiques, par la perte du sommeil ; il faut se hâter de développer la partie affective de l'être psychique en même temps que l'activité corporelle.

Le travail intellectuel bien dirigé est un élément de conservation, non-seulement pour l'intelligence, mais encore pour la santé physique; mais il faut de toute nécessité qu'il soit opéré par un organe sain : toute prédisposition héréditaire, toute atteinte de lésion du cerveau, si légères qu'elles paraissent, doivent mettre en garde contre les excès de travail intellectuel. A plus forte raison, quand un sujet a déjà éprouvé une atteinte manifestement congestive, ou lorsqu'il est à la période de début de la paralysie générale, il doit quitter ses occupations habituelles et ne pas songer à les reprendre, avant d'être sûr d'une guérison radicale.

L'activité somatique est également un élément de conservation, à la condition qu'elle soit bien réglementée et qu'il y ait un développement parallèle de l'intelligence et des facultés affectives; un sommeil réparateur et sans rêves est le critérium le plus sûr pour indiquer que l'activité n'a pas dépassé la limite physiologique.

Pour attaquer la lésion cérébrale nous ne sommes pas sans ressources. L'objection tirée de la profondeur à laquelle est située la lésion encéphalique n'a pas une valeur considérable.

L'objection tirée de la gravité de la lésion cérébrale ne doit pas non plus nous arrêter, car, somme toute, au début, la lésion cérébrale n'a pas eu à un si haut degré le caractère de gravité ; le tout est donc d'attaquer la maladie à son début.

La clinique nous prouve que la folie paralytique n'est pas au-dessus des ressources de l'art, puisqu'elle guérit et qu'elle s'amende parfois spontanément ou sous l'influence de certaines causes que nous avons étudiées.

Plusieurs des moyens employés jusqu'ici sont plutôt nuisibles qu'utiles ; quelques-uns sont utiles et doivent être conservés.

Nous rejetons l'emploi de l'opium et de la morphine en tant que base fondamentale du traitement.

L'arsenic, l'ergot de seigle, la digitale, le veratrum viride, le sulfate de quinine, le bromure de potassium seul ou associé à l'iodure de potassium, tous agents de la médication antiphlogistique, doivent être employés, dès la période de début, dans la paralysie générale galopante aussi bien que dans la forme chronique classique. On doit y recourir dans une certaine mesure, même à la deuxième et à la troisième période de la maladie.

La saignée est indiquée formellement, chez les individus robustes, au début de la folie paralytique, surtout lorsqu'il existe des attaques apoplectiformes.

Des saignées peu abondantes mais souvent répétées, des sangsues à l'anus ou aux pieds, des sangsues aux apophyses mastoïdes sont quelquefois utiles dans les premiers temps.

Les émissions sanguines ne doivent pas être employées, ou du moins ne l'être qu'avec une grande réserve, à la deuxième et surtout à la troisième période de la paralysie générale.

Les purgatifs, tels que le podophylle, les sulfates de magnésie et de soude, l'huile de ricin, sont les plus avantageux.

Les vésicatoires sur la tête, les cautères à la nuque sont des moyens extrêmement utiles dans certains cas, ainsi que les bandes vésicantes le long de la colonne vertébrale. Les cautères le long de la colonne vertébrale au début de la méningite spinale postérieure, qui annonce parfois le début de la paralysie générale, et le séton à la nuque sont d'excellents moyens.

Les bains froids nous donnent les meilleurs résultats. Considérations générales sur le traitement par les bains froids. De quelle façon doivent être administrés les bains froids. Température du bain. Durée du bain. La durée du traitement est impossible à préciser.

Effets immédiats. — Pendant le bain.

Action sur la respiration, sur le pouls, sur les vaisseaux de la peau, immédiatement après le bain pendant la réaction et après la réaction. — Action sur la température.

Influence sur la menstruation. — Influence sur les troubles intellectuels. —Les bains froids paraissent agir : 1° Comme antiphlogistiques.—2° Comme toniques. — 3° Comme dérivatifs.

Les bains froids donnent de bons résultats dans presque tous les cas de folie paralytique avec stupeur; chez ceux où le trouble mental consiste seulement dans un affaiblissement progressif des facultés intellectuelles.

Ils paraissent prévenir les poussées congestives et les attaques apoplectiques et convulsives. Ils sont très-utiles pour empêcher les eschares de survenir. Bains froids pendant les rémissions.

Bains froids après la disparition complète des phénomènes morbides.

Emploi des bains froids chez les fous paralytiques à la deuxième période.

Emploi des bains chez les fous paralytiques à la troisième période. — Contre-indications :

Ne pas conseiller les bains froids pendant les époques menstruelles, ne pas les employer quand on n'est pas à même d'en bien surveiller l'administration, et quand le malade fait par trop de résistance.

FIN

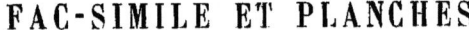

FAC-SIMILE ET PLANCHES

FAC-SIMILE — *Notes écrites par un malade atteint de paralysie générale.*
(deuxième période)

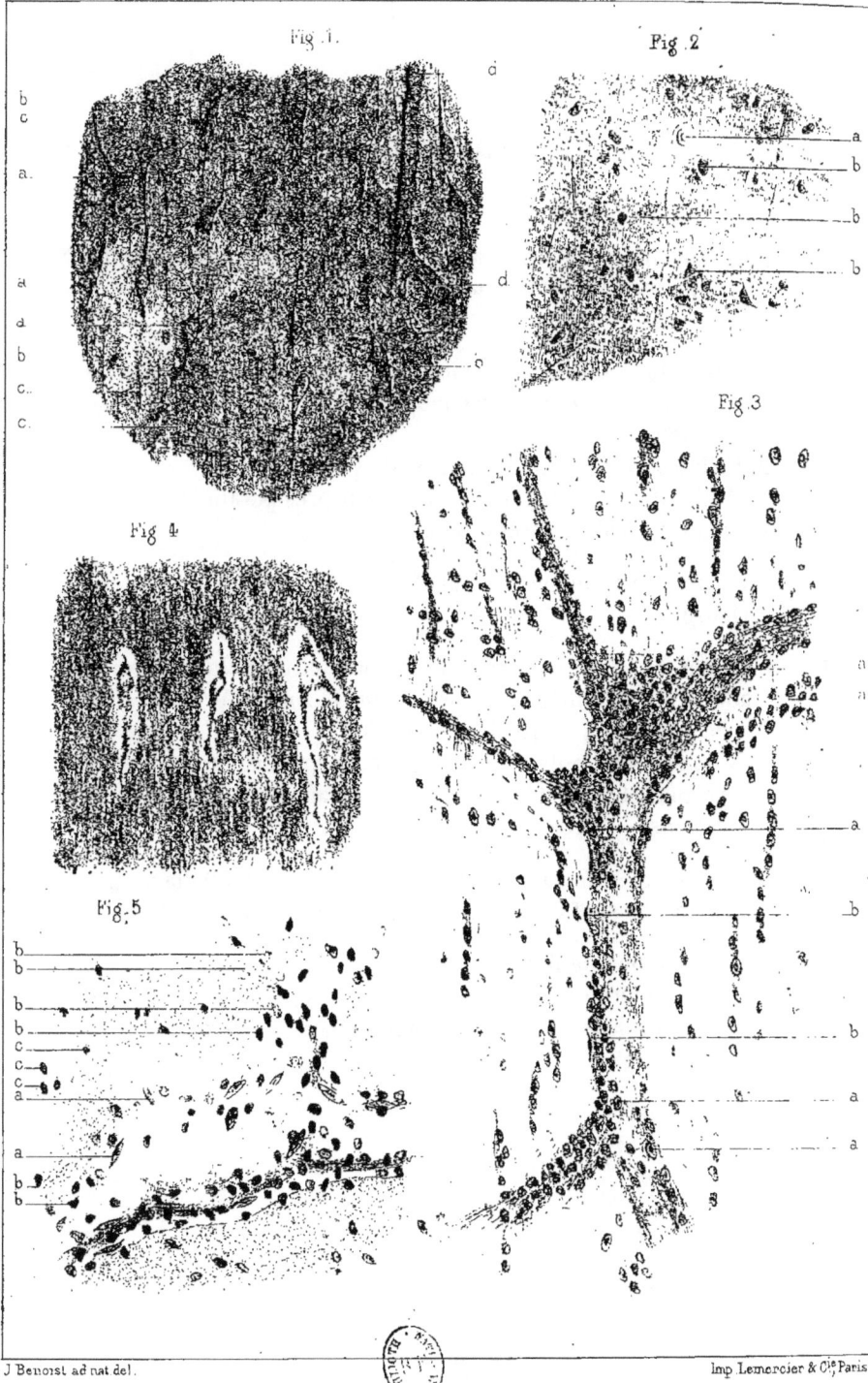

Fig. 1.

Fig. 2

Fig. 3

Fig. 4

Fig. 5

Structure normale de la substance corticale du cerveau.

Altérations des vaisseaux de la substance corticale dans la paralysie générale.

PLANCHE I.

STRUCTURE NORMALE DE LA SUBSTANCE CORTICALE DU CERVEAU. ALTÉRATIONS DES VAISSEAUX DE LA SUBSTANCE CORTICALE.

Fig. 1. Coupe de la substance corticale du cerveau prise chez un sujet sain, dans la zone moyenne d'une circonvolution frontale supérieure.

a, a. Cellules avec leurs prolongements.

b, b. Myélocytes; *c, c*, tubes nerveux à peu près parallèles.

d. Vaisseau normal. — Gross. 380.

Fig. 2. Portion de la même circonvolution prise dans la zone inférieure.

Fig. 3. Coupe de la substance corticale d'une circonvolution frontale adhérente aux méninges, prise dans la zone inférieure. (Paralysie générale à la troisième période.)

a, a. Noyaux embryoplastiques, et *b, b*, corps fusiformes dans les parois, et à l'extérieur d'un vaisseau, surtout aux bifurcations. — Gross. 500.

Fig. 4. Même coupe vue à un grossissement moins fort (50 diam.) : (Les noyaux sont colorés en violet par l'hématoxyline.)

Fig. 5. Même coupe que figures 3 et 4.

a, a. Corps fusiformes, et *b, b*, noyaux dans les parois d'un vaisseau.

c. c. Myélocytes dans la substance intermédiaire. — Gross. 500.

PLANCHE II.

HYPERHÉMIE DE LA SUBSTANCE CORTICALE. EXSUDAT DE LA SURFACE DU CERVEAU
ET DE LA SUBSTANCE CORTICALE.

Fig. 1. Injection des capillaires de la substance corticale d'une circonvolution frontale chez une malade morte de congestion cérébrale à la première période de la paralysie générale des aliénés.
— Gross. 80.

Fig. 2. *a*. Exsudat blanc, crémeux, à la face supérieure de la première
circonvolution frontale gauche, chez une malade, Ca..., ayant
succombé à la période initiale de la paralysie générale des
aliénés.

Fig. 3. Etude histologique de l'exsudat crémeux.
a, *a*. Corps granuleux, ou leucocytes; *b*, noyaux embryoplastiques
dans la paroi du vaisseau *v* de nouvelle formation. —
Gross. 500.

Fig. 4. Méninge recouvrant l'exsudat.
a. Partie de l'exsudat, restée adhérente à la méninge.

Fig. 5. *a*, *a*. Cellules cérébrales saines dans la portion de substance
corticale sous-jacente à l'exsudat. — Gross. 290.

Fig. 6. *a* et *b*. Noyaux en grand nombre dans l'espace lymphatique
d'un vaisseau de la substance corticale d'une circonvolution
chez une folle paralytique morte à la période ultime de la
maladie. La substance nerveuse est infiltrée d'une substance
louche, qui empêche de bien voir la préparation.
c. Cellules ayant perdu leurs prolongements. — Gross. 500.

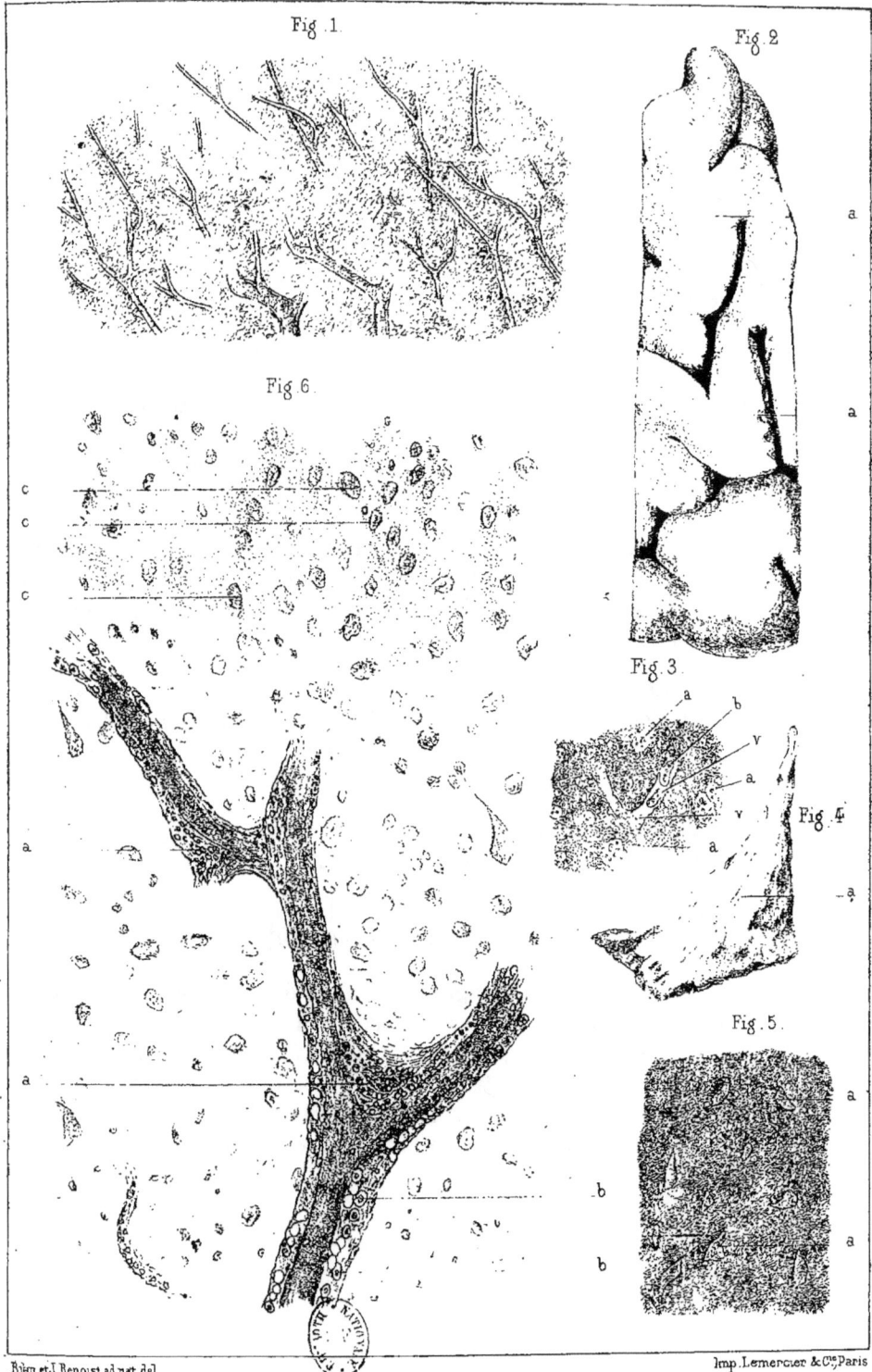

Fig. 1.

Fig. 2.

Fig. 6.

Fig. 3.

Fig. 4.

Fig. 5.

Blan et J Benoist ad nat. del.   Imp. Lemercier & C.ie Paris

Hyperémie de la substance corticale — Exsudat de la surface du
cerveau et de la substance corticale. Lésions vasculaires.

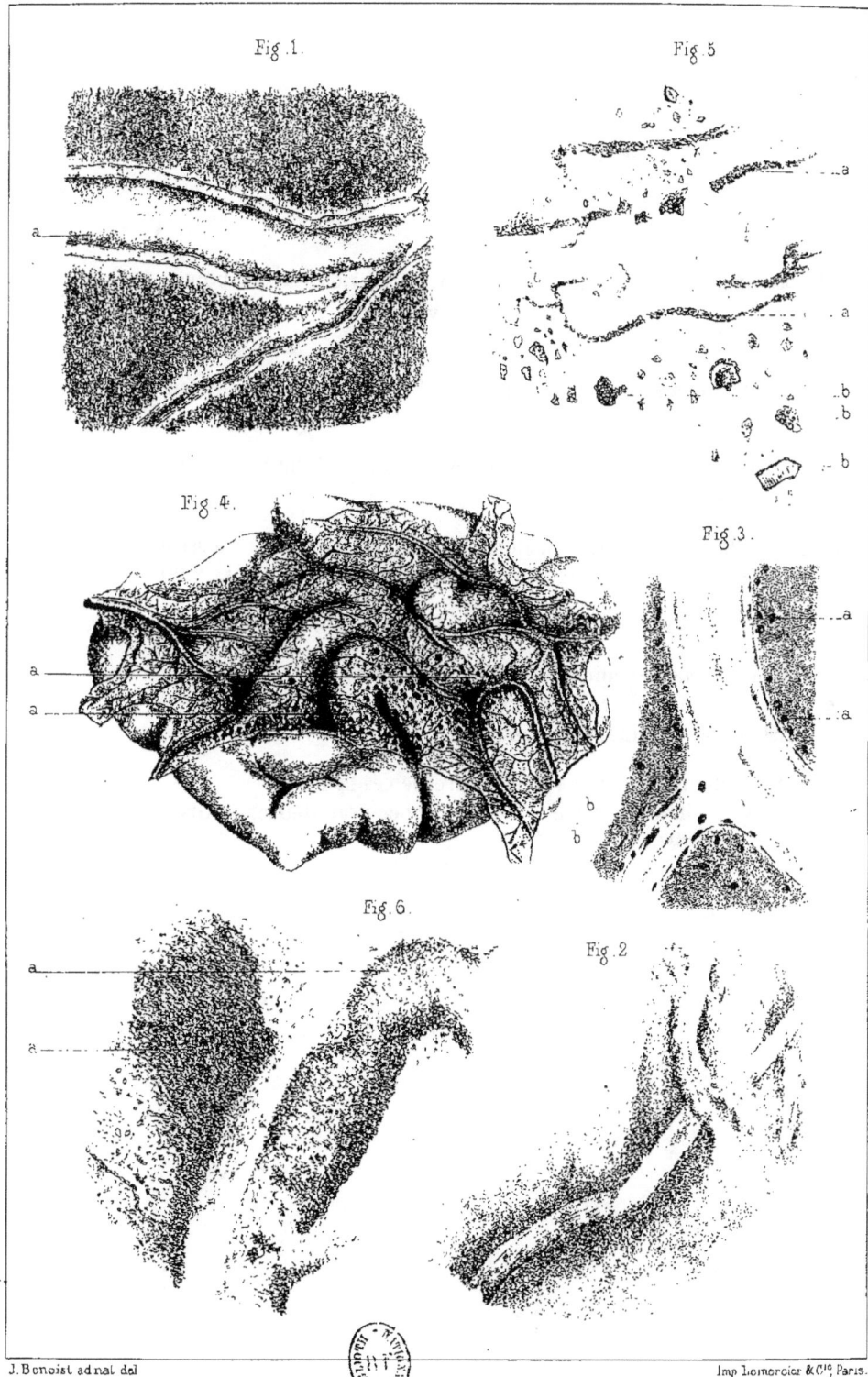

Fig. 1.

Fig. 5

Fig. 4.

Fig. 3.

Fig. 6.

Fig. 2

J. Benoist ad nat del

Imp Lemercier & Cie, Paris.

Etat des méninges cérébrales a l'état sain .

Altérations des méninges cérébrales et de leurs vaisseaux .

PLANCHE III.

Fig. 1. *a.* Vaisseau sain dans la méninge cérébrale normale. Grossissement 380.

Fig. 2. Vaisseau de la méninge cérébrale atteint d'inflammation. — Gross. 140.

Fig. 3. *a.* Noyaux; *b,* corps fusiformes dans les parois du vaisseau de la figure 2, vus à un plus fort grossissement. — Gross. 500.

Fig. 4. *a.* Taches dans la méninge cérébrale, vues à l'œil nu.

Fig. 5. Examen microscopique d'une de ces taches.
   a. Capillaires infiltrés de pigment et nécrosés.
   b. Cristaux d'hématine. — Gross. 380.

Fig. 6. Examen microscopique d'une autre de ces taches.
   a. Vaisseaux dilatés, remplis d'une substance granuleuse. — Grossissement 380.

PLANCHE IV.

MODIFICATIONS DE TEINTE DE LA SUBSTANCE CORTICALE DANS LA PARALYSIE GÉNÉ-
RALE. LÉSIONS DES VAISSEAUX CÉRÉBRAUX A LA PREMIÈRE PÉRIODE DE LA
MALADIE.

Fig. 1 et 2. Substance grise de circonvolutions atrophiée. Teinte
feuille-morte dans certaines parties.

Fig. 3. Substances blanche et grise hyperhémiées.

Fig. 4. *a.* Noyaux embryoplastiques et corps fusiformes dans les parois
d'un vaisseau de la substance corticale chez une folle paralytique morte au début même de la maladie.
   b. Myélocytes en quantité normale. État normal des cellules cérébrales. — Gross. 380.

Fig. 5. *a.* Noyaux embryoplastiques dans un vaisseau de la substance
corticale chez un malade arrivé à la période ultime de la paralysie générale.
   b. Myélocytes en quantité normale; *c*, cellules cérébrales saines,
dans la substance corticale de ce même malade.—Gross. 380.

Fig. 6. *a.* Noyaux embryoplastiques et *b*, corps fusiformes dans un
vaisseau de la substance corticale chez une malade arrivée à la
période ultime de la paralysie générale.
   c. Myélocytes; *d*, cellule cérébrale saine dans la substance corticale
de cette même malade. — Gross. 500.

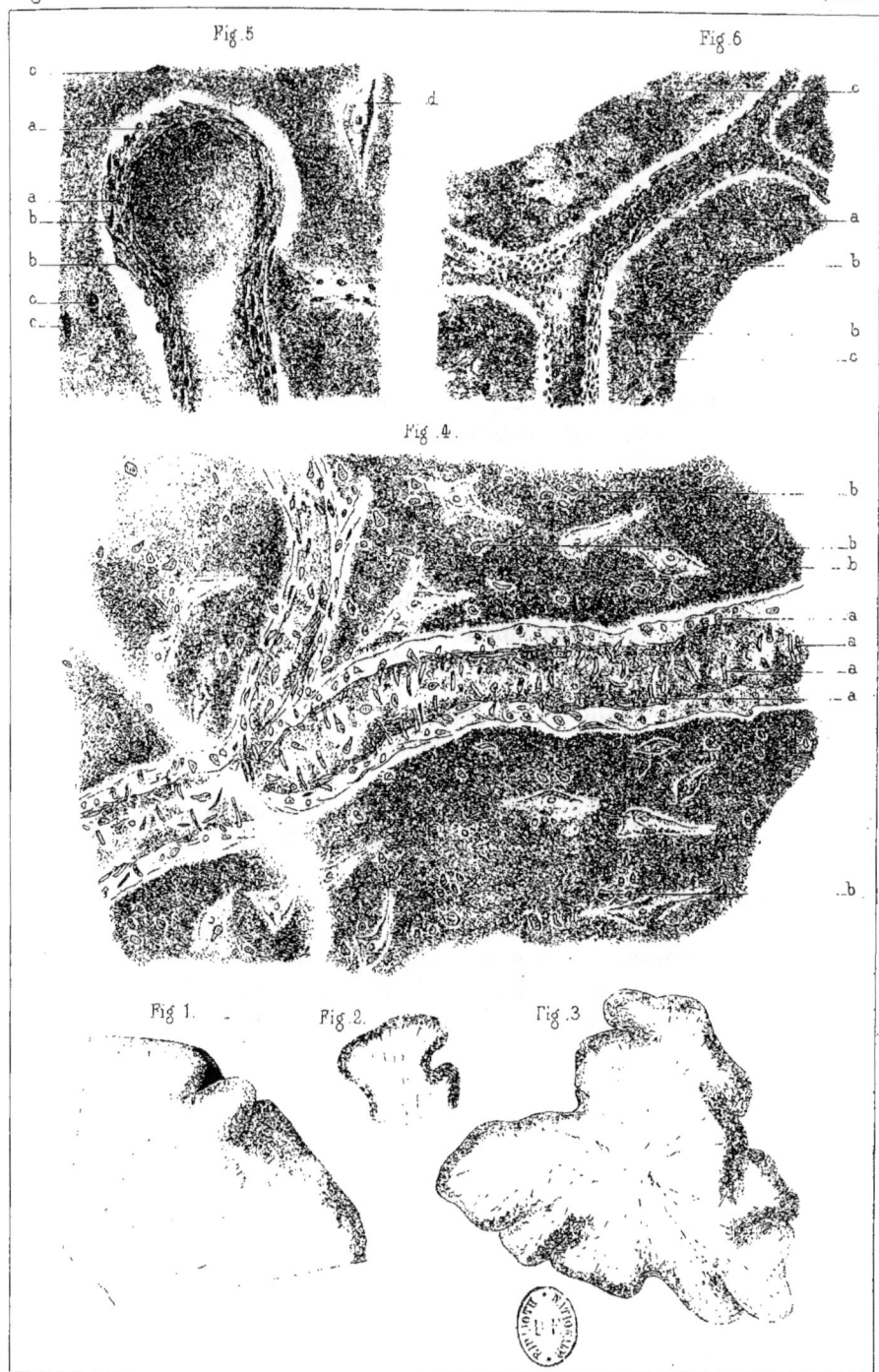

Fig. 5

Fig. 6

Fig. 4.

Fig 1.

Fig 2.

Fig. 3

J. Benoist ad nat. del   Imp. Lemercier & Cie Paris

Modifications de teinte de la substance corticale dans la paralysie générale.
Lésions des vaisseaux à la 1ère période de la maladie.

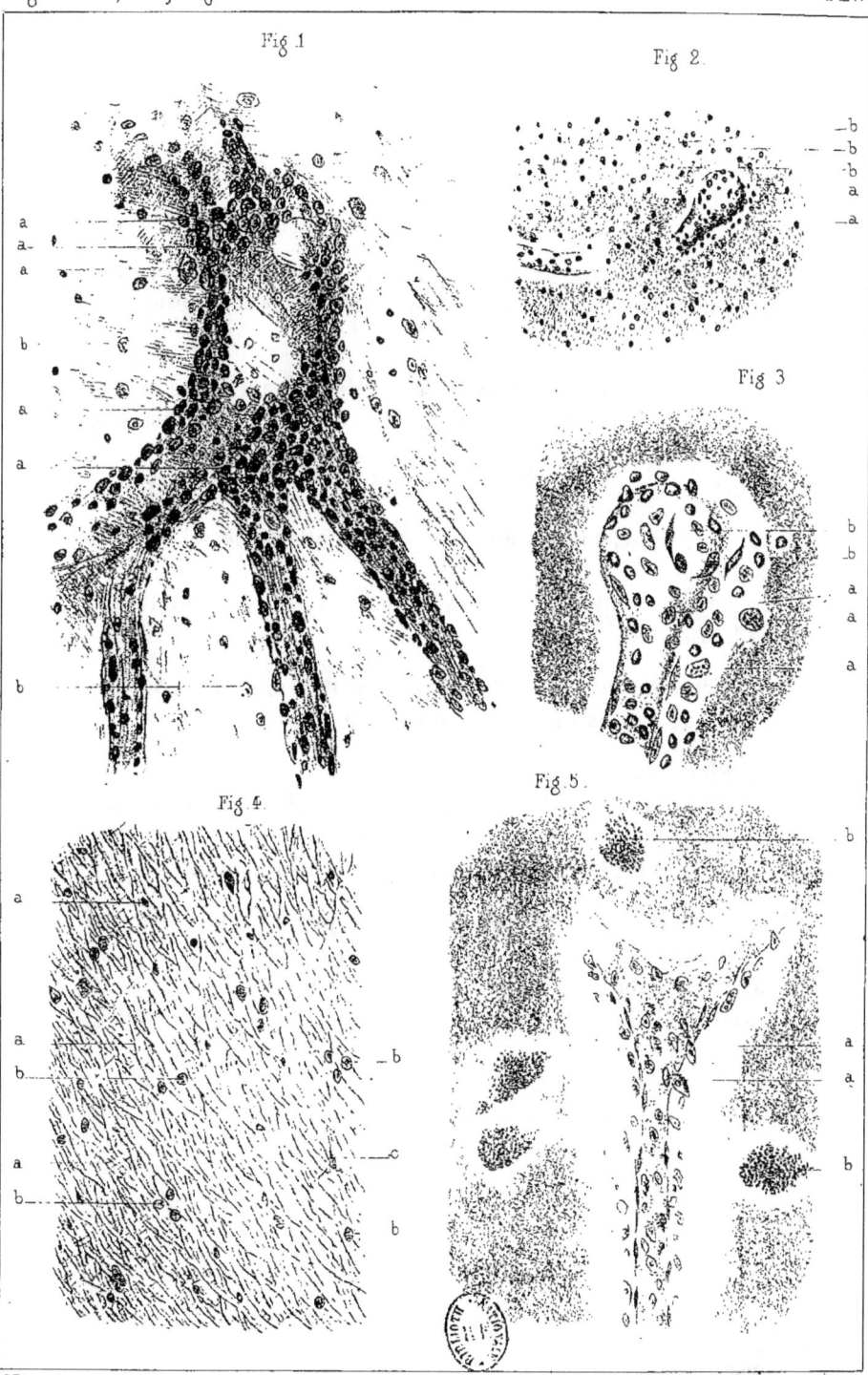

Fig. 1

Fig. 2

Fig. 3

Fig. 4

Fig. 5

J. Benoist ad nat. del.   Imp. Lemercier & Cie Paris

Lésions des vaisseaux de l'insula — Etat des crètes de substance blanche.

PLANCHE V.

ALTÉRATIONS DES VAISSEAUX DE L'INSULA, DE LA COURONNE DE REIL. LÉSIONS DANS LES CRÊTES DE SUBSTANCE BLANCHE ET DANS LES COUCHES OPTIQUES.

Fig. 1. *a*. Noyaux embryoplastiques accumulés dans un vaisseau (surtout au niveau des bifurcations) de la substance corticale de l'insula gauche.

b. Myélocytes. — Gross. 500.

Fig. 2. *a*. Corps nucléaires, dans les parois enflammées d'un vaisseau.

b. Myélocytes en quantité anormale dans la couronne de Reil.— Gross. 380.

Fig. 3. *a*. Corps nucléaires, et *b*, corps fusiformes dans le même vaisseau que dans la figure 2, et autour du vaisseau.— Gross. 500.

Fig. 4. *a*. Fibres nerveuses formant réseau.

b. Myélocytes en quantité anormale, *c*, une cellule tripolaire dans une crête de substance blanche chez une folle paralytique. Pas de fibrilles de tissu conjonctif. — Gross. 280.

Fig. 5. Lésions de la couche optique. *a. a*, noyaux de nouvelle formation dans un vaisseau enflammé, *b*, 4 cellules plus ou moins altérées, dans la couche optique chez une folle paralytique arrivée à la troisième période de la maladie. — Gross. 480.

ÉTAT NORMAL ET MORBIDE DES CELLULES DE LA PROTUBÉRANCE ANNULAIRE.
LÉSIONS D'UN VAISSEAU DE LA PROTUBÉRANCE. ÉTAT NORMAL DE L'OLIVE ET
DES FIBRES COMMISSURANTES DU BULBE.

Fig. 1. Protubérance annulaire à l'état normal, *f*, fibres et *c*, cellules
saines. — Gross. 380.

Fig. 2. *a* et *b*, cellules de la protubérance altérées chez une folle paralytique.
b. Myélocytes normaux. — Gross. 380.

Fig. 3 et 4. *a*. Noyaux en quantité anormale.
b. Corps fusiformes dans un vaisseau de la protubérance, chez une
folle paralytique.
c. Cette seule cellule est saine.
d. 4 cellules altérées.
e. Corps fusiformes en dehors du vaisseau.
f. Noyaux en dehors du vaisseau. — Gross. 480.

Fig. 5. Bulbe sain vu au microscope.
a. *a*. Fibres nerveuses verticales coupées en travers.
b. Fibres commissurantes horizontales. — Gross. 380.

Fig. 6. *a*. *a*. *a*. Cellules normales de l'olive bulbaire.

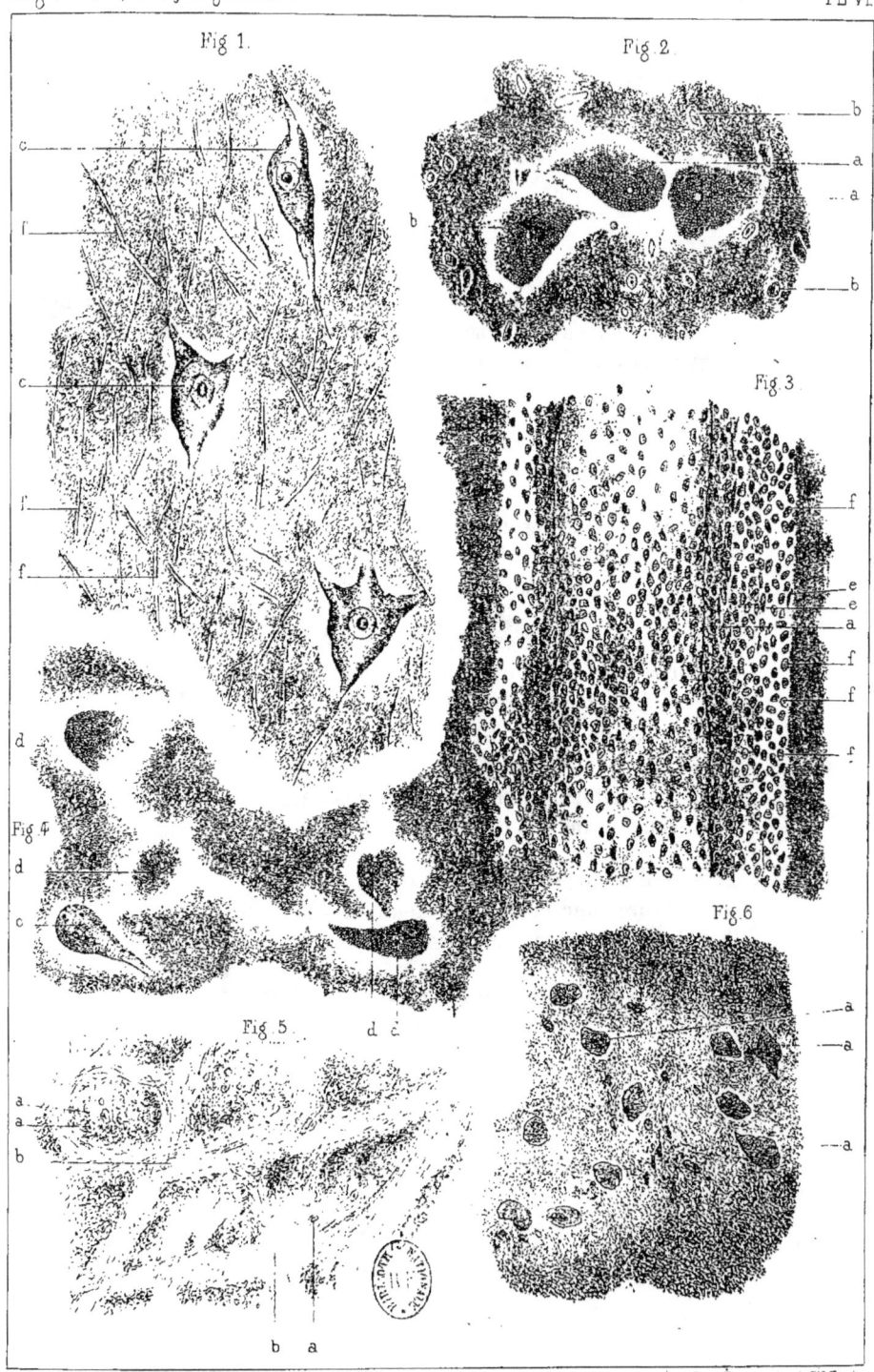

J.Benoist ad nat.del.

Imp.Lemercier & Cᵉ Paris

Etat des cellules de la protubérance annulaire à l'état normal — Lésions de cellules et
d'un vaisseau de la protubérance — Etat d'une portion du bulbe et de l'olive à l'état normal.

Fig.1

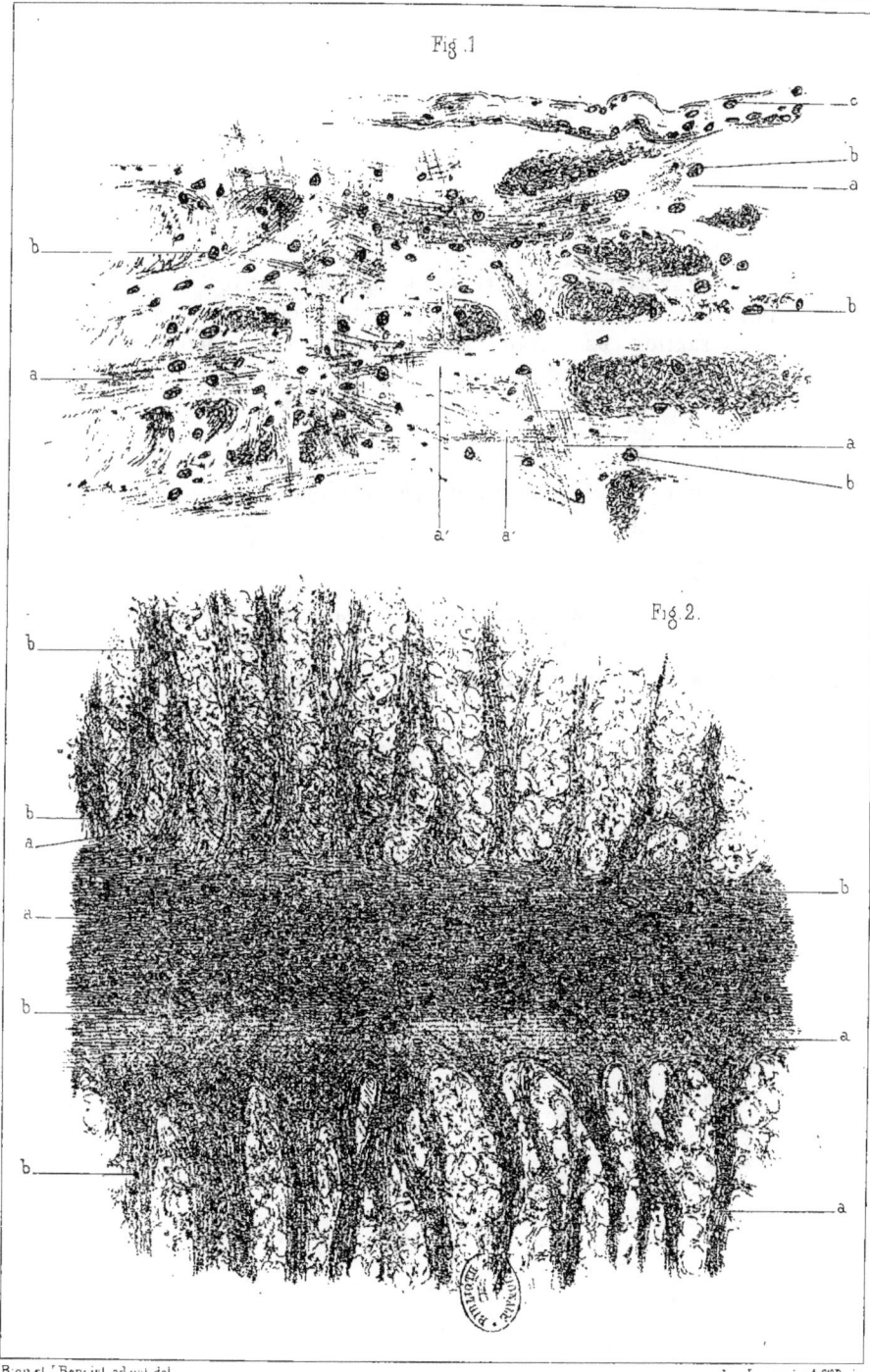

Fig.2.

Bion et J.Benoist ad nat.del.   Imp.Lemercier & C.ie Paris.

Altérations du bulbe rachidien.
Infiltration de noyaux embryo-plastiques au milieu des fibres nerveuses bulbaires.

PLANCHE VII.

ALTÉRATIONS DU BULBE RACHIDIEN. COUPE FAITE CHEZ UNE PARALYSÉE GÉNÉ-
RALE ARRIVÉE A LA TROISIÈME PÉRIODE, DANS LE CENTRE DU TIERS
MOYEN. INFILTRATION DE NOYAUX EMBRYOPLASTIQUES AU MILIEU DES
FIBRES NERVEUSES ET COMMISSURANTES.

Fig. 1. *a, a, á á.* Fibres nerveuses.
  b, b. Noyaux embryoplastiques en nombre considérable (hypergenèse
     des myélocytes).
  c. c. Vaisseau. — Gross. 380.

Fig. 2. *a, a, a, a.* Fibres nerveuses, médianes, latérales et commissu-
     rantes.
  b, b, b. Noyaux embryoplastiques au milieu des fibres ner-
     veuses.
Comparer avec la planche précédente. — Gross. 180.

ALTÉRATIONS DES VAISSEAUX DU BULBE RACHIDIEN ET DU NOYAU DU FACIAL A LA PREMIÈRE PÉRIODE DE LA PARALYSIE GÉNÉRALE. LÉSIONS DU BULBE OLFACTIF.

Fig. 1. Vaisseau bulbaire chez une femme morte à la première période. Le nombre des noyaux est accru. Quelques noyaux sont épanchés en dehors du vaisseau.

b. Paroi du vaisseau.

a, a, a. Noyaux. — Gross. 480.

Fig. 2. Lésions du noyau du facial chez cette même malade.

a, a, a. Cellules saines.

b, b. Cellules altérées, granulo-graisseuses. — Gross. 190 diam.

Fig. 3. Lésions du noyau du facial chez une folle paralytique morte à la troisième période.

a, a. Cellules saines.

b, b. Cellules malades. — Gross. 190 Diam.

Fig. 4. État sain des cellules du noyau de l'hypoglosse chez la même malade que fig. 1 et fig. 2. — Gross. 190.

Fig. 5. Lésions du bulbe olfactif chez une folle paralytique morte à la troisième période.

a, a, a, a. Cellules atrophiées.

b, b, b, b. Noyaux embryoplastiques. — Gross. 480 diam.

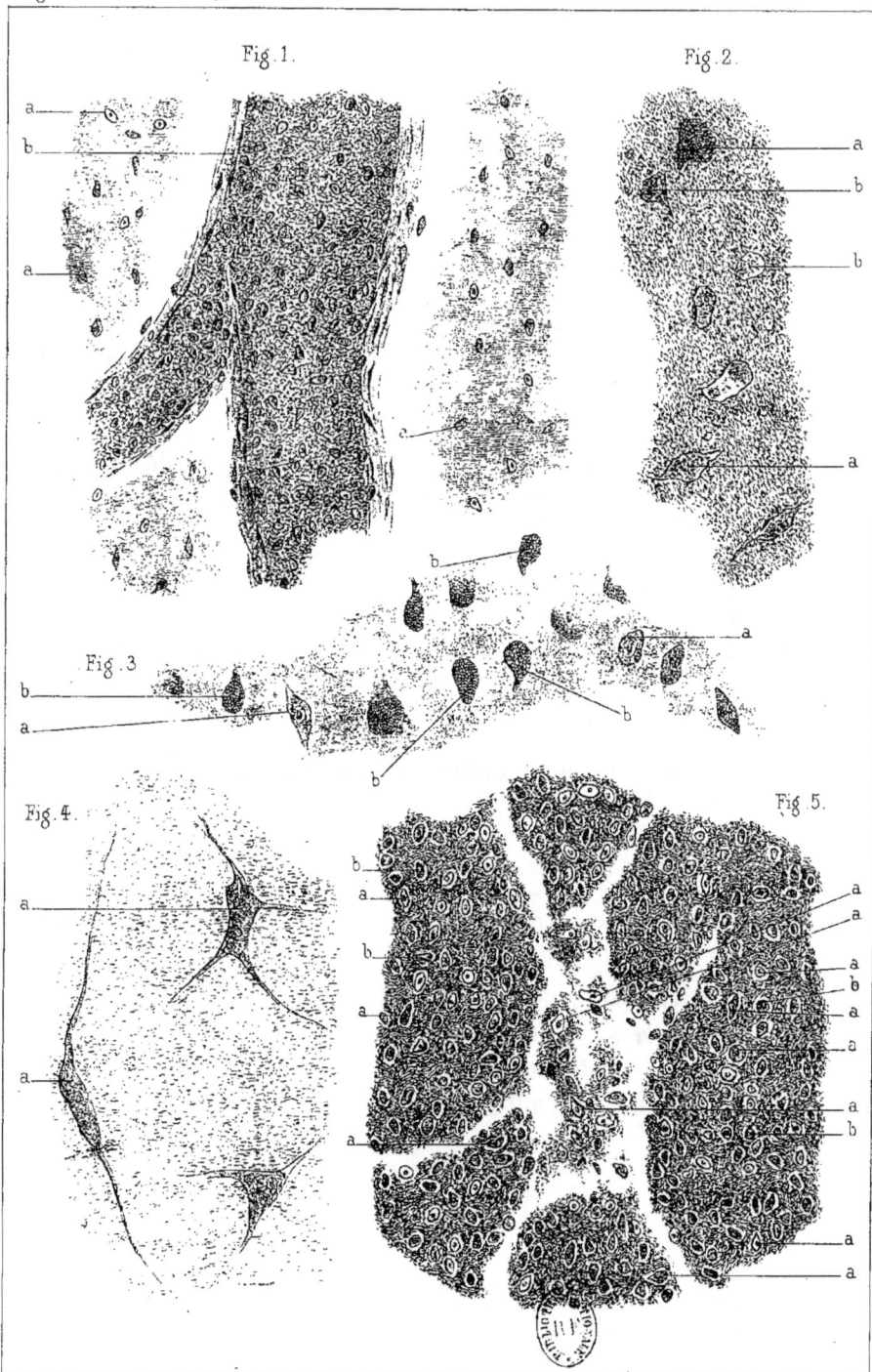

Fig. 1.

Fig. 2.

Fig. 3.

Fig. 4.

Fig. 5.

Imp. Lemercier & C.ᵉ Paris

Altérations du noyau du facial et du bulbe olfactif.
Étude du noyau de l'hypoglosse.

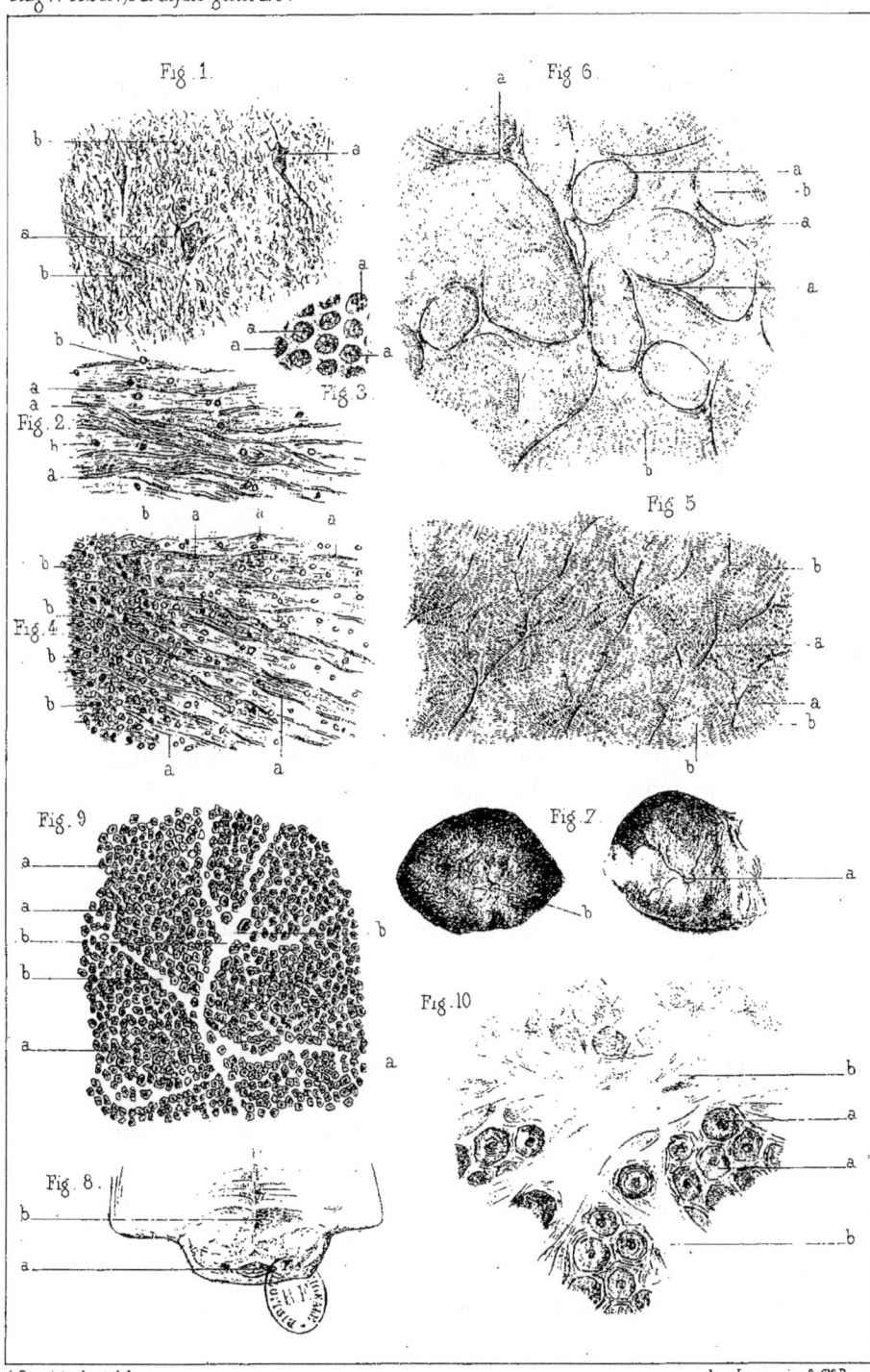

J.Benoist ad nat del.　　　　　　　　　　　　　Imp.Lemercier & C?.Paris.

Etat normal et morbide des nerfs olfactif, optique et moteur oculaire commun.
Etat normal et morbide des papilles optiques _ Hypérémie des noyaux des moteurs oculaires communs.

ÉTAT NORMAL ET MORBIDE DU BULBE OLFACTIF ET DES NERFS OLFACTIF, OPTIQUE,
MOTEUR OCULAIRE COMMUN, ET DE LA PAPILLE OPTIQUE.

Fig. 1. Bulbe olfactif sain.
a, a. Cellules, b. b, tubes nerveux coupés en travers.— Gross. 480.

Fig. 2. Nerf olfactif sain.
a, a. Tubes nerveux, b. b. myélocytes. — Gross. 480.

Fig. 3. a, a. Tubes nerveux du nerf olfactif sain coupés en travers.
— Gross. 480.

Fig. 4. Altérations du nerf olfactif dans la folie paralytique à la troisième période.
a, a. Tubes nerveux, b. b. b, hypergenèse de myélocytes (noyaux).
— Gross. 480.

Fig. 5. Coupe d'un nerf optique sain.
a, a. Minces fibrilles de tissu conjonctif, b. b, fibres nerveuses coupées en travers. — Gross. 80.

Fig. 6. Coupe d'un nerf optique altéré d'un fou paralytique.
a, a. Fibrilles conjonctives hypertrophiées, b. b, fibres nerveuses coupées en travers. — Gross. 80.

Fig. 7. Papilles optiques chez une folle paralytique arrivée à la troisième période, vues à l'œil nu.
a. Papille optique saine.
b. Papille altérée.

Fig. 8. Coupe de la protubérance annulaire au niveau des noyaux de la troisième paire, chez une folle paralytique à la troisième période.
a. Aqueduc de Sylvius.
b. Noyaux de la troisième paire hyperhémiés, vus à l'œil nu.

Fig. 9. Coupe d'un moteur oculaire commun, sain.
a, a. Fibres nerveuses coupées en travers, b, b, espaces clairs qui étaient occupés par des fibrilles très-minces de tissu conjonctif. — Gross. 380.

Fig. 10. Coupe d'un moteur oculaire commun d'une folle paralytique (troisième période.)
a, a. Fibres nerveuses.
b, b. Fibres de tissu conjonctif hypertrophiées. — Gross. 500.

PLANCHE X.

HYPERHÉMIE DE LA RÉGION DES NOYAUX DE LA TROISIÈME PAIRE DANS LA PRO-
TUBÉRANCE ANNULAIRE. LÉSIONS DES CELLULES DE CES NOYAUX. ALTÉRA-
TIONS DU MOTEUR OCULAIRE EXTERNE ET DES MUSCLES ANIMÉS PAR CE NERF
ET LA TROISIÈME PAIRE. ÉTAT NORMAL DES NERFS FACIAL ET HYPO-
GLOSSE.

Fig. 1. *a, a, a*. Vaisseaux hyperhémiés de la région d'un noyau de la troisième paire chez une folle paralytique (troisième période de la maladie). — Gross. 360.

Fig. 2. *a*. Cellule saine d'un noyau de la troisième paire.
b, b. Cellules altérées, graisseuses chez Mau..., paralysée générale à la troisième période. — Gross. 500.

Fig. 3. *a*. Nerf moteur oculaire externe gauche sain.
b. Nerf moteur oculaire externe droit atrophié chez la nommée Maq..., paralysée générale à la troisième période (vus à l'œil nu).

Fig. 4. Nerf facial pris sur Leno..., paralysée générale, à la troisième période.
a, a. Fibres nerveuses saines. — Gross. 380.

Fig. 5. Nerf hypoglosse chez une personne saine. 380 diam.
a, a. Fibres nerveuses normales. 380 diam.

Fig. 6. Nerf hypoglosse sain chez Leno..., paralysée générale à la troisième période. — Gross. 380.
a, a. Fibres nerveuses normales.

Fig. 7. Nerf hypoglosse altéré chez El..., paralysée générale à la troisième période.
a, a. Fibres nerveuses, *b, b*, corps fusiformes. — Gross. 380.

Fig. 8. Portion du muscle releveur de la paupière droite chez Maq..., paralysée générale à la troisième période (Même sujet que dans la figure 3). — Gross. 380.
a. Granulations graisseuses. (500 d.)
b, b. Noyaux embryoplastiques. — (Gross. 500.)

Fig. 9. Portion du même muscle vue au gross. de 380.
a. Fibre musculaire en voie de dégénérescence granuleuse.
b, b. Fibre musculaire entièrement graisseuse.

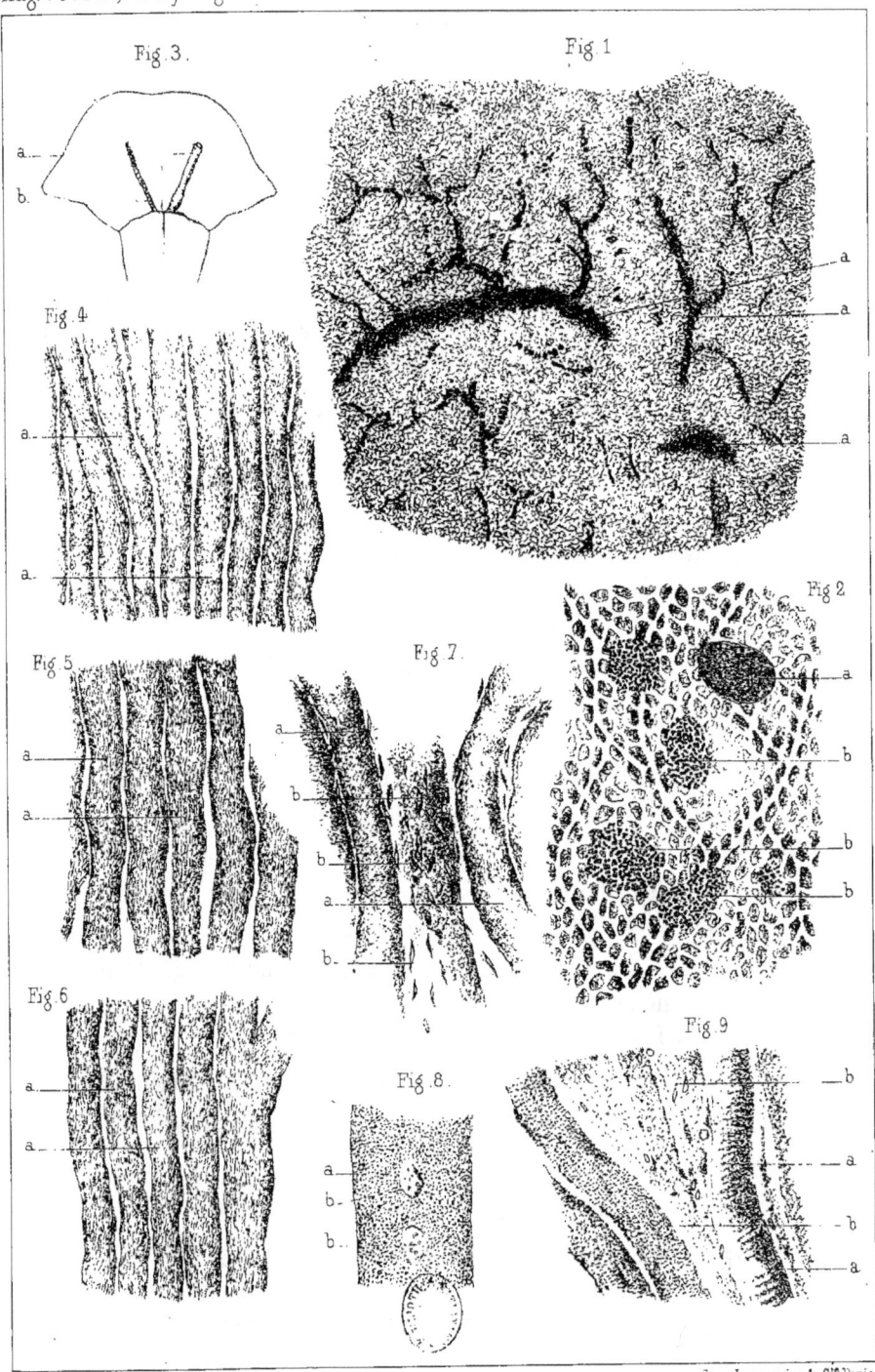

Fig. 3.

Fig. 1.

Fig. 4.

Fig. 5.

Fig. 7.

Fig. 2.

Fig. 6.

Fig. 8.

Fig. 9.

J. Benoist ad nat del.   Imp. Lemercier & Cie Paris.

Hyperémie de la région du noyau de la 3e paire _ Lésions des cellules de ce noyau
Etat normal des nerfs facial et hypoglosse . Altérations du releveur de la paupière et de la 6e paire.

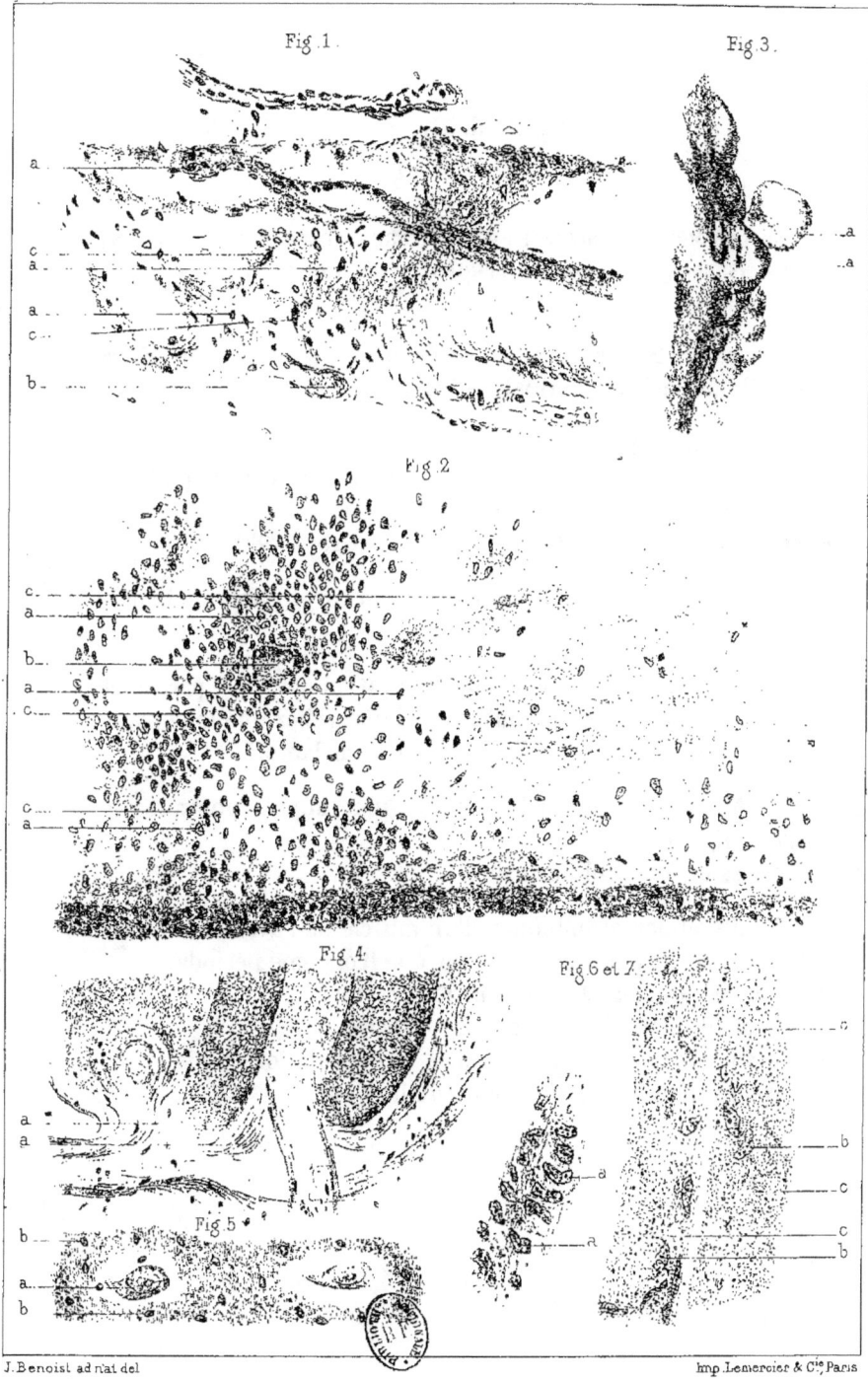

Fig. 1.

Fig. 3.

Fig. 2.

Fig. 4.

Fig. 6 et 7.

Fig. 5.

J. Benoist ad nat del

Imp. Lemercier & Cie, Paris

Etat normal et lésions de la Méninge spinale.
Altérations de la moelle et de fibres musculaires.

ALTÉRATIONS DES MÉNINGES SPINALES POSTÉRIEURES. CORPS ÉTOILÉS. LÉSIONS
DES VAISSEAUX DE LA MOELLE ÉPINIÈRE. ATROPHIE MUSCULAIRE.

Fig. 1. *a*. Noyaux; *b*, vaisseaux ; *c*, corps fusiformes dans la méninge
spinale postérieure normale. — Gross. 380.

Fig. 2. *a*. Noyaux en quantité anormale.
  b. Vaisseau coupé en travers, entouré d'un nombre considérable de
  noyaux de nouvelle formation.
  c. Filets nerveux entourés de ces noyaux. — Gross. 380.

Fig. 3. *a*. Amas de carbonate de chaux dans un corps étoilé de la mé
  ninge.

Fig. 4. *a*. Tissu conjonctif de nouvelle formation dans les parois et
  autour d'un vaisseau de la moelle épinière, chez une folle paralytique arrivée à la période ultime de la maladie.

Fig. 5. *a*. Deux cellules normales situées tout auprès du vaisseau
  figuré (fig. 4).
  b. Myélocytes en quantité normale.

Fig. 6 et 7. Altérations atrophiques d'un muscle de l'avant-bras droit
  dans un cas de paralysie générale à la troisième période.
  La portion de muscle a été prise sur le vivant.
  a, a. Noyaux de nouvelle formation. — Gross. 580.
  b, b. Noyaux de nouvelle formation, *c. c*, granulations graisseuses
  ayant remplacé les fibres musculaires. — Gross. 390.

PLANCHE XII.

ALTÉRATIONS DES CORNES ANTÉRIEURES DE LA MOELLE DANS L'ATROPHIE MUS-
CULAIRE AIGUE CHEZ UNE FOLLE PARALYTIQUE. LÉSIONS DE LA MOELLE
ÉPINIÈRE DANS LA PARALYSIE GÉNÉRALE.

Fig. 1. *a, a.* Tubes nerveux du cordon antérieur de la moëlle épinière,
coupés en travers. (État normal.)

b, b. Cellules de la corne antérieure atteintes d'altérations graisseuses.

c, c. Cellules de la corne antérieure saines.

e. Une cellule de la corne postérieure altérée. — Gross. 380.

Fig. 2. *a, a.* Vaisseau de la moëlle épinière atteint des lésions inflammatoires déjà décrites. (Paralysie générale à la troisième
période.

b. Noyaux en quantité anormale dans l'épendyme du canal central
de la moëlle.

c. Tubes nerveux des cordons sains. — Gross. 180.

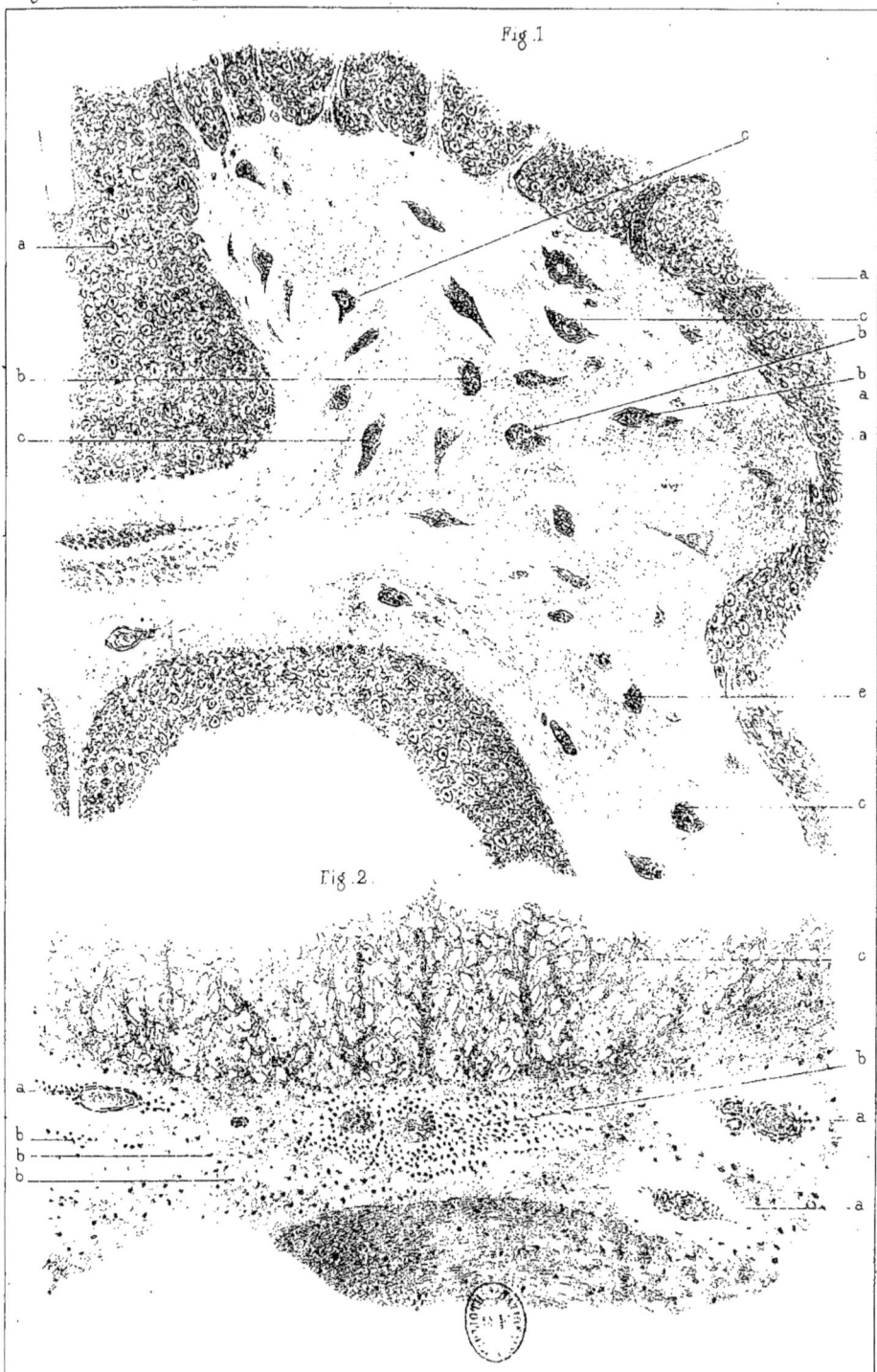

Fig.1

Fig.2

Bion et J.Benoist ad.nat.del.   Imp. Lemercier & Cᵉ Paris

Altérations de cellules d'une corne antérieure de la moëlle dans la paralysie générale
Lésions du canal central et de vaisseaux de la moëlle épinière.

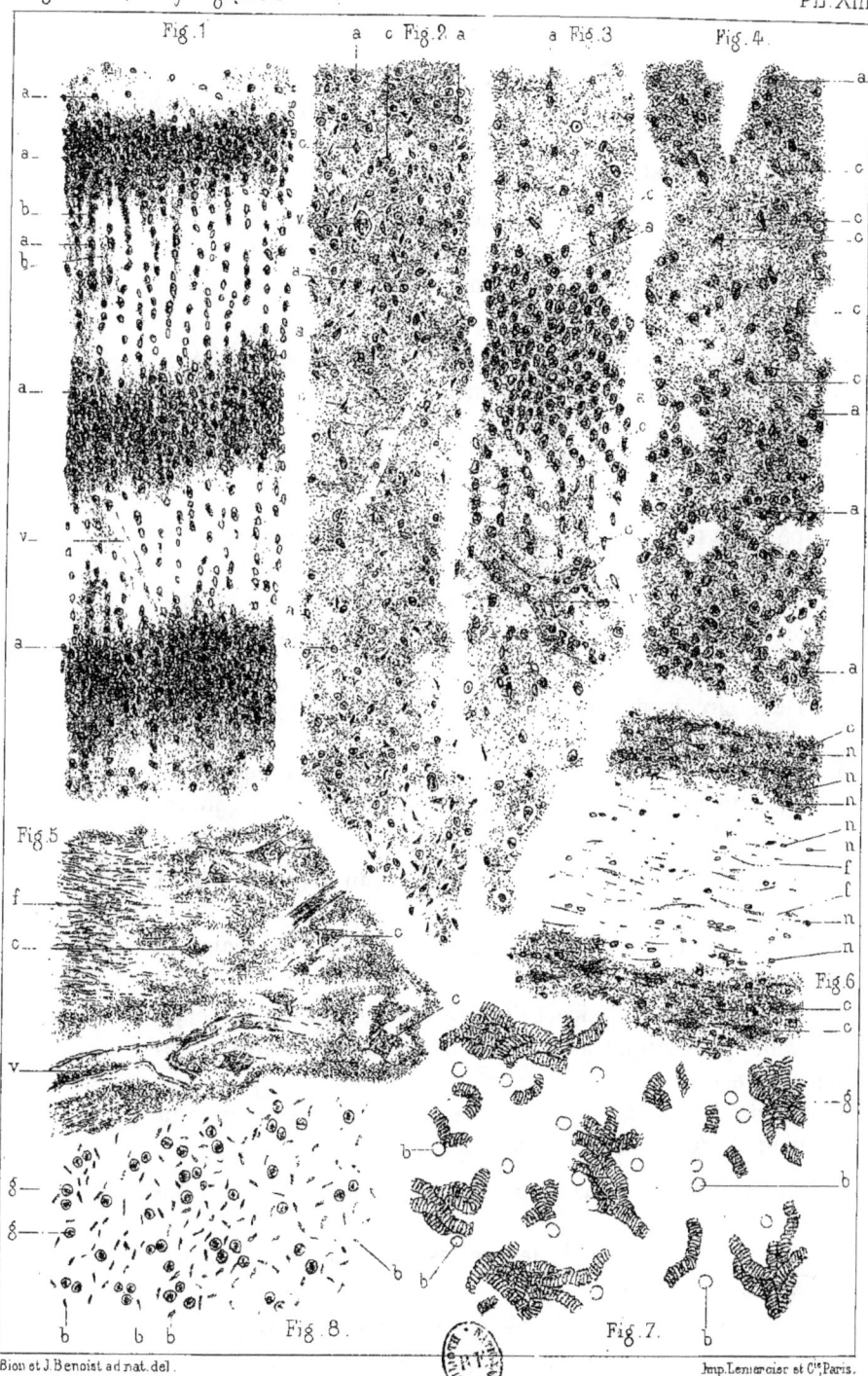

Fig. 1   Fig. 2   Fig. 3   Fig. 4   Fig. 5   Fig. 6   Fig. 7   Fig. 8

Bion et J. Benoist ad nat. del.   Imp. Lemercier et Cie, Paris.

Structure de la substance corticale, du fœtus, de l'enfant et d'un idiot.
Lésions du trijumeau   Altérations du sang.

Fig. 1. Coupe de toute la substance corticale d'une circonvolution frontale supérieure d'un fœtus de 5 mois. Différentes zones.

a, a, a. Myélocytes, *b, b,* fibres nerveuses, *v,* vaisseau. — Gross. 260.

Fig. 2. Coupe de la partie supérieure de la substance corticale de la première circonvolution frontale droite d'un enfant de dix-sept jours.

a, a. Myélocytes, *c, c,* cellules en voie de formation, *v, v,* vaisseaux. — Gross. 380.

Fig. 3. Coupe de la partie supérieure de la substance corticale de la troisième frontale droite d'un enfant de quinze jours.

a, a. Myélocytes en nombre considérable dans une zone, *c. c,* cellules en voie de formation, *v,* vaisseau. — Gross. 380.

Fig. 4. Coupe de la partie supérieure de la substance corticale de la troisième circonvolution frontale droite d'une idiote âgée de vingt-huit ans.

a, a. Myélocytes, *c, c, c,* cellules arrêtées dans leur développement et de même volume que celles de l'enfant de quinze jours. — Gross. 380.

Fig. 5. Coupe de la protubérance à l'émergence du trijumeau (État normal).

c, c. Cellules saines, *f,* fibres du trijumeau, *v,* vaisseau. — — Gross. 380.

Fig. 6. Coupe de la protubérance à l'émergence du trijumeau, chez une folle paralytique à la deuxième période. (délire hypocondriaque.)

f, f. Fibres du trijumeau, *n, n, n,* noyaux embryoplastiques au milieu des fibres et des cellules, *c, c.* — Gross. 380.

Fig. 7. Altérations du sang dans la paralysie générale (troisième période).

g, g. Globules rouges, *b, b, b,* leucocytes en quantité anormale. (Examen sur le vivant).

Fig. 8. Altération du sang dans la période ultime de la paralysie générale, *g, g,* globules rouges, *b, b,* bactéries. (Examen sur le vivant.) — Gross. 500.

ADHÉRENCES CÉRÉBRO-MÉNINGÉES, HYPERHÉMIE DE LA SUBSTANGE CORTICALE,
DES MÉNINGES ET DE LA COUCHE OPTIQUE. GRANULATIONS VENTRICULAIRES.

Fig. 1. Néo-membrane de la dure-mère, adhérente à la substance corticale de la première frontale gauche, chez un paralysé général.
 a. Dure-mère rouge et pointillée, b, feuillet de la néo-membrane,
c. méninges adhérentes au cerveau ; d, substance corticale
arrachée.

Fig. 2. Adhérences cérébro-méningées sur le lobule frontal droit
d'une paralysée générale.
 a. Substance corticale de la première frontale, ulcérée, b, deuxième
frontale, ulcérée après l'enlèvement de la méninge, c, qui
lui était adhérente, d, autre ulcération de la deuxième frontale, e, portion de méninge à laquelle tient une partie de
substance corticale arrachée.

Fig. 3. Partie de la deuxième circonvolution pariétale droite chez une
paralysée générale.
 a. Substance corticale ulcérée après l'enlèvement de la méninge.

Fig. 4. Plan inférieur des circonvolutions pariétales à leur partie interne, dans un cas de folie lypémaniaque.
 a, a, a. Teinte lie de vin de parties de ces circonvolutions, b, faux
du cerveau.

Fig. 5. Coupe du cerveau passant par les couches optiques et montrant
les tubercules quadrijumaux, dans un cas de folie lypémaniaque.
 a, a. Tubercules quadrijumeaux, b, couche optique droite, c, couche
optique gauche hyperhémiée, d, hyperhémie de la couronne
de Reil et des circonvolutions pariétales.

Fig. 6. Bulbe et face antérieure du quatrième ventricule chez une paralysée générale.
 a. Granulations de Bayle sur l'épendyme ventriculaire.

Fig. 7. Ventricule latéral chez une paralysée générale.
 a. Couche optique, b, granulations de Bayle sur l'épendyme ventriculaire, le long du tænia semi-circularis, c, portion de la
couronne de Reil.

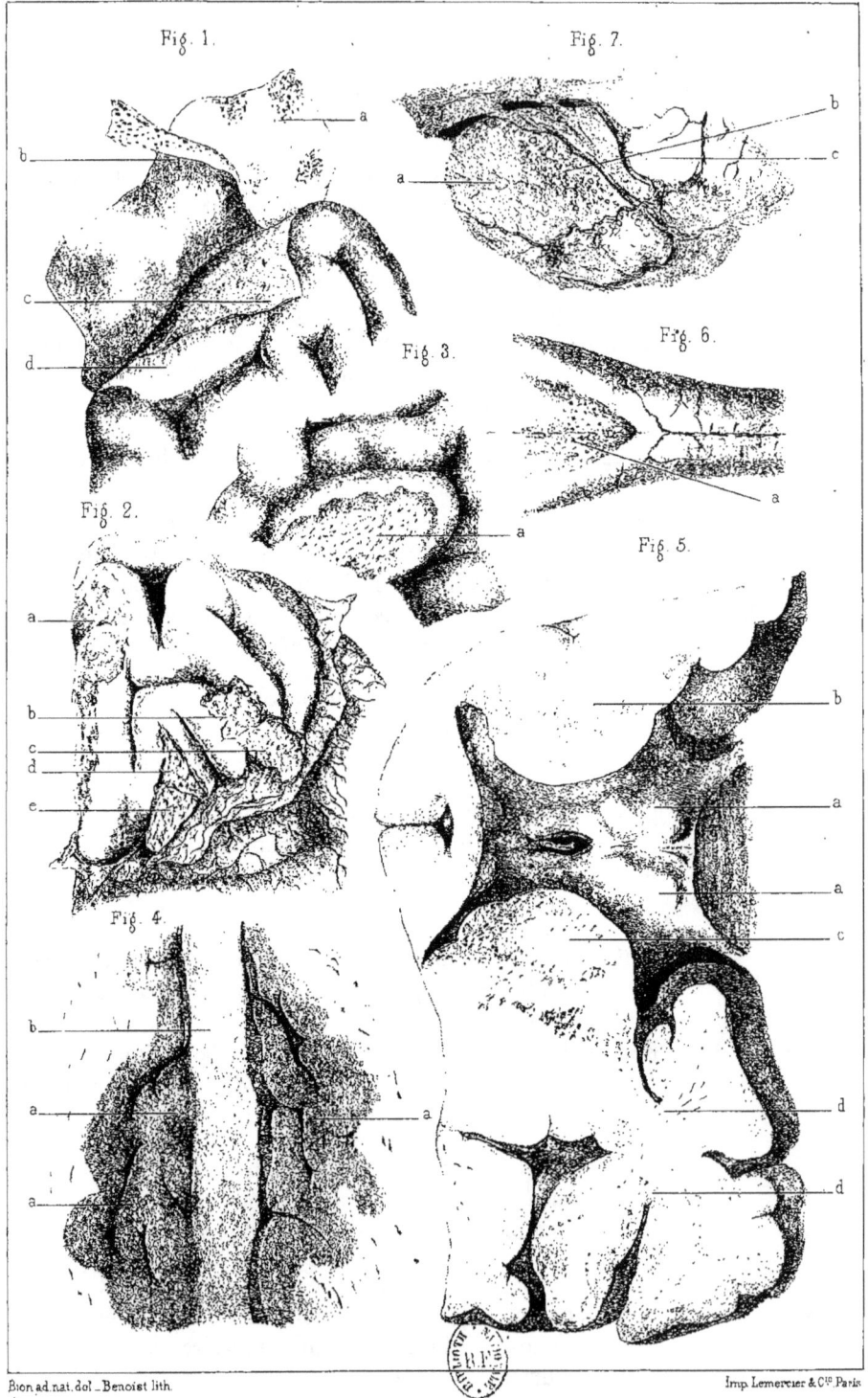

Néo-membrane de la dure mère, adhérences cérébro méningées et granulations Ventriculaires dans la paralysie
générale. _ Hyperémie des circonvolutions pariétales et de la couche optique dans la folie lypémaniaque.

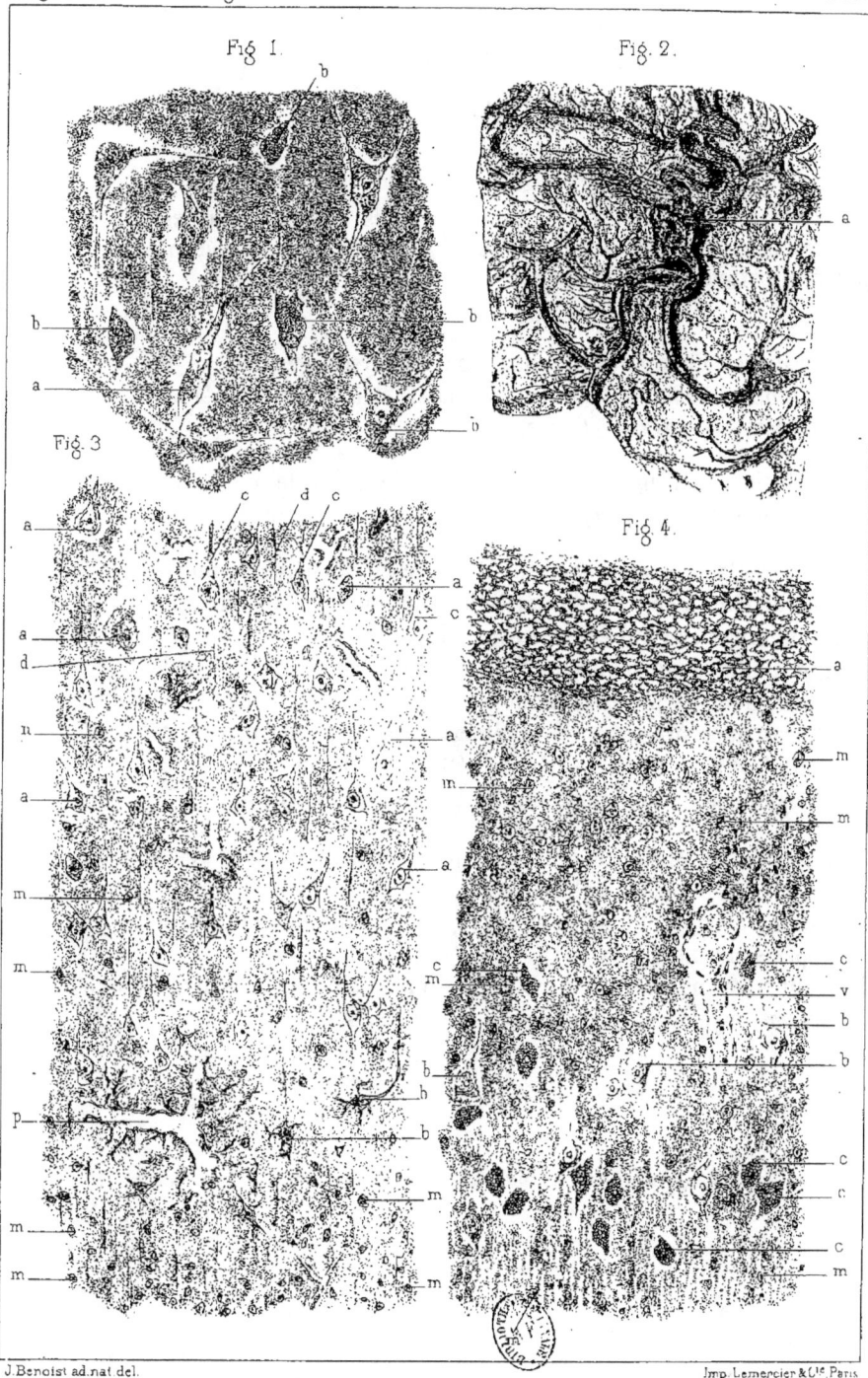

Fig. 1.

Fig. 2.

Fig. 3.

Fig. 4.

Imp. Lemercier & Cie, Paris.

Lésions du noyau de l'hypoglosse — Varicosités des Veines méningées.
Etât de la substance corticale dans le cas d'adhérences cérébro—méningées. Cellules araignées.

PLANCHE XV.

Fig. 1. Noyau de l'hypoglosse, chez une paralysée générale à la troisième période ; *a*, cellules normales, *b*, *b*, cellules altérées à des degrés divers. — Gross. 480.

Fig. 2. Congestion méningée chez une paralysée générale morte de congestion cérébrale ; *a*, varicosités des veines méningées.

Fig. 3. Coupe de la substance corticale d'une paralysée générale morte à la troisième période. La partie la plus superficielle adhérait à la méninge et a été enlevée avec elle.
a, *a*, *a*, *a*. Cellules normales, *b*, *b*, *b*, cellules araignées, *c*, *c*, cellules dont le prolongement supérieur a été rompu, *d*, *d*, fibres nerveuses, *m*, *m*, myélocytes, *p*, corps plasmatiques, cellules araignées. — Gross. 480. (Le dessin montre des portions de toute l'épaisseur de la substance corticale.)

Fig. 4. Coupe de la substance corticale de la même paralysée générale et de la méninge adhérente.
a. Méninge, tractus et mailles de tissu conjonctif en nombre et en épaisseur anormaux.
b, *b*, cellules normales, *c*, *c*, *c*, cellules altérées à des degrés divers *m*, *m*, myélocytes, *v*, vaisseau. — Gross. 480.

FIN DE L'EXPLICATION DES PLANCHES.

PARIS. — IMPRIMERIE E. MARTINET, RUE MIGNON, 2

LANDOUZY (H.). Traité de l'hystérie. Paris, 1846, in-8.   7 fr.

LANDOUZY (L.). Contributions à l'étude des convulsions et paralysies, liées aux meningo-encephalites fronto-parietales. Paris, 1876, in-8, 248 pages avec 2 planches.   5 fr.

LEFEBVRE-DURUFLÉ. Rapport présenté au conseil général du département de l'Eure, au nom de la commission des aliénés. Evreux, 1839, in-8 avec 4 planches représentant des hospices d'aliénés en France et en Angleterre. *Au lieu de* 3 fr. 50 c.   1 fr.

LEGRAND DU SAULLE. Des actes commis par les épileptiques. Paris, 1877, in-8, 18 p.   1 fr.

LELUT. L'Amulette de Pascal, pour servir à l'histoire des hallucinations. Paris, 1846. in-8 avec *fac-simile* de l'écriture de Pascal.   6 fr.

— Du démon de Socrate, spécimen d'une application de la médecine psychologique à celle de l'histoire. *Nouvelle édition.* Paris, 1856, in-18.   3 fr. 50 c.

— De l'organe phrénologique de la destruction chez les animaux, ou Examen de cette question : Les animaux carnassiers ou féroces ont-ils, à l'endroit des tempes, le cerveau, et par suite le crâne, plus large proportionnellement à sa longueur que ne l'ont les animaux d'une nature opposée? Paris, 1838, in-8. *Au lieu de* 2 fr. 50 c.   50 c.

— Qu'est-ce que la phrénologie? ou essai sur la signification et la valeur des systèmes de physiologie en général et de celui de Gall en particulier. Paris, 1836, 1 vol. in-8 de 438 pages.   6 fr.

LÉPINE (R.). De l'hémiplégie pneumonique. Paris, 1870, in-8 de 39 pages.   1 fr. 25

LEURET (F.). Du traitement moral de la folie. Paris, 1840, in-8.   6 fr.

— Des indications à suivre dans le traitement moral de la folie. Paris, 1846, in-8. 2 fr. 50 c.

LEURET et P. GRATIOLET. Anatomie comparée du système nerveux, considéré dans ses rapports avec l'intelligence. Paris, 1839-1857. Ouvrage complet, 2 vol. in-8, avec atlas in-folio de 32 planches dessinées d'après nature, et gravées avec le plus grand soin. Figures noires.   48 fr.

— Le même. Figures coloriées.   96 fr.

LEURET et MITIVIÉ. De la fréquence du pouls chez les aliénés. Paris, 1832, in-8 de 90 pages avec 1 pl.   1 fr. 50 c.

LISLE (E.). Du suicide. Paris, 1856, in-8.   7 fr.

LOBSTEIN. De nervi sympathici humani fabrica, usu et morbis commentatio anatomico-physiologica. Parisiis, 1823, in-4, avec 10 planches.   6 fr.

LOISEAU (Gust.). Quelques mots sur l'épilepsie. Paris, 1861, in-4 de 27 pages.   1 fr.

LORRY. De melancholia et morbis melancholicis. Paris, 1765, 2 vol. in-8.   7 fr.

LUCAS. Traité physiologique et philosophique de l'hérédité naturelle dans les états de santé et de maladie du système nerveux, avec l'application méthodique des lois de la procréation au traitement général des affections dont elle est le principe. Paris, 1847-1850, 2 forts vol. in-8.   16 fr.

LUNIER (L.). Compte rendu du service médical de l'asile départemental d'aliénés de Bloi (Loir-et-Cher) pour l'année 1863. 1864, in-8 de 119 pages.   2 fr.

— Des aliénés, des divers modes de traitement et d'assistance qui leur sont applicables. Paris, 1865, in-8 de 24 pages.   1 fr. 25.

— Recherches sur la paralysie générale progressive. Paris, 1849, in-8.   2 fr. 50 c.

LUYS (J.). Iconographie photographique des centres nerveux. Paris, 1873, 2 vol. in-4, comprenant 71 planches photographiques et 68 schémas, et 86 pages de texte descriptif et explicatif. — Cartonné.   150 fr.

— Recherches sur le système nerveux cérébro-spinal, sa structure, ses fonctions et ses maladies, 1 vol. gr. in-8 de 660 pages, avec un atlas de 40 planches dessinées d'après nature par l'auteur, et lithographiées par LÉVEILLÉ. Fig. noires.   35 fr.

Le même, Figures coloriées.   70 fr.

— Etudes de physiologie et de pathologie cérébrales des actions réflexes du cerveau dans les conditions normales et morbides de leurs manifestations. 1874, in-8, avec 2 pl.   5 fr.

— Leçons sur la structure et les maladies du système nerveux, recueillies par J. DAVE, interne du service. Paris, 1875, in-8 de 80 pages avec une planche et une annexe.   3 fr.

MACLOUGHLIN (D.). Consultation médico-légale sur quelques signes de paralysies vraies et sur leur valeur relative. 2e édition, Paris, 1845, in-8.   2 fr. 50 c.

MAGENDIE. Mémoire sur quelques découvertes récentes relatives aux fonctions du système nerveux. Paris, 1823, in-8. *Au lieu de* 1 fr. 50 c.   50 c.

MANEC. Anatomie analytique. Tableau représentant l'axe cérébro-spinal chez l'homme. Paris, 1829, planche et texte grand in-fol.   1 fr. 50 c.

MARC. De la folie considérée dans ses rapports avec les questions médico-judiciaires. Paris, 1840, 2 vol. in-8. *Au lieu de* 15 fr.   5 fr.

MARCÉ (L.-V.). De l'état mental dans la chorée. Paris, 1860, in-4 de 38 pages. 1 fr. 50 c.
— De la valeur des écrits des aliénés, au point de vue de la sémiologie et de la médecine
légale. Paris, 1864, in-8 de 32 pages avec 2 planches.   2 fr.
— Traité de la folie des femmes enceintes, des nouvelles accouchées etdes nourrices,
et considérations médico-légales qui se rattachent à ce sujet. Paris, 1858, 1 v. in-8. 6 fr.
— Recherches cliniques et anatomo-pathologiques sur la démence sénile, et sur les diffé-
rences qui la séparent de la paralysie générale. Paris, 1863, in-8 de 72 pages.   2 fr.
— Des altérations de la sensibilité. Paris, 1860, in-8 de 111 pages.   2 fr. 50 c.
MARFAING (Ernest). De l'alcoolisme cousidéré dans ses rapports avec l'aliénation mentale.
Paris, 1875, in-8 de 81 pages.   2 fr.
MESNET (E.). Étude médico-psychologique sur l'homme dit le sauvage du Var. Paris,
1865, in-8 de 32 p. avec portrait.   1 fr. 50.
MICHÉA (F.). Du siége, de la nature intime, des symptômes et du diagnostic de l'hypo-
chondrie. Paris, 1843, in-4 de 81 pages.   2 fr. 50 c.
— Des hallucinations, de leurs causes, et des maladies qu'elles caractérisent. Paris, 1846,
in-4 de 32 pages.   1 fr.
MONGERI (Louis). Notice statistique sur l'asile des aliénés Solimani à Constantinople·
1867, in-8 de 58 pages.   3 fr.
MONTANÉ (Louis). Étude anatomique du crâne dans les microcéphales. Paris, 1874, gr. in-8
de 80 pages, 6 planches.   3 fr. 50 c.
MOREAU (J.) de Tours. De l'étiologie de l'épilepsie et des indications que l'étude des
causes peut fournir. Paris, 1854, 1 vol. in-4 de 175 pages. (6 fr.)   4 fr
MOREL (B.-A.). Traité des dégénérescences physiques, intellectuelles et morales de l'espèce
humaine et des causes qui produisent ses variétés maladives. *Ouvrage couronné par
l'Institut de France.* 1857, 1 vol. in-8 de 700 pag. et Atlas de 12 planches in-4°. 12 fr.
— Mélanges d'anthropologie pathologique et de médecine mentale. Swedenborg, sa
vie, ses écrits, leur influence sur son siècle, ou Coup d'œil sur le délire religieux.
Rouen, 1859, in-8 de 64 pages.   2 fr,
— Le procès Chorinski. Etude médico-légale. Rouen, 1868, in-8, 32 pages.   1 fr.
— Souvenirs scientifiques d'un voyage dans le midi de la France et dans la Savoie. Rouen,
1860, in-8, 27 pages.   1 fr,
MOREL (B.-A.) et **FALRET** (Jules). Consultation médico-légale sur l'état mental de Jeanson,
accusé d'incendie et de meutre. Paris, 1869, in-8 de 110 pages.   2 fr.
MOTET (A.). Les aliénés devant la loi. Paris, 1866, in-8 de 48 pages.   1 fr.
— De la possibilité et de la convenance de faire sortir certaines catégories d'aliénés des
asiles spéciaux et de les placer, soit dans des exploitations agricoles, soit dans leurs
propres familles. Paris, 1865, in-8 de 22 pages.   1 fr.
— Eloge de Morel. Paris, 1874, in-8 de 36 pages.   1 fr. 25
MUNDY (J.). Sur les divers modes de l'assistance publique appliquée aux aliénés. Paris
1865, in-4 de 60 pages.   1 fr.
NIEPCE (B.). Traité du goître et du crétinisme. Paris, 1851-1852. 2 vol. in-8.   9 fr.
PAIN (A.). De la statistique en matière d'aliénation mentale. De l'hygiène morale de la
folie appliquée dans les grands asiles d'aliénés. Paris, 1861, in-8 de 16 pages.   50 c.
— Des divers modes de l'assistance publique appliquée aux aliénés. Paris, 1865, in-8
de 65 pages.   1 fr. 50.
PARCHAPPE. Recherches sur l'encéphale, sa structure, ses fonctions et ses maladies·
Paris, 1836-1838, 2 parties, in-8. *Au lieu de* 7 fr.   3 fr. 50 c·
PARENT et **MARTINET.** Recherches sur l'inflammation de l'arachnoïde cérébrale et
spinale. Paris, 1821, in-8. *Au lieu de* 7 fr. 50 c.   3 fr·
PARIGOT. Tableau analytique des maladies mentales. Gand, 1854, in-4 oblong.   2 fr.
PETIT (A.). Mémoire sur le traitement de l'aliénation mentale. Paris, 1843, in-8. 1 fr. 50 c·
PHILIPS (A.-J.-P.). Electro-dynamisme vital ou les relations physiologiques de l'esprit et
de la matière démontrées par des expériences entièrement nouvelles et par l'histoire raisonnée du système nerveux. Paris, 1855, in-8.   7 fr.
— Cours théorique et pratique du braidisme ou hypnotisme nerveux. Paris, 1860, 1 vol.
in-8.   3 fr. 50
— Principes des propriétés organoleptiques. Influence réciproque de la pensée, de la sensation et des mouvements végétatifs. Paris, 1862, in-8, 32 pages.   1 fr.
PHRENOLOGICAL Journal (the) and Miscellany. Edinburgh, 1823-1847, 20 vol. in-8,
reliés.   120 fr.